TOXICOLOGIE AFRICAINE

Étude Botanique, Historique, Ethnographique,
Chimique, Physiologique, Thérapeutique, Pharmacologique, Pósologique, etc.

SUR LES

VÉGÉTAUX TOXIQUES ET SUSPECTS

PROPRES AU CONTINENT AFRICAIN ET AUX ILES ADJACENTES

PAR

A.-T. DE ROCHEBRUNE

Docteur en médecine, Assistant au Muséum, Ancien Interne des Hospices et Hôpitaux
civils et militaires, Ancien Chirurgien aide-major (volontaire 1870-1871)
Ancien Médecin colonial à Saint-Louis (Sénégal), Lauréat de la Faculté de Médecine de Paris
Lauréat de l'Institut, Officier de l'Instruction publique, etc.

PRÉCÉDÉE D'UNE PRÉFACE

de M. le Professeur BROUARDEL

DOYEN DE LA FACULTÉ DE MÉDECINE DE PARIS, MEMBRE DE L'INSTITUT,
MEMBRE DE L'ACADÉMIE DE MÉDECINE, ETC.

Ouvrage couronné par l'Institut (prix Barbier)

TOME SECOND

2ᵉ FASCICULE

PARIS

OCTAVE DOIN, ÉDITEUR

8, PLACE DE L'ODÉON, 8

1899

TOXICOLOGIE AFRICAINE

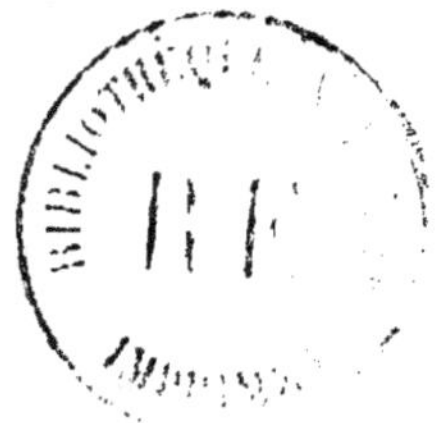

Au début de cet ouvrage, nous avons pris l'engagement de le tenir au niveau de la science, en ayant soin de compléter les données émises sur une ou plusieurs des plantes déjà étudiées, à l'aide des publications postérieures à la nôtre, ou des renseignements que, pour des causes indépendantes de notre volonté, nous n'avions pu nous procurer en temps opportun.

L'impression du Tome Ier était à peine terminée que nous obtenions de diverses sources des notions importantes, sur quelques types d'*Anonacées* et de *Rosacées*.

Pour remplir notre promesse, nous consacrons un chapitre additionnel à l'étude de certains représentants de ces deux groupes, avant de poursuivre l'examen des végétaux appartenant aux autres familles.

APPENDICE AUX ANONACÉES

Anona Senegalensis, Pers.

Synonymie. — ANONA SENEGALENSIS, Pers., *Ench.* 2, 95 ; DC., *Prod.* 1,86 ; Oliv., *Fl., Trop. Afr. I,* 16 ; Deless., *Ic.* I, *Tab.* 86 ; ANONA ARENARIA, Schum, et Thon. *Pl. Guin.,* 2e *part.* 30 *Ed.* 1827.

Noms indigènes. — *M'tao-tao,* en UNYAMESI ; — *Mtomoko* à MOMBASA ; — *Mtometope, Mwitu,* à MRIMA et ZANZIBAR ; — *Naivie* au CONGO ; — *Okive,* à ZIGOUA.

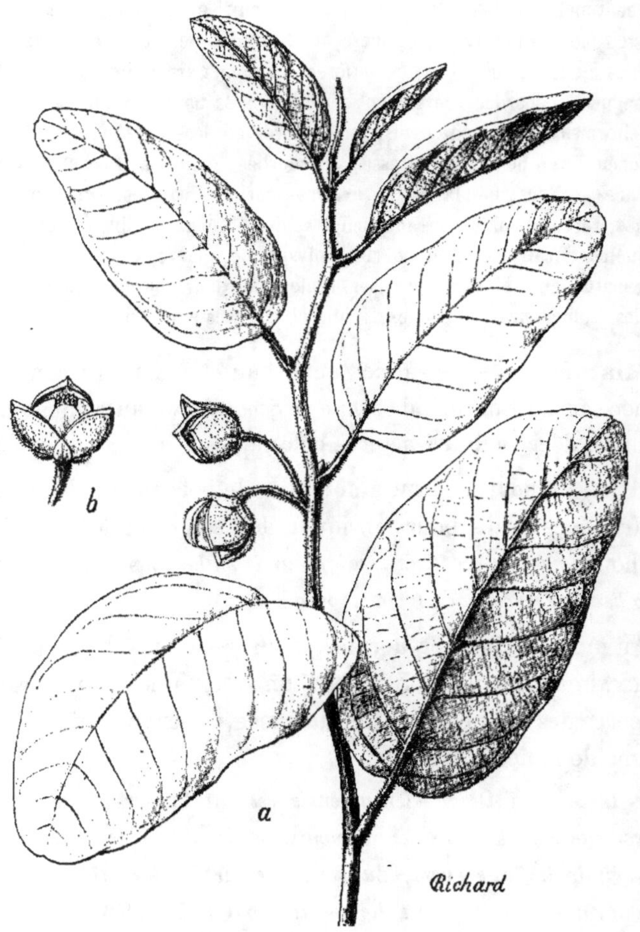

ANONA SENEGALENSIS, Pers.
Fig. 1 : *a.* Rameau florifère ; — Fig. 2 : *b.* Fleur.

Habitat. — *Niger ;* — *Sierra-Leone ;* — *Bornou ;* — *Sennaar ;* — *Nil Supérieur ;* — *Huilla ;* — *Benguela ;* — *Congo ;* — *Zambèze ;* — *Zanzibar ;* — *Angola ;* — *Golungo alto ;* — *Madi.*

Distribution géographique. — Propre au *Centre*, à l'*Est* et à l'*Ouest* Africain.

Description botanique. — Arbre ou arbrisseau, variant de 80 centimètres à 2-3 mètres de haut, rameux ; à rameaux cylindriques, plus ou moins pubescents, à pubescence ferrugineuse, quelquefois glabres ; feuilles alternes, coriaces, très entières, à sommet arrondi ou aigu, parfois oblongues, subcordées, largement arrondies à la base, ou plus ou moins cunéiformes, glabres en dessus, tomenteuses en dessous ; fleurs solitaires, pedonculées, à pedoncules dressés ou courbés ; calice à 3 sépales ovales, coriaces, caducs ; pétales 6, les externes coriaces, ovales, ordinairement larges, rarement obtus, les intérieurs épais, oblongs ou oblongs lancéolés, triquètres ; fruit dressé ou courbé, polysperme, glabre, d'un jaune orange à la maturité ; graines nombreuses, renfermées dans une membrane mince, ovales, comprimées, brillantes, à hile obtus, très apparent.

Historique. — Jusqu'ici, aucun auteur, à notre connaissance, ne s'est occupé de l'*Anona Senegalensis* autrement que pour en décrire les caractères botaniques.

Grant (1), seul se borne à noter que le bois est employé dans l'Afrique centrale, pour fabriquer des sièges et des manches de houes : « *The wood is straight and makes good hoe-handles, also benches were made from its wood.* »

Au mois de janvier dernier, nous recevions du R. P. Sacleux, missionnaire à Zanzibar, un stock assez considérable d'écorce des racines de cette Anonacée, cet envoi était accompagné de la note suivante :

« *L'écorce d'Anona Senegalensis est dite vénéneuse, et serait introduite parfois dans les aliments, pendant la cuisson, dans un but criminel. J'ai souvent, du reste, remarqué des arbustes de cet Anona, dont le pied avait été fouillé pour l'extraction de l'écorce. J'avais toujours supposé que cela était pratiqué en vue de quelque préparation médicale ; il paraît que ce serait le contraire, si je puis m'en rapporter aux témoignages que j'ai pu recueillir, l'un à Zanzibar, l'autre à Mombasa* ».

(1) *Trans. Linn. Soc. of London*, t. XXIX, p. 26, 1875.

On verra bientôt ce qu'il y a d'exact dans ce renseignement.

Les fragments d'écorce, que nous tenons de notre savant et dévoué correspondant, sont tous de dimensions à peu près uniformes; ils mesurent de 40 à 42 millimètres de long sur 20 à 24 millimètres de large et 5 à 6 millimètres d'épaisseur. Ils ont un aspect général subéreux, la face externe brunâtre est fortement rugueuse, la face interne, d'un blanc jaunâtre sale, est facilement divisible en petites lanières fibreuses. Cette écorce présente une certaine dureté, elle crie sous le couteau, cependant elle est facilement pulvérisable. Son odeur est nulle, d'un goût d'abord insipide, elle devient peu à peu faiblement amère ; par la mastication, on obtient, après un temps très court, la production d'un mucilage abondant.

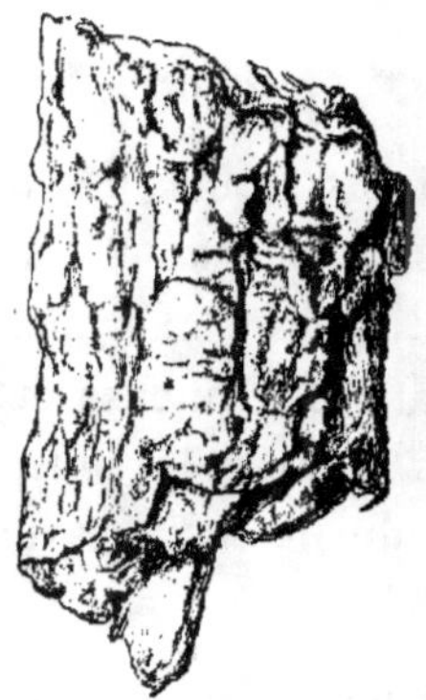

Fig. 3
Écorce des racines d'*Anona Senegalensis* (G. N.).

Examinée au microscope, suivant une coupe verticale, on observe de dehors en dedans une couche subéreuse *a*, composée de cellules tabulaires aplaties, disposées sur plusieurs rangs et fortement colorées en brun foncé ; une couche de cellules semblables *b*, d'un blanc jaunâtre ; une trame *c*, formé de cellules polygonales irrégulières, remplies de grains d'amidon, et au milieu desquelles rampent des vaisseaux laticifères, d'un

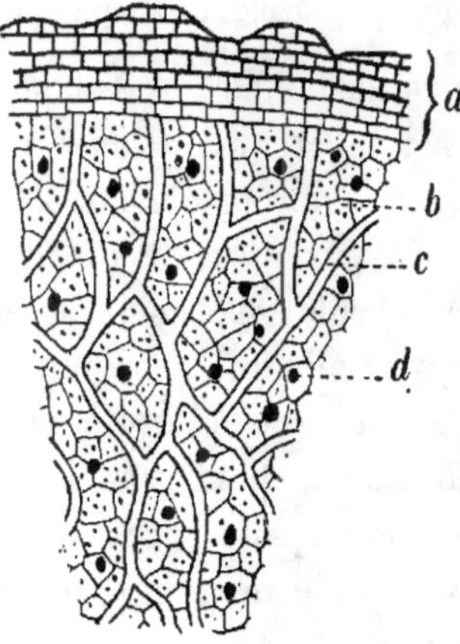

Fig. 4
Coupe verticale de l'écorce des racines d'*Anona Senegalensis*.
a. Couche subéreuse brun foncé.— *b*. Trame cellulaire à cellules remplies de grains d'amidon. — *c*. Réseau laticifère à matière gommeuse.— *d*. Cellules remplies de matière brune.

brun très pâle, latéralement anastomosés et délimitant de larges espaces polygonaux; quelques-unes des cellules d'amidon de la trame portent à leur centre des noyaux fortement colorés en brun rouge.

Chimie. — L'analyse de l'écorce des racines de l'*Anona Senegalensis* fournit les mêmes substances que celles déjà étudiées chez les autres Anonacées (2); elles renferment, en effet, une huile essentielle, une matière résineuse et une substance cristalline; nous y avons trouvé de plus une matière d'aspect gommeux, sur laquelle nous avons à insister.

Après une macération de quelques heures dans l'eau distillée, les fragments d'écorce, grossièrement concassés, se gonflent, et l'eau qui les contient est devenue fortement mucilagineuse, l'ébullition provoque un épaississement considérable, l'eau, par ce procédé, ressemble à un épais sirop.

Traité par l'alcool à 80°, ce liquide donne un abondant précipité floconeux, d'un blanc sale, légèrement rosé. Ce dépôt, par la dessication, se convertit en larges plaques très minces, d'un brun rouge pâle, à cassure vitreuse; chauffé au rouge dans une capsule de platine, il brûle avec une flamme fuligineuse verdâtre, à odeur empyreumatique; très soluble dans l'eau, il rougit le papier bleu de tournesol et reste insensible à tous les autres réactifs Soumise à la distillation, la solution aqueuse donne un liquide légèrement opalin, par transparence, et à odeur rappelant vaguement celle des amandes amères; traité par l'acide picrique, neutralisé par une base, on voit apparaître une coloration rouge, la coloration devient bleue sous l'action d'un sel de fer.

La matière gommeuse contient donc une proportion

____

(1) Voir *Tox. Afr.*, t. Ier, p. 388 et seq.

notable d'acide cyanhydrique, acide que nous n'avions pas encore rencontré chez les autres Anonacées.

L'huile essentielle ainsi que la matière résineuse existent en petites quantités.

La substance cristalline n'est autre que l'Anonacéine contenue dans les divers organes des plantes de la même famille. On a vu que, chez ces diverses plantes, les cristaux du produit actif présentaient un faciès particulier, propre à chacune d'elles, tout en dérivant d'un type fondamental. Il en est de même pour le cas qui nous occupe ; là, les cristaux sont constitués par des pyramides quadrangulaires à base tronquée et à sommet régulier très obtus. Ces cristaux rappellent ceux des *Popowia pilosa* et *Monodora myristica* (1).

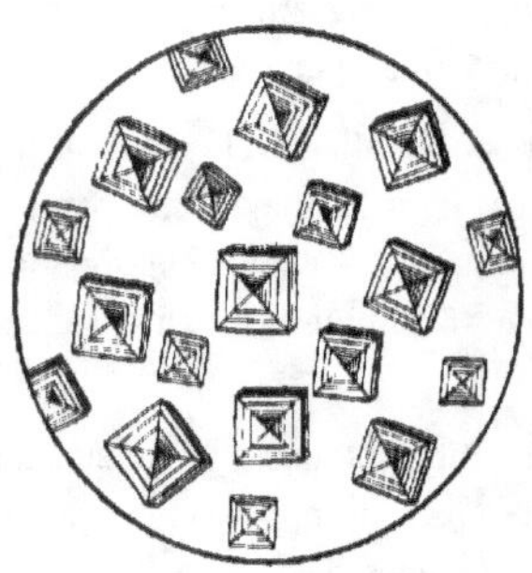

Fig. 5
Cristaux d'Anonacéine
Grossissement 120 diamètres.

Physiologie. — Par les expériences que nous avons instituées, il s'agissait de chercher tout d'abord quelle pouvait être l'action de l'écorce brute sur l'organisme, et, pour nous mettre dans les conditions qui nous étaient signalées par le R. P. Sacleux, nous devions administrer, avant tout, une décoction de cette écorce.

1re Expérience. — 2 centimètres cubes d'eau dans laquelle avait bouilli un fragment d'écorce du poids de 1 gramme, ont été ingérés dans l'estomac d'un Cobaye du poids de 427 grammes, à l'aide d'une sonde appropriée. 20 minutes après l'ingestion, l'animal éprouve des efforts de vomissement, la dyspnée est intense, on constate une élévation de la pression sanguine avec ralentissement du pouls persistant, puis la pression baisse pour ne plus se relever, les globes oculaires sont saillants, des vertiges apparaissent rapidement suivis d'une immobilité complète ; chute sur le côté, insensibi-

(1) *Tox. Afr.*, t. Ier, p. 397 et 412.

lité générale, tout mouvement est impossible ; seules, les pattes de derrière sont agitées de petites secousses fibrillaires, et la mort survient en 14 minutes dans un profond coma.

A l'autopsie, les muscles sont rigides, le cœur est rempli de caillots rouges, l'estomac et l'intestin sont faiblement injectés, un sang rutilant se trouve dans tous les vaisseaux ; les poumons portent de rares plaques ecchymotiques, les membranes du cerveau sont congestionnées, les parties nues, oreilles, museau, etc., présentent une teinte cyanosée.

2e Expérience. — 1 centimètre cube d'eau distillée de la solution gommeuse est injecté sous la peau du dos d'un Cobaye du poids de 349 grammes ; presque aussitôt, les symptômes précédemment signalés se manifestent avec énergie, leur durée est de 15 minutes ; à l'autopsie, nous trouvons également les mêmes désordres.

3e Expérience. — Une solution de 20 milligrammes de la substance cristalline est injectée sous la peau de la cuisse d'un Cobaye du poids de 410 grammes ; après 35 minutes, les symptômes décrits dans les expériences relatives à l'Anonacéine (1) apparaissent absolument semblables.

Les phénomènes constatés dans ces trois expériences ont entre eux une analogie notable ; toutefois, certains symptômes, provoqués par l'Anonacéine seule, font défaut dans l'administration de la décoction simple de l'écorce et de l'eau distillée.

En effet, dans les deux premières expériences, on ne remarque en aucune façon la contraction pupillaire apparaissant d'emblée et suivie de la dilatation au moment où le coma vient à se manifester ; le relâchement des muscles dans le dernier cas fait place à la rigidité dans les deux premiers ; le symptôme commun le plus caractéristique consiste dans la teinte cyanosée des parties nues.

Il est donc permis de dire que, des deux principes toxiques de l'*Anona Senegalensis*, la matière gommeuse jouit d'une nocuité plus grande et plus énergique, par cela même qu'elle donne naissance à un abondant développement d'acide cyanhydrique.

(1) *Tox. Afr.*, t. Ier, p. 392 *et seq. passim*.

Il est évident que, dans l'intoxication par l'écorce brute, les deux principes nocifs qu'elle contient doivent agir concurremment ; mais il est à supposer que l'Anonacéine y contribue pour une faible part, l'ébullition étant peu propre à la dissoudre suffisamment.

Quoi qu'il en soit, la preuve de l'emploi, comme poison, de l'écorce des racines de l'*Anona Senegalensis*, par les naturels de Zanzibar et de Mombasa, est positivement démontrée. On peut ajouter que leur mode de procéder présente une garantie de succès d'autant plus certain que l'écorce n'a aucun goût particulier, que rien ne peut déceler son introduction frauduleuse dans un aliment quelconque en préparation et qu'une simple ébullition suffit pour rendre ces aliments aptes à réaliser le but cherché par les empoisonneurs.

APPENDICE AUX ROSACÉES

Les renseignements nouveaux que nous apportons sur quelques plantes de la famille des Rosacées ont pour but exclusif de compléter les DONNÉES HISTORIQUES que nous avons déjà publiées sur elles.

Nous n'insistons pas sur l'intérêt que présente cette étude ; si, cependant, il paraissait étrange à quelques-uns de voir traiter ces *questions historiques* avec autant de profusion dans un ouvrage portant le titre de *Toxicologie* (on nous en a fait l'observation), *nous redirions encore* que, dans nos monographies, *rien de ce qui est relatif, à tous les points de vue,* aux plantes examinées ne peut être passé sous silence, sans courir le risque d'être taxé de négligence ou d'imperfection.

Au surplus, l'accueil exceptionnellement favorable dont cette façon de procéder a été l'objet, de la part des savants les plus compétents pour nous juger, nous impose plus que jamais le devoir de persévérer dans cette voie.

Rosa Gallica, Lin., et Rosa centifolia, Lin.

(T. I, p. 469 à 674)

Les plus anciens monuments sur lesquels la Rose a été figurée nous semblaient être, on s'en souvient, les statues de la Diane d'Éphèse ; afin de le démontrer, nous avions essayé de fixer une date, en observant que la fondation du Temple où existaient ces statues était ANTÉRIEURE à l'arrivée des colonies Ioniennes en Asie Mineure (1).

Cette phrase contient une erreur capitale qu'il importe de rectifier, erreur reposant sur un mot, et due à une faute d'impression : c'est POSTÉRIEURE et non pas ANTÉRIEURE qu'il faut lire.

En effet, le Temple de Diane d'Éphèse, édifié aux frais des villes de l'Asie Mineure et qui eut pour premier architecte Chersiphron, secondé par Rhæcus et par Théodore de Samos, fut, dit-on, commencé vers la XL⁰ olympiade, c'est-à-dire 620 ans environ avant notre ère.

On sait, d'autre part, que des colonies Ioniennes, sous la conduite de Ion, fils de Xuthus, et de Nelée fils de Chodrus, dernier roi d'Athènes, passèrent en Asie vers l'an 1130 av. J.-C., 140 ans après la prise de Troie suivant Eratosthènes (2), Euripide (3), Vitruve (4), Nicandre (5) et plusieurs

(1) *Tox. Afr.*, t. Ier, p. 497.
(2) Ap. CLÉM. D'ALEXANDRIE, *Stomat.*, Lib. I, p. 402.
(3) *Ione*, vers 74.
(4) Lib. IV, Cap. I, p. 60.
(5) *Alexiphar.*, vers. 9.

chroniqueurs modernes : ces colonies fondèrent douze villes au nombre desquels fut Éphèse, ainsi que l'établit Vitruve : « *Athenienses colonias in Asiam deduxerunt ducesque in singulis coloniis constituerunt et summam Imperii partem Ioni dederunt; isque eas colonias in Asiam deduxit et Cariæ finis occupavit ibique civitates amplissimas constituit : Ephesium... etc.* »

Ces deux données admises, si l'on accepte la version de Pline (1), d'après laquelle l'édification du Temple d'Éphèse dura 220 ans, les statues de Diane ne sauraient guère remonter plus haut que 400 ans avant notre ère ; elles seraient donc *postérieures* de 290 ans à l'invasion Ionienne.

Cette rectification indispensable établie, il semblerait naturel de passer outre et de ne plus revenir sur la Rose dont nous avons si longuement parlé ; mais la lecture d'ouvrages que nous nous sommes procurés récemment, nous a convaincu qu'il y aurait intérêt à creuser plus profondément la question et à rechercher s'il ne serait pas possible d'en faire remonter la figuration à des époques de beaucoup plus anciennes. Sous cette impression, nous avons interrogé les monuments authentiques des dynasties Chaldéenne, Assyrienne, Babylonienne, Persane, ainsi qualifiées par Rawlinson (2), et nous croyons que ces monuments nous ont répondu d'une façon satisfaisante.

Il ne nous appartient pas de remonter aux lointaines origines de ces empires, jadis si florissants, de montrer les liens qui unissaient aux Soumirs et aux Accads, les populations sémitiques; de savoir quelle influence a pu être exercée par l'immixtion de l'élément Couschite, etc., qu'il nous suffise de rappeler que, durant de longues périodes, les rivalités de voisinage, les viscissitudes des guerres, des défaites et des succès, les invasions, les migrations avaient répandu

(1) *Hist. Natur.*, Lib. XXXVI, Cap. XXI, p. 177. Ed. PANCKOUCK.
(2) *The Five great Monarchie, of the ancient Eastern world*, 3 vol., 1871, 2ᵉ Ed.

et confondu sur le vaste territoire, s'étendant de l'Halys au Tigre, de l'Arménie au Jourdain et au Nil : les Chaldéens, les Assyriens, les Babyloniens, les Mèdes, les Syriens, les Araméens, les Égyptiens, les Hébreux, qui tous plus ou moins apparentés, possédaient des arts, des méthodes industrielles, sans doute semblables, puisqu'ils avaient une commune origine, mais cependant modifiables, suivant des circonstances déterminées, dont nous aurons à tenir compte.

Les documents, sur lesquels vont reposer nos déductions, paraissent remonter au Roi Chaldéen Urukh, vers l'an 2286 av. J.-C. (1). A partir de cette époque, les quatre grandes dynasties, telles que les a décrites Rawlinson, vont se succéder et c'est avec Kempfer (2), Chardin (3), Lebrun (4), Rawlinson (5), Layard (6), Flandin (7), Botta (8), Dieulafoy (9), etc., que nous allons parcourir les ruines de Ninive, de Nimroud, de Khorsabad, de Koyunjik et de Persepolis.

L'examen des restes découverts sur l'emplacement des palais et des temples de ces villes détruites, montre l'image de la Rose reproduite à profusion et formant le fond même de l'ornementation : les briques, les sculptures, les vêtements, les bijoux, etc., en sont parfois littéralement couverts ; il semblerait même que les emblèmes, les symboles de certains Dieux de la Chaldée et de l'Assyrie, auraient eu également la même origine.

(1) Personne n'ignore combien il est difficile d'établir d'une façon précise la Chronologie d'époques aussi lointaines ; les chronologistes sont loin d'être d'accord, même actuellement. Nous empruntons les dates que nous citons à la chronologie de Rawlinson, lui laissant toute responsabilité et ne les acceptant que sous les réserves les plus absolues.

(2) *Amœn exotic*, 1712.

(3) *Voyage en Perse*, 1711.

(4) *Voyage en Perse et aux Indes Orientales*, 1718.

(5) *The Five great monarchies. etc. Loc. cit.*

(6) *Nineveh and its remains*, 2ᵉ Ed.

(7) *Voyage en Perse*.

(8) *Monuments de Ninives*.

(9) *La Perse, la Susiane et la Chaldée.* — *Tour du monde*, 25ᵉ année, 1884.

Que l'on appelle ces motifs : *rosettes*, avec Rawlinson et Layards ; *rosaces*, avec M. Maspero ; *fleurons*, avec Prisse d'Avennes ; *Antemions* (1), avec M^mo Dieulafoy, ou *Roses*, avec nous ; il est évident que dans leurs sculptures, dans leurs peintures, dans l'ornementation, en général, les artistes se sont inspirés particulièrement des fleurs qu'ils observaient dans la nature et dont ils étaient entourés ;. là, ils ont pris la Rose pour modèle, comme ailleurs ils choisissaient le Lotus, car il est à remarquer que sur les monuments Asiatiques et Africains, ces deux plantes ont été figurées au détriment presque complet de beaucoup d'autres.

La Rose, fleur si spéciale, attirait tout particulièrement l'attention, et par cela même était choisie de préférence, avec d'autant plus de raison, qu'elle était originaire des régions où gisent aujourd'hui les ruines explorées.

Non seulement elle y était spontanée, mais elle y était également cultivée. Nous en voyons la preuve dans une inscription en caractères cunéiformes, dite *inscription des Taureaux*, de Khorsobad, découverte dans.les fouilles du palais de Sargon et inscrite sur les statues colossales des Taureaux androcéphales de la porte G, du palais, dont l'emplacement est indiqué sur le plan de Batta.

Dans cette inscription où l'usurpateur résume orgueilleusement les faits les plus saillants de son règne (722 à 725 av. J.-C.), ses conquêtes en Susiane, en Syrie, en Arménie, au Kurdistan, en Médie, en Babylonie, etc., les monuments qu'il a élevés, etc., etc.; il se trouve un passage, que nous reproduisons d'après Place (2), et où il est question de jardins où étaient cultivés *tous les arbres* de la Syrie, et *toutes les plantes*

---

(1) De ʼΑνϑέμιον, *petite fleur*, sorte de *rosace*, dont on se sert pour orner, lit-on dans les dictionnaires grecs. D'autres écrivent *Anthemium* et le font dériver de ʼΑνϑῆμα, *inflorescence*, mot qui dans l'espèce serait tout simplement vide de sens.

(2) *Ninive et l'Assyrie*, t. II, p. 285. *App.*

des monts Amanus, les monts Akma-dagh actuels, appartenant au système orographique de l'Asie-Mineure.

Kiru   **mah - hu.**   **tam - sil**   **Ha**
Nemus   *variegatum sicut*   *mons*

ma - ni.   **sa - gi   - mir.**   **hi - bi**   **is -**
Amanus   *qui (continet) omnes*   *arbores*

ti   **hat - ti.**   **Puluk.**   **sade. naphar-su un.**
             Syriæ   *plantas   montium   universas*

Ki - rib - su.   hu - ru - su.   va   ab -   ta
in   ea   plantatum   fuit   et   con feci

ni.   i -   ta - tus.
superficiem   ejus.

Suivant cette inscription, il est donc de toute probabilité
que les Rosiers ne faisaient pas défaut, au milieu des innombrables végétaux réunis dans les jardins de Khorsobad.

Cette constatation établie, nous allons rencontrer sur les
monuments, ce que nous avons appelé « *la Rose de l'Antiquité* (1),

(1) *Tox. Afr.*, t. I⁕, p. 538.

représentée tantôt sous sa forme fondamentale à 5 pétales (1),
tantôt plus ou moins modifiée, soit avec un pétale en moins,
soit avec un nombre plus considérable, 6, 8, et souvent davantage, mais gardant, malgré cela, un aspect particulièrement
caractéristique.

Et tout d'abord, a-t-elle été adoptée comme symbole de certains Dieux ?

Dans le tableau de la hiérarchie sacrée Chaldéo-Assy-
rienne, San ou Sansi, Dieu de la Chaldée et Shamas, Dieu de
l'Assyrie, sont particulièrement instructifs.

Le premier Dieu avait ses temples dans les cités de Larsa
et de Sippara ; le grand temple, appelé Bit-Parra, qui lui était
consacré dans la première de ces cités, avait été érigé sous le
règne d'Urukh (2286 av. J.-C.) et complètement restauré plus
tard par Nebuchadnezzar (1150 av. J.-C.).

Le second était en Assyrie l'objet d'une adoration toute
spéciale : c'est lui que le Roi Tiglath-Pileser I (1130 av. J.-C.),
ne cessait d'invoquer ; c'est à lui que Sargon (722 av. J.-C.)
faisait ériger un temple à Khorsobad ; c'est lui encore que
Sennacherib (705 av. J.-C.) et Esarhadden (680 av. J.-C.) con-
sidéraient comme leur protecteur.

San et Shamas, seconds membres de la seconde triade,
tous deux identiques, ne formant qu'un seul et même Dieu,
le Dieu Soleil, étaient qualifiés : maitres du feu, lumières du
bien, régulateurs du jour, flambeaux du Ciel et de la Terre ;
mais leur principal rôle consistait : à inspirer l'esprit des
Rois, à diriger, à favoriser leurs expéditions, à présider à
leurs succès guerriers, etc.; comme aussi à « *exerced influence
on the minds of men, in stimulating the functions of nature* »,
phrase assez explicite pour qui veut se souvenir que le Chtho-

_____

(1) *Tox. Afr.*, t. Ier, fig. 198.

nisme régnait en maître dans les sanctuaires Chaldeo-Assy-
riens (1).

Rawlinson (2), donne comme emblême de San et de Sha-

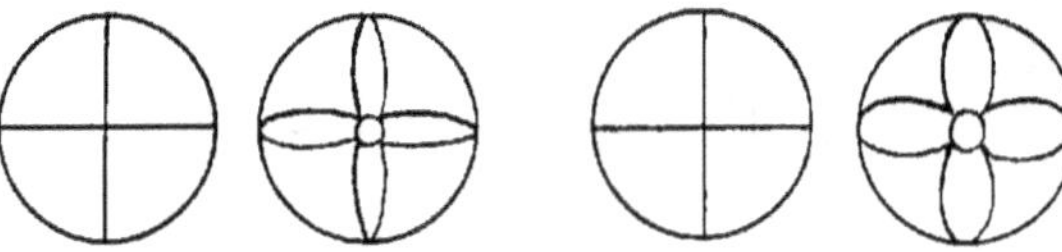

Fig. 6   Fig. 7   Fig. 8   Fig. 9
Emblèmes de San, d'après Rawlinson. — Emblèmes de Shamas, d'ap. Rawlinson.

mas un cercle partagé tantôt en 4 rayons (fig. 6 et 8), tantôt
avec 4 fleurons (fig. 7 et 9).

Tantôt encore avec 8 rayons simples ou fleuronés, et il suppose que ces deux modes de représentation avaient pour but
d'établir une distinction entre le principe mâle et femelle de
la divinité, le cercle à 4 rayons symbolisant San et Shamas,
celui à 8 rayons étant l'emblême d'Ai Gula ou Anunit, c'est-
à-dire l'essence femelle du Soleil : « *These two figures may be
supposed to indicate a distinction between the male and female*

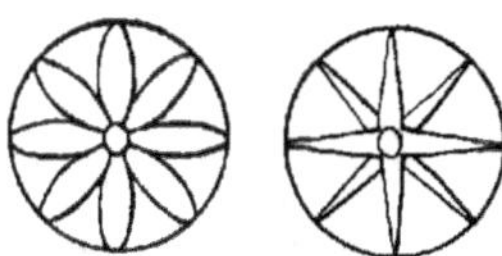

Fig. 10   Fig. 11
Emblèmes d'Anunit, d'après Rawlinson.

*powers of Deity, the quatered disk symbolising Shamas, and the
eight rayed orb, behing the emblem of Ai-Gula or Anunit, was the
female power of the Sun* (3).

(1) RAWLINSON, *Loc. cit.*, t. I, p. 126.
(2) *Loc. cit.*, t. I, p. 128 et t. II, p. 17.
(3) RAWLINSON, *Loc. cit.*, t. I, p. 128 et *History of Herodotus*, t. I, p. 504.

Ces emblèmes, ajoute Rawlinson, sont figurés sur la tête des Rois, ils sont aussi, souvent associés avec l'emblème d'Asshur, le Dieu suprême des Semites.

Cet emblème consiste le plus ordinairement en un cercle, au centre duquel se trouve une figure humaine, généralement un Roi, de chaque côté du cercle s'étendent deux ailes éployées.

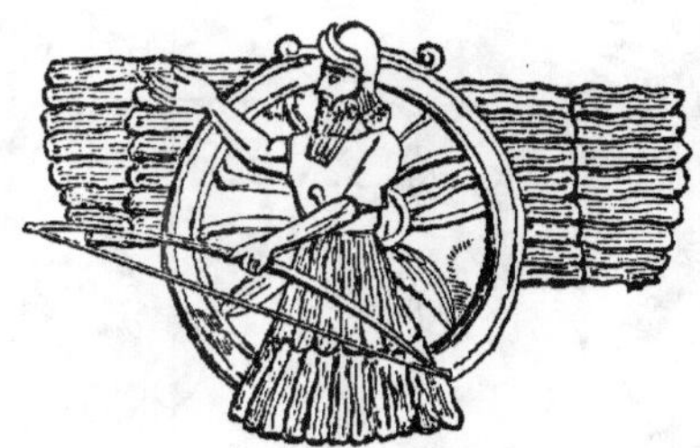
Fig. 12
Emblème d'Asshur, d'après Layard.

Rawlinson fait observer que pour Layard (1), le cercle ailé représente un oiseau et que cet oiseau est la *Colombe*, symbole de la *Vénus Assyrienne* (2).

On trouve dans l'*Anthropologie* (3), un long article de Salomon Reinach, où cet auteur se montre tout à fait opposé à cette manière de voir.

Cela importe peu dans l'espèce, ce qu'il faut retenir, c'est un des exemples donnés par Rawlinson, exemple tiré d'un ornement circulaire, peint sur une robe royale, dont nous donnons le fac-similé, et provenant de Nimroud (4).

Au-dessus de l'arbre sacré, sur lequel nous aurons à revenir plus tard, accolé de deux personnages en pied, la main

(1) *Loc. cit.*, t. II, p. 4.
(2) *Loc. cit.*, t. II, p. 4, en note.
(3) *Loc. cit.*, t. VI, p. 560.
(4) *Loc. cit.*, t. I, p. 309.

droite dirigée en avant, on voit deux ailes éployées portant au
centre, à leur point de jonction, un fleuron composé de huit
pétales ; au-dessous de ce fleuron, onze plumes imbriquées

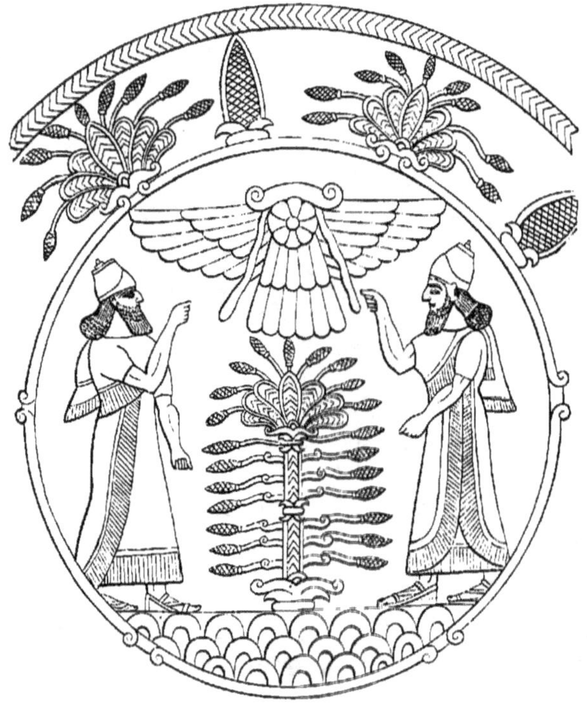

Fig. 13
Ornement provenant d'une robe royale (*Nimeroud*), d'après Rawlinson.

deux à deux s'étalent en éventail ; cet ensemble, d'après
l'auteur anglais, serait la réunion des symboles de Shamas et
d'Asshur ; le fleuron appartiendrait à Shamas, l'oiseau à
Asshur ; de plus, les douze plumes seraient des rayons émanant du Soleil.

Cette interprétation n'est guère acceptable, car les données
de Rawlinson manquent, selon nous, de précision et surtout
d'éclaircissements d'une réelle utilité.

Pourquoi, en effet, dans le cas qui nous occupe, comme dans ceux où il est question de l'emblème des dieux précités, le disque, à quatre ou huit rayons, est-il donné par Rawlinson comme propre au Soleil, sans dire dans quel but ces rayons, d'abord simples, deviennent tout à coup fleuronnés, tandis que ces mêmes fleurons que nous allons bientôt rencontrer si souvent et toujours semblables sont appelés *rosettes* par Rawlinson lui-même, lorsqu'ils existent notamment sur les tuniques des Rois, celle de Sargon, par exemple « *A long fringed robe embroidered simply with* ROSETTES, *which are spread somewhat scantly over its whole surface* » ? (1).

Dans l'ornement circulaire de la robe royale ci-dessus figuré, nous voyons évidemment un oiseau aux ailes éployées, mais les prétendus rayons solaires sont pour nous tout simplement les pennes caudales de l'oiseau ; quant au disque fleuronné à huit pétales, nous le considérons comme identique aux rosettes de la robe de Sargon.

Le fleuron, pour cela, ne cesse cependant pas d'être un emblème, et Layard donne à ce sujet l'explication que nous reprochons à Rawlinson d'avoir négligée.

L'auteur anglais fait observer que le cercle ailé ne contient pas toujours une figure humaine et qu'il est souvent ou

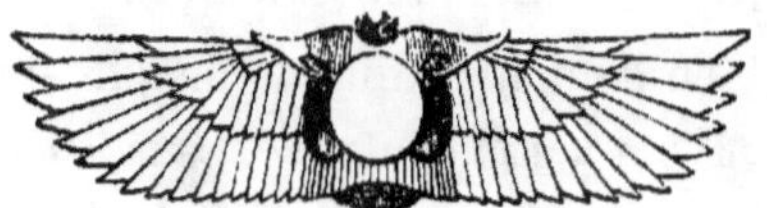

Fig. 14
Scarabée Égyptien, d'après Wilkinson.

simplement uni, ou orné de feuilles semblables à des fleurs « *with leaves like flowers* » (2) ; puis il a soin d'ajouter en note « *This is one of the representations most intimately connected with*

(1) *Loc. cit.*, t. I, p. 398.
(2) *Nineveh and its romains*, t. II, p. 148.

Egypt, resembling the symbol found on the cornices or tablets as early as the twelfth dynasty. in Egypt, it was the Sun, with the wings of a Scarab; a red solar disk, and two pendent Uræi. it is called the Hut (the name of the Coptic Atfoo, or Edfoo, Apollinopolis magna) ».

Layard avait écrit avant (1) : « *Emblems are evidentely derived from familiars objects in Egyptian Mythology which may have been applied by the Assyrians. »*

Nous aurons à revenir sur cette observation ; nous remarquerons, en outre, qu'un emblème semblable à celui des Assyriens se retrouve chez les Perses ; là, le cercle, large-

Fig. 15
Emblème de Mithra, d'après Rawlinson.

ment ailé, est tantôt tout à fait vide, tantôt traversé par un personnage en pied, Pontife ou Roi? C'est l'emblème du Dieu suprême Mithra, — toujours le Soleil (2).

De ce fait bien démontré que le disque emblème du Dieu Soleil porte souvent à son centre « *leaves like a flowers* », nous ne saurions concevoir la transformation des rayons linéaires primitifs, en rosaces à pétales plus ou moins nombreux, qu'en envisageant ces rosaces comme une représentation intentionnelle de la Rose.

Dès lors, la Rose aurait-elle donc été prise comme emblème du Dieu Soleil? Nous ne voulons pas l'affirmer, mais on

(1) *Discoveries in the ruins of Nineveh and Babylon.*, p. 186.
(2) RAWLINSON, *Loc. cit.*, t. III, p. 351.

conviendra que des raisons plausibles militent en faveur de cette hypothèse, que Layard lui-même, on vient de le voir, semblerait accepter implicitement.

On nous reprochera, cela n'est pas douteux, de voir partout des Roses! Le reproche serait vrai si nous raisonnions d'après de problématiques ligurations ; bien au contraire, nos déductions reposent sur des monuments d'une authenticité indiscutée, et les savants qui les ont décrits et en ont donné les images sont unanimes pour qualifier de rosettes et de rosaces les fleurons objets de cette discussion. Nous ne cesserons de le répéter jusqu'à preuve du contraire : un artiste, quel qu'il soit, n'invente pas d'emblée de semblables ornements, il est fatalement forcé de s'adresser préalablement à un modèle ; or, tout démontre que ce modèle était la Rose.

En choisissant cette fleur comme emblême d'un Dieu, en la représentant sur une multitude d'objets de nature différente, les Assyriens, etc., n'ont fait, en définitive, qu'ouvrir une voie, plus tard suivie par les Grecs, les Romains et le Catholicisme tout entier, nous en avons donné assez de preuves dans notre monographie des Roses.

Après avoir accumulé ici de nouvelles preuves, peut-être encore plus concluantes, nous laisserons au lecteur impartial le soin de décider si nos assertions sont acceptables ou erronées ; mais, avant de pénétrer au cœur même du sujet, nous signalerons parmi les restes, assez rares, paraissant avoir un rapport direct avec le symbole divin à quatre rayons convertis en rosace, un stèle provenant de l'un des temples de Nimroud.

Ce stèle (1), consistant en un bloc de calcaire à partie supérieure cintrée, porte en relief la statue du roi Asshur-izir-Pal

_____
(1) RAWLINSON, *Loc. cit.*, t. II, p. 97.

(883 av. J.-C.), dans son costume sacerdotal. De l'index de la

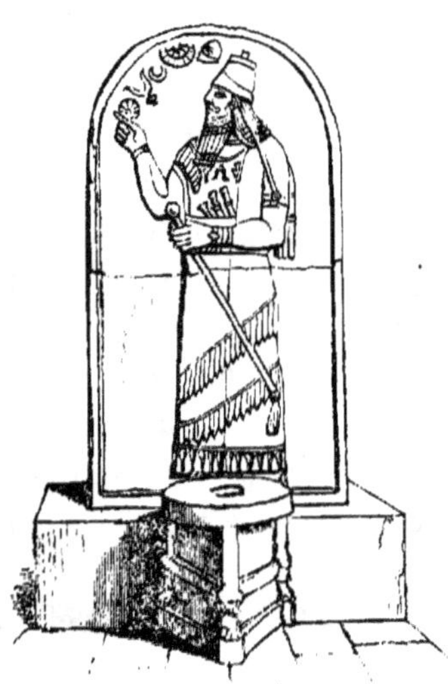

Fig. 16
Stèle d'Asshur-izir-Pal, d'après
Rawlinson.

main droite, il désigne une rosace, entre laquelle et une seconde semblable, placée un peu plus haut et suivant une ligne courbe, sont tracés deux croissants, emblèmes du Dieu Sin ou Hurki, personnification de la Lune.

Il s'agit maintenant d'étudier l'ornementation portée à un si haut degré de luxe par les Assyriens dans la décoration des palais de leurs Rois, comme dans celle des divers objets fabriqués pour les besoins de la vie publique et privée, c'est là que vont apparaitre, avec une profusion étonnante, les motifs que nous considérons comme l'image de la Rose, les rosaces des auteurs.

Sur les briques émaillées recouvrant la paroi des murailles, sur les pavages des vastes salles, sur les portes cintrées servant d'accès d'une pièce à l'autre, revêtues de plaques d'albâtre, les dessinateurs et les peintres traçaient ces rosaces avec une remarquable finesse d'exécution ; nous figurons une de ces portes, provenant du palais nord de Koyunjik (1). Deux rangées superposées de rosaces règnent autour du cintre, au-dessus et en côté ; des bandes de ces mêmes rosaces alternent avec d'autres bandes où sont représentées des fleurs qui ne sont autres que des fleurs de Lotus en bouton et à demi épanouies ; quelques-uns peut-être voudront y voir des

(1) Rawlinson, *Loc. cit.*, t. I, p. 335.

Lis, ce qui n'est pas admissible, vu leur facies particulier et le nombre des pétales, caractéristique du Lotus. En outre, la figuration du Lis sur les monuments de Koyunjik, entre autres (1), en diffère totalement.

Sur certaines briques émaillées de l'époque assyrienne, la

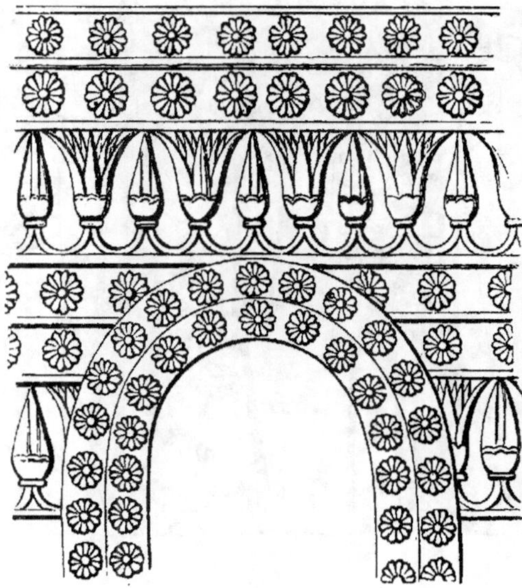

Fig. 17
Porte monumentale du palais nord de Koyunjik, d'après Rawlinson.

plus ancienne (environ 1300 av. J.-C.), où sont représentés des personnages, les vêtements de ces derniers portent des rosettes d'une facture plus primitive, mais d'un caractère aussi tranché. Ce sont, en effet, des Roses à six pétales que l'on voit sur la robe d'un Roi et sur celle d'un personnage qui l'accompagne, figurés sur une brique émaillée de Nimroud, dont on voit ici un fac-similé réduit (2).

(1) Rawlinson, *Loc. cit.*, t. 1, p. 354.
(2) Rawlinson, *Loc. cit.*, t. I, p. 380.

Le Roi tient une coupe de la main droite ; de la gauche, il
s'appuie sur un arc. Le personnage qui l'accompagne retient
sous le bras gauche une épée et un carquois ; de la main
droite, il soutient un arc sur son épaule ; derrière lui marche

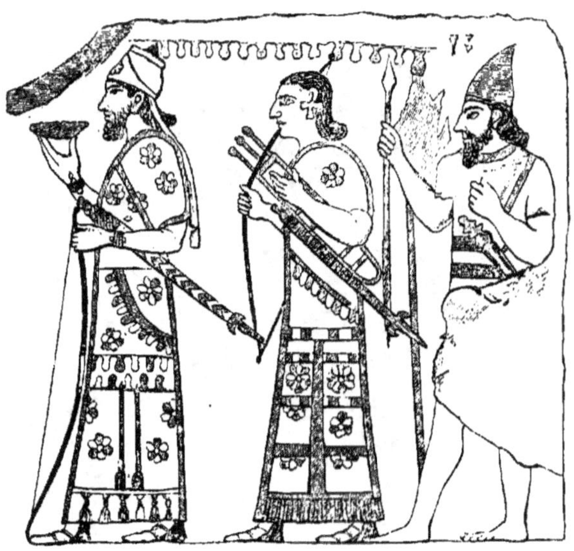

Fig. 18
Brique émaillée de Nimroud, d'après Rawlinson

un soldat armé d'une sorte de pique ; il est coiffé du casque
conique, caractéristique des gens d'armes Assyriens.

Vers la seconde époque Assyrienne, l'ornementation de la
robe des Rois est presque uniquement composée de rosaces ;
tel est le bas-relief, provenant de Nimroud, montrant un Roi
accompagné d'un personnage portant derrière lui un chasse-
mouches ou un éventail, qu'il agite au-dessus de sa tête ; la
sorte de chasuble à bords frangés du Roi est entièrement
semée de Roses. Le Souverain semble faire une invocation,
sa main droite est levée ; de la main gauche, il tient un bou-

quet de Lotus. C'est le second exemple que nous donnons de l'image de cette plante, sur les monuments Assyriens (1).

La même forme de chasuble, avec abondance de rosaces,

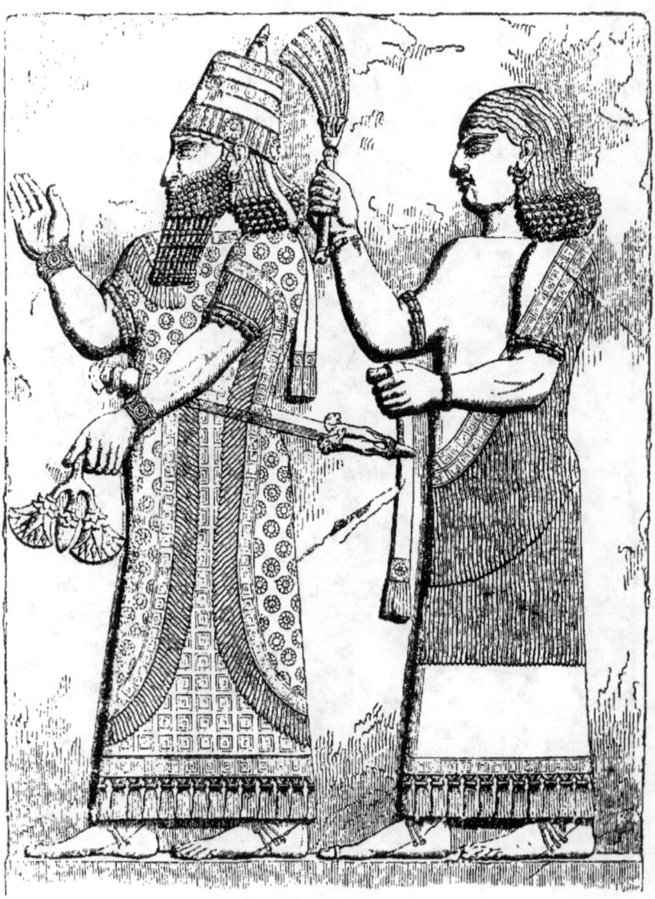

Fig. 19
Bas relief de Nimroud, d'après Fergusson.

se trouve sur une représentation de Sennachérib (705 av.

(1) R. FERGUSSON, *Nineveh and its ruins.*, p. 50.

J.-C.), assis sur son trône et provenant de Koyunjik (1). Il serait facile, mais superflu, de multiplier les exemples de semblables costumes, qui devaient être d'une richesse exceptionnelle.

« Les bas-reliefs, observe Rawlinson, ne rendent qu'imparfaitement la finesse des étoffes sorties des fabriques Assyriennes auxquelles, si l'on en croit l'auteur anglais, Ézéchiel ferait allusion dans ses prophéties, lorsqu'il énumère les noms des marchands et des villes d'où ils venaient :

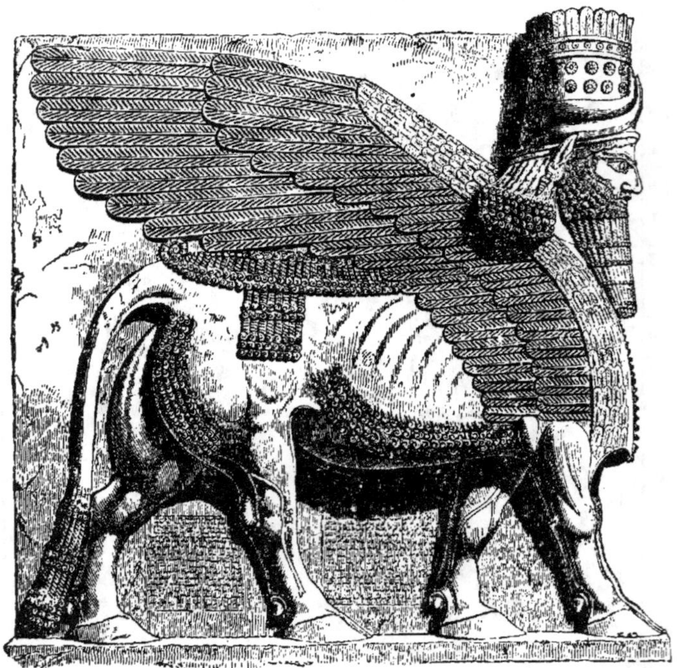

Fig. 20
Taureau androcéphale de Khorsabad. (Musée du Louvre.)

« Chapitre XXVII, vers. 23. — *Haran, et Chene, et Eden, negociatores tui : Saba, Assur et Chelmad, vendit ores tui.*

(1) Rawlinson. *Loc. cit.*, t. I., p. 393.

« Vers. 24. — *Ipsi negociatores tui multifariam involucris hyacinthi, et palmitorum, gazarumque pretiosarum, quæ obvolutæ et astrictæ erant funibus : Cædros quoque habebant in negotiationibus tuis.* »

Les tiares des Rois étaient ornées de nombreuses rosaces ; il en était de même de celles qui surmontent la tête des gigantesques taureaux ailés androcéphales placés à l'entrée

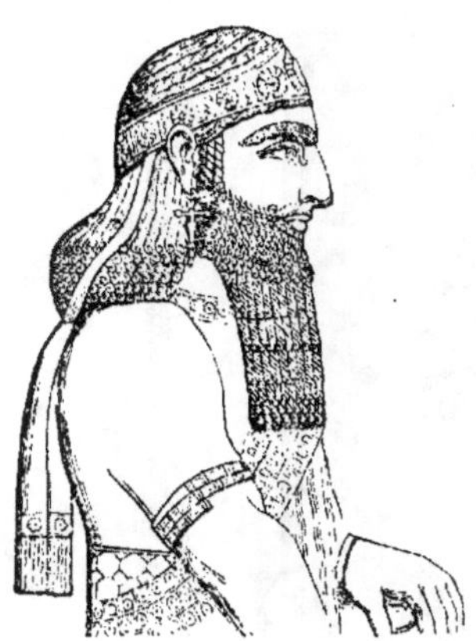

Fig. 21
Bas-relief de Khorsabad,
d'après Rawlinson.

des portes et des vestibules des palais ; sur la tête de l'un des taureaux du propylum de Khorsabad, la tiare cylindrique tout à fait caractéristique présente plusieurs lignes de ces rosaces.

Le même ornement se voit aussi fréquemment sur le costume des personnages puissants et en rapports directs avec le Souverain.

Sur un bas-relief de Khorsabad, remontant à l'époque d'Asshur-izir-Pal (880 av. J.-C.) et représentant un Ministre ou un grand Vizir, on voit le superbe bandeau frontal analogue à celui qui sert de base aux tiares royales (1).

Il est à remarquer que l'image de la Rose est excessivement rare sur les vêtements de femmes, exceptionnellement ligurées sur les bas-reliefs Assyriens.

Rawlinson fait observer que les rosettes étaient le motif choisi, de préférence, par les artistes, pour embellir les objets qui sortaient de leurs mains, « *The rosette constituted the chief resource of the artist* », tout en obtenant de bons effets en les associant aux guillochis, aux croix, aux zigzags, « *however*

(1) RAWLINSON, *Loc. cit.*, t. I, p. 499.

*often introduced with good effect other ornaments as the guilloche,
the cross, and the zigzag* (1). »

Cette préférence marquée pour les rosettes avait pour
raison, sans doute, l'élégance et la délicatesse de cet ornement. Peut-être faudrait-il voir, au contraire, dans l'image de

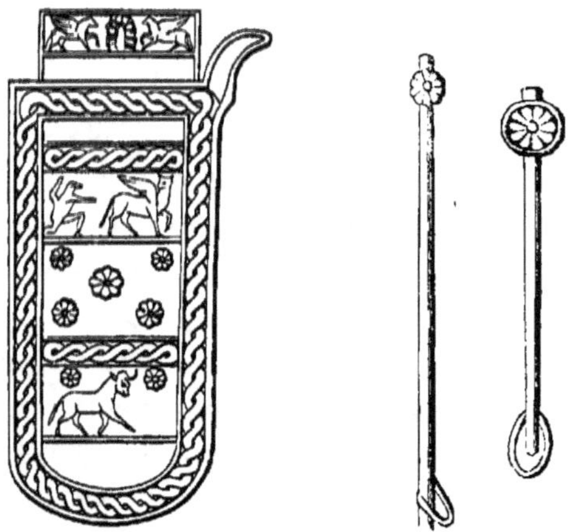

Fig. 22
Carquois de Nimroud.

Fig. 23 et Fig. 24
Masses d'armes de Koyunjik.

la Rose, si abondamment reproduite, l'intention bien arrêtée
de la symboliser ?

Quel que fût le but cherché, il n'en est pas moins vrai que
l'observation de Rawlinson est parfaitement exacte. Les
bijoux, les armes, etc., sont une preuve à ajouter à celles
précédemment données.

Lorsqu'on s'adresse aux bijoux, on voit, en effet, que les
bracelets royaux sont ornés de rosettes dans la grande
majorité des cas ; tantôt il n'en existe qu'une, tantôt elles
sont associées deux à deux.

Il est rare de rencontrer des carquois sans rosettes ; il en

(1) *Loc. cit.*, t. I, p. 452.

est de même pour certaines masses d'armes rappelant les bâtons terminés par une Rose, cités par Hérodote (1), bâtons portés par les Babyloniens lors de la conquête de Cyrus (2).

On peut en dire autant des boucliers sur lesquels sont dessinées des bandes de rosaces, alternant avec d'autres motifs des plus simples, mais dont l'ensemble ne laisse rien à désirer comme facture élégante.

Les fourreaux des poignards et des épées, les ceinturons destinés à soutenir ces armes sont dans le même cas, ceux tout particulièrement affectés aux Rois et aux personnages les plus influents dans l'État (3).

Sur diverses parties des chars de guerre de la première période Assyrienne (1300 av. J.-C.), on rencontre de nom-

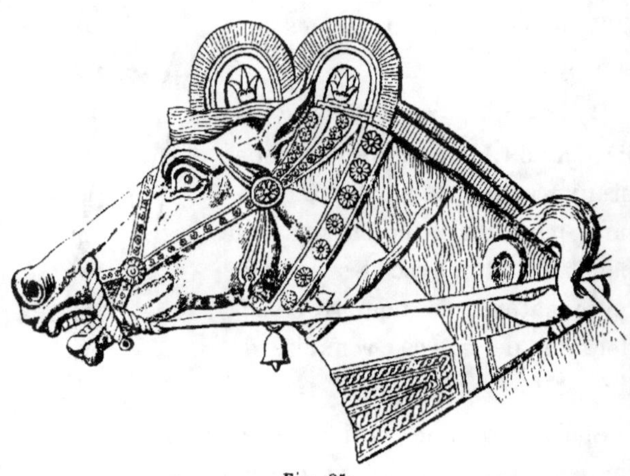

Fig. 25

Tête de cheval avec harnais de Koyunjik, d'après Rawlinson.

breuses rosaces ; elles sont plus rares sur ceux de la dernière période (720 à 660 av. J.-C.), tandis que les harnais des che-

(1) Lib. I, Cap. CXCV.
(2) *Tox. Afr.*, t. Ier., p. 479.
(3) RAWLINSON, *Loc. cit.*, I, p. 417-460-569.

vaux en sont largement pourvus, comme le montre la tête
de cheval provenant de Koyunjik, dont nous donnons un fac-
similé (1).

Une preuve des plus concluantes en faveur de notre identification des rosaces et de la Rose, réside dans la figure
suivante.

« Les Assyriens, écrit Rawlinson (2), comme plus tard les
Grecs et les Romains, avaient
pour coutume d'orner de fleurs
les salles de leurs festins ; rien ne
prouve qu'ils se couronnaient de
fleurs, qu'ils s'entouraient de
guirlandes ou qu'ils effeuillaient
des Roses sur ce sol, mais ils
appréciaient tout l'agrément résultant des fleurs disposées autour d'eux. »

Dans un bas-relief de Koyunjik, on voit, dit l'auteur, un nombreux cortège de serviteurs portant pour un banquet dans le
palais du Roi, avec des mets de
toute nature, un nombre considérable de vases remplis de
fleurs.

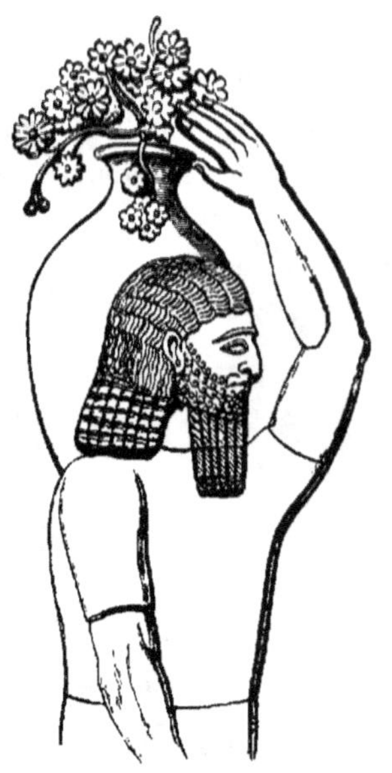

Fig. 26
Serviteur portant un vase de
Roses (Koyunjik)
d'après Rawlinson.

Si l'on examine les fleurs con-
tenues dans l'un des vases qu'un serviteur du bas-relief
précité porte sur son épaule gauche, on est frappé de la
ressemblance absolue de ces fleurs avec les rosaces et les
rosettes dont nous venons de figurer de si nombreux
exemples.

(1) *Loc. cit.*, t. I, p. 417.
(2) *Loc. cit.*, t. I., p. 581.

On conçoit que, devant cet exemple, tout nouveau commentaire serait superflu.

On peut affirmer, dit Layard (1), que les palais et les temples de Babylone différaient bien peu, dans leurs dispositions générales, de ceux des Assyriens ; on sait aussi que les arts, la religion, les coutumes des deux peuples voisins étaient presque identiques ; de ses données acquises, il entre dans des considérations d'un haut intérêt ; malheureusement, nous ne pouvons suivre le savant auteur dans ses rapprochements ni dans ses déductions, nous renvoyons à ses ouvrages, comme à ceux d'autres éminents observateurs, pour tout ce qui concerne l'histoire des peuples dont nous cherchons à esquisser quelques-unes des manifestations artistiques ; constatons simplement que l'emploi des rosaces était aussi en honneur chez les Babyloniens que chez les Assyriens.

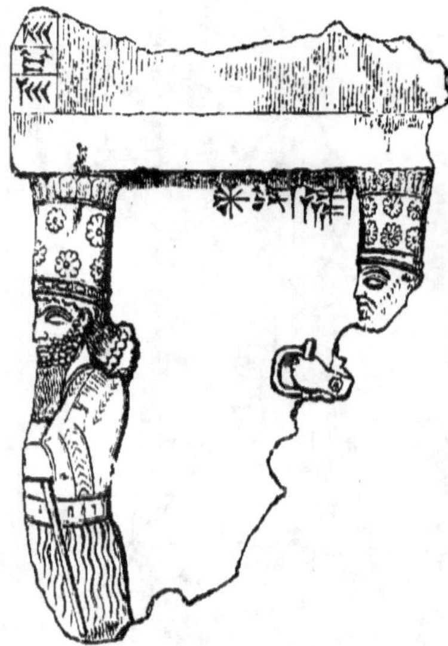

Fig. 27

Bas-relief de Mujelibé, d'après Layard.

Les objets connus appartenant à l'époque Babylonienne sont relativement rares ; le petit nombre de ceux que nous allons signaler suffisent amplement à affirmer nos démonstrations.

Le plus remarquable reste découvert par Layard (2), lors

<hr>

(1) *Ninereh and Babylon.*, p. 530.
(2) *Loc. cit.*, p. 552

de ses fouilles pratiquées dans l'enceinte de Babylone, au
monticule appelé Kasr ou le Palais et désigné par les Arabes
sous le nom de Mujelibé ; il consiste en un fragment de pierre
calcaire, « *Limestone* », sur laquelle existent deux portions de
figures représentant des Dieux, « *undoubtedly those of goods* » ;
le nom de l'un des Dieux est inscrit en caractères babyloniens
à côté des têtes sculptées ; ce fragment faisait vraisemblable-
ment partie d'une dalle ou

d'une frise, « *a slab or frise* »,
portant une série de têtes semblables ; il est surtout intéressant en ce sens qu'il enseigne
que les Babyloniens avaient
pour habitude de représenter
leurs divinités de la même façon que les Assyriens, « *the
fragment is interesting, as sho-
wing that the Babylonians, por-
trayed their divinities in the same
manner as the Assyrians.* »

On remarque sur ce frag-
ment de sculpture les belles
rosaces dont sont ornées les
tiares cylindriques surmontées
d'une bordure de plumes :
« *They wear the same high head-
dress ornamentod with feathers
and rosettes* » ; il remonterait
à l'époque de Nebuchadnezzar,
1150 ans environ av. J.-C.

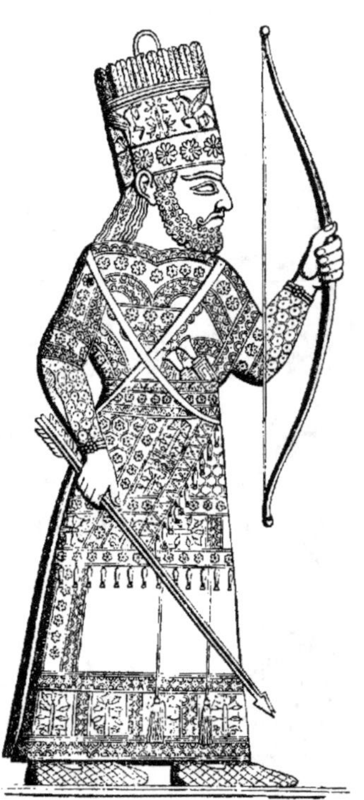

Fig. 28

Image de Mérodach-iddin-akhi,
d'après Rawlinson.

Le second exemple est tiré d'une gravure exécutée sur une
large pierre noire, trouvée à Babylone, représentant très
probablement, d'après Rawlinson (1), le Roi Mérodach iddin-

(1) *Loc. cit.*, t. II, p. 560.

Akhi, qui avait été en guerre avec Tiglath-Pileser Ier vers 1120 av. J.-C.

L'ornementation de la tiare et de la robe est d'un luxe et d'un fini qui ne le cèdent en rien aux plus beaux spécimens assyriens : « *The head-dress and the robes, have a finish egual to that of the best Assyrians specimens.* »

Les rosettes, comme on le voit, brillent par leur nombre et leur parfaite exécution.

Le Roi, debout, tient de la main gauche un arc prêt à être tendu ; de la main droite, il supporte deux longues flèches.

Parmi les monuments de l'époque persane (cinquième dynastie de Rawlinson) que nous avons à étudier maintenant, nous choisirons plus particulièrement ceux provenant des ruines de Persépolis ; et là, comme aux époques précédentes, sans cesse et toujours, les rosaces, les Roses vont jouer un rôle considérable dans l'ornementation.

Les chapiteaux à têtes doubles de taureaux et de griffons, les tiares des taureaux androcéphales, gardiens ici encore de l'entrée des portes monumentales. Les façades de l'entrée des hypogées, creusées à la mode Égyptienne, dans la montagne de Nakhehe-Roustem, tombes des premiers Rois de la IIe dynastie Achéménide, etc., etc., en sont plus ou moins surchargées, tandis qu'elles font défaut sur les robes et les manteaux des Rois et des principaux personnages, contrairement à ce qu'on a vu pour ceux des Assyriens et des Babyloniens.

Au nombre des édifices les plus remarquables dont les débris jonchent le sol de l'ancienne Persépolis, on doit citer le palais de Darius (523 av. J.-C.), dont nous donnons un fac-similé de la façade sud, d'après une restauration de Flandin (1), et signaler à l'attention les frises et les escaliers monumentaux

----

(1) FLANDIN, *Voy. en Perse*, pl. 91, 100 et 101.

où les rosaces formaient des encadrements d'une délicatesse infinie.

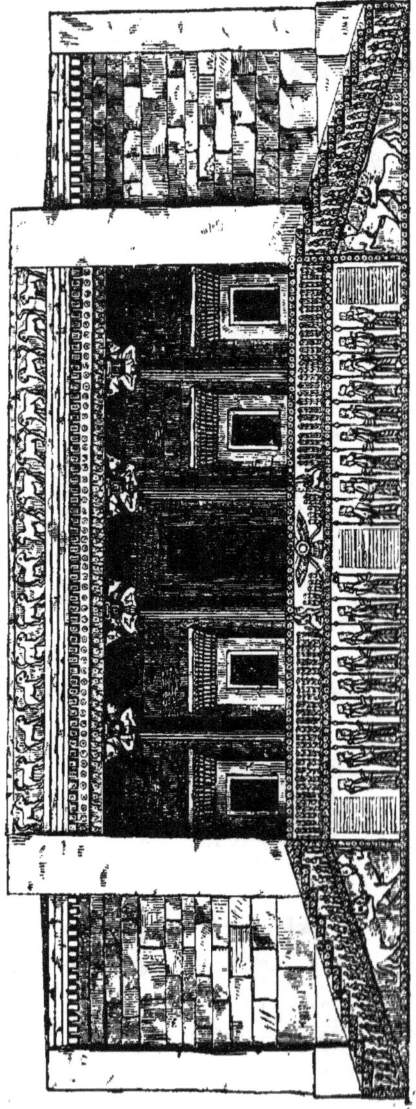

Fig. 29

Façade sud du palais de Darius, à Persépolis, d'après une restauration de Flandin.

La façade tout entière du plan perpendiculaire de la terrasse, construite à la base du monument, est couverte de sculptures. Deux compartiments rectangulaires, d'égales dimensions, séparés par trois inscriptions en caractères cunéiformes, portent chacun neuf statues de guerriers debout, armés d'une longue lance et de carquois ; au-dessus, formant parapet, s'élève une bande couverte d'arbres régulièrement alignés, au centre desquels est tracé l'emblème du dieu Soleil accolé de deux lions assis. Les compartiments, la bande et la base de la terrasse sont encadrés par une ligne de rosaces.

A droite et à gauche, la terrasse se termine par deux pans coupés cachant les marches de l'escalier ; deux compartiments triangulaires représentent un lion dévorant un taureau ; les mêmes lignes de rosaces servent ici d'encadrements.

Enfin, une large plinthe, soutenue par quatre colonnes avec

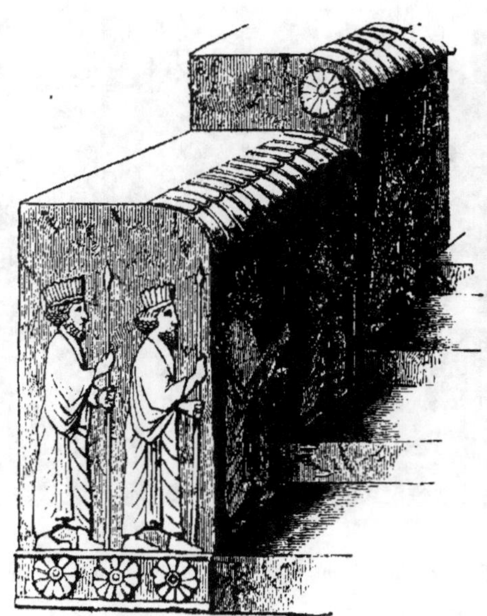

Fig. 30

Vue intérieure du parapet de l'escalier du palais de Darius, d'après Flandin.

chapiteaux à doubles têtes de taureaux, termine la façade de

l'édifice ; elle est divisée en plusieurs bandes : entre la première, ornée de fleurs de Lotus, et la troisième avec petits
modillons, s'étale une ligne de rosaces ; la dernière bande, la
plus large, porte une longue série de lions passants.

Sur la paroi intérieure du parapet, dans laquelle sont
encastrées les marches de l'escalier, sont sculptés des personnages semblables à ceux de la face principale de la terrasse, disposés deux à deux ; les uns sont armés seulement
de la longue lance tenue des deux mains ; les autres ont, en
outre, un carquois soutenu sur l'épaule gauche ; des bandes
de larges rosaces les accompagnent. Extérieurement, sur la
face plane du parapet, des arbres sont disposés deux à deux
et encadrés de bandes de rosaces placées en gradins.

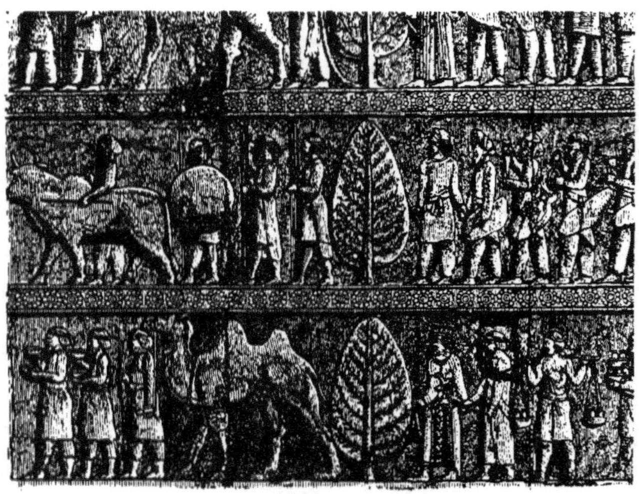

Fig. 31
Cortège de vaincus portant les tributs au Roi (Persépolis).

Les artistes persans représentaient souvent des cortèges
de personnages destinés à perpétuer quelque événement
important, souvent aussi à traduire les usages et les coutumes. Ces scènes, pour ainsi dire vivantes sur les

sculptures de Persépolis, qui nous initient à tous les détails
de la vie publique ou privée et nous montrent les costumes,
les ustensiles, les armes, etc., d'un peuple disparu, sont des
plus instructives. Parmi les plus intéressantes, nous citerons
une portion de panneau où sont figurés les représentants des
nations vaincues, apportant au Souverain le tribut des différentes contrées. Tous les personnages marchant à la suite
les uns des autres sont sculptés sur des panneaux superposés;
de distance en distance, un arbre les sépare par groupes, et
chaque panneau est limité par une bande de rosaces.

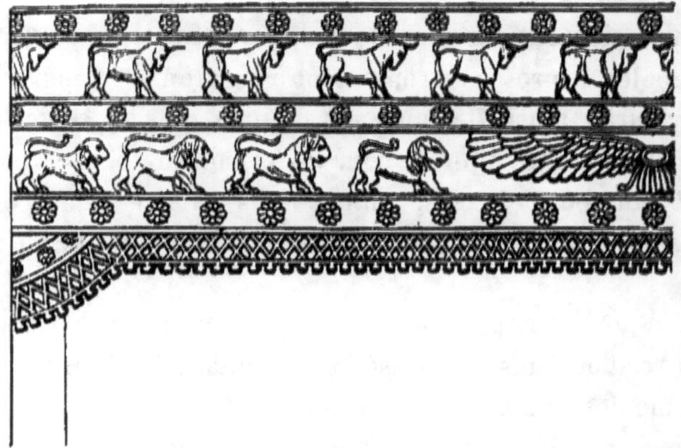

Fig 32
Portion de dôme d'un trône royal (Persépolis).

Pour terminer, nous figurons une portion de dôme d'un
trône royal, très richement brodé, où des bandes de rosaces
alternent avec des séries de lions et de taureaux se dirigeant
vers la partie centrale où s'étalent les ailes de l'emblême du
dieu Soleil (1).

(1) On sait que les rosettes et les rosaces figurent fréquemment sur les
bijoux remontant aux Atrides, particulièrement à l'époque de la guerre de
Troie (1279-1270 av. J.-C.) : nous aurions voulu en citer quelques-uns, mais
n'ayant pu nous procurer l'ouvrage de SCHLIEMANN (*Antiquités troyennes*, traduit par R. RANGABÉ. *Paris* 1873, *avec atl.* de 218 pl.), nous renvoyons à cet
ouvrage, pensant que ceux qui s'intéressent à ces questions, plus heureux que
nous, pourront avoir la bonne fortune de le rencontrer.

Si, maintenant, on veut, sans parti-pris, comparer les documents intentionnellement accumulés dans les pages précédentes avec ceux non moins nombreux mentionnés dans notre *Monographie de la Rose* (1), on ne peut s'empêcher de reconnaitre que les rosettes et les rosaces des uns et des autres sont de tous points identiquement semblables ; or, les rosaces des époques Grecque, Romaine, celles du Christianisme, celles de l'époque actuelle étant unanimement reconnues comme constituant des représentations de la Rose, il en résulte que les rosaces des époques Assyrienne, Babylonienne et Persane ne peuvent être considérées différemment; conclure autrement serait nier l'évidence !

Les plus anciens monuments, sur lesquels nous venons de signaler des rosaces, remontent à environ 2286 ans av. J.-C. ; il y aurait ainsi 4184 ans, soit un peu plus de 41 siècles, que la Rose a été figurée pour la première fois, et non plus 2298 ans ou 23 siècles, comme nous l'avions pensé en nous basant uniquement sur les statues de la Diane d'Éphèse.

Ne nous trompons-nous pas encore, et n'est-il pas possible de reculer dans un passé plus lointain la figuration de la Reine des fleurs ?

On n'a pas oublié que, d'après tous les auteurs, d'après M. Loret et M. Revillout, ce dernier, plus particulièrement (2), nous avons affirmé que la Rose était inconnue des Égyptiens aux époques Pharaoniques, qu'elle n'était figurée sur aucuns monuments, nommée dans aucuns textes remontant à ces dates primitives, qu'elle commençait à apparaitre seulement à l'époque Ptolémaïque, ainsi qu'en font foi les papyrus de Leyde, de Londres, etc., et que nous nous sommes efforcé d'accumuler ce que nous pensions être des preuves en faveur de cette manière de voir.

(1) *Tox. Afr.*, t. I, *Passim*.
(2) *Tox. Afr* , t. I, p. 485 et *seq.*

Après d'innombrables recherches dans les ouvrages relatifs à l'Égypte ancienne, après une minutieuse comparaison des monuments Égyptiens et de ceux précédemment examinés, nous avons acquis la certitude que les affirmations auxquelles nous faisons allusion sont dénuées de fondement, qu'elles sont nulles et de nul effet.

« La Rose, a dit M. Revillout (1), n'est pas figurée sur les monuments Pharaoniques; c'est une importation étrangère *comme mot et comme fleur;* les Hébreux ne la connaissaient pas plus que les Égyptiens, car elle vient originairement de la Perse, et c'est la *domination Persane* qui l'a vulgarisée.

« En résumé, le mot *Ourt,* Rose, *vient directement des pays Sémitiques* voisins de l'Égypte, et cela à l'époque où ces pays Sémitiques et par suite l'Égypte ont connu la Rose. »

M. Revillout entend probablement parler ici de la conquête de l'Égypte par Cambyse devenu chef de la XXVIIᵉ Dynastie, après la défaite, à Péluse, de Psammétichus III, dernier roi de la XXVIᵉ Dynastie Saïte, vers l'an 525 av. J.-C.

Il nous semble qu'on doit tenir compte des contacts divers antérieurs ayant eu lieu entre les Égyptiens et les Perses, qu'il faut considérer les pays Sémitiques d'une façon moins vague et ne pas raisonner uniquement sur le mot *Ourt,* dont nous ne nions nullement la valeur, mais qui ne nous parait pas constituer à lui seul un critérium capable de trancher la question.

Avant de nier d'une manière absolue la présence de la Rose en Égypte antérieurement à l'invasion Persane, quelques notions d'histoire n'eussent pas été déplacées.

Si l'on remonte aux origines probables de l'ancienne population de l'Égypte, on suppose, non sans raison, « que, durant les âges fabuleux appelés par la tradition le *Règne des Dieux,*

____

(1). *Tox. Afr.,* t. 1, p. 175.

les autochtones bruns ou rougeâtres, tels que les représentent
les peintures Égyptiennes, échelonnaient sur les rives du Nil
de nombreuses bourgades, tendant à se grouper sous quelque
suzeraineté sacerdotale à *Tinis,* au centre du pays du Sud
(*To-Res*) ; mais, à mesure que le Delta s'étendait et s'affer-
missait, les nomades de la Lybie, les *Sémites,* pénétraient dans
la vallée et infusaient, dans le type Nubien, le sang des races
supérieures.

« Dans la refonte de la race primitive, la part prépondé-
rante semble appartenir à l'Asie. La linguistique a découvert,
entre l'idiome Égyptien et l'organisme Sémitique, certaines
affinités fondamentales ; l'Égyptien et les langues Sémitiques
appartiennent au même groupe (1). »

Dès son origine, on le voit, l'Égypte a donc été *Sémitisée,* si
l'on peut s'exprimer ainsi.

Quand, remontant le cours des siècles, on part de la Ire Dynastie (5867) pour atteindre l'époque indiquée par M. Revillout (525), on voit l'élément Sémitique grandir de plus en
plus ; les transactions commerciales ne contribuent pas peu à
son introduction, disons mieux, à son envahissement.

L'Égypte possédait de bonne heure des entrepôts considérables ; elle était féconde en produits variés, elle s'empressait
d'échanger ses richesses naturelles contre celles qui lui
étaient étrangères et qui provenaient plus particulièrement
des contrées Asiatiques ; des routes bien connues se diri-
geaient vers l'Arménie et le Caucase ; les guerres ne ces-
saient d'apporter de nouveaux éléments : vers la XV• Dynastie (2520), Osimandias n'organisait-il pas des campagnes
dans la Bactriane ? Rhamsès III, Rhamsès-le-Grand, plus
généralement appelé Sésostris, de la XVIII° Dynastie (1571),
ne parvenait-il pas à soumettre l'Asie toute entière et à pénétrer jusque dans l'Inde ? Et les Hébreux, qui, dit-on, n'ont

____

(1) ANDRÉ LEFÈVRE, *Dict. d'Anthropologie, art. Egypte,* Passim.

pas plus connu la Rose que les Égyptiens et dont on n'ignore pas le rôle en Égypte, n'étaient-ils pas d'origine Sémitique ?

Leur première apparition remonte à Abraham (2270), Roi Pasteur qui habitait la Mésopotamie. Il quitta la Chaldée et vint se fixer dans la terre de Chanaan ; ne serait-il pas le précurseur des Hyk-Sos, hordes Juives ou Scythiques, certainement Sémitiques, qui envahirent l'Égypte vers 2082 et exercèrent leurs brigandages sous la XVIIe Dynastie, pendant 260 ans, jusqu'au jour où, chassés par Ahmosis, l'Égypte, sous les Rhamséides, revint à son ancienne splendeur ?

Tout cela, si nous ne nous trompons, est bien antérieur à l'invasion Persane. Évidemment, ces quelques données ne suffisent pas pour démontrer que la Rose était connue des Égyptiens de cette longue période, mais elles font voir ce qu'ont été les pays Sémitiques vis à vis de l'Égypte et l'influence qu'ils y ont exercée *sans le secours des Perses de Cambyse et de ses successeurs,* et c'est ce qu'il fallait démontrer tout d'abord.

« Il se peut faire, dit M. Loret (1), que les anciens Égyptiens aient connu la Rose ; néanmoins le nom Égyptien ne s'en trouve que dans les textes démotiques sous la forme

Ouartou, qui, par l'intermédiaire du Copte *Ourt,* oүрт, *Ouert,* oүнрт, *Bert,* вєрт, est devenu en Arabe *Ouard,* ورد. »

Cette appréciation a pour nous une grande importance ; rien ne prouve, en effet, qu'on ne trouvera pas un jour le nom de la Rose ailleurs que dans les textes démotiques ; on est loin d'avoir expliqué tous les Papyrus, toutes les inscriptions jusqu'ici connues, l'avenir réserve certainement des surprises.

(1) *Flore pharaonique,* p. 82.

Quant à sa figuration dont on nie unanimement l'existence, nous espérons démontrer bientôt qu'elle existe même avec profusion, et nous prendrons pour type de cette figuration *les rosaces dont parle* M. Maspéro *et dont il donne l'image* (1), rosaces provenant du temple de Tell-el-Yahoudi édifié par

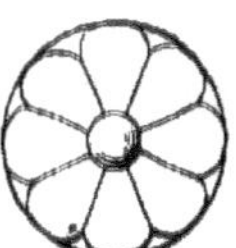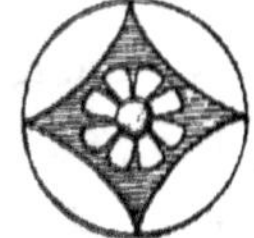

Fig. 33   Fig. 34
Rosaces d'après M. Maspero.

Rhamsès III (1571), tout en observant que ce type a subi de nombreuses modifications.

Avant de donner nos preuves démonstratives, nous ne pouvons nous dispenser de citer pour mémoire la singulière donnée émise par Pickering (2) au sujet du signe ❋ qu'il fait suivre des observations suivantes :

« Tıvous, *Pistia stratiotes,* Syn. Diosc.) Tvvo *or* Tovvo, *purification;* Tvvè *or* Tovvé, *to cleanse, purify;* Talsho, *to desist, make an end;* Totsii *or* Tene, *limitend. The character occurs under the... Dynasti.* Champ. Gramm. 77.) »

Pickering ne s'appuyant sur rien pour étayer sa manière de voir, nous déclarons n'y rien comprendre et nous nous demandons anxieusement ce que le *Pistia stratiotes,* dont il n'est nullement question dans les textes (3), peut bien avoir à faire ici, d'autant plus que la grammaire Égyptienne de Champollion (4), à laquelle renvoie Pickering, mentionne le

(1) *L'Archéologie Egyptienne,* p. 257, fig. 232-233.
(2) *Chronological History of Plantes,* p. 32.
(3) M. Loret n'aurait pas omis de parler du *Pistia stratiotes,* dans sa *Flore Pharaonique,* si la plante avait été mentionnée dans les textes.
(4) *Loc. cit.,* p. 77.

signe dont parle l'auteur Anglais, mais en lui donnant une toute autre acception.

Champollion, en effet, écrit : ⲍⲢⲢ, ⲍⲢⲚⲢⲋ, c'est-à-dire *Fleur*, sans le désigner comme le symbole de la *Pureté*, symbole qui, pour Champollion (1) et Wilkinson (2), entre autres, est figuré par le sceptre à tête de Coucoufa (3), Ⲣⲱϧⲓ, ce qui signifie *Pur*.

De ce que le nom *Tibovs*, τιβούς, a été donné par les Égyptiens, d'après Dioscoride, au *Pistia stratiotes* (4), de ce que la qualification de αἵμα αἰλούρου, *Sang de Chat*, a été appliquée à la même plante par les Prophètes (5), il ne s'ensuit pas que l'emblème de Pickering doive concerner le *Pistia*.

D'autres, plus habiles, sans doute, expliqueront, il faut l'espérer, ce que Pickering a voulu dire ; pour nous, jusqu'à plus ample informé, nous verrons dans la figure du savant une simple rosace, et rien de plus.

Nous ne nous arrêterons pas davantage sur la façon dont il serait peut être possible d'interpréter la fleur épanouie à 4 pétales caractère phonétique, dit Champollion (6), représentant une fleur exprimant les voyelles ⲱ, ⲟⲩ ou ⲟ, et qui pourrait être assimilée à une des formes assez fréquentes de la rosace.

Prisse d'Avennes (7) divise l'art Égyptien en trois grandes époques correspondant aux trois phases principales de la

(1) *Dict. Egyptien*, p. 325 et *Gramm. Egyptienne*, p. 323.

(2) *The manners and custanes of the ancient Egypt.* Vol. V, p. 266, fig. 466, n° 4.

(3) Pickering, *Loc. cit.*, p. 59, entre dans une longue dissertation pour apprendre que le sceptre à tête de Coucoufa, *Koukoufa*, représente une tête de *Hoopoe*, c'est-à-dire de l'oiseau connu sous le nom de *Upupa epops* et qu'il est l'emblème de la *Gratitude*, il est admis que la tête de *Hoopoe* est une tête de *Lévrier*, on a vu qu'il signifie *Pur*.

(4) *Materia medica*, p. 591, Ed. Sprengel.

(5) Voir ce que nous avons dit de ces Prophètes. *Tox. Afr.*, t. I, p. 324.

(6) *Dict Egyptien*, p. 217, n° 276.

(7) *Hist. de l'art. Egyptien*, p. 238.

civilisation, au moyen desquelles on peut, dit-il, résumer facilement les différents styles, à savoir :

1º Le *Style Archaïque*, de la IIIe à la XXIIe Dynastie ;

2º Le *Style de la Restauration*, de la XVIIe à la XXe Dynastie ;

3º Le *Style de la Renaissance*, de la XXVIe Dynastie à la domination Romaine.

En conséquence, nous avons à examiner si la figuration de la Rose entre pour quelque chose dans l'un quelconque de ces trois styles.

Observons tout d'abord, avec André Lefèvre (1), « que le premier développement historique de l'Égypte s'est produit à la pointe du Delta. C'est là que fut le berceau de l'ancien Empire (5867 à 4147). D'abord, Téni, la ville sainte, garde la prépondérance avec les deux premières Dynasties, puis Memphis, la demeure de *Phtah, Ha-ka-Ptah,* fournit les trois suivantes.

« Pendant cette période dont la IVe Dynastie marque le point culminant, en des temps où la Chine et la Chaldée sortent à peine de la fable, où il n'existe ni Assyriens, ni Hébreux, ni Perses, ni Hellènes, l'art, la sculpture surtout, atteint à une beauté originale qu'il n'a jamais retrouvée, du moins en Égypte. »

Or, dès cette primitive époque des Dynasties Memphites, la rosace apparait. Nous la voyons bien caractérisée sur le riche bandeau frontal de la statue de la princesse Nefert ou Nofrit, *la Belle,* femme ou fille (?) de Ra-Hotep, prince du sang, ayant le titre de général de l'infanterie, titre très rare sous l'ancien Empire.

Cette statue comme celle de Ra-Hotep, trouvées dans une tombe voisine de la Pyramide de Meidoum, datent, d'après

---

(1) *Dict. d'Anthropologie, art. Egypte.*

Mariette (1), qui les a lui-même recueillies, du règne de Séné-
frou, prédécesseur de Chéops.

« L'intérêt que ces figures présentent par leur beauté,

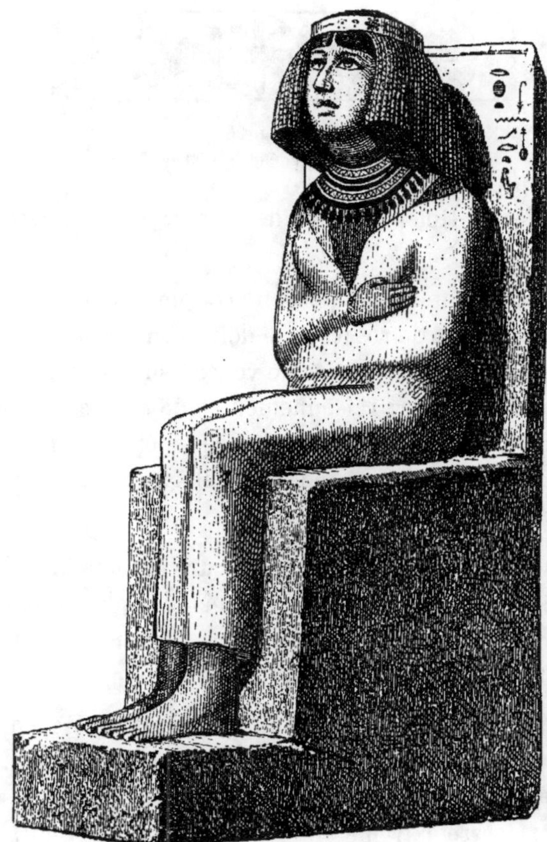

Fig. 35
Statue de Nefert. — Musée de Beulac.

écrivent Perrot et Chipiez (2), est augmenté par la certitude
que nous avons de leur extrême antiquité. Dans le Mastaba
où elles ont été recueillies, tout est franchement archaïque,

(1) *Voy. dans la Haute-Egypte*, p. 47.
(2) *Hist. de l'art dans l'antiquité*, t. I, Egypte, p. 639.

tout est aussi ancien que les plus vieilles tombes de Sakkarah qui sont antérieures à la IV⁰ Dynastie, la statue de Nefert, et

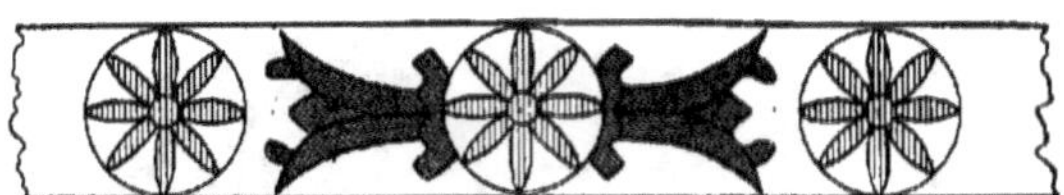

Fig. 36
Détails du bandeau frontal de Nefert.

celle de Ra-Holep sont du dernier règne de la III⁰ Dynastie (5121). »

Il est incontestable, pour nous, que le bandeau frontal de Nefert est orné de rosaces ; si donc, comme nous l'espérons, on accepte notre manière de voir au sujet de ces rosaces, en s'appuyant sur les raisonnements que nous avons émis jusqu'ici, on en conclura que, dès cette époque, la Rose était connue en Égypte, ce qui nous éloigne singulièrement de l'invasion Persane.

Cinq siècles de décadence obscure ont mis fin à la suprématie de la Basse-Égypte, les Rois Memphites sont refoulés par des migrations Asiatiques, les monuments ne nous révèlent rien sur la question qui nous occupe.

Thèbes ne tarde pas à devenir la capitale du Moyen-Empire ; d'abord, l'art nouveau éprouve des tâtonnements, puis il se relève et témoigne sous la XII⁰ Dynastie d'une puissance et d'une richesse extrême ; les rosaces réapparaissent.

On peut citer comme exemple un fragment de l'ornementation des plafonds d'un hypogée attribué, par Prisse d'Avennes, à la XII⁰ Dynastie, sans en donner la provenance, et remontant probablement aux règnes de Sésochris ou d'Aménémoph (3703).

La XIII⁰ Dynastie (3417), époque troublée, la XIV⁰, Xoïte (3004), « avec ses ombres de Rois traînant, pendant 484 ans, leur nullité sur le trône d'Égypte » (1), ne nous fournissent aucuns documents.

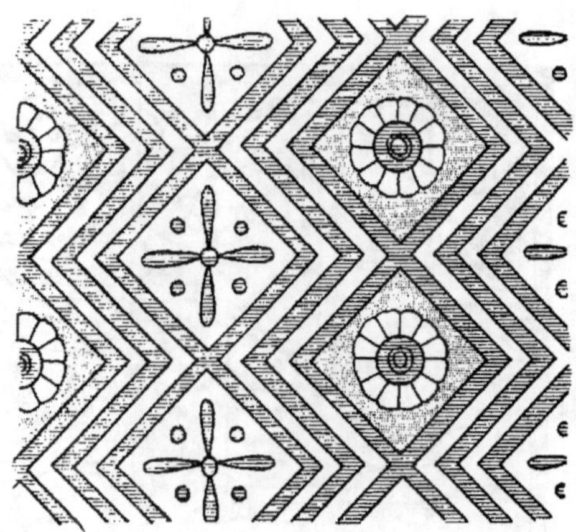

Fig. 37
Rosaces des plafonds XIIe Dynastie, d'après P. d'Avennes.

Sous la XXIIe Dynastie (2082), celle des Rois Pasteurs, Hyk-Sos, ces chefs de hordes envahissantes repoussent au-delà de la première cataracte les XVe et XVIe Dynasties nationales ; à ce moment, l'existence de deux autorités rivales — les Pharaons, d'une part, résidant dans la Haute-Égypte ; les Hyk-Sos, de l'autre, occupant Memphis, la Moyenne et la Basse-Égypte et inscrivant leurs annales en détruisant les édifices, presque de fond en comble, — devaient exercer sur les arts une désastreuse influence.

Cependant, quelques restes ont fourni la figuration des rosaces.

Nous reproduisons, toujours d'après Prisse d'Avennes, un spécimen paraissant appartenir à cette XVIIe Dynastie ; il provient d'un plafond de l'hypogée d'Abd-el-Gournah.

____

(1) CHAMPOLLION FIGEAC, *Égypte ancienne*, p. 290.

Là les rosaces alternent avec des méandres.

Enfin, à la suite de guerres longues et acharnées, Ahmosis finit par avoir raison des Hyk-Sos, dans leur camp retranché

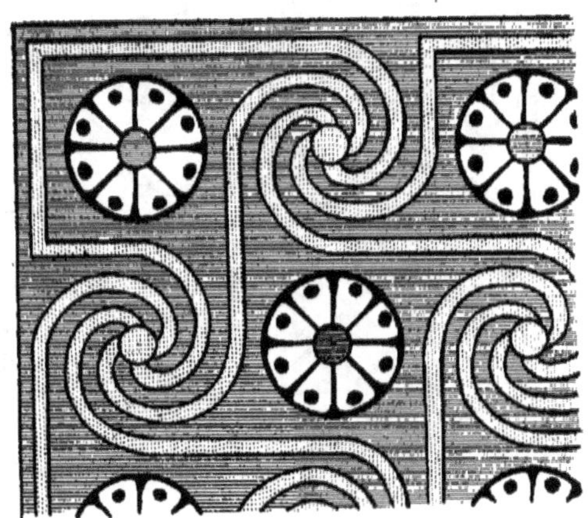

Fig. 38

Rosaces des plafonds XVIIe Dynastie, d'après P. d'Avennes.

d'Avares ; après leur expulsion, les uns gagnèrent le désert, d'autres se cantonnèrent entre le Menzaleh et la mer Rouge ; alors, Thèbes, victorieuse, recouvre sa suprématie, et le nouvel Empire, XVIIIe Dynastie (1822), marque l'apogée de la puissance Égyptienne.

A partir de ce moment, les rosaces vont se montrer sans interruption sur les monuments et les objets de toutes sortes.

Nous ne pouvons citer tous les exemples que nous connaissons, la liste en serait trop longue ; nous en énumérerons cependant un certain nombre parmi les plus instructifs, en suivant un ordre chronologique.

Sur une peinture représentant le tribut présenté par les députés du pays de Kapha à Thoutmès III, ou plutôt à son intendant Rekchara, qui a fait figurer cette scène dans son propre tombeau de la nécropole de Thèbes (1736), on voit des

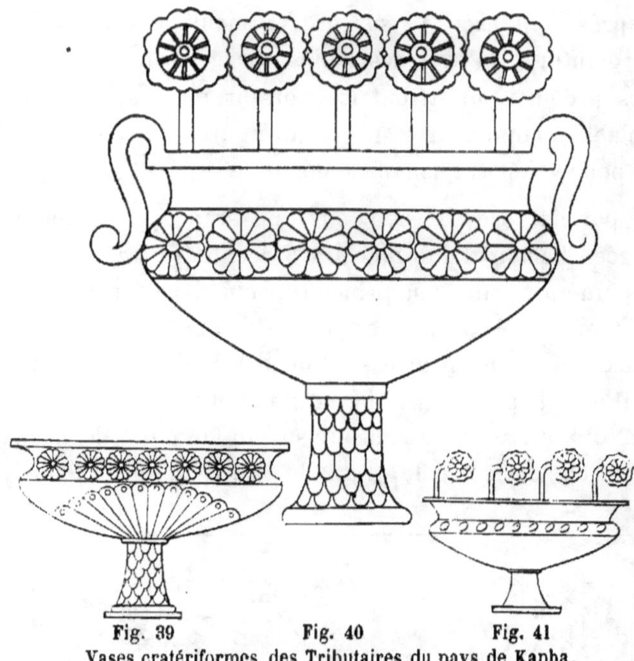

Fig. 39   Fig. 40   Fig. 41
Vases cratériformes des Tributaires du pays de Kapha.

vases en or, d'une facture des plus remarquables, richement

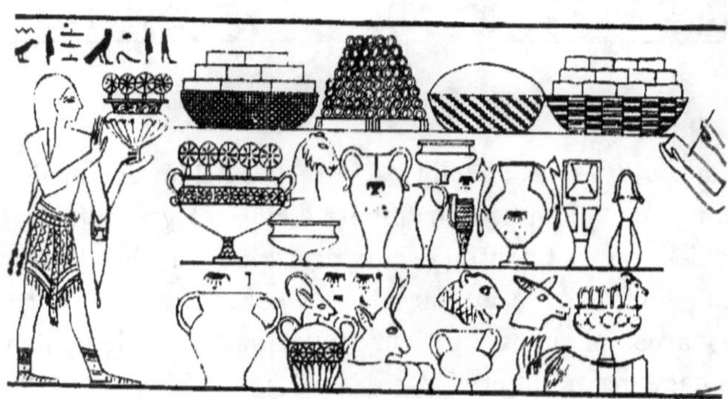

Fig. 42
Tributaires et offrandes du pays de Kapha.

ornementés de rosaces ; Prisse d'Avennes les nomme vases cratériformes.

D'après Wilkinson (1), sur un fragment de l'ensemble de cette peinture, on voit des tables chargées de vases et de divers produits, un tributaire portant un vase également semblable à l'un des trois plus haut figurés, s'avance vers la table pour y déposer son offrande.

De pareils vases existent sur une scène provenant d'un hypogée Thébain d'une date plus récente. Elle représente le repas funéraire offert au prince Harmhabi par les personnes de sa famille. « Harmhabi est assis sur un pliant ; il a sur les genoux une jeune princesse, fille d'Amenhotpou III (1687), dont il était le père nourricier et qui était morte avant lui. Sa mère Sonit est assise à sa droite sur un fauteuil ; de la main gauche, elle lui serre le bras ; de l'autre, elle lui tend une

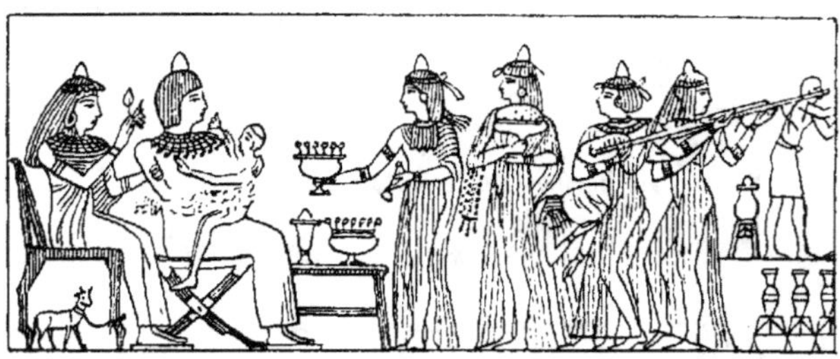

Fig. 13
Repas funéraire de Harmhabi, d'après A. Erman.

fleur de Lotus. Une gazelle est attachée à l'un des pieds du fauteuil ; deux femmes en toilette d'apparat présentent aux morts des coupes (identiques aux précitées) qu'elles déposent sur une table carrée au fur et à mesure ; en arrière, trois autres accompagnent de leur musique et de leur danse l'hommage des premières (2). »

(1) *Mann. and cust. of. ancient Egyptians*, t. I, pl. IV.
(2) **MASPERO**, *l'Archéol. Egypt.*, p. 172.

4

« On ne sait, dit Prisse d'Avennes (2), quel était ce pays de Kapha qui, d'après le texte hiéroglyphique, formait une *île ou des îles au milieu de la grande mer*, la Mer du Nord.

« Ces Kapha, distingués par leurs productions industrielles, pourraient bien être les Kaphthorim de la Bible. La plupart des Égyptologues diffèrent d'opinions à ce sujet et si quelques uns, comme Gésénius, ont voulu y voir l'Ile de Chypre, les autres l'ont placé en Asie.

« Les vases qu'ils apportent (au nombre desquels on compte le vase à bucranes, ici figuré et sur lequel nous allons revenir) ne se distinguent pas beaucoup des produits Égyptiens. N'oublions pas que ce peuple, soumis dès la XVIII⁰ Dynastie, est toujours représenté vêtu avec luxe et apportant de riches produits, d'une industrie déjà fort développée. Ces tributs ont dû influer sur l'art industriel des Égyptiens, qui ont pu s'en inspirer, quoique je n'admette pas ces représentations comme complètement exactes (1). Tout me porte à

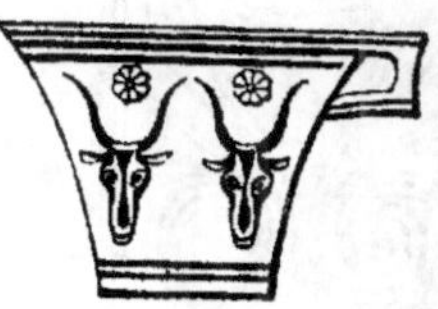

Fig. 44

Vase à bucranes, d'après Wilkinson.

(1) *Loc. cit.* p. 432.

(2) Suivant Munk (*Palestine, in Univers*, p. 82), « au nombre des *fils de Misraïm*, c'est-à-dire des *Colonies Égyptiennes*, la table généalogique de la Genèse (*Cap.* X, *vers.* 14) compte les *Kaslouhim*, *d'ou sortirent les Pelischthiim* (Philistins) et les *Kapthorim*. Selon le prophète Amos (*Cap.* IX, *vers.* 7), les Philistins étaient venues de *Kaphthor ;* aussi Jérémie (*Cap.* XLVII, *vers.* 4) les appelle-t-il *les restes de l'île de Kaphthor*. Malgré cette divergence, il est certain que les Philistins étaient une colonie venue de Kaphthor. Quel est ce pays ? Les Septante, la version Chaldaïque et Syriaque, la Vulgate, s'accordent pour la *Cappadoce*, dans l'Asie Mineure. Cette opinion a été admise par Bochart (*Géogr. sacr.*, p. 339).

« Mais Jérémie donne à Kaphthor le nom de אִי, c'est-à-dire *Ile* ou *pays maritime*, ce qui ne peut convenir à la Cappadoce. D'autres ont pensé à l'*Ile de Chypre*, mais le nom Hébreux de cette île est *Kittim*. Ce qui est probable, c'est que Kaphthor est l'*Ile de Crète.* »

Stade, qui admettait l'origine Crétoise des Philistins, pensait qu'ils descendaient des colons Sémitiques, établis en Crète, à l'époque pré-Hellénique, et éliminés peu à peu par les invasions Achéennes (*Geschichte d. Volkes Israël.* T. 1, p. 142).

croire que ces formes et ornements étaient familiers aux Égyptiens puisque, à la date de cette représentation, les bucranes, surmontés de rosaces (semblables au vase fig. 44), décorent un plafond de la même époque, celui du tombeau de Nofrehotep, qui vivait sous Horus (1657), situé à l'occident du Rhamesseum.

« Les bucranes, continue Prisse d'Avennes, ne servaient jamais en Egypte, à l'ornementation des temples, on ne les

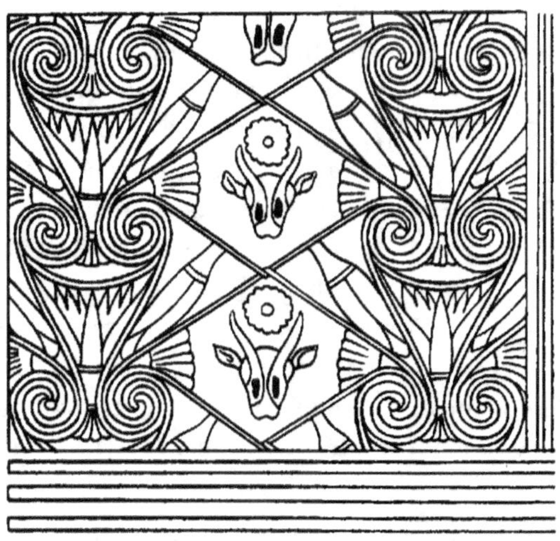

Fig. 45

Plafond à bucranes et rosaces, Tombeau d'Aïchesi, d'après P. d'Avennes.

rencontre qu'employés à la décoration des tombeaux et bien qu'on en ait trouvé une ou deux fois sur les vases portés par

« Il paraît plus probable, écrit M. Maspero (*Hist. an. des peuples de l'Orient*, T. II., p. 698), qu'ils appartenaient à l'une des tribus *non Sémitiques*, qui peuplaient l'Ile et qu'ils étaient, comme le veut Hitziq (*Urgeschichte u. myth de Philist.*, p. 371), alliés aux races de la *Grèce insulaire et continentale* ».

Tout cela est bien hypothétique et ne dit pas si les *Kapha* étaient des Kaphthorin. Dans le cas ou l'on accepterait l'opinion de Munk, basée sur la table généalogique de la Génèse, on s'expliquerait difficilement comment des colons Égyptiens ont pu être mêlés à des populations vaincues, venant apporter leur tribu au souverain vainqueur ; il en serait tout autrement, si ces Kapha étaient originaires de la Cappadoce. Laissons aux spécialistes le soin d'élucider, si possible, une question aussi embrouillée.

les tributaires asiatiques, je ne crois pas que cet ornement ait pour cela une origine étrangère. Ils ne commencent à figurer sur les monuments Egyptiens qu'à partir de la XVIII° Dynastie, pour disparaître sans retard avec les monuments de la XX° Dynastie.

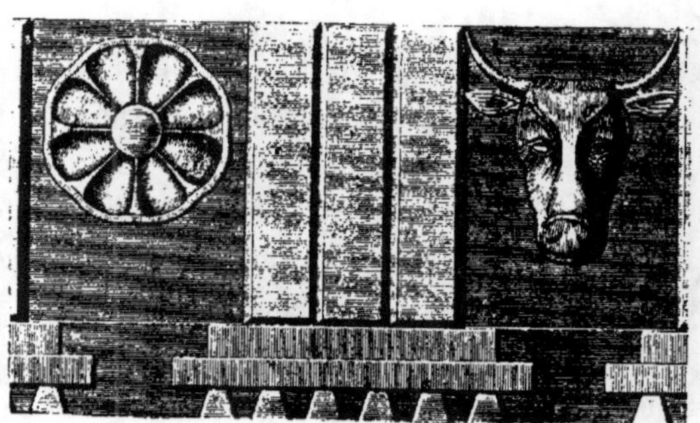

Fig. 46
Frise à bucranes et rosaces, Atlas de la descr. de l'Égypte.

« Les bucranes se trouvent sur quelques monuments Grecs et sur un nombre infini de monuments de l'époque Romaine, employés à décorer des frises et d'autres parties d'édifices ».

Une portion de frise, composée de tripliphes, de bucranes et de rosaces, provenant des ruines du temple de Koptos et appartenant, d'après Wilkinson, au règne de Ptolémée Evergète (247-222), répond à l'observation de Prisse d'Avennes.

« Les plafonds à bucranes, dit le même auteur, tirent un intérêt tout particulier d'un passage d'Hérodote. Cet historien rapporte que, dans les sacrifices, la tête des animaux était chargée d'imprécations, aucun Égyptien ne voulait en manger et les Prêtres les jetaient dans le fleuve s'ils n'avaient à leur portée quelque marché où ils pussent les vendre à des marchands Grecs qui ne partageaient pas le même scrupule. Hérodote s'est donc trompé, puisque, bien loin d'avoir un pareil scrupule pour les têtes d'animaux, nous les voyons exposées sur les tables d'offrandes les plus somptueuses. Ainsi, on en remarque deux parmi les victuailles offertes par Rhamsès VII (1341) à *la bari* d'Amon, et cet usage parait avoir été en vigueur à toutes les époques, même au temps d'Hérodote. N'est-il pas curieux de voir une planche d'ornements réfuter un passage du père de l'histoire ? »

Cette assertion est, selon nous, des plus discutables. Si, en effet, la dernière figuration des bucranes disparait sans retour avec les monuments de la XXe Dynastie, c'est-à-dire vers l'an 1101, l'usage invoqué ne pouvait exister encore du temps d'Hérodote ; il ne faut pas oublier qu'Hérodote visitait l'Égypte vers l'an 460, par conséquent 641 ans après la dernière figuration des bucranes ; or, rien ne prouve qu'à ce moment les usages ne s'étaient pas modifiés dans le sens rapporté par l'antique historien.

Pendant la XVIIIe Dynastie, le goût de la vaisselle d'or et d'argent, des vases décoratifs de ces métaux, souvent ornés d'émaux et de pierres précieuses, destinés à contenir des fleurs ou à être simplement étalés sous les yeux des convives les jours de fête, fut poussé à un degré extrême.

On connait un grand nombre de ces vases, provenant, d'après Champollion du palais de Kournah, à Thèbes, édifié en partie sous le règne de Ménephtha I (1610).

L'un d'eux, sorte d'aiguière, a pour couvercle une fleur de Lotus accolée de deux têtes de Gazelles : au sommet de la panse, une tige de Lotus forme les deux anses ; le goulot est accompagné de deux rosaces, au milieu de la panse court une Gazelle dans un champ de Papyrus ; deux bustes de Chevaux caparaçonnés sont adossés au pied.

Sur les deux autres vases de même forme, on remarque également des rosaces ; l'un a pour couvercle le masque du

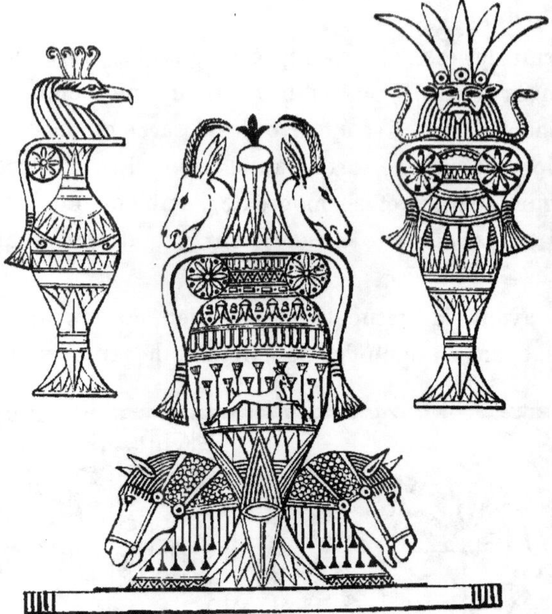

Fig. 49   Fig. 47   Fig. 48
Vases d'or émaillés, d'après Wilkinson.

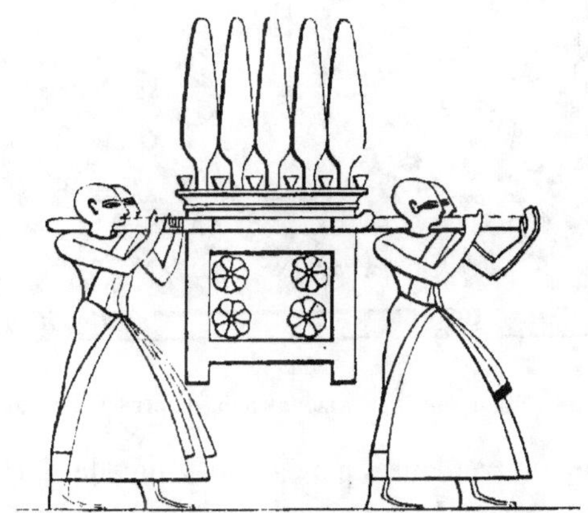

Fig. 50
Autel portatif du Dieu Amounkhem, d'après Wilkinson.

Dieu Bisou placé entre deux serpents ; l'autre, une tête d'Aigle huppé.

Parmi les sculptures représentant le couronnement de Rhamsès III (1571), à Médinet-Habou, une scène est particulièrement instructive à cause des rosaces qu'on y remarque. Sur les côtés d'une sorte d'autel que quatre Prêtres portent sur leurs épaules et surmonté de l'emblème du Dieu *Amun-Khem* ou *Amunre* (*Generator*), on voit quatre magnifiques rosaces.

En avant, la statue du même Dieu, accompagnée de servants, ayant en main des flabellum et de longues plumes, est

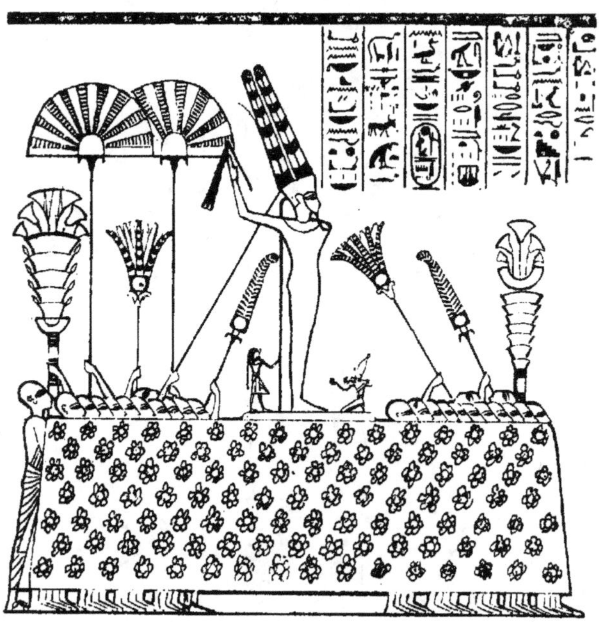

Fig. 51
Statue du Dieu Amounkhem, d'après Wilkinson.

placée sur un tréteau et portée par vingt-deux Prêtres recouverts d'une riche draperie couverte de rosaces.

On peut également citer les magnifiques frises du tombeau

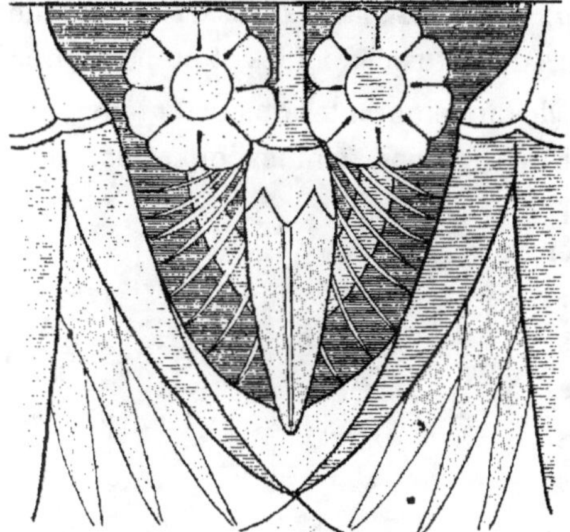

Fig. 52
Frises avec rosaces, d'après P. d'Avennes.

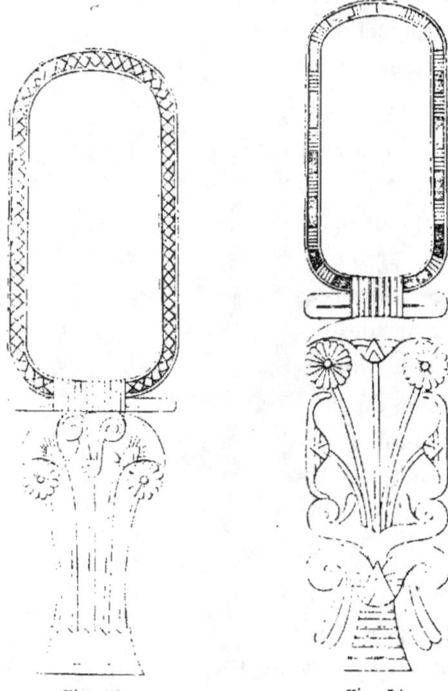

Fig. 53   Fig. 54
Cuillers, Atlas de la descr. de l'Egypte.

de Nofréotip, avec ses larges rosaces alternant avec de
grandes fleurs de Lotus épanouies et en bouton. (Fig. 52).

Au milieu des innombrables objets de toilette et ustensiles
destinés à la parure des femmes, on remarque surtout les
cuillers ser-
vant à manier
les essences,
les parfums,
les pommades
et les fards.
Ces cuillers,
d'ordinaire en
bois, vérita-
bles objets d'art, sont fréquemment ornées de ro-
saces; les deux spécimens
ci-joints proviennent du
palais de Kournah.

Chez l'un et l'autre de
ces spécimens, le bol est
un cartouche quadrangu-
laire à bords arrondis.
Les manches, ajourés,
sont faits de tiges de Lotus, élégamment contour-
nées, et de fleurs de cette
plante plus ou moins épa-
nouies, accompagnées
d'une rosace de chaque
côté.

Enfin, terminons ce qui
concerne la figuration des

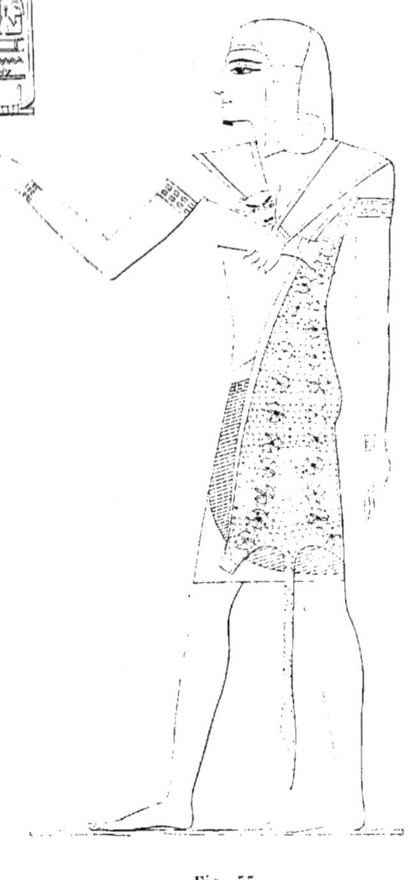

Fig. 55
Ménephtha III en costume sacerdotal,
Atlas de la description de l'Égypte.

rosaces sous la XVIIIe Dynastie par la reproduction de l'image
de Ménephtha III (1479) *en costume sacerdotal,* extraite de son

tombeau découvert au fond de la vallée, à Biban-el-Molouk.

On sait qu'un certain ordre de Prêtres, ceux d'Osiris entre autres, portaient une peau de Panthère (1) jetée sur la tunique de Lin (*Calasiris*); or, dans le cas présent, la peau de Panthère existe, mais indépendamment des taches caractéristiques de la fourrure de ce Félin, on y voit deux lignes perpendiculaires de rosaces distribuées symétriquement.

A l'époque de la XX⁰ Dynastie, sous le règne de Rhamsès IX (1279), on trouve sur les plafonds du temple d'Amon les

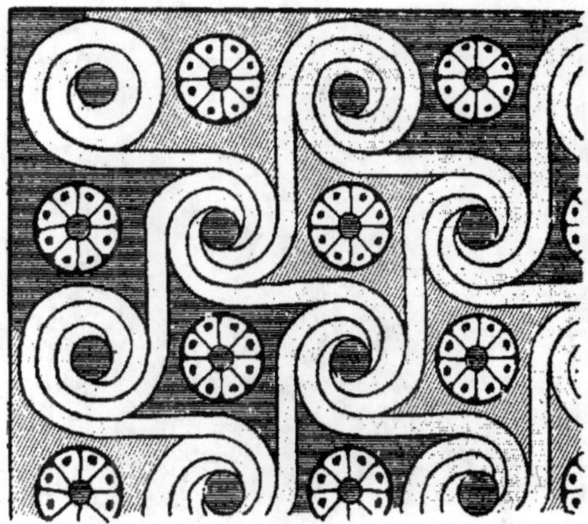

Fig. 56
Rosaces des plafonds de la XX⁰ Dynastie, d'après P. d'Avennes.

rosaces alternant avec des méandres, semblables à celles des plafonds de la XVII⁰ Dynastie, fig. 37, p. 38.

Nous laissons de côté les Dynasties qui se sont succédées de 1101 à 762, n'ayant aucun renseignement particulier à leur emprunter.

On peut, selon toute probabilité, attribuer à la XXV⁰ Dynastie Éthiopienne (718) et au règne de Tahraka (1) les sculptures du petit temple de Naga, décrites par Caillaud (2).

(1) CHAMPOLLION FIGEAC, *Loc. cit*, p. 113.
(2) *Voy. à Méroë et au Nil Blanc*, pl. XVI.

La façade principale du pylône du temple représente un
Roi tenant, réunis par les cheveux, trente-trois personnages à

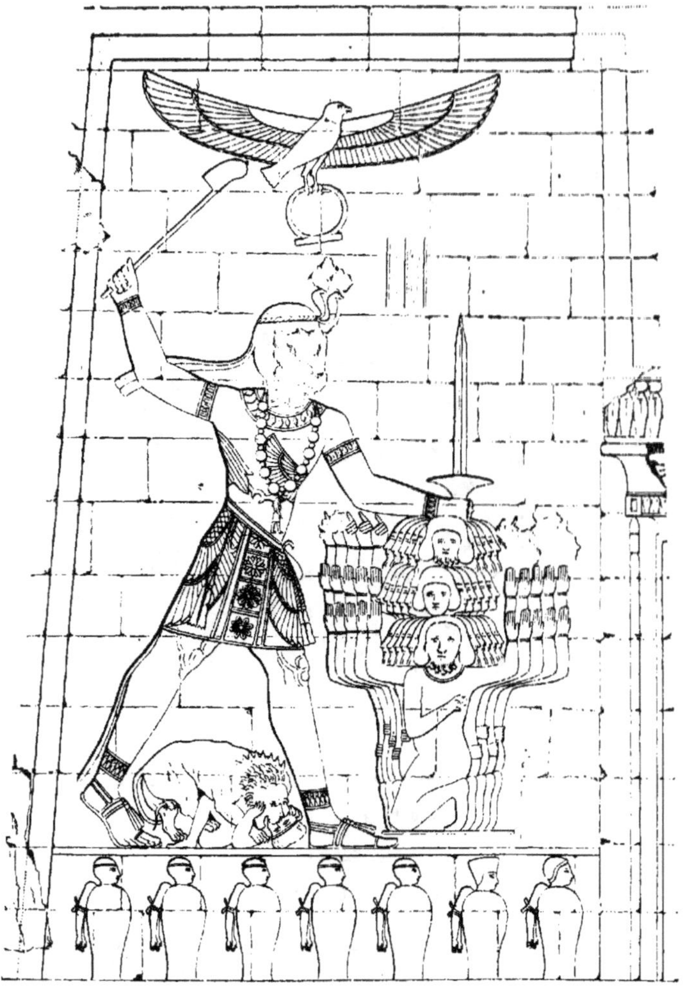

Fig. 57
Pylône du Temple de Naga, d'après Caillaud.

genoux, les bras tendus vers lui en suppliants : le Roi, armé
d'une hache, menace de les frapper ; sur sa tête plane un

Épervier serrant un anneau dans ses griffes ; le costume du Souverain est d'une grande richesse, en avant de sa tunique règne une large bande ornée de quatre magnifiques rosaces. A ses pieds un Lion dévore un homme ; en dessous, formant bordure, sont sept vases de Canope surmontés d'une tête humaine ; deux bras liés ensemble sortent de chaque vase.

A la XXVI° Dynastie Saïte (674) remonte le plafond de l'hypogée du grand Prêtre Pétamounoph dans la valléé d'El-Assacif.

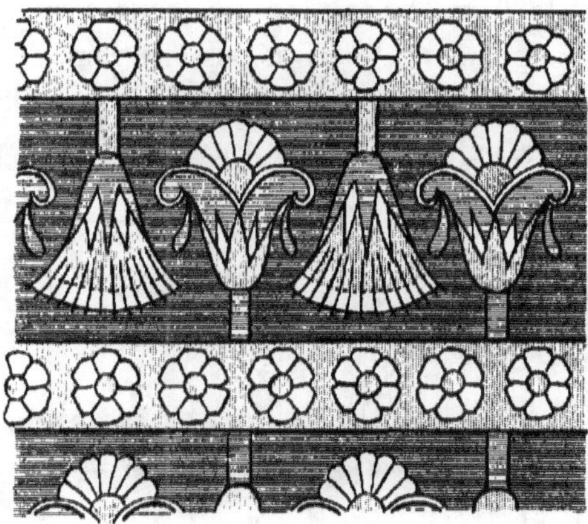

Fig. 58
Plafond avec rosaces, d'après P. d'Avennes.

Ce plafond est couvert de bandes de rosaces alternant avec d'autres bandes semées de fleurs de Lotus.

Deux faits capitaux signalent cette époque : c'est l'emploi de l'*écriture Démotique ;* de plus, l'*Égypte s'hellénise,* elle est pacifiquement ouverte à l'influence Européenne.

Elle s'achemine néanmoins vers sa fin ; Cambyse la réduit en Satrapie ; il devient le chef de la XXVII° Dynastie (524).

Il semblerait que, pendant ses 120 années d'existence, *cette fameuse Dynastie Persane,* à laquelle *l'Égypte devrait d'avoir connu la Rose,* aurait dû fournir, par cela même, une abon-

dance exceptionnelle de rosaces sur les divers monuments
de cette période. Il n'en est rien cependant! on les voit
seulement réapparaitre avec les Lagides à l'époque dite
Ptolémaïque, pendant laquelle les Rois de cette race, successeurs immédiats d'Alexandre, s'efforcèrent pendant 291 ans
(323-30) de reconstituer l'empire des Pharaons, mais sans
pouvoir rendre à la nation la force qu'elle avait perdue.

Nous touchons de trop près à l'époque Gréco-Romaine,
longuement étudiée au point de vue de la figuration de la
Rose dans le *Tome Ier de cet ouvrage,* pour accumuler de nouveaux renseignements ; nous nous bornerons à citer quelques
exemples choisis sur les monuments témoins des tressaille-
ments ultimes de la civilisation Égyptienne expirante.

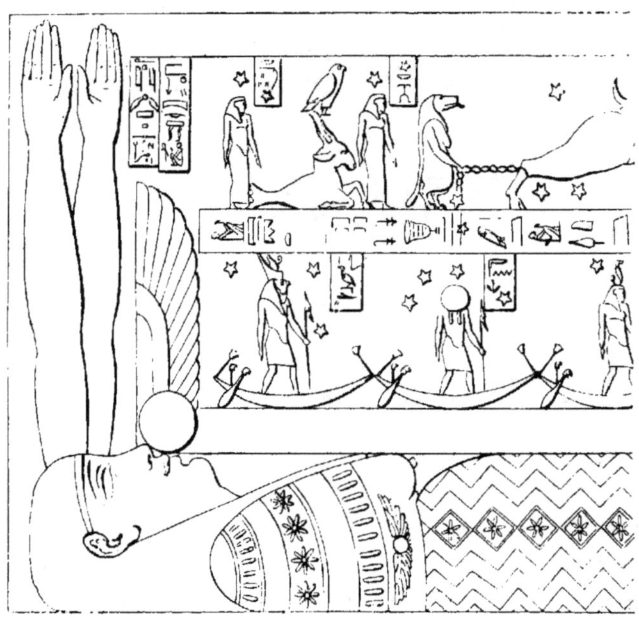

Fig. 59
Portion du Zodiaque du Denderah, d'après Denon.

Le plafond du portique du grand temple de Dendérah daterait de la période Gréco-Romaine; c'est une importante représentation zodiacale.

L'immense tableau de cette composition est enveloppé de trois côtés par une femme dont le torse se prolonge sur toute la longueur, les bras et les pieds en limitent les extrémités ; il est divisé en deux bandes principales, celle d'en haut représente l'hémisphère supérieur et le cours du soleil durant les 12 heures du jour, celle d'en bas l'hémisphère inférieur et la marche du soleil pendant les 12 heures de la nuit; des barques ou bari sacrés naviguent sur l'océan céleste avec un cortège qui change à chaque heure. Sur toute la longueur de l'encadrement du tableau règne une ligne ininterrompue de rosaces.

Ce tableau ne diffère en rien de celui observé par Champollion dans le tombeau d'un des Pharaons Rhamsessides, dans la vallée de Biban-el-Molouk, à Thèbes. Après l'avoir décrit, l'illustre Égyptologue ajoute : « On est obligé de supposer que les mêmes tableaux sculptés à l'époque Romaine sont une copie de monuments d'une plus haute antiquité, contemporains des siècles brillants de Thèbes et de Memphis » (1).

On sait que les opinions sont bien différentes au sujet des zodiaques Égyptiens, mais cela importe peu dans l'espèce ; nous constatons ici la présence des rosaces si fréquentes sous les Rhamsessides, comme aux époques Grecques et Romaines, sans nous occuper des interprétations plus ou moins conjecturales tirées de la composition et de la date de ces zodiaques.

Un dernier exemple de rosaces, à l'époque Gréco-Égyptienne, est fourni par la caisse de la momie de Pétaménoph, fils de Pollius Sôter, archonte de Thèbes sous Trajan, et de Cléopâtre, fille d'Ammonius, découverte à Thèbes par Caillaud (2).

(1) Champollion Figeac, *Loc. cit.*, p. 110.
(2) *Voy. à Méroé et au fleuve Blanc*, t. IV, p. 1 et *seq.*

Sur le dessous de la caisse est figurée la Déesse Nétphé,
l'épouse du Dieu Sèv et la mère d'Osiris, caractérisée par le

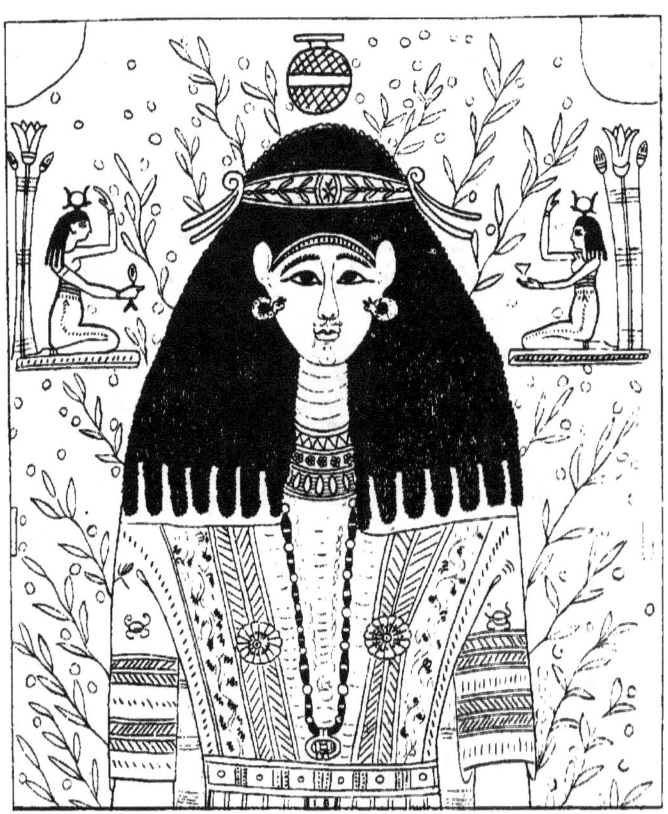

Fig. 60

La Déesse Nétphé de la momie de Pétaménoph, d'après Caillaud.

vase placé au-dessus de sa tête, lequel n'est autre chose que
la lettre initiale de son nom. Cette divinité porte un collier
de petites rosaces, une rosace beaucoup plus large est située
au niveau des seins ; elle est représentée au milieu des
branches de l'arbre qui lui était consacré et assistée de sa
fille Isis et de la Déesse Hâthor.

« Les rosaces et quelques autres ornements, dit Caillaud,
ne sont pas du goût Égyptien. »

Lorsqu'on consulte les monuments, cette assertion ne peut être acceptée ; nous venons de le démontrer surabondamment.

L'extérieur de la caisse de la momie de Pétaménoph présente du côté de la tête, au milieu de divers ornements, un bari ou barque sacrée sur laquelle est le Scarabée, symbole de Phtha, se détachant sur le disque lumineux du Soleil, entouré par le Serpent, emblème de l'éternité ; au-

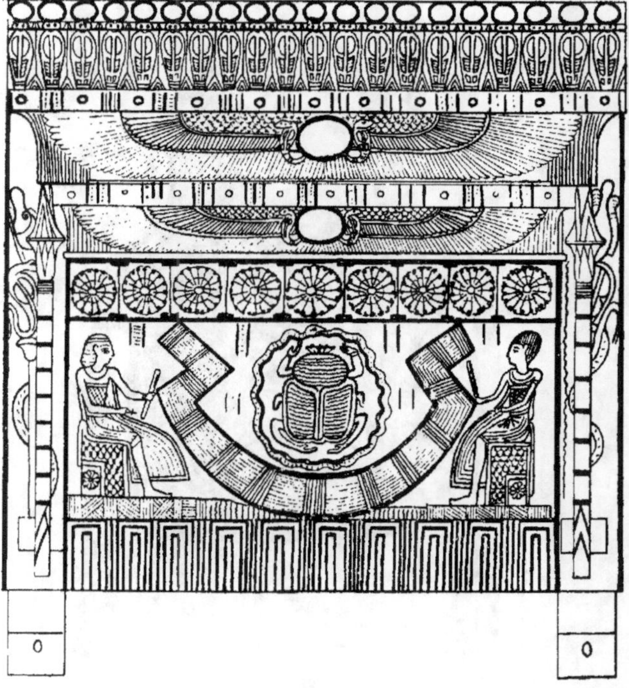

Fig. 61
Face antérieure de la caisse de momie de Pétaménoph, d'après Caillaud.

dessus règne une bande de neuf rosaces ; de chaque côté du bari, deux divinités sont assises sur deux sièges ornés également chacun d'une rosace.

La question Égyptienne ainsi suffisamment élucidée, il reste à examiner la question Hébraïque.

On se souvient qu'à ce sujet les plus anciennes mentions de la Rose se trouvent dans l'Ecclésiastique (172) et dans le livre de la Sagesse (160) (1); malgré le peu de documents que nous possédons, nous pensons qu'il est possible de prouver sa figuration sur des monuments de dates plus anciennes.

Si l'on voulait s'en rapporter au savant et volumineux ouvrage de Braun (2) sur le costume des Prêtres Hébreux et tirer parti des figures qu'il apporte à l'appui de sa thèse, la

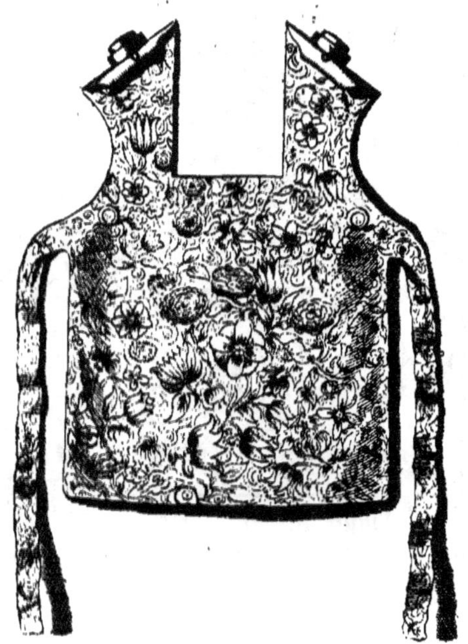

Fig. 62
Pan pectoral de l'Éphod, d'après Braun.

représentation de la Rose remonterait à Moïse (1400) et serait manifestement démontrée par l'*Éphod*, אפד, cette tunique du

(1) *Toxic. afric.*, t. I, p. 478.
(2) *Vestitus sacerdotum Hæbræorum, Lib. secundus,* p. 600.

Grand-Prêtre, superposée au *Chethoneth*, כתנת, et au *Meil*, מעיל (les deux premières tuniques du costume) que Braun montre couverte de broderies imitant des fleurs variées, parmi lesquelles dominent de véritables Roses, associées à des rosaces.

La ceinture ou *Abnet*, אבנט, serait dans le même cas.

Les descriptions et les figures de Braun ne peuvent être acceptées, même sous le bénéfice des plus absolues réserves ; elles sont purement fantaisistes, par conséquent sans valeur, car le seul monument sur lequel elles reposent est l'*Exode ;* or, malgré l'autorité de certains qui, à grand renfort d'érudition, se sont efforcés de prouver l'authenticité du deuxième livre du *Pentateuque*, de l'envisager comme émanant de Moïse, sous l'*inspiration directe de* Jéhovah (1), il est aujourd'hui scientifiquement démontré et accepté que le Pentateuque (2), recueil de mythes ethnologiques, émaillé de contradictions et d'invraisemblances, a été rédigé par Esdras, à l'aide de traditions orales, postérieurement au retour de la captivité de Babylone, vers 537.

Le célèbre Huet, Archevêque d'Avranches, a été jusqu'à nier l'existence de Moïse ; sans aller aussi loin, nous partageons les opinions plus haut émises, et nous n'accordons aucune confiance à la figure précitée de l'Éphod.

Les rosaces observées sur des monuments de l'époque Hébraïque par de Saulcy ne laissent subsister, au contraire, aucun doute dans l'esprit ; on doit classer parmi ces

---

(1) Pour A. Pictet (*Les Origines Indo-Européennes*, t. II, p. 631), « rien ne peut ébranler l'autorité de la Bible, *laquelle repose heureusement sur une base plus profonde et plus solide que celle des faits* PUREMENT HISTORIQUES OU SCIENTIFIQUES. »
Bornons-nous à cette citation... elle est démonstrative !

(2) Les monuments littéraires qui se trouvent en tête de la *Bible* sont appelés par les Juifs *Thorah* (*Loi*). Le nom de *Pentateuque* leur fut donné par les traducteurs Grecs, parce qu'ils se composent de V livres (Πέντατεϳχος), savoir : la *Genèse*, l'*Exode*, le *Lévitique*, les *Nombres* et le *Deutéronome*.

monuments celui appelé : *Tombeau des rois de Juda,* construit
par Salomon (1016), dans lequel furent successivement déposés les Rois de la dynastie de David.

Le tombeau des Rois de Juda, désigné dans le pays sous
le nom de *Qbour-el-Molouk,* est situé dans le voisinage de
Jérusalem sur la route de Naploax.

Nous ne parlerons pas de la frise au-dessus de la porte
donnant entrée dans l'hypogée, où des rosaces alternent avec

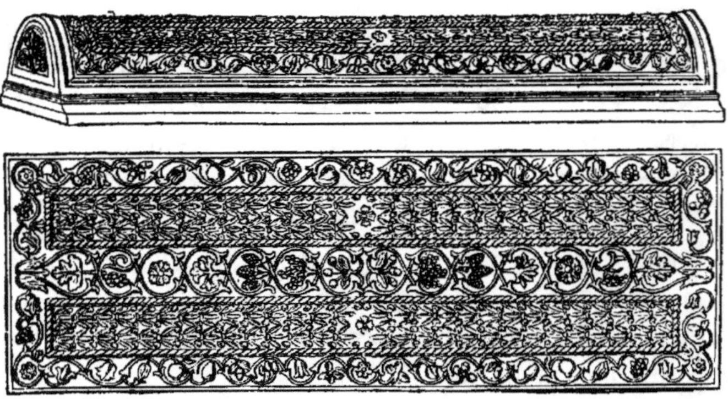

Fig. 63 et Fig. 64
Couvercle du sarcophage de David et développement de ce couvercle.
(Musée du Louvre.)

des grappes de Raisin, emblème de la Terre promise, type
habituellement caractéristique des monuments Hébraïques ;
contentons-nous de citer l'un des sarcophages où auraient été
déposés les restes de David.

Le couvercle et les côtés de ce sarcophage portent de belles
rosaces, au milieu de rinceaux et de guirlandes de fleurs de
diverses sortes (1).

Le couvercle du sarcophage où reposait Joas est moins

(1) VAN LENNEP (*Bible lands, etc.,* Part. II, p. 785) prétend avoir reconnu
sculptés sur ce couvercle : des Iris, des Raisins, des Grenades, des Calebasses,
des Amandes, des Glands, des Anémones et deux rangées de branches d'Olivier avec leurs fruits. Cette flore nous paraît un peu trop complète.

richement sculpté ; trois rosaces chacune, de formes différentes, se voient sur les deux faces opposées du dos d'âne.

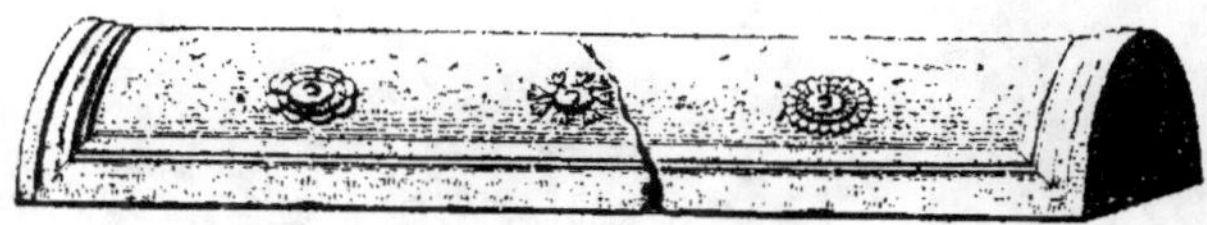

Fig. 65
Couvercle du sarcophage de Joas, d'après de Saulcy.

Par une argumentation serrée, de Saulcy s'efforce de
démontrer l'authenticité du Qbour-el-Molouk, et il répond
victorieusement aux objections des archéologues qui avaient
prétendu que les ornements architectoniques de ces hypogées
étaient empruntés à l'art Grec.

Dans la même catégorie rentrent les tombeaux creusés
dans le flanc méridional de la vallée de Hinnon, proche de
Jérusalem, datant de l'époque où les Jéhuséens étaient
maîtres de la région, par conséquent du temps de David.

La frise qui surmonte l'entrée du vestibule de l'un de ces
hypogées mérite une mention spéciale. Elle est à huit
métopes portant chacun des rosaces diverses, séparées les
unes des autres par des triglyphes (1).

Nous pourrions poursuivre nos investigations, examiner
les monuments Phéniciens, pénétrer même dans l'Inde
antique et montrer que partout on trouve des rosaces, mais
il serait abusif d'insister davantage ; nous avons tenu à
rechercher si les Égyptiens anciens, si les Hébreux avaient
connu la Rose ; malgré les affirmations contraires, nous
croyons avoir démontré qu'il en était ainsi ; dans tous les cas,

____

(1) Les Grecs, dit Prisse d'Avennes, dans une communication faite à de
Saulcy et reproduite dans le Voyage de ce dernier autour de la Mer Morte, etc.
(t. II, p. 267), ne peuvent pas plus revendiquer l'invention des *Triglyphes* que
celle de la *Colonne Dorique*... Les monuments égyptiens présentent tous les
éléments de cet ordre d'architecture... Les Hébreux l'ont emprunté aux
Égyptiens. »

nous avons ouvert une voie nouvelle que d'autres, plus habiles, tiendront peut-être à parcourir à leur tour ; nous attendrons, confiant, les résultats de leurs études.

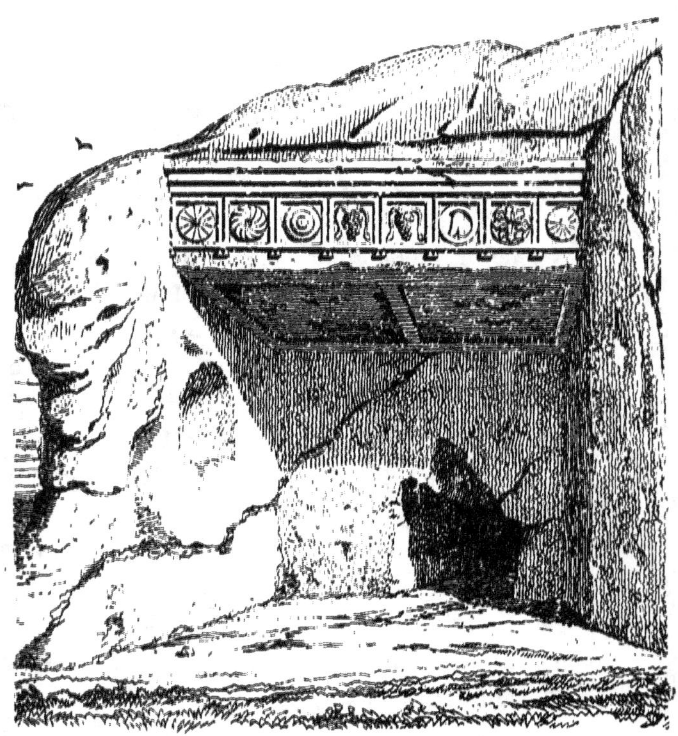

Fig. 66
Frise d'un hypogée de Hinnon, d'après de Saulcy.

Jusqu'ici, bien peu d'observateurs ont nié la présence des rosaces ; en revanche, aucun n'a cherché à expliquer leur origine. Perrot et Chipiez (1) les ont parfois désignées sous le nom de *Margueriltes*, sans s'inquiéter non plus d'où elles pouvaient provenir. Cette appellation ne peut être acceptée, qu'il s'agisse des monuments Égyptiens ou des monuments Assyriens, Babyloniens, Perses, etc.

(1) *Loc. cit.*, t. II, p. 317.

En ce qui concerne l'Égypte, quelle serait cette soi-disant Margueritte ? Forcément, une plante de la famille des Synanthérées ! Or, nous ne voyons que le *Chrysanthemum coronarium*, Lin., auquel ce nom pourrait être appliqué.

Cette plante, dit M. Loret (1), « spontanée dans les environs d'Alexandrie, était cultivée dans les jardins de la Thébaïde, mais c'est seulement à partir de la XXᵉ Dynastie qu'on en formait des guirlandes dont on ornait les Momies, témoin les découvertes de Schweinfurth et de Pétrie. » Évidemment, les rosaces de la IIIᵉ Dynastie ne peuvent en être la reproduction.

Le même raisonnement s'applique aux rosaces Assyriennes, Babyloniennes, Persanes, Phéniciennes, Hébraïques, etc., qui, toutes, sans exception (nous le redirons jusqu'à satiété), sont identiques entre elles, identiques aussi, sans conteste, aux rosaces Grecques, Romaines, du Moyen-Age, de la Renaissance et de nos monuments actuels.

Nous avons fait remarquer l'association des rosaces et des fleurs de Lotus. A ceux qui tenteraient de considérer ces rosaces comme l'image de fleurs de Lotus épanouies, nous répondrions que la disposition, l'agencement, la forme de l'inflorescence de cette plante est tellement caractéristique que toute confusion est impossible, même pour les personnes les plus étrangères à la botanique et qui voudront les examiner comparativement.

Par la même raison, on ne peut adopter la manière de voir de Layard (2), quand il dit que les Lotus des monuments Assyriens sont la fleur d'une Tulipe écarlate qui, vers le commencement du printemps, pousse en abondance dans les plaines de l'Assyrie : « *I have called the Lotus of the Assyrian sculptures, a Tulip, as it somewhat resembles a bright scarlet Tulip*

(1) *Flore Pharaonique*, p. 64.
(2) *Discoveries in Nineveh and Babylon*, p. 184.

*which abounds in early spring on the Assyrian plains, and may
have suggested this elegant ornament. »*

C'est sans doute du *Tulipa oculus-solis*, S. Am., dont Layard
veut parler ; cette assimilation est erronée, car le périanthe
des Tulipes n'a aucun rapport avec le Lotus.

Le Lotus Égyptien n'existe pas, n'a jamais existé en
Assyrie, et cependant c'est bien lui que l'on trouve sur les
monuments de ce pays ; il est facile de prouver son origine,
et Prisse d'Avennes (1), mieux que quiconque, a su dire :
« *D'ailleurs, la civilisation Égyptienne s'était tellement répandue
dans l'ancien monde qu'on rencontre partout son système d'architecture, l'empreinte de son génie, à Ninive comme à Persépolis,
dans la Judée comme dans la Phénicie.*

« *L'Égypte, cette terre féconde qui portait en elle assez d'idées
pour défrayer toute la civilisation antique, pendant des siècles, a
successivement procréé l'art architectural, chez les Assyriens, les
Babyloniens, les Perses, les Phéniciens, les Hébreux et les Grecs. »*

Mais, dira-t-on, l'art est-il né spontanément en Égypte, ou
bien y a-t-il été introduit par quelque civilisation antérieure ?

Peut-être obtiendrait-on une réponse en interrogeant
l'*Inde antique ?*

Laissons à d'autres le soin d'approfondir cette vague, très
vague hypothèse !

Quand nous avons décrit et figuré les flacons Persans
en verre destinés à contenir l'eau et l'essence de Rose (2),
nous avons exprimé le regret de ne pouvoir représenter les
vases en métal damasquiné servant au même usage.

Nous pouvons aujourd'hui combler cette lacune, grâce à
l'ouvrage de Van Lennep (3) dont la bibliothèque du Muséum
s'est récemment enrichie.

(1) *Loc. cit.* in DE SAULCY, t. II, p. 270.
(2) *Tox. afr.*, t. I, p. 632.
(3) *Loc. cit.*, part. II, p. 594.

Après avoir exposé la coutume Persane de brûler des parfums en l'honneur des visiteurs ou des convives, l'auteur Anglais rapporte que cette marque de déférence est fréquemment précédée d'aspersions d'eau de Rose. L'eau est contenue dans d'élégants vases en argent d'un travail exquis, portant un col long et effilé, perforé à son extrémité ; une petite quantité de l'eau est répandue sur la barbe de chaque convive qui s'écrie à ce moment : *Elhamd ulillah !* Grâces soient rendues à Dieu !

L'auteur, à ce sujet, croit devoir renvoyer au Chapitre XXVII, verset 9 des Proverbes : « *Unguento et variis odoribus delectatur cor : et bonis amici consiliis anima dulcoratur.* »

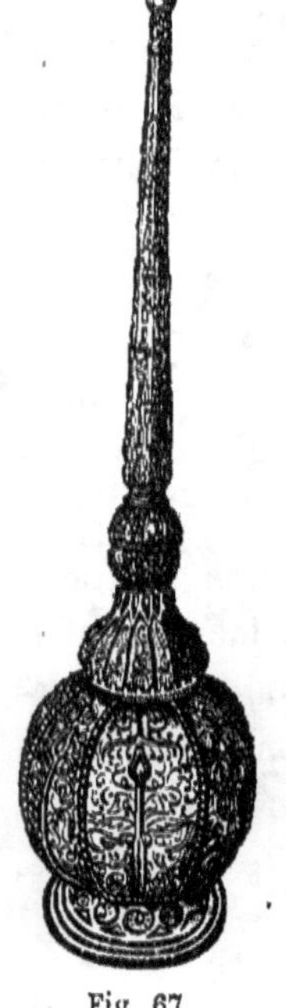

Fig. 67
Vase à Eau de Rose
Persan en argent
damasquiné.

Van Lennep termine en faisant remarquer qu'en Perse l'eau de Rose est d'un usage général dans les réjouissances et qu'on en répand sur les personnes formant le cortège des fêtes nuptiales.

Malus communis, Tourn.

(T. I, p. 800 à 828)

Ayant omis, dans la monographie du Pommier, de citer la présence de ses fruits dans les Palafittes et les Terramares, nous réparons cet oubli en donnant à ce sujet quelques éclaircissements.

La Pomme, dit Mortillet (1), est extrêmement abondante dans le Robenhausien, soit à l'état de simple pépin, soit avec la pulpe carbonisée. Évidemment, on recueillait avec grand soin les Pommes, on les coupait en deux et on les faisait sécher comme approvisionnement pour l'hiver. Ce sont ces moitiés de Pommes que nous retrouvons carbonisées. Elles appartiennent généralement à la petite *Pomme sauvage*. Pourtant, on rencontre aussi des demi-*Pommes plus fortes,* plus développées qui *dénotent un progrès horticole*. On reconnaît qu'il y avait déjà des essais, couronnés de succès, d'amélioration de cet arbre fruitier. »

De Candolle (2) est un peu plus explicite : « Les habitants des Terramares de Parme et des Palafittes des lacs de Lombardie, de Savoie, de Suisse faisaient grand usage des Pommes, écrit-il. Ils les coupaient toujours en long et les conservaient desséchées, comme provisions pour l'hiver. Les échantillons sont souvent carbonisés, à la suite d'incendies,

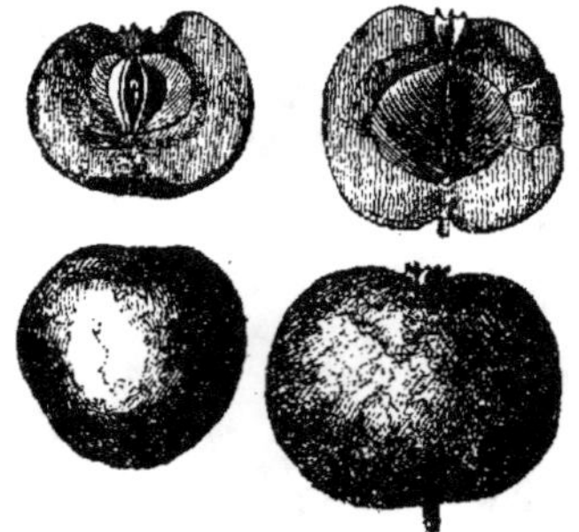

Fig. 68, Fig. 69, Fig. 70, Fig. 71
Petites Pommes des Palafittes de Robenhausen, d'après Heer.

mais on reconnaît d'autant mieux alors la structure interne du fruit. Heer (3) distingue dans les Pommes des lacustres

(1) *Le Préhistorique*, p. 578.
(2) *Origines des Plantes cultivées*, p. 187.
(3) *Pflanzen d. Pfahlbauten*, p. 24, fig. 1, a. 7.

Suisses, d'une époque où ils n'avaient pas de métaux (Robenhausen), deux variétés quant à la grosseur.

« Les plus petites ont un diamètre longitudinal de 15 à 24 millimètres et environ 3 millimètres de plus en travers (à l'état desséché et carbonisé); les plus grosses, 29 à 32 millimètres sur 36 de large (à l'état séché non carbonisé).

« Ces dernières répondent à une Pomme des vergers de la Suisse Allemande appelée aujourd'hui *Campaner*. Les Pommes

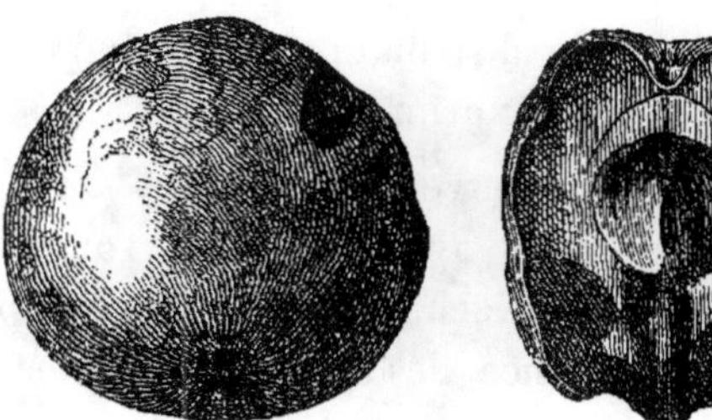

Fig. 72 et Fig. 73
Grosses Pommes des Palafittes de Robenhausen, d'après Heer.

sauvages en Angleterre figurées dans l'*English botany,* pl. 179, ont 17 millimètres de hauteur sur 32 millimètres de largeur. Il est possible que les petites Pommes des lacustres fussent sauvages ; cependant, leur abondance dans les provisions peut en faire douter. Le D⟨r⟩ Gros m'a communiqué deux Pommes des Palafittes moins anciens du lac de Neufchâtel, qui ont (à l'état carbonisé) l'une 17, l'autre 22 millimètres de diamètre longitudinal. A Lagozza, en Lombardie, Sorelli (1) indique pour une Pomme 17 millimètres de long sur 19 de large et, pour une autre, 19 sur 27. Dans un dépôt du lac de Varèze, à Bardello, Ragazzoni a trouvé une Pomme un peu plus grosse que les autres, parmi celles d'une provision.

« D'après l'ensemble de ces faits, je regarde l'existence du Pommier en Europe, à l'état sauvage et à l'état cultivé,

___
(1) *Sulle piante della stazione della Lagozza*, p. 35.

comme préhistorique. Le défaut de communications avec
l'Asie avant les invasions Aryennes fait supposer que l'arbre
était aussi indigène en Europe que dans l'Anatolie, le midi
du Caucase et la Perse septentrionale, et que la culture a
commencé partout anciennement. »

Nous n'acceptons pas cette manière de voir et nous allons
en donner les raisons, en nous appuyant sur les considérations de De Candolle lui-même, considérations dont il a fait
précéder ses conclusions.

Après avoir établi la distribution géographique du Pommier, le savant auteur s'exprime ainsi :

« En Allemagne, on trouve *deux formes spontanées* de Pommier, l'une à feuilles et ovaire glabres, l'autre à feuilles
laineuses en dessous, et Koch (1) ajoute que cette pubescence
varie beaucoup. En France, des auteurs très exacts signalent
aussi *deux variétés spontanées,* mais avec des caractères qui ne
concordent pas complétement avec ceux de la flore d'Allemagne. Cette diversité s'expliquerait si les arbres spontanés
dans certaines provinces proviennent de variétés cultivées
dont les pépins auraient été dispersés. La question qui se
présente est donc de savoir jusqu'à quel degré l'espèce est
probablement ancienne et originelle en divers pays et s'il n'y
a pas une patrie plus ancienne que les autres, étendue graduellement par des semis accidentels, de formes altérées par
des croisements et par la culture.

« Si l'on demande dans quel pays on a trouvé le Pommier
avec l'apparence la plus indigène, c'est la région de Trébizonde au Ghilan qu'il faut citer. La forme qu'on y rencontre
sauvage est à feuilles laineuses en dessous, à pédoncule
court et à fruit doux, qui répond au *Malus communis* de France
décrit par Boreau (2). Voilà un indice que la patrie préhisto-

<hr>

(1) *Synopsis Flor. Germ.,* I, p. 261.
(2) *Flore du centre de la France,* 3ᵉ éd., t. II, p. 236.

rique s'étendait de la mer Caspienne jusque près de l'Europe. »

Tout cela n'implique nullement la culture du Pommier à la période Néolithique.

Il existe, en Europe, deux formes de Pommier, cela est indiscutable :

L'une, le *Malus acerba*, Tourn., à pédoncules *glabres ou pubescents,* ainsi que le tube du calice ; à feuilles vertes en dessous, d'abord pubescentes sur les nervures, puis *tout à fait glabres ;* à bourgeons *velus,* non tomenteux ; à fruit *acerbe.*

L'autre, le *Malus communis,* Poir., à pédoncules en ombelles, *tomenteux,* ainsi que le calice ; à feuilles *blanchâtres, tomenteuses* en dessous, même *dans leur entier développement ;* à bourgeons *cotonneux ;* à fruit à *saveur douce* (1).

C'est à cette dernière espèce, disent Grenier et Godron (2), qu'on rapporte les nombreuses variations de Pommier que la culture a produites ; elle est connue des Horticulteurs sous le nom de *Doucin.* »

De ce que la forme à fruits doux est plus spéciale à la région de Trébizonde, s'ensuit-il « *qu'elle s'est étendue graduellement par des semis accidentels de formes altérées par des croisements et par la culture* » ? Nous ne le pensons pas.

Les deux formes sont incontestablement spontanées en Europe, toutes les Flores locales en font foi ; si notre témoignage pouvait être invoqué, nous dirions que nous les avons personnellement rencontrées notamment dans les Charentes, dans des conditions de spontanéité parfaite.

Il est donc superflu de faire intervenir une cause étrangère pour expliquer la présence du *Pommier à fruits doux* dans les Palafittes, etc., pour en tirer surtout un argument tendant à doter l'homme Robenhausien de *notions d'arboriculture !*

(1) GRENIER et GODRON, *Flore de France,* t. I, p. 571.
(2) *Loc. cit.,* p. 572.

Sorbus torminalis, Crantz.

(T. I, p. 829 à 835)

En étudiant les produits contenus dans les organes de végétation et les fruits du *Sorbus torminalis,* nous avons cité, d'après Bertrand, la transformation de la Sorbite en Sorbose, sous l'influence d'un ferment spécial, et nous avons renvoyé au mémoire du savant Préparateur de Chimie du Muséum, pour les détails concernant cette réaction.

L'importance de la découverte, son analogie avec d'autres résultats chimico-biologiques, obtenus antérieurement, certaines divergences dans l'interprétation des faits, enfin de nouvelles et récentes découvertes nous engagent à résumer l'état actuel de la question, tout particulièrement intéressante à divers titres.

Dans un premier mémoire, Bertrand (1), après avoir fait l'historique du Sorbose, découvert par Pelouze, et rappelé les insuccès des Chimistes pour obtenir ce produit, s'exprime ainsi : « Quand on abandonne à lui-même du suc de Sorbe, quelle que soit, du reste, l'espèce dont il provient, il ne tarde pas à subir la fermentation alcoolique. En quelques jours, le glucose a disparu, faisant place à une quantité correspondante d'alcool. A ce moment, pas plus qu'avant ni au cours de la fermentation, on ne trouve trace de Sorbose dans le liquide.

« Lorsque la fermentation alcoolique est terminée, un voile mince, mat et blanchâtre envahit d'abord la surface du liquide, c'est la Fleur du vin; elle fait disparaître l'alcool

____

(1) *La préparation biochimique du Sorbose,* in *Bull. Mus. Hist. Nat.,* p. 113, 1896.

à l'état d'eau et de gaz carbonique ; alors on n'obtient pas de Sorbose. Ou bien de petites Mouches rougeâtres, attirées par l'odeur du liquide, viennent et déposent leurs œufs à la surface ; la pellicule superficielle change alors complètement d'aspect, elle devient par places gélatineuse et consistante... le liquide sous-jacent réduit énergiquement le réactif de Fehling et renferme de grandes quantités de Sorbose.

« Voici ce qui s'est passé : la membrane qui se développe à la surface du jus de Sorbe est constituée par un nombre énorme de Microbes de 2 à 3 μ de long. sur 1/2 μ de large, réunis les uns aux autres à l'aide d'une substance gélatineuse. Sous l'influence oxydante de ces petits êtres, la Sorbite contenue dans le jus perd de l'hydrogène et se transforme en Sorbose.

D'où vient le Microbe qui provoque cette transformation ? Il est apporté dans le jus de Sorbe par la petite Mouche, qui est la Mouche du vinaigre, le *Drosophila cellaris,* Macq.

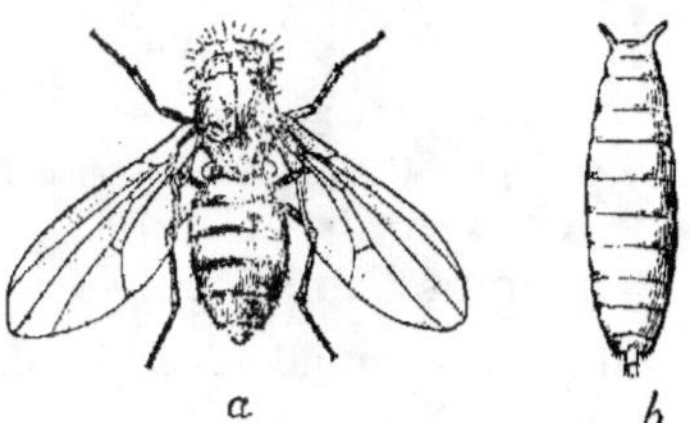

Drosophila cellaris, Macq.
Fig. 74 : *a.* Insecte parfait. — Fig. 75 : *b.* Sa pupe.

Le même Microbe existe fréquemment dans le vinaigre. Il apparait presque toujours spontanément dans le mélange d'un volume de ce liquide avec un volume de vin rouge et deux d'eau. Je le crois, du reste, sinon identique au *Bacterium xylinum* de Brown, du moins très rapproché de ce dernier. »

Il est hors de doute que le ferment sous l'influence duquel apparait le Sorbose n'est autre qu'une des formes du *Bacillus aceti,* Kutz.

L'examen des formes principales des *Bactéries acétifiantes*
ne sera pas ici déplacé (1).

On sait que quatre formes principales ont été différenciées;
ce sont : le *Bacillus aceti,* Kutz., le *Bacillus Pasteurianus,* Hans.,
le *Bacillus Kutzingianus,* Hans., et le *Bacillus xylinus,* Brow.;
inutile de tenir compte de beaucoup d'autres formes peu
importantes et assez difficiles à séparer, décrites par Duclaux (2), par Peters, Zeidler, Wermischeff, etc., etc. (3).

Le *Bacillus aceti* est formé de bâtonnets courts et gros, un
peu étranglés en sablier, mesurant 3 µ au moins de long sur
1,5 µ de large, associés en grand nombre en longs chapelets

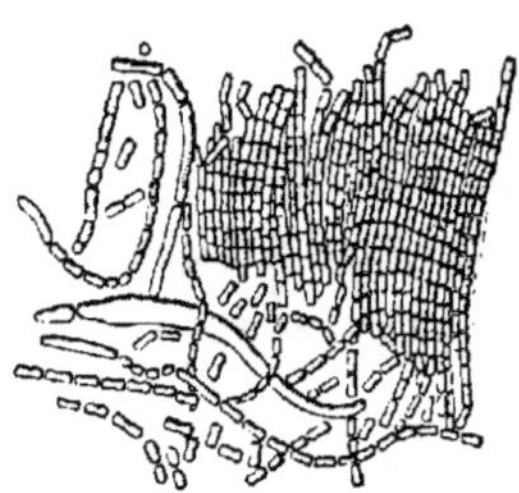

Fig. 76

Bacillus aceti, d'après Hansen. Grossissement 1000 diamètres.

sinueux. La membrane (voile, gelée ou mère), glaireuse,
unie, présente une consistance assez forte et presque cartilagineuse (4) et s'élève un peu au-dessus de la surface du
liquide. Cette membrane, soumise à l'action de l'iodure de
potassium iodé, ou à celle de l'iode en solution aqueuse ou
alcoolique, ne se colore pas, suivant Hansen (5); d'après

(1) Macé fait observer avec raison (*Loc. cit.,* p. 332) « qu'il n'est plus possible
de séparer un genre *Bacterium* du genre *Bacillus ;* les seuls caractères *de
longueur,* sur lesquels il est établi, ont une valeur trop secondaire et ne présentent, du reste, aucune constance. »

(2) *Chimie biologique,* p. 505.

(3) HANSEN, *Recherches sur les bactéries acétifiantes,* in *Ann. de Microgr.,*
1891, p. 395.

(4) MACÉ, *Traité pratique de bactériologie,* p. 874.

(5) *Loc. cit.,* p. 415.

Macé (1), elle jaunit fortement par l'iode et se colore, dans certaines parties seulement et d'une façon diffuse, en bleu violet, par le chloro-iodure de zinc, et en bleu noir par l'acide sulfurique et l'iode, ce qui indiquerait qu'elle est constituée par une *substance cellulosique* (2).

Le *Bacillus Pasteurianus* se distingue, d'après Hansen (2), en ce que, dans la plupart des cas, les cellules sont plus grandes, surtout plus épaisses ; la forme en chainette est

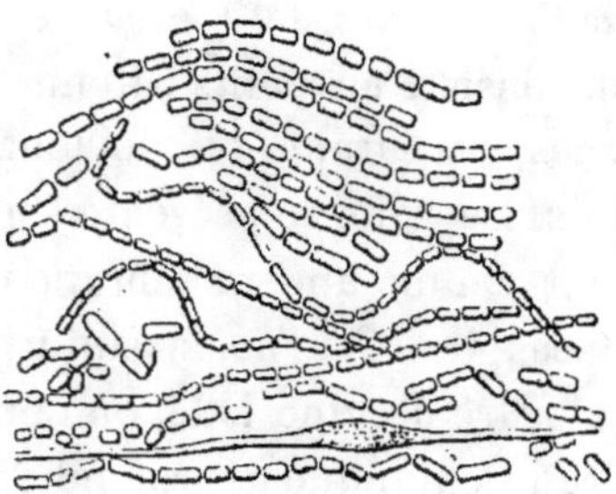

Fig. 77
Bacillus Pasteurianus, d'après Hansen. Grossissement 1000 diamètres.

aussi la plus fréquente ; le voile est uni à la surface, puis plus tard ridé et plissé ; il s'élève aussi un peu plus haut que celui du *Bacillus aceti*, au-dessus de la surface du liquide. Le contenu cellulaire se teint en bleu par l'iode, réaction qui démontre la présence d'une matière amylacée dans son intérieur. Ce caractère, observe Macé (3), est bien peu important pour établir sur lui une coupe spécifique.

Le *Bacillus Kutzingianus* donne de petits bâtonnets courts et larges, le plus souvent libres ou réunis 2 par 2 ; il est rare qu'ils soient réunis en petits chapelets. Ce *Bacillus* se rapproche du *Pasteurianus,* mais sa membrane s'élève fort au-

(1) *Loc. cit.*, p. 874.
(2) MACÉ. *Loc. cit.*, p. 874.
(3) *Loc. cit.*, p. 876.

dessus du liquide et grimpe le long de la paroi des vases ; elle est colorée en bleu par l'iode.

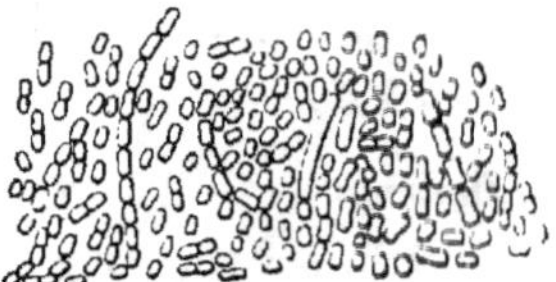

Fig 78

Bacillus Kutzingianus, d'après Hansen. Grossissement 1000 diamètres.

Enfin le *Bacillus xylinus*, le *Vinegar plant* de Brown (qu'il ne figure pas), consiste en petits bâtonnets disposés plus ou moins en lignes, mesurant 4 μ de long. Quelques-uns se montrent réunis. Le voile se présente soit comme une masse gélatineuse, soit comme une membrane résistante, cartilagineuse et coriace ; traité à l'acide sulfurique concentré et à l'iode ou au chlorure de zinc iodé, on obtient une coloration bleue. Une étude chimique approfondie révéla à Brown que cette masse consistait principalement en cellulose (1).

Notre ami M. Hariot, savant Préparateur au Muséum, nous ayant obligeamment communiqué des échantillons de membranes cartilagineuses provenant de ses cultures, nous les

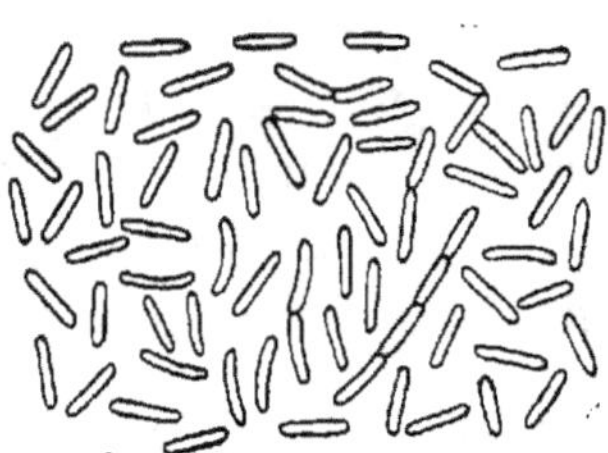

Fig. 79

Bacillus xylinus, d'après nos cultures. Grossissement 1000 diamètres.

avons cultivées à notre tour et nous avons obtenu des organismes (fig. 79) si peu différents de ceux de Brown, que nous

(1) *On an acetic Ferment, wich forms cellulose,* in *Journ. Chem. Soc. London,* t. **XLIX**, p. 432.

n'hésitons pas à les rapporter à son *Bacillus xylinus*. Ils se présentent sous la forme de bâtonnets, souvent incurvés, de 4 μ de long sur 1/2 μ de large, réunis parfois deux par deux, plus rarement en courtes chainettes. Soumise à l'action de l'acide sulfurique et de l'iode, la membrane s'est colorée en bleu noir intense.

Certaines divergences existent dans la façon d'interpréter les Bactéries acétifiantes ; ainsi, Macé n'accepte que sous toutes réserves la légitimité du *Bacillus Pasteurianus* de Hansen. La réaction de sa membrane ne lui parait pas constituer un caractère différentiel suffisant.

Brown, au contraire, insiste sur les réactions de son *Bacillus xylinus* et surtout sur la présence d'une forte proportion (35 à 62 pour 100) de cellulose, tandis que, pour Macé, la membrane du *Bacillus aceti,* jaunie par l'iode (contrairement à Hansen qui nie toute coloration (1), se colore dans certaines parties seulement, d'une façon diffuse, en bleu violet et en bleu noir, preuve qu'elle est constituée par une *substance cellulosique.* Le caractère de Brown ne serait donc pas particulier à son *xylinus.*

Tout cela ne dépendrait-il pas du mode de culture des Bactéries et surtout des liquides sur ou dans lesquels elles se développent ?

Nous soumettons cette idée à la sagacité des Microbicoles qui n'ignorent pas combien les Bactériacées sont polymorphes.

Plus récemment, Bertrand a repris ses recherches sur la production biochimique du Sorbose et, dans un mémoire (2) où sont résumés ses travaux antérieurs, il figure la bactérie productrice de la substance sucrée, $C^6 H^{12} O^6$.

« De minces fragments du voile, colorés au violet de

(2) *Loc. cit.,* p. 467.
(1) *Ann. de l'Institut Pasteur,* 1898, p. 385 et *seq.*

méthyle ou à la fuschine, dit-il, observés au microscope, montrent de très nombreux bâtonnets immobiles de 2 à 3 μ de long sur 1/2 μ environ d'épaisseur ; ces bâtonnets sont

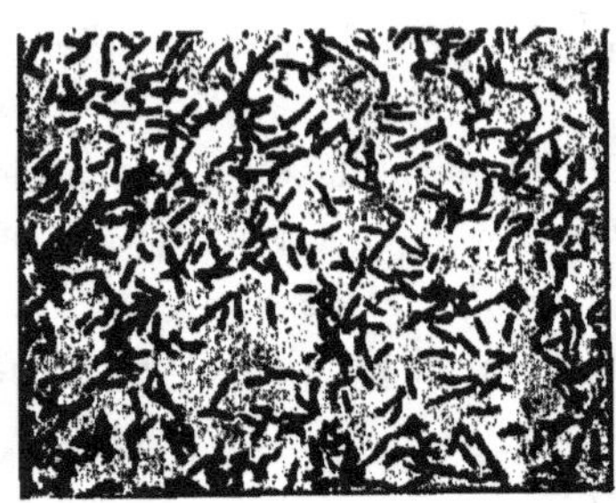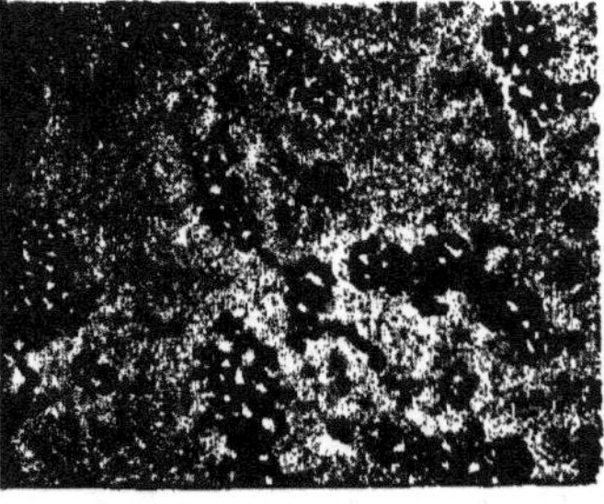

Bacillus Bertrandi, Rochbr.

Fig. 80
Bactérie jeune,

Fig. 81
Bactérie vieille,

d'après Bertrand.

réunis les uns aux autres par une substance gélatineuse dont l'affinité pour les matières colorantes est beaucoup plus faible ; dans les cultures anciennes et épuisées, on ne voit plus que des granulations sphériques ayant à peu près 1/2 μ de diamètre ; elles représentent peut-être les spores. »

Ne pourrait-on pas également considérer ces derniers organismes comme des micrococques, si communs, comme on sait, dans les fermentations ?

« La Bactérie du Sorbose, continue Bertrand, se rencontre assez souvent dans le vinaigre ; on peut alors la faire développer en abandonnant ce liquide pendant quelques jours dans un endroit tiède (20° à 30°), après l'avoir mélangé avec son volume de vin rouge et 2 d'eau. Aussi ai-je déjà exprimé l'opinion que la bactérie du Sorbose devait être identique au *Bacillus xylinus* de Brown, ou, tout au moins, fort voisine de ce microbe. Bientôt, les recherches que je poursuis sur la bactérie du Sorbose étant plus avancées, j'espère élucider définitivement cette question. »

En attendant, les futurs résultats des recherches de Bertrand, considérant que sa bactérie diffère sensiblement de celle de Brown, nous proposons de lui donner provisoirement son nom, ne serait-ce que pour affirmer sa découverte.

La bactérie du Sorbose pourrait donc être désignée sous le nom de *Bacillus Bertrandi* (1).

Dans un autre mémoire sur la transformation de la glycérine par la Bactérie du Sorbose (2), Bertrand indique les procédés par lui employés pour obtenir facilement un sucre réducteur cristallisable. Les cristaux, résultat de la combinaison, répondent à la formule $C^3 H^6 O^3$ d'un hydrure de carbone, ce qui démontre que l'on a à faire à la dioxyacétone, laquelle présente, avec la glycérine, les mêmes rapports que le Sorbose avec la Sorbite.

Le sucre de glycérine était connu, mais son obtention était difficile et nécessitait une série de transformations chimiques des plus compliquées.

Par le procédé de Bertrand, la Bactérie du Sorbose donnerait facilement 20 à 30 grammes de dioxyacétone pour 100 grammes de glycérine.

Il ne faut pas oublier que, dans un même ordre d'idées, Boutroux (3) a prétendu que, si, dans un liquide nourricier alcoolique, le *Bacillus aceti* donne du vinaigre, c'est de l'acide

(1) Une notation en faveur chez les Bactériologistes consiste à donner *trois noms* à la plupart de leurs Microorganismes. C'est ainsi que l'on voit décrits partout : des *Micrococcus piogenes aureus*, Rosenb., *albicans tardissimus*, Bum., *flacus desidens*, Flugg., *intracellularis meningitidis*, Weichs., des *Bacillus tiphi murinum*, Loeff., *pneumonicus agilis*, Schw.. etc., etc. Ce mode de notation est contraire à toutes les règles de la nomenclature et ramène aux premiers bégaiements de la science, où chaque organisme était désigné par trois, quatre noms et souvent même par une phrase entière. Il y a lieu de réagir contre cette tendance antiscientifique au premier chef, dont le moindre des résultats est d'encombrer les listes, déjà si longues et si compliquées, de noms la plupart du temps *ridicules* et à double sens.

(2) *Bull. Mus. Hist. Nat.*, 1898, p. 167.

(3) *Sur une fermentation nouvelle du glucose*, in *C. R. Ac. Sc.*, t. XCI, p. 236, 1880.

glucosique qu'il forme au sein d'une solution de glucose dans de l'eau de levure, et que Brown (1), par une série de recherches des plus importantes au point de vue chimique, a pu voir l'apparition de la levulose comme produit principal du procès d'oxydation suscité par le *Bacillus aceti*, dans une solution de mannite. Ces belles expériences permettent de transformer la dextrose en levulose.

Assez récemment, Martrot (2) a cru reconnaitre que la transformation de la Sorbite en Sorbose pouvait aussi s'effectuer sous l'influence du *Mycoderma vini*, Desm., contrairement à l'opinion de Bertrand qui l'a placé parmi les microorganismes vivant sur le jus de Sorbe, mais ne donnant en aucune façon de Sorbose.

Les expériences de Martrot ne sont pas démonstratives et sa méthode entraine fatalement à des erreurs d'interprétation, qui ne peuvent en aucune façon infirmer celle de Bertrand, ainsi que ce dernier le montre dans une argumentation serrée.

Dans les deux cas précités de Bertrand, dans ceux de Boutroux et de Brown, le ferment actif a donc toujours été le *Bacillus aceti* ou *l'une de ses formes principales*; c'est un fait qu'il faut retenir et sur lequel nous avons insisté à dessein ; c'est la démonstration la plus évidente, comme l'a fait remarquer Bertrand (3) lui-même, de tout le parti avantageux qu'on pourra retirer en chimie de l'emploi méthodique de certains Microbes.

Ajoutons, en terminant, que la Mouche du vinaigre ne joue dans tout cela qu'un rôle purement passif ; le *Drosophila cellaris* n'est pas, en effet, comme pourrait le faire croire sa

(1) *The chemical action of pure cultivations of Bacterium aceti*, in *Journ. of the Chem. Soc.*, vol. XLIX, 1886, p. 172. — *Ibid.*, p. 432. — *Ibid.*, 1887, p. 638. — *Ibid.*, p. 643.

(2) *C. R. Ac. Sc.*, t. CXXV, p. 874, 1897.

(3) *Loc. cit.*, 1898, p. 169.

qualification impropre de *Mouche du vinaigre*, un animal spécial à ce liquide ; il est attiré par tous les sucs en fermentation, quels qu'ils soient, et c'est par milliards qu'on l'observe autour des cuves où l'on fabrique le vin dans les campagnes, autour des tonneaux des brasseries, dans les chais contenant des dépôts d'alcool, etc. ; rien d'étonnant, dès lors, qu'il fréquente les vinaigreries (1).

Là, sans doute, il recueille les germes qu'il va semer au loin, mais il ne provoque qu'incidemment les cultures des Bactéries acétifiantes, au même titre que d'autres Muscides, les *Sarcophaga carnaria*, Meig., les *Lucilia cadaverina*, Rob. D., les *Calliphoria vomitoria*, Rob. D., par exemple, qui, attirées par les matières animales en putréfaction, peuvent propager les *Bacillus vulgaris*, Hans., *mirabilis*, Hans., et autres ; comme le *Stomoxys calcitrans*, Geoff., qui souvent inocule à l'homme le *Bacillus anthracis*, Dav.

Prunus spinosa, Lin.

(*T. I, p. 836 à 850*)

Dans l'étude du *Prunus spinosa*, Lin., nous avons été entraîné incidemment à parler des *Prunus insititia*, Lin., et *domestica*, Lin. ; nous ne reviendrions pas sur ces deux formes, si une découverte assez récente n'avait eu pour conséquence de laisser croire à quelques-uns que la culture des Pruniers

---

(1) Le ferment acétique, écrit Macé (*Traité pratique de bactériologie*, p. 876), « est très répandu dans la nature. On l'observe très facilement en exposant à l'air des liquides alcooliques faibles, pauvres en matières organiques. Duclaux fait jouer, dans la dissémination du ferment, un grand rôle à une Mouche commune partout, le *Musca cellaris*, qu'attire très vite l'odeur du vinaigre ; elle emporterait après elle des germes des milieux qu'elle visite et pourrait ainsi les répandre au loin. »

remonterait à une période des plus lointaines et que les races
horticoles actuelles auraient été créées de toutes pièces par
l'homme antérieur au Néolithique.

Il est inutile de revenir sur la distribution géographique
du *Prunus spinosa ;* on sait qu'il est toujours spontané, essentiellement Européen, qu'il appartient également à l'Asie
Mineure, à la Perse, au Caucase, à la Tauride, au Kurdistan,
à la Syrie, à la Palestine, au Nord de l'Afrique, etc., et que
sa présence dans les Palafittes de la Suisse, notamment,
est démontrée. Personne n'a songé à considérer cette forme
comme ayant un rapport quelconque avec les Pruniers
cultivés.

De Candole (1), entre autres, se borne à dire : « Les anciens
habitants des Palafittes n'étaient pas difficiles sur le choix de
leur nourriture, car ils récoltaient les baies du *Prunus spinosa*
qui nous paraissent immangeables. Probablement, ils les
faisaient cuire en marmelade » (2).

Il n'en est pas de même des *Prunus insititia* et *domestica*.

Nous avons douté de la présence du *Prunus insititia* dans
les Palafittes de la Suisse ; nous sommes-nous trompé ?

Heer (3) en a décrit et figuré qui proviennent des Palafittes
de Robenhausen ; il est à remarquer qu'ils diffèrent totalement des noyaux de *Prunus insititia* actuels ; il suffit, pour le
constater, d'examiner comparativement le fac-similé ci-joint
de la figure de Heer (fig. 82-83) et le noyau d'un *Prunus insititia*
provenant des Balkans. (fig. 84-85) Ils n'ont aucun rapport
l'un avec l'autre.

(1) *Loc. cit.,* p. 171.

(2) Si les choses se sont ainsi passées, il faut convenir que l'homme des
Palafittes avait la muqueuse buccale bien peu susceptible. Voulant nous rendre
compte de ce genre de marmelade, nous en avons préparé par le mode le plus
simple : la coction ; or, il nous a été de toute impossibilité d'en avaler même
de la grosseur d'un pois. La sensation éprouvée était comparable à celle d'une
assez forte dose de tanin, avec sécheresse de la bouche, constriction de la
gorge et déglutition des plus pénibles.

(3) *Loc. cit.,* p. 24, fig. 16, *a. b.*

Le Prunier de Heer se rapprocherait davantage du *Prunus fruticans,* Weihl., propre à l'Europe tempérée.

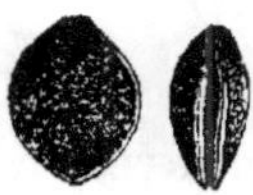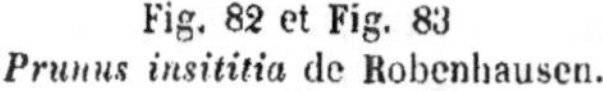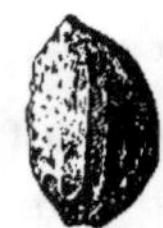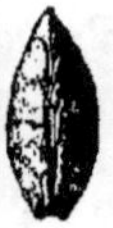

Fig. 82 et Fig. 83   Fig. 84 et Fig. 85
Prunus insititia de Robenhausen.   *Prunus insititia* des Balkans.

Il ne faut pas se dissimuler, du reste, que les noyaux, chez les Pruniers, en général, sont des plus polymorphes et que, sur le même arbre, ils varient considérablement, se montrant tantôt ovoïdes ou allongés, tantôt plus ou moins comprimés, à surface lisse ou rugueuse, à bords creusés d'un sillon longitudinal, profond ou superficiel.

Quoi qu'il en soit, acceptons le *Prunus insititia* de Heer comme authentique, nous allons le trouver associé, parait-il, au *Prunus domestica,* ainsi qu'il résulte des observations suivantes.

M. Piette, l'Archéologue bien connu pour ses remarquables travaux, découvrait vers 1895, par suite de fouilles pratiquées dans la grotte du Mas-d'Azil, département de l'Ariège (1), un gisement d'une haute importance, ne tendant rien moins qu'à combler *la lacune, le hiatus* que l'on croit exister entre la période Paléolithique et la Période Néolithique, lacune ou hiatus qui a donné lieu à tant de discussions. Il signale dans ce gisement deux assises : l'une à galets colorés, l'autre à *Hélix,* et, dans ces deux assises formant le trait d'union entre les deux périodes précitées, il rencontra de nombreux noyaux de *Prunus spinosa, insititia* et *domestica,* ces derniers rappelant, par leur faciès, plusieurs races des Pruniers actuellement cultivés.

---

(1) *Études d'Ethnographie préhistorique,* 1ᵉʳ *Mémoire in* l'ANTHROPOLOGIE, 1895. — 2ᵉ *Mémoire in* l'ANTHROPOLOGIE, 1896.

Il en conclut que ces Pruniers étaient connus dès ce moment, et il n'hésite pas à écrire : « *L'homme n'a pu les obtenir que par la sélection et la culture, et dès ce temps il possédait des notions d'arboriculture* » (1).

Nous avons à examiner le plus ou moins fondé de cette manière de voir et, pour ce faire : étudier, avec M. Piette, le gisement d'où auraient été extraits les noyaux en question ; fixer le lieu d'origine des *Prunus insititia* et *domestica ;* chercher quelles étapes ils ont parcourues dans le temps et la date probable de ces étapes. Muni de ces renseignements, nous ferons intervenir quelques éléments propres à autoriser des conclusions peut-être moins hypothétiques que celles du savant auteur des mémoires sur le Mas-d'Azil.

Dans son étude stratigraphique des assises de la grotte, M. Piette en signale donc deux tout particulièrement : l'assise nº 2, à galets coloriés et à harpons perforés en ramure de Cerf Elaphe, qu'il nomme *Elaphienne ;* l'assise nº 3, à Escargots, qu'il nomme *Coquilière*.

Ces assises 2 et 3 représentent, selon lui, l'époque de transition, la lacune ayant existé entre l'époque dite Magdalénienne, la dernière de la période Paléolithique, et l'époque dite Campinienne, la première de la période Néolithique.

Le Renne, si fréquent aux époques Paléolithiques, fait totalement défaut dans l'assise nº 2 ; il est remplacé par le Cerf commun associé au Chamois, au Bœuf, à l'Ours ordinaire, au Sanglier, au Blaireau, au Castor, à divers Oiseaux, à des Poissons, tels que le Brochet, la Truite, des Cyprins, enfin à des Grenouilles ; cette assise rougeâtre renferme des amas de peroxyde de fer. On y a rencontré aussi les fameux galets coloriés intentionnellement (2), de nombreux harpons

---

(1) *Loc. cit.,* 2ᵉ *mém.,* p. 11.

(2) Nous recommandons, à titre de curiosité, la lecture du mémoire de M. Piette sur *les galets coloriés du Mas d'Azil (III*ᵉ *mém. in* l'ANTHROPOLOGIE, 1896, p. 385 à 427). M. Piette a trouvé représenté sur ces galets : des nombres

plats perforés en ramure de Cerf, des noyaux de Prunes appartenant à diverses variétés, voire même un petit tas de Blé dont les grains tombèrent en poussière blanche dès qu'on les eût touchés ; ajoutons, pour ne rien négliger, deux *sépultures de squelettes* (*sic !*) inhumés après avoir été décharnés au silex et coloriés en rouge au moyen du peroxyde de fer.

L'assise n° 3 contenait des lits lenticulaires d'*Helix nemoralis,* Lin., dont l'épaisseur était parfois de 30 centimètres sur une longueur de 10 à 15 mètres ; les restes consistaient en ossements de Cheval, de Bœuf, de Cerf Élaphe, de Sanglier, des harpons perforés, des polissoirs en grès, des tranchets en silex, des noyaux de Prunelles, de Prunes, de Cerises, d'Aubépine, etc.

« *Cette assise,* dit M. Piette, *avec ses amas d'*Helix, *correspond aux Kjoekkenmoeddings.* »

Ces deux assises de transition étaient comprises entre d'autres assises : l'une inférieure, avec ossements de Cerf Elaphe, de Chevreuil, de Bouquetin, de Chamois, de Bœuf primitif, de Cheval, d'Ours commun, de Sanglier, de Renard, de Loup, de Lynx, de Lièvre, de Renne (ce dernier rare), des harpons en bois de Renne, quelques-uns en bois de

---

des symboles du soleil et des caractères alphabétiques. « Ces caractères, dit-il (*Loc. cit.*, p. 414), s'ils ressemblent à des lettres de notre alphabet, ne sont pas moins ressemblants à ceux de l'alphabet Phénicien, aux caractères du syllabaire Cypriote, à ceux que l'on a nommés Égéens, aux signes graphiques des fusaïoles mises au jour par les fouilles de Schlieman dans la Troade. » « Les caractères Aziliens, poursuit M Piette, ont passé dans l'alphabet Phénicien ; les Phéniciens étaient un peuple de marchands dont les navires fréquentaient tous les rivages Méditerranéens. Ils ont pris partout et notamment dans le voisinage des Pyrénées les signes graphiques qui leur paraissaient les plus commodes pour tenir leurs registres, traiter et correspondre. (*Loc. cit.,* p. 426.) » Ces cailloux peints, termine M. Piette, sont l'expression d'une des plus grandes conquêtes de l'esprit humain ! Et la grotte du Maz-d'Azil, aux temps Aziliens, nous apparaît comme une *vaste école où l'on apprenait à lire, à écrire et à connaître les symboles religieux du Dieu Soleil.* »

Conclusion : Les Phéniciens, *avant d'être nés,* empruntaient aux Aziliens leurs caractères graphiques.

Étrange, mais, malgré tout, bien curieux !!

Cerf, des silex de forme Magdalénienne, un lissoir en bois de Cerf, etc. C'est l'époque *Elapho-Tarandienne* de M. Piette.

L'autre supérieure, avec des os de Porc, de Bœuf, de Mouton, de Chèvre, de Cerf, des haches en pierre polie, des tranchets, des poteries et l'*Helix hortensis*, Lin., c'est l'époque *Pélécique,* toujours d'après M. Piette.

Malgré une lecture attentive des mémoires du savant Archéologue, nous sommes loin d'être convaincu de l'authenticité de l'époque de transition dite Azilienne ; plusieurs passages ne nous paraissent pas assez démonstratifs, nous y trouvons quelques contradictions ; nous y voyons même ce que l'on pourrait appeler des inexactitudes, et, tout bien considéré, nous serions tenté d'envisager les dépôts du Maz-d'Azil comme franchement Néolithiques.

Nous pourrions invoquer à l'appui de cette thèse : la faune comprenant les mêmes animaux que les couches Robenhausiennes, par exemple : les harpons en bois de Cerf, plats et perforés, semblables à ceux recueillis dans la même station, les polissoires en grès, les tranchets, etc.

Nous pourrions demander comment et pourquoi l'assise à *Helix* peut correspondre aux Kjoekkenmoeddings, du moment qu'elle est indiquée comme caractéristique de l'époque dite Azilienne.

Nous pourrions faire intervenir l'assise qui repose *directement* sur l'Azylienne et que M. Piette attribue à l'époque Pélécique.

Mais nous nous bornerons à discuter les données émises sur les noyaux de Prunes, acceptant provisoirement comme bien fondé ce qui concerne la stratigraphie des dépôts que, du reste, nous n'avons pas vus (1).

(1) Bien que les théories de M. Piette sur le gisement du Maz-d'Azil aient été acceptées par quelques savants, nous ne pouvons les adopter ; nous les combattons donc sans parti-pris, uniquement dans le but de chercher la vérité,

M. Piette expose ainsi qu'il suit la distribution géographique et le lieu d'origine des Pruniers.

« Le *Prunus insititia,* dit-il (1), croit *spontanément* (2) dans les pays du Caucase, l'Asie Mineure, la Turquie d'Europe, l'*Italie*, l'*Espagne*, l'Afrique septentrionale. *Il pousse dans les haies des vergers de France.*

« Le *Prunus domestica est la souche de presque toutes nos variétés cultivées* (3) ; il croit *spontanément* dans la Perse septentrionale, la région sud du Caucase, l'Anatolie, la Syrie, la Dalmatie et l'*Europe méridionale*... Selon Pline, le Prunier de Damas ou de Syrie, qui est un *Prunus domestica,* aurait été importé de cette région en Italie du temps de Caton l'Ancien. Les Botanistes et les Horticulteurs n'ont pas manqué d'en conclure qu'il était originaire d'Orient et que ceux de nos pays avaient la même patrie. Cette déduction semblait légitimée par l'absence de noyaux de *Prunus domestica* dans les gisements préhistoriques de l'Europe explorés jusqu'à présent. *Elle était cependant erronée.* Parmi les noyaux de Prunes que j'ai recueillis au Mas-d'Azil, dans les deux assises de transition, il y en a beaucoup qui se rapportent à cette espèce et à ses dérivés. On les reconnait à leur forme plus allongée que celle des noyaux de *Prunus insititia*. Il y en a de globu-

---

mais, en prévision des polémiques auxquelles pourraient donner lieu nos objections, nous tenons à déclarer ici formellement, que nous ne répondrons à aucunes, fussent-elles des plus courtoises. Toutes les opinions sont libres, partant discutables, et la science doit rester étrangère aux escarmouches stériles et sans profit pour elle.

(1) *Loc. cit.,* II* mém., p. 15.

(2) Nous imprimons en *italique* les mots et les membres de phrases sur lesquels nous désirons appeler l'attention.

(3) « Le *Prunus insititia,* dit Franchet (*Flore de Loir-et-Cher*, p. 167), parait être le type sauvage de diverses espèces de Pruniers cultivés, entre autres du Prunier Reine-Claude, du Prunier d'Agen, de Saint-Catherine, etc.

« Le *Prunus domestica* est la souche du Prunier de Damas et de tous ses dérivés. »

leux, il y en a d'allongés, il y en a d'aussi gros que ceux de la *Prune de Monsieur* ou de la *Reine-Claude* (1). »

De Candole ne pense pas de la même façon que M. Piette sur le lieu d'origine des Pruniers.

« Le *Prunus insititia,* dit-il (2), existe à l'état sauvage dans le midi de l'Europe; on l'a trouvé également en Cilicie, en

(1) Un fait auquel M. Piette semble attacher une grande importance mérite d'être examiné. « Les assises 2 et 3, dit-il (*Loc. cit.*, IIe mém., p. 5), qui représentent l'époque de transition, se sont formées sous l'empire d'un climat *extrêmement humide.* Rien ne le démontre mieux pour l'assise à Escargots que l'immense quantité d'*Helix nemoralis* qu'elle renferme. L'*Helix nemoralis* et l'*Helix hortensis* sont deux variétés d'une même espèce ; l'*Helix nemoralis est la variété des pays humides.* La composition de la couche à galets coloriés n'est pas moins probante ; les os de Castor, de Grenouille, l'abondance de ceux de Sanglier, la grande quantité de mâchoires de Poissons, le nombre considérable de harpons de pêche indiquent que l'Arise roulait alors, dans une vallée *parfois marécageuse,* une masse d'eau beaucoup plus considérable que de nos jours. »

Pour nous, les preuves de M. Piette ne prouvent rien. Et, d'abord, l'*Helix nemoralis n'est pas la variété des pays humides,* elle est, au contraire, spéciale aux lieux élevés, aux terrains siliceux et sablonneux, aux grands bois secs, comme nous l'avons nous-même constaté dans maintes localités de nos départements ; l'*Helix hortensis,* par contre, affectionne les haies, les jardins maraîchers, les buissons, les arbustes croissant le long des cours d'eau.

D'un autre côté, les ossements d'animaux aquatiques, les masses d'eau de l'Arise n'impliquent pas l'humidité du climat ; c'était une rivière poissonneuse, ses berges étaient fréquentées par des animaux aimant les bords des rivières, et rien de plus. Un climat quelconque est le résultat complexe de causes multiples ; celles invoquées ici pour caractériser le climat humide ne suffisent pas. Si le climat avait été humide, certains arbres. le *Châtaignier,* entre autres, dont M. Piette a rencontré des fragments de fruits, n'aurait pu croître au Mas-d'Azil. Le Châtaignier, on le sait. est un « arbre éminemment silicicole, ne prospérant que dans les sols siliceux, granitiques, schisteux et redoutant ceux trop humides et à sous-sol imperméable (MOUILLEFERT. *Traité des Arbres,* etc.. Livr. 34, p. 1150.

Il en est de même pour le Prunier qui vient partout, disent les arboriculteurs, à la condition que le sol ne soit ni glaiseux, ni marécageux. L'Abbé ROZIER, que M. Piette cite comme un Pomologue distingué (*Loc. cit.,* IIe mém., p. 11), dit expressément (*Cours complet d'agriculture,* t. VIII, p. 384) : « Tous les terrains conviennent aux Pruniers, excepté ceux qui retiennent trop l'eau. Ils ne réussissent pas bien dans les terrains aquatiques. » Comment, dès lors, les Pruniers dits cultivés du Mas-d'Azil ont-ils pu croître, prospérer, être perfectionnés par l'homme Azilien dans la *vallée humide et parfois marécageuse* de l'Arise ? Ces données ne sont-elles pas des plus contradictoires ?

(2) *Loc. cit.*, p. 170.

Arménie, au midi du Caucase et dans la province de Talysch, vers la Mer Caspienne. C'est surtout dans la Turquie d'Eu-

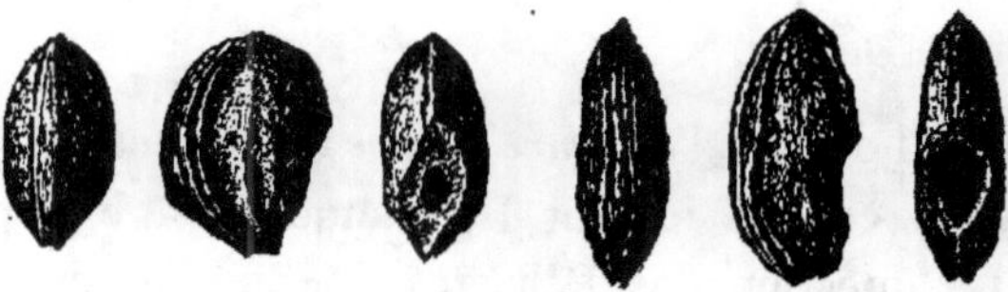

Fig. 86   Fig. 87   Fig. 88   Fig. 89   Fig. 90   Fig. 91
Noyaux de Prunes. — Assises à galets coloriés, d'après Piette.

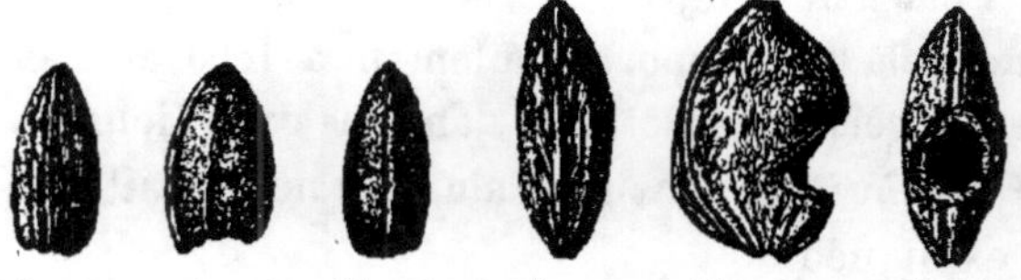

Fig. 92   Fig. 93   Fig. 94   Fig. 95   Fig. 96   Fig. 97
Noyaux de Prunes. — Assises à Escargots, d'après Piette.

rope et au midi du Caucase qu'il parait bien spontané. *En Italie et en Espagne, il l'est peut-être moins,* quoique de bons auteurs qui ont vu la plante sur place, n'en doutent pas. Quant aux parties de l'Europe, situées au Nord des Alpes, jusqu'en Danemark, les locatités indiquées *sont probablement le résultat de naturalisations à la suite de cultures. L'espèce s'y trouve ordinairement dans les haies, non loin des habitations avec une apparence peu spontanée.* Tout cela s'accorde assez bien avec les données historiques et archéologiques. Les anciens Grecs distinguaient les *Coccumelea* de leur pays d'avec ceux de Syrie d'où l'on a inféré que les premiers étaient les *Prunus insititia.* C'est d'autant plus vraisemblable que les Grecs modernes l'appellent *Coromeleia;* les Albanais disent *Corombile,* ce qui fait supposer *une ancienne origine venant des Pélasges.* »

Nous avons expliqué (1) que le κοκκύμηλα de Théophaste

----

(1) *Toxic. afric.*, t. I, p. 840.

ne pouvait être assimilé à un Prunier, et que le κοκκύμηλα des Grecs, d'après les glosses de Séleucus dans Athénée, ne pouvait s'appliquer probablement qu'au type sauvage du Prunier de Damas.

Quoi qu'il en soit, l'*ancienne origine du Prunus insititia venant des Pélasges,* comme le veut De Candole, est bien problématique. La question des Pélasges est, en effet, encore pleine d'obscurité; cependant, si, avec H. d'Arbois de Jubainville (1), on accepte l'identité des Pélasges de la Grèce et des Étrusques, Pélasges émigrés par suite de l'invasion Indo-Européenne, cela nous reporte seulement à 1800 ans avant notre ère, et on verra bientôt que, dans ces conditions, la présence du *Prunus insititia* dans les Palafittes ne saurait être logiquement expliquée.

De Candole, parlant du *Prunus domestica,* s'exprime ainsi (2) : « Plusieurs botanistes l'ont trouvé à l'état sauvage dans toute l'Anatolie, la région au midi du Caucase et la Perse septentrionale, par exemple autour du mont Elbrouz. *Son indigénat est douteux pour l'Europe.* Dans les pays du Midi où il est mentionné, on le voit surtout dans les haies, près des habitations, *avec les apparences d'un arbre à peine naturalisé, maintenu ça et là par un apport incessant de noyaux, hors des plantations.* Les auteurs qui ont vu l'espèce en Orient n'hésitent pas à dire qu'elle est *subspontanée.* Fraas affirme qu'elle n'est pas sauvage en Grèce, ce qui est confirmé par Heldreich pour l'Attique ; Steven l'affirme aussi pour la Crimée. S'il en est ainsi près de l'Asie Mineure, à plus forte raison faut-il l'admettre pour le reste de l'Europe.

« De ces faits on peut inférer que sa *demi-naturalisation* ou *quasi-spontanéité* en Europe a commencé tout au plus depuis 2000 ans. »

(1) *Dict. d'Anthropologie,* p. 868.
(2) *Loc. cit.,* p. 169.

Dans un autre passage, De Candole écrit (1) : « Les pruniers lacustres de Robenhausen étaient au moins contemporains de la guerre de Troie, peut-être plus anciens. »

En résumé, pour le savant Botaniste de Genève, l'introduction du *Prunus insititia* dans les Palafittes remonterait aux Pélasges, c'est-à-dire 1800 ans environ av. J.-C., tandis que ces Palafittes seraient au moins contemporains de la guerre de Troie, ce qui leur assignerait la date de 1280 ans av. J.-C.

Le *Prunus domestica,* au contraire, serait connu depuis 2000 ans !... Pourquoi et comment ? De Candole ne le dit pas. C'est une simple appréciation de sa part, sans preuves à l'appui.

Malgré l'autorité dont jouissent les œuvres d'un Maître de la science, il n'est pas possible de se contenter de semblables raisonnements.

Il en est de même pour ceux de M. Piette.

Un fait est acquis : Les *Prunus insititia* et *domestica ne sont pas spontanés en Europe, ils y ont été introduits;* reste à savoir par qui et à quelle époque.

« L'Agriculture, dit Mortillet (2), ne se montre dans nos régions qu'avec les temps actuels *qui commencent à l'époque Robenhausienne ;* ce n'est pas dans l'Ouest de l'Europe qu'elle a pris naissance. *Elle y a été apportée de toutes pièces,* déjà constituée, d'un pays étranger : l'Asie Mineure, l'Arménie et le versant du Caucase. »

Les Aryas ou Indo-Européens, en effet, comme la plupart des autres races qui avaient peuplé et civilisé l'Asie antérieure, bien avant la fondation des Empires de Babylone et de Ninive, descendaient des montagnes de l'Asie; ils s'étaient élevés d'eux-mêmes à un état de civilisation assez avancée,

(1) *Loc. cit.,* p. 289.
(2) *Dict. d'Anthropologie,* p. 25.

et ce sont eux qui ont importé en Europe des graines, des fruits,
etc. (1).

Cette importation, d'après des calculs chronologiques généralement admis, aurait eu lieu 3000 ans environ avant notre ère.

Le chiffre de 3000 ans fixerait ainsi la date de l'époque Robenhausienne, *la seule ou apparaissent, la seule ou pouvaient apparaître les plantes apportées de l'Asie;* et, comme l'époque Robenhausienne appartient au sommet de la période Néolithique; que, d'autre part, d'après des considérations géologiques des plus plausibles, cette période Néolithique aurait eu une durée d'environ 9000 ans, il s'ensuit que l'époque Azilienne de M. Piette, antérieure à l'époque Campinienne, base de la période Néolithique, remonterait à peu près à 10000 ans.

Donc, les *Prunes de Monsieur,* les *Prunes Sainte-Catherine et autres* auraient été ainsi *créées* par les hommes du Maz-d'Azil, *à l'aide de procédés horticoles,* environ 7000 ans *avant que l'introduction des arbres producteurs de ces fruits ait été faite, avant même l'existence des peuples importateurs !*

De semblables théories ne sont pas un instant soutenables ; M. Piette, cependant, les accépte ; il les défend, quand il déclare d'une façon absolue que les Botanistes se sont trompés en donnant les *Prunus insititia* et *domestica* comme originaires d'Orient ; ils sont d'origine Européenne, ils sont Ariégeois sans conteste, puisqu'ils gisent dans l'Azilien. Là, leur authenticité est indéniable, parce qu'ils sont colorés par le peroxyde de fer, parce qu'ils portent tous une cavité, un trou pratiqué intentionnellement pour en extraire les amandes et *en préparer une liqueur fermentée* (2).

Il est regrettable qu'un adepte des études palethnologiques

(1) GATTEYRIAS, in *Dict. d'Anthropologie,* p. 460.

(2) M. Piette, il est vrai, dans un post-scriptum à son *Mémoire sur les Plantes cultivées de la période de transition du Maz-d'Azil* (*L'Anthrop.,* p. 236, 1896), reconnaît que ces trous sont dus à des Rongeurs, mais à des Rongeurs

aussi autorisé que M. Piette fasse ainsi table rase des données de géographie botanique et de chronologie, d'une valeur autrement sérieuse que le principe du *Credo quia absurdum,* auquel il paraît vouloir se rattacher.

De deux choses l'une :

Ou l'Azilien de M. Piette n'est autre que le Robenhausien, et, dans ce cas, la présence de noyaux des *Prunus insititia* et *domestica* s'expliquerait dans une certaine mesure, *abstraction faite, bien entendu, des noyaux appartenant aux races horticoles actuelles ;*

Ou l'Azilien est bien réellement une époque de transition venant combler le hiatus ; dès lors, les noyaux de Pruniers cultivés *y ont été introduits frauduleusement.*

Ce sont des noyaux de Prunes *récemment mangées, placés intentionnellement par les ouvriers* là où ils ont été recueillis, dans un but bien déterminé, dans une intention bien connue de tous ceux qui ont fait pratiquer des fouilles préhistoriques, celui de faire trouver à l'explorateur des objets qu'ils supposent devoir l'intéresser, et d'obtenir ainsi une gratification, un supplément de paye. Rien n'est plus facile, dans ce cas, que de pratiquer un trou à un noyau récent, analogue aux trous des Prunelles, de le tacher de peroxyde de fer, commun dans la fouille, et de l'intercaler adroitement dans l'épaisseur du gisement. L'Ariège est trop près de la Haute-Garonne, pour que les Gascons y fassent défaut. M. Piette *a été indignement trompé.*

Tout ce qui vient d'être dit s'applique sans restriction aux *Cerasus vulgaris,* Mill. (*Prunus cerasus,* Lin), cultivés, du gisement du Maz-d'Azil ; nous nous abstenons d'en parler.

vivant à l'époque Azilienne et dont, du reste, il a retrouvé les ossements en place.

M. Piette oublie d'expliquer pourquoi les *Noisettes,* excessivement communes dans l'Azilien du Maz-d'Azil, dont l'homme est assez friand, que les Rongeurs devaient préférer aux noyaux de Prunes, et dont la perforation est bien plus facile que pour ces derniers en raison de la dureté moindre de l'endocarpe, ne portent aucune trace de trous ou de fractures permettant d'en extraire l'amande.

Amygdalus communis, Lin.

(T. I, p. 872 à 897)

Parmi les fables antiques, relatives à l'Amandier, nous avons cité celle des branches dont Jacob se serait servi pour s'approprier indûment les Agneaux de son beau-père Laban (1), et celle de Phyllis, fille de Licurgue, métamorphosée en cet arbre (2).

Nous trouvons l'indication d'une troisième dans le remarquable mémoire de M. H. Meige sur l'*Infantilisme, le féminisme et les hermaphrodites antiques* (3).

Cette fable, véritable imbroglio d'allégories, dit M. H. Meige, qui peut prêter aux interprétations les plus variées, est rapportée par Pausanias (4) de la façon suivante :

« Jupiter endormi eut une pollution et sa semence tomba sur la terre, qui, au bout de quelque temps, enfanta un Génie qui avait les deux sexes ; on dit qu'il se nommait Agdistis. Comme il inspirait beaucoup de crainte aux Dieux, ils lui coupèrent les parties viriles et de ces parties naquit un Amandier. Lorsque ses fruits furent mûrs, la fille du fleuve Sangeris en cueillit et les mit dans son sein, mais ces fruits disparurent aussitôt et elle se trouva enceinte. Après son accouchement, un Bouc pris soin de l'enfant, qu'elle avait exposé, et, comme, en grandissant, il devenait d'une beauté plus qu'humaine, Agdistis en devint amoureux. Attès, cet enfant, étant parvenu à l'âge viril, ses parents l'envoyèrent à

(1) *Tox. Afric.*, t. I, p. 875.
(2) *Tox. Afric.*, t. I, p. 877.
(3) *L'Anthropologie*, 1896, p. 511.
(4) *Achaïe*, Ch. XVII.

Pénisunte pour y épouser la fille du Roi ; on chantait déjà l'hyménée, lorsque Agdistis survint, et Attès furieux se coupa les parties viriles ; le père de la fille en fit autant. Agdistis se repentit bientôt de ce qu'il avait fait à Attès et obtint de Jupiter qu'aucune partie de son corps ne put se pourrir ou se dessécher. »

Abstraction faite de toutes ces mutilations génésiques dont la raison nous échappe, nous constatons une fois de plus combien la mythologie était fertile en inventions pour expliquer de différentes façons l'origine de certains arbres.

Quant au lieu d'origine (scientifique) de l'Amandier et à l'ancienneté de son existence, si l'on se reporte à ce que nous en avons dit dans le Tome Ier de cet ouvrage et aux éclaircissements de De Candole (1), il ressort de ces deux sources que sa véritable patrie se trouve dans l'Asie occidentale. Il était connu des Hébreux, les Grecs l'auraient trouvé spontané chez eux et il est possible qu'il ait été introduit des Iles de la Grèce à Rome. De Candole pense que son indigénat en Grèce est préhistorique ; on n'a pas cependant trouvé d'Amandes dans les Terramares du Parmesan, par exemple ; cela ne prouve nullement qu'elles n'existaient pas à l'époque Néolithique.

Les Amandes sauvages sont, on le sait, toujours amères ; ne peut-on pas en inférer que l'homme des Palafittes et des Terramares dédaignaient ce fruit à cause même de son amertume.

En remontant plus loin dans le temps et dans l'espace, on peut, avec Heer (2), considérer l'*Amygdalus pereger,* Unger, du miocène d'Œningin et de Storka, en Styrie, comme l'ancêtre direct de l'*Amygdalus communis.*

(1) *Loc. cit.*, p. 175.
(2) *Fl. foss. Helv.*, III, Tab. CXXXII, fig. 8-12.

Persica vulgaris, Mill.

(*T. I, p. 897 à 917*)

Sous le titre « Une Maladie nouvelle », le journal de
Pharmacie et de chimie (1) a publié le renseignement suivant :
« *Elle s'observe aux États-Unis, chez les agriculteurs qui se consacrent à la culture et à la fabrication des conserves de Pêches, et se
manifeste au moment de la cueillette. Les symptômes consistent : en
une vive irritation de la muqueuse nasale qui est rouge et qui
sécrète un mucus abondant ; les sinus frontaux, la conjonctive et les
bronches sont également atteints, et il peut y avoir des accès
d'asthme. La peau est également irritée : des macules ou papules
se montrent aux poignets, aux avant-bras, au cou et au front ;
il y a malaise et hyperthermie, la température montant de 1 à
2 degrés. S'agit-il d'une irritation due au duvet de la Pêche ou
à quelque organisme habitant ce duvet ? On ne sait trop. Tous les
travailleurs ne sont pas également susceptibles, et il se fait une
accoutumance évidente. Le mal s'accompagne parfois de symptômes
psychiques marqués, parmi lesquels le délire des grandeurs
domine.* »

Cette note nous a paru tout d'abord apocryphe ; l'action
produite par le maniement des Pêches mûres semble, en effet,
passablement étrange ; cependant, en réfléchissant aux symptômes provoqués par les aiguillons des Rosiers (2) et les
poils qui tapissent l'intérieur de leurs fruits ou enveloppent
leurs akènes (3), nous avons pensé qu'après tout il ne serait
pas impossible à ce que le duvet des Pêches pût, dans une
certaine mesure, se comporter d'une façon analogue.

(1) *Loc. cit.*, 5ᵉ Sér., t. XXVIII, *Supplément au Nᵒ du 15 juillet 1893*, p V
(2) *Tox. Afr.*, t. I, p. 661.
(3) *Tox. Afr.*, t. I, p. 694 et *seq.*

Afin d'arriver à une preuve pour ou contre, il était tout indiqué d'examiner d'abord la constitution anatomique du duvet, puis de rechercher ce que ce duvet pouvait contenir et quels pouvaient être les effets physiologiques de ce contenu.

Remarquons, en premier lieu, que l'abondance du duvet des Pêches est en raison directe du mode de culture du Pêcher. Le duvet est d'autant plus abondant, d'autant plus grossier, si l'on peut s'exprimer ainsi, que les arbres producteurs se rapprochent davantage de l'état spontané ; c'est ce qui se passe en Amérique.

« Les Pêchers, dit De Candole (1), se sont multipliés de semis en Amérique et ont donné, sans le secours de la greffe, des fruits charnus, quelquefois très beaux. »

D'après Bertero (2), « à Juan-Fernandez, le Pêcher est si abondant qu'on ne peut se faire une idée de la quantité de fruits qu'on en récolte ; ils sont, en général, très bons, malgré l'état sauvage dans lequel ils sont retombés. »

Braddick rapporte (3) « que, dans ses voyages à travers le Maryland, la Virginie et différentes provinces des États-Unis d'Amérique, il a pu se rendre compte de la façon dont croissent les Pêchers : ils se propagent invariablement par semis naturels et ne sont jamais greffés ; ils demeurent toujours à l'état de nature. Sur quelques pieds, les fruits sont magnifiques. Dans les provinces du Centre et du Sud des États-Unis, il n'est pas rare de voir des planteurs posséder un nombre assez grand de Pêchers pour pouvoir fabriquer, par la fermentation et la distillation, de 50 à 100 tonneaux d'eau-de-vie de Pêches ; dans ces contrées, les Pêches sont uniquement employées à fabriquer cette liqueur et à la nourriture des Porcs. »

(1) *Origine des Plantes cultivées.* p. 180 et seq.
(2) *Ann. Sc. Nat.*, 1re Sér., t. XXI, p. 350.
(3) *Trans. Hort. Soc. of London*, 1re Sér., t. II, p. 205, 1815.

Depuis l'époque où voyageait Braddick, les choses ont bien changé ; aujourd'hui, les Pêches servent à faire des conserves et, de plus, elles auraient inauguré une nouvelle maladie.

Le duvet dont l'épicarpe des Pêches est recouvert, ce qui leur donne l'aspect caractéristique que l'on connaît, examiné à un fort grossissement, consiste en une quantité considérable de poils, plus ou moins ondulés, plus ou moins flexibles, à extrémité supérieure aiguë ; ils sont formés d'une cellule

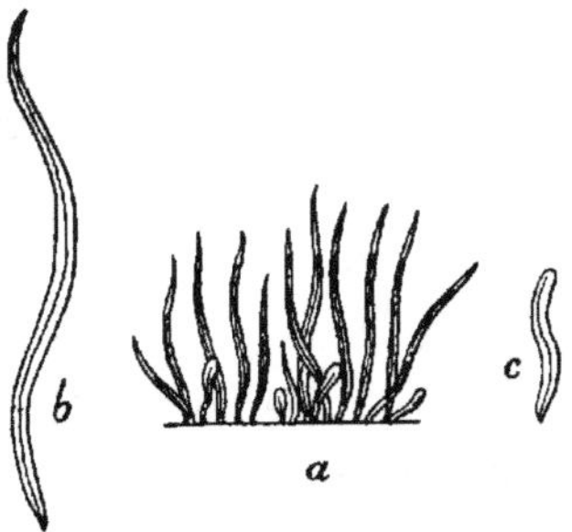

Duvet de l'épicarpe des Pêches
Fig. 98 : *a*. Ensemble des Poils. — Fig. 99 : *b*. Poil adulte,
Fig. 100 : *c*. Poil jeune.

unique, transparente, parcourue dans toute son étendue par un canal contenant un liquide d'un jaune très pâle ; des cellules plus courtes, à sommet arrondi, leur sont associées ; ce sont des poils n'ayant pas atteint leur complet développement.

Ces poils sont insérés sur l'épicarpe, réduit à une pellicule mince, se détachant facilement à la maturité du fruit et formant même souvent à ce moment une sorte de magma s'attachant aux doigts, lorsqu'on vient à manier les Pêches sans précaution.

Chimie. — La mince pellicule et les poils qu'elle supporte donnent à l'analyse : une matière résineuse, du sucre, de la gomme et une substance particulière ; cette dernière paraît être spéciale aux poils.

La matière résineuse, très peu abondante, le sucre et la gomme sont, en effet, propres à la pellicule. La quantité de gomme y est relativement considérable ; les larmes de cette substance, que l'on rencontre fréquemment sur les Pêches provenant d'arbres négligés, n'ont pas d'autre origine ; elles ne diffèrent en rien, du reste, de celles de la gomme sécrétée par le tronc et les branches des Pêchers.

Des fragments de pellicule sans aucune parcelle du sarcocarpe (*chair de la Pêche*) sous-jacent, ont été mis en macération dans l'eau distillée pendant 24 heures ; le liquide, filtré, rougissait fortement le papier bleu de tournesol, il réduisait les liqueurs de Fehling et de Bareswil ; traité par le réactif d'Agostini, on obtenait une coloration d'un rouge intense, preuve de la présence du sucre.

Ce même liquide, débarrassé des matières résineuse et gommeuse, par des traitements successifs à l'alcool, l'éther et au chloroforme, soumis à une courte ébullition, a été saturé de craie et de chaux vive, parties égales, puis filtré, réduit par l'acide chlorhydrique dilué, filtré à nouveau et évaporé dans le vide.

Le résidu obtenu, d'un blanc faiblement jaunâtre, pulvérulent, à l'œil nu, s'est montré à un fort grossissement, formé de petits mamelons autour desquels rayonnent de fines aiguilles barbelées de chaque côté.

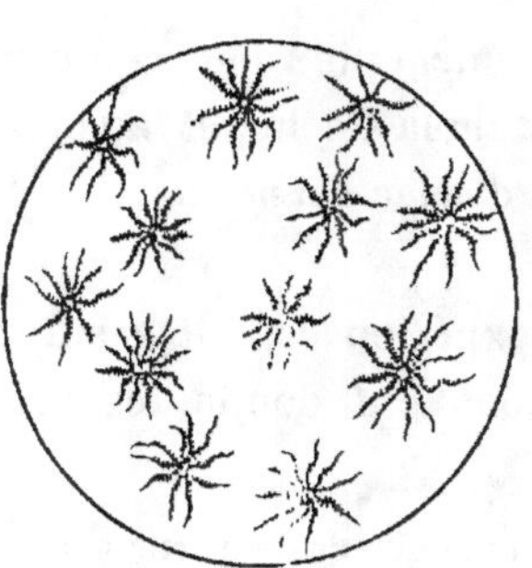

Fig. 101
Cristaux d'acide Persicique
Grossissement 250 diamètres.

Ces cristaux sont solubles dans l'eau, insolubles dans l'alcool, l'éther, le chloroforme, la benzine, etc.

Leur solution aqueuse donne un dépôt orangé avec l'acide picrique ; brun olive avec le ferricyanure de potassium ; brun rouge avec l'acide phospho-molybdique, elle précipite en gris vert par la potasse ; traitée par l'acide sulfurique, on obtient un dépôt d'un noir violet intense.

La solution est amère ; son odeur, à peine perceptible, rappelle faiblement celle des Amandes amères

Comparée à l'acide cyanhydrique, cette substance en diffère sous bien des rapports ; elle s'en rapproche sous quelques autres.

C'est ainsi que la coloration rouge obtenue après refroidissement d'un liquide contenant de l'acide cyanhydrique, traité à chaud par l'acide picrique, pourrait correspondre à la coloration orangée de notre produit.

Mais, en le traitant par la potasse additionnée de quelques gouttes d'un sel ferroso-ferrique, chauffant et ajoutant de l'acide chlorhydrique, on ne voit pas apparaître de bleu de Prusse.

Les cristaux barbelés se rapprochent bien de ceux en barbe de plume de l'acide cyanhydrique, mais ceux-ci ne se montrent qu'à une température de — 15°.

Il y a donc lieu, en attendant une étude plus complète, de différencier le produit du duvet de la Pêche, et nous proposons de le désigner sous le nom d'*acide Persicique*.

Physiologie. — Plusieurs expériences, faites sur nous-même et sur des animaux, nous ont donné les résultats suivants :

4e Expérience. — Après lavage antiseptique de la partie antérieure et interne de notre avant-bras gauche, fait avec toutes les précautions en usage, nous avons appliqué un large lambeau d'épicarpe de Pêche, le côté duveteux en contact direct avec la peau. Ce lambeau, recouvert d'un tampon de coton hydrophile stérilisé, a été maintenu par une bande également stérilisée.

Après trois heures d'application, nous commençons à éprouver une sensation de picotement très accentuée, avec accalmie puis exacerbation intermittentes, jusqu'au moment où nous enlevons le pansement, c'est-à-dire au bout de 24 heures. A ce moment, la peau était recouverte par places de plaques arrondies, d'un rouge vineux, avec cercle cuivreux, de 5 à 7 millimètres de large ; quelques-unes étaient furfuracées, toutes plus ou moins ombiliquées, à part le picotement précité, aucun autre symptôme ne s'est produit ; une teinte brunâtre très pâle indiquait la place des plaques disparues en 48 heures.

5e Expérience. — La partie supérieure du dos d'un fort Cobaye, après avoir été rasée et traitée aseptiquement, a été recouverte d'épicarpe de Pêche, de la même façon que dans l'expérience précédente ; le lendemain, on voyait de nombreuses plaques rouges et furfuracées qui, 36 heures après, étaient complètement disparues ; aucune autre complication.

6e Expérience. — Nous nous sommes introduit dans les cavités nasales des fragments d'épicarpe ; 15 minutes après l'application, nous éprouvions un fort picotement, quelques éternuements et un écoulement muqueux, comme dans une atteinte de coryza au début; 12 heures après, tout était terminé ; ni la conjonctive ni les bronches n'ont été atteintes.

7e Expérience. — Il en a été de même pour un Cobaye : la présence de l'épicarpe dans les narines n'a provoqué qu'une sécrétion muqueuse peu abondante.

La solution aqueuse de la matière cristalline s'est comportée d'une toute autre façon.

8e Expérience. — Une solution de 1 milligramme est injectée sous la peau de la cuisse d'une Grenouille du poids de 30 grammes. Instantanément, l'animal tombe, foudroyé ; la pupille est filiforme ; la respiration, les battements cardiaques sont nuls ; l'insensibilité à toutes les excitations est absolue.

A l'autopsie : les poumons sont noirs, hépatisés ; le cœur, très gros, est rempli de caillots roses ; le cerveau, la moelle épinière sont exsangues ; la vésicule biliaire, très gonflée, est remplie d'un liquide jaunâtre pâle ; rien de particulier dans le tube digestif.

9e Expérience. — Une solution de 4 milligrammes est injectée sous la peau du dos d'un Cobaye du poids de 450 grammes ; large inspiration, pupille très contractée, hébétement ; au bout de 2 minutes, l'animal tombe immobile : plus de respiration, plus de battements du cœur, refroidissement des extrémités ; oreilles, pattes, museau légèrement cyanosés ; insensibilité générale complète. Mort en 4 minutes.

A l'autopsie : poumons hépatisés, cœur gorgé de sang rose, cerveau et moelle exsangues, foie congestionné ; rien dans les autres organes.

Ces expériences sont instructives ; elles montrent deux phases tranchées dans les effets produits par le duvet des Pêches ; elles font également ressortir ce qu'il y a d'exagérations dans la note Américaine.

Les plaques de la peau existent, il est vrai ; l'irritation de la muqueuse nasale est manifeste, mais la conjonctive et les bronches sont indemnes, les accès d'asthme font défaut. Ces désordres seraient-ils survenus si l'administration d'une quantité considérable de duvet avait été faite et continuée pendant un laps de temps assez long ? Le malaise, l'hyperthermie se seraient-ils déclarés ? Nous n'osons l'affirmer ! En tout cas, la maladie, disons mieux, l'indisposition ne présente aucune gravité ; bien plus, il y aurait accoutumance.

Quant aux symptômes psychiques se traduisant par le délire des grandeurs, nous n'y croyons pas. Si réellement ils ont été observés, c'est le fait d'une coïncidence toute particulière, mais absolument étrangère à l'action du duvet ; il n'y a, par conséquent, pas lieu d'en tenir compte.

L'apparition des plaques sur la peau, l'irritation de la muqueuse nasale sont incontestablement dues à la substance contenue dans les poils du duvet ; cette substance est, malgré tout, en trop petite quantité pour qu'il y ait lieu de s'en préoccuper outre mesure.

Pour qu'elle agisse assez énergiquement, des doses assez considérables seraient nécessaires ; l'analyse seule est capable de les procurer.

Alors, seulement, elle ne le cède en rien à l'acide cyanhydrique, auquel elle est presque identique ; mais, répétons-le, elle ne devient nocive que dans des conditions spéciales auxquelles ne sont pas et ne peuvent pas être soumises les personnes employées à la préparation des conserves de Pêches.

Pour compléter l'histoire du Pêcher, nous terminons en faisant connaitre une découverte de M. Piette, bien plus extraordinaire encore que celle des Prunes dont il a été si longuement parlé précédemment.

M. Piette aurait trouvé des noyaux de Pêches dans sa couche *Pélécique* à haches polies du gisement du Mas-d'Azil, ce qui ferait remonter l'existence du Pêcher dans nos régions à l'époque *Néolithique*. Nous ne nous arrêterons pas à réfuter une semblable assertion.

Le Pêcher est une plante Chinoise; son importation, d'après De Candole, « aurait été faite entre l'époque de l'émigration Sanscrite et les relations des Perses avec les Grecs. »

Comme les noyaux de Prunes, les noyaux de Pêches de M. Piette *proviennent du repas de quelque terrassier Ariégeois.*

VII

CONNARACÉES

Propriétés générales. — « Les usages des Connaracées, dit Baillon (1), ne sont pas nombreux ; ce sont, en général, des plantes contenant dans leurs tissus une certaine quantité de substances balsamiques ; plusieurs sont employées par les naturels comme astringentes, et, chez certaines, cette astringence excessive peut devenir nuisible. L'arille des graines de quelques-unes passe pour comestible. Les fruits d'un groupe particulier sont garnis, sur l'épiderme extérieur et sur la surface intérieure de leur péricarpe, de poils doués d'une propriété urticante et souvent même brûlante ; très peu enfin sont aptes à provoquer des vomissements. »

Endlicher (2) se borne à citer les formes à arille comestible.

Duchesne (3) parle seulement des poils urticants des fruits et de l'astringence commune à tous les représentants de la famille.

L'examen de quelques formes permettra de faire connaître sous un aspect nouveau des plantes étudiées, jusqu'ici, seulement, au point de vue purement botanique.

Nous espérons démontrer que l'astringence excessive à laquelle Baillon attribue une action nuisible doit compter pour bien peu dans les effets produits par l'administration des organes de végétation des Connaracées en général.

(1) *Hist. Pl.*, II, p. 16.
(2) *Enchir. Bot.*, p. 605.
(3) *Repert. Pl.*, p. 289.

L'astringence, tout en étant incontestablement manifeste, est loin d'égaler celle de plusieurs autres plantes dont les effets passent le plus souvent inaperçus.

SÉRIE DES CONNARÉES

Agelæa Lamarcki, Plan.

Synonymie. — AGELÆA LAMARCKI, Plan., *Linn.*, XXIII, 438 ; Oliver, *Fl. Tr. Afr.*, I, 483 ; H. Bn., *Adans.*, VII, 238 ; CONNARUS PINNATUS, Lamck., *Dict.*, II, 95 ; OMPHALOBIUM PENTAGYNUM, D. C., *Prod.*, II, 86 ; AGELÆA EMETICA, H. Bn., *Herb. Mus. et Adans.*, VII, 239, *sub Var.* LAMARCKI.

Noms indigènes. — *Cephan-Mahi, Soandrou, Vahé-Maïnti,* en MALGACHE.

Habitat. — *Nossi-bé.* — *Maurice.* — *Sainte-Marie,* sur les hauteurs d'*Amboudifolathre.* — *Loucoubé,* au plateau de *Hellville.*

Distribution géographique. — Paraît spécial aux *Iles de l'Afrique orientale.*

Description botanique. — Arbrisseau sarmenteux plus ou moins élevé, très polymorphe, a rameaux glabres ou faiblement villeux ; feuilles trifoliées, à folioles obovales, à sommet cuspidé, acuminé, arrondies à la base, coriaces, à peu près glabres, souvent recouvertes dans le jeune âge, ainsi que les rameaux, d'un duvet épais, ferrugineux ; fleurs disposées en panicules, brièvement pédicellées ; calice à 5 divisions, à sépales ovales tomenteux ; pétales égalant le calice, de couleur blanche à odeur de *Lilas* (Pervillé) ; étamines 5, insérées au fond du calice ; carpelles obliques, oblongs, turbinés, coriaces, bivalves, à déhiscence dorsale ; graines allongées, arillées.

Historique. — Dans un savant article sur l'*Agelæa Lamarcki,* Baillon (1) décrit cette plante comme essentiellement polymorphe ; tout d'abord, il crut pouvoir désigner sous le nom d'*Agelæa emetica* certains échantillons caractérisés par un duvet fauve et serré sur les pétioles et les

____

(1) *Adans.*, t. VII, p. 239.

pétiolules, par les folioles ovales plus manifestement tri-
nerves à la base, par le réseau des nervures gauffré et plus
saillant, par la face inférieure de ces folioles plus terne et

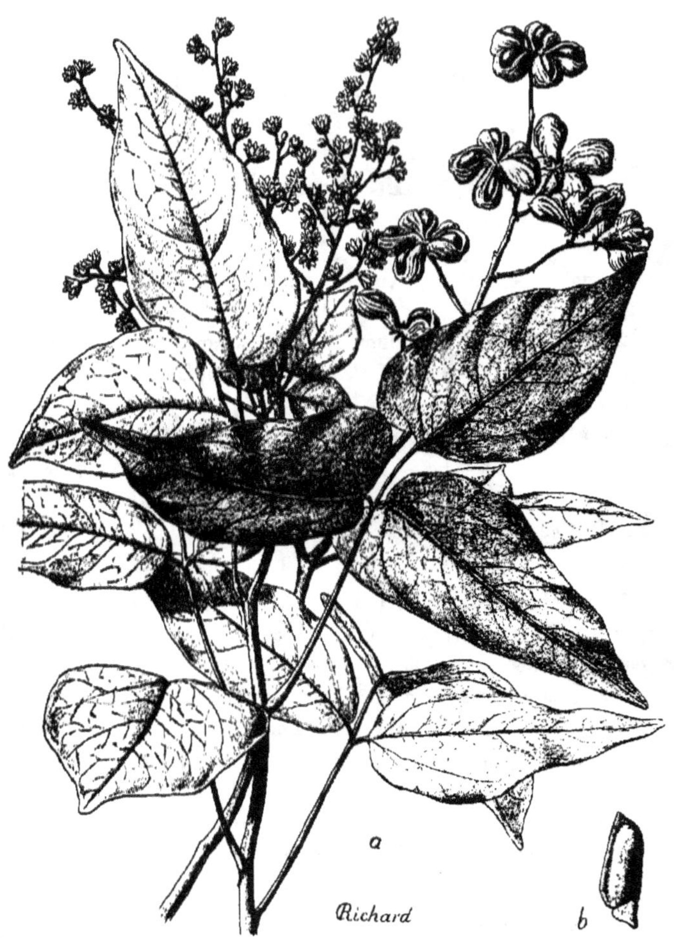

AGELÆA LAMARCKI, Plan.
Fig. 102 : *a*. Rameau florifère et fructifère. — Fig. 103 : *b*. Graine.

plus rugueuse que dans le type ; mais il ne tarda pas à réunir
l'*emetica* au *Lamarcki,* ayant rencontré tous les intermédiaires
possibles entre l'un et l'autre.

A la suite des raisons invoquées en faveur de cette dernière manière de voir, le savant professeur ajoute :

« C'est, dit-on, un astringent puissant et dont l'abus produit des dysenteries très intenses ; c'est encore un antiblennorragique très usité, qui se prend en tisane; *mais la plume se refuse à transcrire la note très singulière jointe, dans l'herbier du Muséum, aux échantillons de Bernier et relative à l'emploi que les Nègres de Sainte-Marie font de l'infusion de l'Agelæa.* »

Cet excès de pudeur de la part de Baillon paraîtra singulier, étant connue la note manuscrite de Bernier, que, sans aucun scrupule, nous reproduisons *in extenso :*

« On fait, dit-il (1), avec la feuille une tisane contre la blennorragie ; les naturels ont un procédé curieux pour administrer le médicament : le malade se tient debout sur un seul pied, une liane attachée à l'extrémité du pénis et dont l'autre bout est dirigé en dehors de la case, à travers une fenêtre. Ils croient qu'à mesure que le malade boit, le mal suit le cours du liquide, sort par la verge avec l'urine, continue sa marche le long du manche de la liane et que, arrivé à l'extrémité, il se coupe et tombe à terre. Alors, on ferme la fenêtre et, après avoir répété cette opération pendant cinq ou six jours, le malade doit être guéri. »

Franchement, ce récit d'un curieux et naïf procédé médical est-il capable de faire monter la rougeur au front des Botanistes et des Médecins les plus timorés et les plus chastes ?

Quelle que soit la réponse, ce qu'il importe de retenir dans cette note : c'est le prétendu pouvoir antiblennorragique de l'*Agelæa Lamarcki.* Les recherches suivantes vont permettre de juger en connaissance de cause.

Chimie. — L'étude chimique de l'*Agelæa Lamarcki* n'a pas encore été faite.

____

(1) *Note manuscrite* in *Herb. Mus.,* n° 235.

La solution des feuilles, le seul organe que nous ayons expérimenté, présente une couleur brun rougeâtre pâle ; son odeur est balsamique, sa saveur styptique, sa réaction très faiblement acide. Elles contiennent une huile essentielle en très petite proportion, une matière amorphe et une substance cristallisable.

Après avoir évaporé l'infusion aqueuse, au bain-marie, en consistance sirupeuse, nous avons agité l'extrait à plusieurs reprises avec du chloroforme, le liquide filtré a été réduit par évaporation à la moitié environ de son volume, puis traité par l'éther de pétrole jusqu'à complète dissolution. Il s'est déposé une matière d'un brun jaunâtre. Cette matière desséchée a été dissoute dans l'éther, additionnée de 1/4 de son poids d'alcool et traitée par l'eau distillée. Après avoir séparé le liquide aqueux incolore de la couche éthérée jaunâtre, celle-ci, évaporée à une douce chaleur, a laissé comme résidu la même matière, cette fois d'un blanc jaunâtre ; desséchée à l'étuve, à la température de 40°, elle est grumeleuse, friable, à saveur fortement styptique suivie d'une sensation prononcée d'amertume.

Elle est peu soluble dans l'eau froide, un peu plus dans l'eau chaude, insoluble dans l'éther, le chloroforme, le pétrole, la benzine. La solution aqueuse n'est pas précipitée par le chlrorure ferrique, le sulfate de cuivre, le chlorure d'or, le nitrate d'argent. Par l'acétate de plomb, elle donne un précipité blanc floconneux. Cette matière amorphe nous paraît être un glucoside ; brûlée sur une plaque de platine, elle émet des vapeurs rutilantes et ne laisse aucun résidu. Nous la désignons (on verra plus loin pourquoi) sous le nom d'AGELÆTOXINE.

L'eau mère, où cette matière s'est déposée, contient une autre substance que nous proposons d'appeler AGELÆTINE.

Par évaporation lente, il se dépose de fines aiguilles hyalines, d'une extrême petitesse, groupées en houppes.

Solubles dans l'eau chaude et dans les alcalis étendus, ces cristaux possèdent une saveur franchement amère, leur réaction est faiblement alcaline. La solution dans les alcalis prend rapidement à l'air une coloration d'un jaune verdâtre pâle.

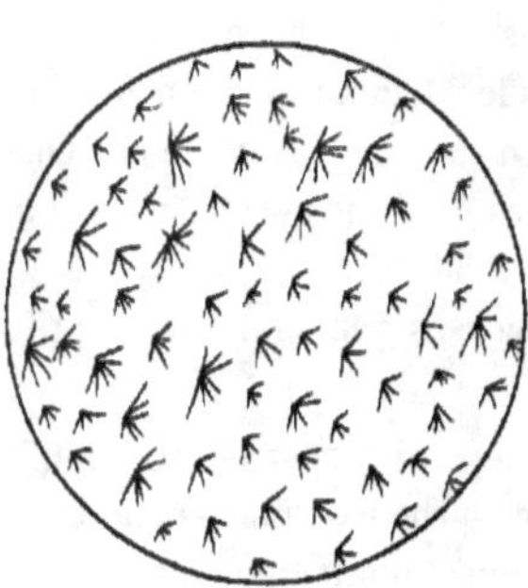

Fig. 104

Cristaux d'Agælétine

Grossissement 200 diamètres.

Physiologie. — La solution aqueuse, la matière amorphe et la substance cristallisée ont été successivement mises en expérience.

10ᵉ Expérience. — On fait ingérer dans l'estomac d'un Cobaye, du poids de 450 grammes, 4 centimètres cubes de la solution aqueuse. 3 heures après l'ingestion, on constate de l'agitation, la respiration est intermittente; à chaque mouvement respiratoire, les flancs sont agités de battements rythmiques; insensiblement, la dypsnée s'accentue, la tête est relevée en arrière, tendue pour respirer l'air; l'animal pousse des cris, il éprouve des efforts de vomissement, des selles diarrhéiques apparaissent, les urines sont abondantes. Bientôt l'animal tombe sur le côté, agité de convulsions; il pousse de nouveaux cris; la sensibilité, d'abord exagérée sous l'influence d'excitations mécaniques, s'atténue; la muqueuse buccale exsude un liquide filant, la pupille est violemment contractée, tout mouvement volontaire est impossible, les battements cardiaques sont inappréciables, la respiration cesse, la bouche est béante; coma, mort au bout de 6 heures.

A l'autopsie : le cœur est gorgé de sang noir, les poumons sont hépatisés, le foie présente des infarctus sanguins, le tube digestif tout entier est violemment injecté avec plaques ecchymotiques, le cerveau congestionné.

11ᵉ Expérience. — 2 centigrammes de matière amorphe en solution sont injectés sous la peau du dos d'un Cobaye du poids de 369 grammes. En 2 heures, tous les phénomènes de l'expérience précédente se sont accomplis avec une intensité plus grande dans les symptômes; la dyspnée est plus forte, l'arrêt du cœur plus prompt, les vomissements et la diarrhée plus fréquents et plus abondants.

L'autopsie révèle les mêmes désordres.

12ᵉ Expérience. — Une solution de 1 centigramme de substance cristal-

lisée est injectée sous la peau de la cuisse d'un Cobaye du poids de
400 grammes. Dyspnée, convulsions, hébétude ; l'animal reste couché à la
place où on le met, dans l'impossibilité d'exécuter aucun mouvement
volontaire ; quelques contractions fibrillaires des membres, insensibilité
générale ; pupilles très contractées ; mort en 2 heures.

A l'autopsie : les désordres sont moins accusés que dans les cas précédents.

13e Expérience. — Chez les animaux à sang froid, chez les Grenouilles,
l'action des trois états de la plante, à doses proportionnellement égales,
agit identiquement de la même façon, mais avec une lenteur notable.

Il est inutile de faire remarquer que l'astringence n'est
pour rien dans les effets produits par la solution des feuilles
d'*Agelæa Lamarcki.*

L'action est uniquement due à l'Agélætoxine et à l'Agélætine combinées, qui, chimiquement et physiologiquement,
diffèrent du tout au tout d'avec les principes astringents.

Thérapeutique. — La thérapeutique n'aurait rien à
gagner en essayant l'emploi de l'*Agelæa*. Si réellement son
infusion modifie ou guérit les Malgaches atteints de blennorragie, il faut en attribuer la cause à l'huile essentielle
balsamique contenue dans les feuilles. Or, il existe assez
d'antiblennorragiques d'une efficacité reconnue, pour qu'il
soit inutile d'introduire dans la pharmacopée une nouvelle
substance d'une efficacité douteuse, dont l'administration
pourrait occasionner un danger.

SÉRIE DES CNESTIDÉES

Cnestis corniculata, Lamck.

Synonymie. — CNESTIS CORNICULATA, Lamck., *Dict.*, III, 23 ; Oliver, *Fl.
Tr. Afr.*, I, 464 ; D. C., *Prod.*, II, 87 ; Planch., *Linnæa*, XXIII, 440 ;
AGELÆA PRURIENS, Soland., *Mss.*, in *Herb., Brit., Mus.*

Noms indigènes. — *Oboqui,* en GABONAIS.

Habitat. — *Sénégambie.* — *Sierra-Léone.* — *Gabon.*

Distribution géographique. — Paraît spécial à la côte *Occidentale d'Afrique.*

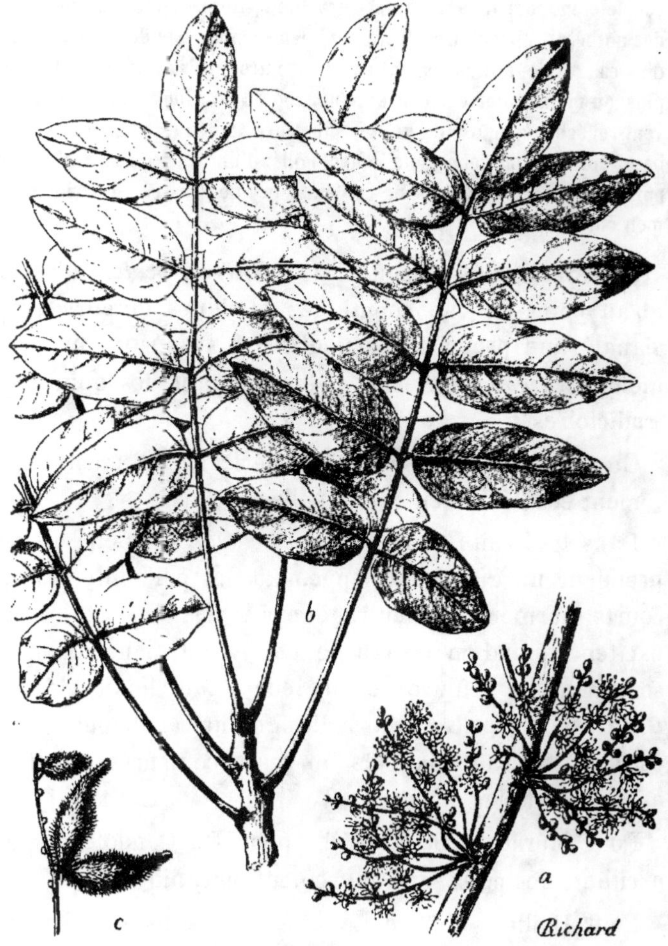

CNESTIS CORNICULATA, Lamck.
Fig. 105 : *a.* Inflorescence. — Fig. 106 : *b.* Tige et feuilles. — Fig. 107 : *c.* Fruits.

Description botanique. — Arbrisseau rameux, souvent sarmenteux ; jeunes rameaux couverts d'une villosité ferrugineuse, puis glabres et verruqueux ; feuilles alternes, imparipennées, à folioles ovales ou ovales lancéolées, coriaces, veinées ; les jeunes à tomentum ferrugineux le long de la nervure médiane ; fleurs groupées en assez grand nombre sur des rameaux ligneux particuliers ; calice à 5 sépales libres ; pétales 5, alternes avec les sépales ordinairement plus courts qu'eux, lancéolés, pubérulents en dessous, blancs ; étamines hypogines, toutes unies dans une courte étendue par la base de leurs filets, libres supérieurement, portant des anthères biloculaires introrses, déhiscentes par deux fentes longitudinales ; style ordinairement court, à extrémité stigmatifère, tronquée ou plus ou moins dilatée ; fruit accompagné ou non du calice persistant, souvent réfléchi, composé de un ou plusieurs follicules sessiles, atténués à la base, couverts en dehors de longs poils d'un roux doré, à l'intérieur de poils plus courts et de même couleur ; graine dressée, subarillée, à albumen charnu.

Historique. — Jusqu'ici, le *Cnestis corniculata* n'est connu qu'au point de vue botanique ; quelques auteurs ont bien signalé une propriété particulière à ses fruits, mais seulement à titre de curiosité et en émettant des opinions contradictoires.

On sait que, chez les *Cnestis,* le péricarpe est garni extérieurement et intérieurement de poils spéciaux.

Dans les fruits du *Cnestis corniculata,* les poils extérieurs prennent un grand développement, les poils intérieurs, plus courts, forment un feutrage épais, les uns et les autres excitent, quand on les touche, de vives démangeaisons et un sentiment de brûlure, ce qui leur a fait donner le nom de *Gratteliers,* de *poils à gratter,* désignation également propre à certains *Mucuna* auxquels on les a comparés et que nous aurons à étudier plus tard.

Pour Mérat et De Lens (1), pour De Candole (2), l'action excitante des poils serait purement mécanique.

Pour Baillon (3) et de Lanessan (4), cette propriété parai-

(1) *Dict. mat. Med.,* t. II, p. 321.
(2) *Essai sur les propriétés Médicales des Plantes,* p. 130.
(3) *Hist. des Plantes,* t. II, p. 7, note 1.
(4) *Plantes utiles des Colon. Françaises,* p. 794.

trait due « non seulement à une action mécanique du poil qui se détache facilement par sa base et s'implante dans la peau, mais peut-être encore à un liquide brunâtre remplissant plus ou moins la cavité du poil sur les échantillons secs qui se trouvent dans les herbiers. »

« Étudiés à un grossissement suffisant, continue Baillon, ces poils paraissent simples, unicellulés et longuement atténués en pointe à leur sommet. Autour de leur point d'implan-

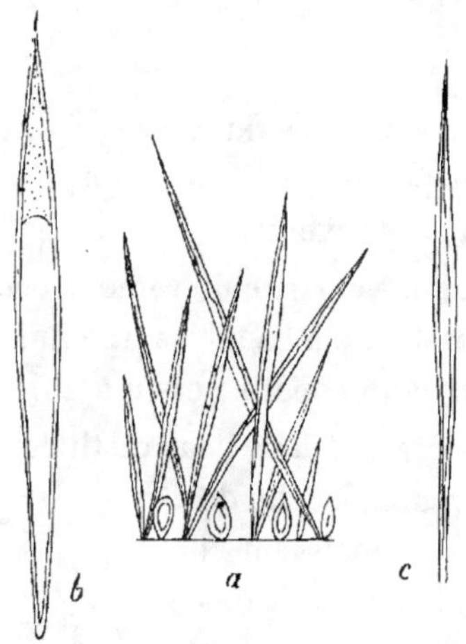

Cnestis corniculata (poils du péricarpe)
Fig. 108 : *a*. Ensemble des poils. — Fig. 109 : *b*. Poil extérieur.
Fig. 110 : *c*. Poil intérieur.

tation, on observe un grand nombre de poils plus jeunes qu'eux, à peine saillants, mais de même forme, et, de plus, des cellules proéminentes, coniques, obovées, claviformes, avec un nucléus et un liquide coloré à l'intérieur. Les poils sont également brûlants, assure-t-on, dans la plante fraîche. »

L'examen des poils nous a conduits aux mêmes résultats que ceux observés par Baillon, à ces différences près que ce qui vient d'être dit s'applique seulement aux poils extérieurs; ceux de l'intérieur sont, comme nous l'avons dit, beaucoup plus courts, plus minces, plus serrés, formant un véritable feutrage, et ne sont pas accompagnés des cellules proéminentes de Baillon.

Ces cellules ne seraient-elles pas le premier état des poils? Dans ce cas, elles représenteraient la glande sécrétrice du liquide caustique, destiné à remplir la cavité des poils après leur complet développement.

La propriété urticante est incontestablement due à la matière sécrétée, d'autant plus active, naturellement, que les fruits sont plus frais.

Chimie. — Les feuilles du *Cnestis corniculata* contiennent les mêmes principes que celles de l'*Agelæa Lamarcki;* nous n'avons donc pas à y revenir.

Nous nous sommes particulièrement occupé des poils du péricarpe; ils ont donné à l'analyse une huile fixe assez abondante, d'un brun jaune opalin, et une substance cristallisée.

Après une macération dans l'eau distillée pendant 48 heures, on voit surnager une couche de 2 à 3 millimètres d'épaisseur de l'huile précitée; débarrassée de ce principe, la solution rougit la teinture de Tournesol ; d'abord, soumise à une légère ébullition, elle est ensuite saturée de craie et de chaux vive, parties égales, filtrée, réduite par l'acide sulfurique dilué, puis filtrée à nouveau et évaporée à l'étuve.

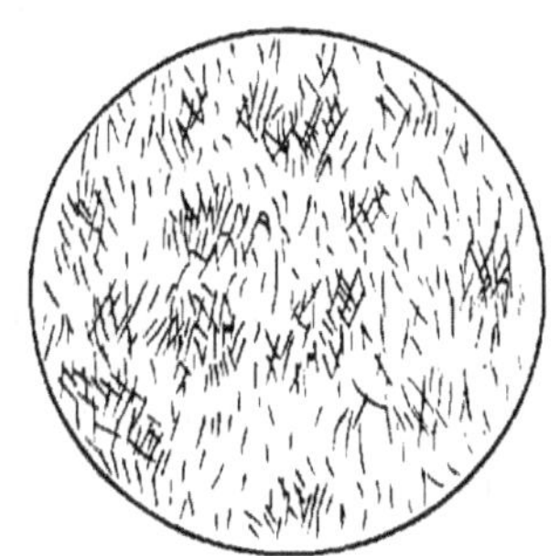

Fig. 111
Cristaux d'acide agélœique
Grossissement 180 diamètres.

Il se dépose de nombreux cristaux, consistant en fines et courtes aiguiles d'un blanc mat, enchevêtrées les unes dans les autres, simulant une sorte de feutrage serré. Ils sont solubles dans l'eau, l'alcool et l'éther.

La solution aqueuse précipite en blanc jaunâtre par le chlorure d'or, en gris par le chlorure de calcium ; traitée par le perchlorure de phosphore, puis par l'eau et par l'éther, elle donne une substance floconneuse d'un gris jaunâtre, soluble dans l'eau et précipitable de cette solution par l'acide chlorhydrique.

Cet acide présente quelques caractères communs avec l'acide malique ; il en diffère cependant par plusieurs autres, aussi proposons-nous de le désigner provisoirement sous le nom d'*acide agelæique*, afin d'attirer sur lui l'attention.

Physiologie. — La nature de la substance caustique des fruits du *Cnestis corniculata* étant connue, il s'agissait de rechercher quelle action elle pouvait exercer sur l'organisme, en conséquence, nous avons expérimenté la solution, les poils en nature et l'huile fixe.

14° Expérience. — On injecte sous la peau du dos d'un Cobaye, du poids de 425 grammes, 1 gramme du principe cristallisé en solution. Au bout de 2 heures, on constate que la respiration est devenue intermittente avec battements isochrones des flancs, l'agitation est considérable, la pupille fortement dilatée ; 3 heures après, la respiration est saccadée ; les battements du cœur sont lents, intermittents ; l'animal est agité de convulsions, il roule pour ainsi dire sur lui-même, pouvant difficilement se soutenir sur ses membres ; puis les mouvements volontaires deviennent impossibles, il se couche à plat, les quatre pattes écartées ; la tête tombe sur le sol ; il y a mâchonnement, efforts de vomissement : la respiration est inappréciable, les battements cardiaques imperceptibles, l'insensibilité se généralise, et l'animal immobile meurt 15 heures après l'inoculation.

A l'autopsie : les poumons sont rétractés avec ecchymoses, le cœur, les vaisseaux remplis de sang rouge groseille, filant ; l'estomac porte des ulcérations sur divers points de la muqueuse ; les intestins présentent quelques plaques gangréneuses, noires ; des caillots sanguins existent dans le péritoine.

15° Expérience. — Un bol fait de farine ordinaire humectée et de 1 gramme de poils de l'intérieur du péricarpe, est ingéré dans l'estomac d'un Cobaye du poids de 370 grammes. 6 heures après l'ingestion, les symptômes précédents commencent à se manifester ; ils se succèdent lentement, mais semblables à ceux provoqués par la solution ; la mort survient dans ce cas en 36 heures.

A l'autopsie, on relève les mêmes lésions.

16ᵉ Expérience. — 2 grammes de l'huile fixe sont ingérés dans l'estomac d'un Cobaye du poids de 245 grammes. Les effets sont purement laxatifs et se traduisent par 3 à 4 selles liquides. L'animal, très faiblement agité au début, se remet rapidement.

Thérapeutique. — La faible quantité relative du produit actif, contenu dans les fruits des *Cnestis,* ne saurait influer qu'exceptionnellement sur l'homme. Le maniement des poils frais amènerait des cuissons douloureuses et provoquerait une sorte d'ecthyma traumatique, mais rien de plus ; appliqués sur la muqueuse buccale, ils entraîneraient certainement des désordres dont les conséquences ne seraient pas sans inconvénients ; il y a donc lieu de s'en méfier ; en tout cas la Thérapeutique n'a rien à demander à cette plante.

Nous pourrions poursuivre l'étude des Connaracées, mais la similitude chimique et physiologique des principes propres aux autres groupes de la famille nous dispense de les envisager plus longuement.

L'exactitude de cette assertion est démontrée par nos expériences sur le *Byrsocarpus orientalis,* H. Bn , de Madagascar, Nossi-Bé, Abongo, et sur le *Manotes Griffoniana,* H. Bn., du Congo et du Gabon, entre autres.

Chez tous les deux, les feuilles et les autres organes de végétation nous ont fourni l'*Agélætine* dans des proportions variables, il est vrai, mais avec une forme cristalline constante, dont l'action se montre toujours uniformément semblable.

Avec le *Byrsocarpus,* on constate, en effet, chez l'animal en expérience : l'intermittence de la respiration au début, l'arrêt des battements cardiaques, les mouvements rythmiques des flancs, les efforts de vomissements, les selles diarrhéiques, les convulsions, l'exagération de la sensibilité bientôt suivie de sa disparition complète, la contraction de la pupille, etc., comme aussi les cavités du cœur remplies de sang noir.

l'hépatisation des poumons, les plaques ecchymotiques du tube digestif et la congestion du cerveau et de ses enveloppes.

La villosité très abondante de toutes les parties du *Manotes,* étudiée comparativement avec les poils du péricarpe des *Cnestis,* a fourni, comme ceux-ci, de l'*acide agélæique.*

Les fruits de certaines formes sont, dit-on, comestibles ; nous ne nions pas cette propriété, mais, à tout bien considérer, leur sapidité est si faible qu'elle doit les faire négliger ; les avantages qu'ils pourraient présenter sont loin de compenser les inconvénients qu'ils possèdent.

En résumé, les *Cnestis* sont des plantes plutôt nuisibles, dont l'Européen doit s'abstenir à tous les points de vue sans exception.

VIII

MIMOSACÉES

Propriétés générales. — Les propriétés dominantes des Mimosacées (1) consistent : d'une part, dans l'astringence de leur écorce et du péricarpe de leurs fruits ; de l'autre, dans la présence de quantités assez considérables d'une substance gommeuse analogue, mais non semblable, à celle produite par l'écorce de plusieurs formes du groupe des Prunées. Il est à remarquer que l'astringence est plus particulièrement prononcée chez les formes productrices de la gomme ; cette coïncidence ne pourrait-elle pas servir de point de départ pour une série de recherches tendant à démontrer une sorte de relation entre les deux principes ?

« *Mimosearum qualitates quod attinet,* écrit Endlicher (2), *illas imprimis ex acido mimotannico, e substantiis adstringentibus, atque e succis gummosis pendere notum est.* »

Indépendamment de ces propriétés fondamentales, les Mimosacées en possèdent d'autres assez intéressantes ; ainsi, les graines, les racines, parfois l'écorce de plusieurs sont âcres et souvent dangereuses ; les unes sont vomitives et

(1) Les *Mimosacées* font partie intégrante de la grande famille des *Légumineuses ;* quelques caractères ont permis de les subdiviser en trois sous-familles ou sous-ordres, admis par la plupart des auteurs. Ces sous-ordres sont considérés par d'autres comme autant d'ordres distincts ; nous suivons cette manière de voir et nous considérons les *Mimosacées*, les *Cæsalpiniacées* et les *Papilionacées* comme ayant chacunes la même valeur que les autres ordres de plantes jusqu'ici étudiées.

(2) *Enchir. bot.*, p. 683.

purgatives, les autres simplement laxatives ; très peu sont d'énergiques anthelminthiques.

Chez quelques formes, les graines sont entourées d'une matière farineuse servant, suivant les circonstances, à préparer des aliments ou des boissons ; ces graines sont parfois comestibles, un certain nombre contiennent dans d'assez fortes proportions des substances huileuses et butyracées ; les fleurs de diverses servent à préparer des essences à odeur délicieuse, douées de propriétés stimulantes ; les matières colorantes sont rares ; cependant, on en observe dans le bois et les fruits de plusieurs représentants de la famille.

SÉRIE DES ADÉNANTHÉRÉES

Adenanthera Pavonina, Lin,

Synonymie. — Adenanthera Pavonina, *Lin , Sp.*, 550 ; D. C., *Prod.*, II, 446 ; Oliver, *Fl. Tr. Afr.*, II, 329.

Noms indigènes. — *Zanga-Vara*, en Gabonais.

Habitat. — *Gabon.* — *Madagascar.* — Rivière *Rovuma.*

Distribution géographique. — Introduit dans diverses régions tropicales : *Réunion, Martinique, Guadeloupe, Tahiti, Pondichéry, Cambodge,* etc.

Description botanique. — Arbre élevé, inerme ; feuilles bipennées, à folioles nombreuses, alternes ou opposées, ovales, obtuses, glabres en dessus et en dessous ; fleurs disposées en rameaux allongés, solitaires ou fasciculés, la plupart du temps hermaphrodites, pédicellées, blanchâtres ; réceptacle court, concave ; calice à 5 divisions, campanulé, denté ; pétales 5, lancéolés ; 10 étamines, dont 5 alternes avec les sépales et 5 opposées, plus courtes ; filets insérés un peu en dessous de la base des pétales, libres ; anthères introrses, à 2 loges ; connectif glandulaire, caduc, sub-pédicellé, dépassant les loges ; ovaire sessile, multiloculaire ; gousse

comprimée, linéaire, à deux valves membraneuses, entières, convexes,
contournées à la maturité ; graines épaisses, trapézoïdales, à téguments
durs, vernissés, d'un beau rouge brillant.

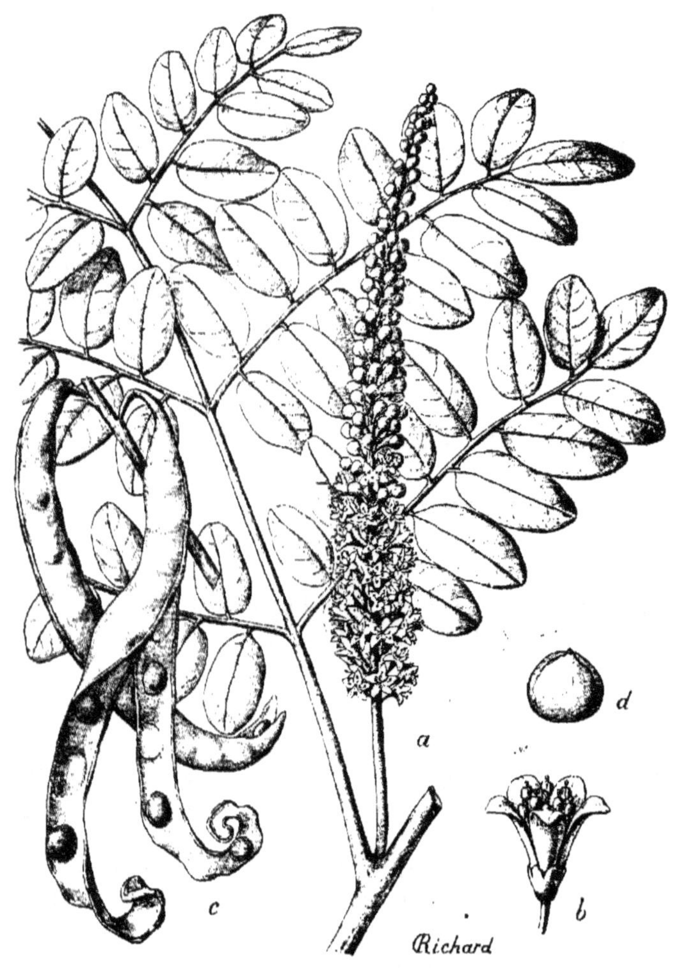

ADENANTHERA PAVONINA, Lin.
Fig. 112 : *a.* Rameau florifère. — Fig. 113 : *b.* Fleur. — Fig. 114 : *c.* Fruit.
Fig. 115 : *d.* Graine.

Historique. — L'*Adenanthera Pavonina* est un arbre éminemment Africain, « *it is a small genus of tropical Africa* », dit

Oliver (1) ; sa présence dans diverses régions tropicales est uniquement due à des introductions, « *has been introduced in to new world* », dit encore Oliver ; suivant de Lanessan (2), il aurait été introduit à Tahiti, notamment, en 1845, par Johnston.

Cette plante, lit-on dans le *Dictionnaire* de Dujardin-Beaumetz (3), « n'a été l'objet d'aucune étude sérieuse » ; peu d'auteurs, en effet, s'en sont occupés, si ce n'est pour publier sur son compte des banalités de peu d'intérêt.

Pour Endlicher, entre autres, qui commet deux erreurs (4), « *Adenantheræ Pavoninæ, indiæ arboris, semina cocta comeduntur ; filove inducta in mundum muliebrem adhibentur. Aurifaribus minimi ponderis loco sunt.* »

A Pondichéry, « les graines sont considérées par les Indiens comme toxiques », au dire de de Lanessan ; d'après le même auteur, le bois fournirait à la Guadeloupe une teinture rouge (5).

Baillon (6) a donné sur l'*Adenanthera Pavonina* quelques renseignements que nous reproduisons.

« Connues sous différents noms : *Condori, Condoit, Crète de Paon, Œil de Paon, Fèves d'Amérique, Sam-rang* en Cochinchine, *Bois corail,* ses graines servent d'amulettes, de colliers, de bracelets, etc. ; aux Antilles, on les enfile avant leur maturité pour en faire des chapelets qui servent de jouets ; la couleur rouge des graines appartient à leur tégument épais et résistant ; il est entouré d'une couche extérieure molle, susceptible de prendre, au contact de l'eau, un énorme développement en se ramollissant, devenant mucilagineuse et se

---

(1) *Fl. Trop. Afr.*, II, p. 329.
(2) *Les Plantes utiles des Colonies Françaises*, p. 843.
(3) T. I, p. 42.
(4) *Enchir. Botan.*, p. 684.
(5) *Loc. cit.*, p. 491.
(6) *Hist. des Plantes*, t. II.

soulevant de dessus du testa rouge, principalement dans les points où elle semble lui être moins adhérente que suivant un cercle à peu près concentrique aux bords et déjà indiqué sur la semence sèche par une lunule peu visible. La grande quantité de ce mucilage, qui se développe de la sorte, servait aux sauvages pour lisser les cheveux et les rendre brillants.

« Le contenu de la graine serait comestible et mangé cuit au Malabar.

« Ainslie (1) dit que cette plante qui est le *Mandsiali* de Rhumphius (2) a des feuilles salutaires contre le rhumatisme chronique ; on les emploie en décoction. A Cuba et à Saint-Domingue, la racine est estimée comme vomitive.

« Dans l'Indo-Chine, les graines ont la réputation d'être souveraines contre la rage. C'est une question qui mériterait d'être étudiée. »

L'emploi de l'*Adenanthera Pavonina* nous est inconnu en Afrique.

Chimie. — Les graines d'*Adenanthera Pavonina*, seules parties de la plante étudiées, réduites en poudre, provoquent l'éternuement ; leur saveur est fade, puis faiblement amère ; l'odeur est âcre et pénétrante.

Après macération de la poudre dans un appareil à déplacement, pendant 24 heures dans l'eau distillée, le liquide est partagé en trois couches : une supérieure assez épaisse formée d'huile fixe ; une moyenne d'un brun pâle, sirupeuse ; une troisième constituée par la poudre des graines tassée.

Débarrassée de l'huile fixe, la couche médiane, traitée par l'alcool, dépose une masse compacte d'aspect gélatineux.

L'huile fixe, d'un jaune sale, possède l'odeur des graines ; sa saveur est nulle ; ce principe n'offre rien de particulier, il

(1) *Mat. med. Ind.*, II, p. 180.
(2) *Herb. Amb.*, III, p. 109.

rancit au bout d'un temps très court et devient à ce moment d'un brun jaune.

La masse gélatineuse, desséchée à une douce température, se montre sous la forme de larges écailles, minces, brillantes, d'un jaune orangé foncé ; elle donne toutes les réactions propres à la gomme dite Arabique.

La poudre ayant servi à ces opérations, abandonnée à elle-même dans un cristallisoir, sous une couche d'eau distillée, est maintenue à l'étuve à la température constante de 30°. Au bout de quelques jours, l'eau était devenue nuageuse par places, elle rougissait fortement le papier bleu de tournesol et réduisait la liqueur de Fehling. Traitée par le réactif d'Agostini (1), on obtenait une coloration d'un rouge violacé intense, preuve évidente de la présence de galactose.

L'eau de macération peut, dans ce cas, être assimilée à une dissolution de gomme, qui, par suite de la présence d'un acide dévoilé par le papier de tournesol, éprouve une fermentation ayant pour conséquence la saccharification du produit, ainsi que l'ont établi Fluckiger et Fermond.

L'examen microscopique, à un grossissement de 1000 diamètres, d'une portion de la substance nuageuse, nous a montré de nombreux microcoques, des *Bacillus amylobacter* et plusieurs autres Bacilles d'une détermination difficile.

En traitant l'eau de macération, comme aussi une solution de la matière gommeuse plus haut décrite, par les méthodes de Giraud-Guérin, de Garros et de Bauer, nous avons pu isoler la galactose sous forme de cristaux, constitués par de petits prismes droits à extrémités coupées obliquement et

---

(1) Le procédé d'Agostini, peu connu, est le suivant : 5 gouttes de la liqueur à expérimenter sont déposés dans un tube à essai ; on y ajoute 5 gouttes d'une solution de chlorure d'or au millième et 2 gouttes d'une solution de potasse caustique au vingtième, on chauffe à la lampe à alcool jusqu'à ébullition ; après refroidissement, le liquide est coloré en rouge violacé foncé.

disposés en croix, d'une grande pureté. Ces cristaux sont de
volume variable, comme le montre
la figure 116.

La couche qui, suivant Baillon,
entoure les graines et est susceptible de prendre un énorme
développement au contact de l'eau,
nous est totalement inconnue ; le
séjour prolongé des graines entières dans l'eau, leur ébullition
même n'ont produit aucun résultat. Quelle est cette couche ? La

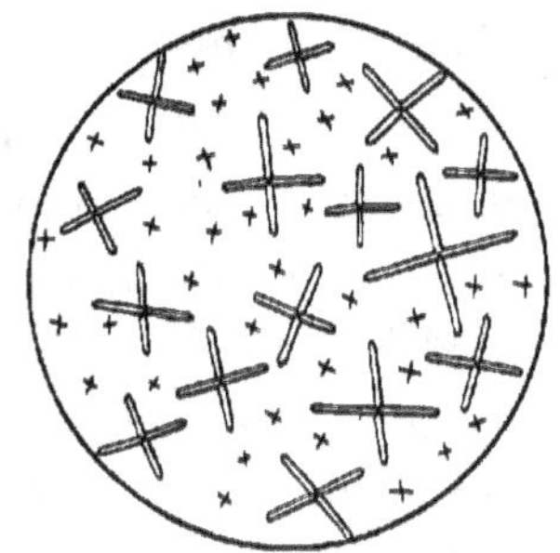

Fig. 116
Cristaux de Galactose
d'*Adenanthera Pavonina*
Grossissement 140 diamètres.

phrase un peu embrouillée de Baillon laisse un doute dans
l'esprit. Il est probable qu'il a voulu parler d'une substance mucilagineuse entourant les graines dans les gousses fraiches,
matière ou son analogue, observée chez un certain nombre
d'autres Légumineuses.

Les graines pulvérisées ont été traitées par l'alcool à 80°
dans un percolateur. Après avoir évaporé le liquide obtenu,
l'extrait a été agité à plusieurs
reprises avec de l'eau distillée
chaude ; puis la solution aqueuse,
réduite par évaporation, refroidie
et additionnée d'ammoniaque, a
été traitée par le chloroforme.
Le résidu obtenu après distillation a été combiné avec de l'acide
chlorhydrique. Le mélange, traité
consécutivement avec l'ammoniaque et le chloroforme, s'est pris
en masse cristalline.

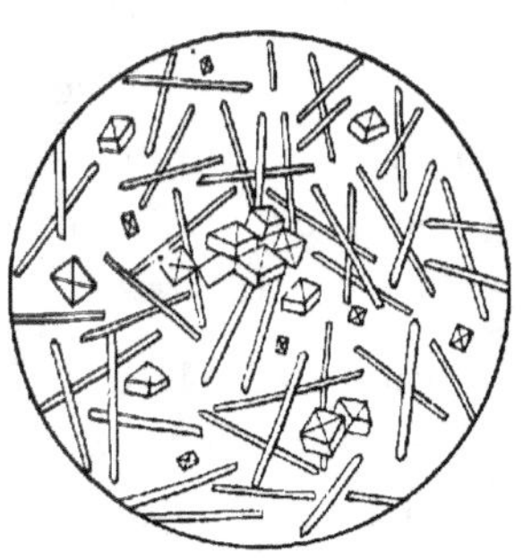

Fig 117
Cristaux de Mimosine
d'*Adenanthera Pavonina*
Grossissement 120 diamètres

Cette masse était composée de gros prismes droits rhom-
boïdaux, réunis par groupes au milieu d'un lacis de longues
aiguilles prismatiques droites, minces, à sommets tronqués.

Ces cristaux sont solubles dans l'eau en toutes proportions, moins solubles dans l'alcool, l'éther et le chloroforme.

Leur solution aqueuse précipite en vert olive par le ferri-cyanure de potassium, en jaune d'or par le perchlorure de fer, en gris par l'acide phospho-molybdique ; l'acide picrique donne un abondant dépôt d'un jaune brun ; le bichlorure de mercure amène un léger trouble blanchâtre ; traitée par la potasse, on obtient un dépôt rouge lie de vin. Cette dernière réaction parait caractéristique (1).

Physiologie. — Les effets physiologiques du principe cristallisé sont remarquables en ce sens que la plupart des symptômes produits se trouvent assez fréquemment chez plusieurs autres Légumineuses.

17ᵉ Expérience. — On injecte sous la peau du dos d'un Cobaye, du poids de 485 grammes, 1 centigramme du principe en solution aqueuse. Au début, la respiration est accélérée, puis elle se ralentit insensiblement ; la pupille est fortement contractée, les mouvements du cœur ne tardent pas à devenir plus lents ; à ce moment, la pression vasculaire s'élève, les flancs sont le siège de battements intermittents, l'agitation est extrême, la sécrétion salivaire abondante ; diarrhée faible, efforts de vomissements. A ces symptômes succèdent l'abattement, une sorte de somnolence, la réso-lution musculaire, des contractions fibrillaires des pattes, puis enfin la respiration s'arrête, le cœur reste immobile, la sensibilité est disparue, l'affaissement général est complet, et l'animal meurt après deux ou trois spasmes. La durée des phénomènes a été de 12 minutes.

A l'autopsie : le cœur est en diastole, les poumons sont affaissés avec larges plaques ecchymotiques, le tube digestif est violacé, l'estomac rempli d'un liquide spumeux, la muqueuse d'un jaune livide avec quelques caillots noirâtres ; le cerveau, ses enveloppes et la moelle épinière sont fortement injectés.

(1) Nous avions songé un instant à désigner le principe actif des graines d'*Adenanthera* sous le nom d'ADÉNANTHÉRINE, cependant, d'autres Mimosacées nous ayant donné, comme on le verra par la suite, des principes jouissant non seulement de propriétés analogues, mais affectant surtout des formes cristallines, qui, tout en se groupant suivant un mode propre à chacune d'elles, peuvent néanmoins être rattachées à un type fondamental : les aiguilles prisma-tiques droites ; nous avons pensé qu'il était plus logique de les ranger sous le titre collectif de MIMOSINE.

Il est à noter que dans l'empoisonnement par l'*Adenanthera*, les muscles restent excitables. Sous l'influence de l'électricité appliquée directement sur le muscle, on provoque de vives secousses, tandis que l'action est nulle si l'on s'adresse aux nerfs moteurs. Ce mode d'action démontre que la paralysie du cœur et l'arrêt de la respiration sont le fait de la lésion des nerfs qui animent ces organes et non celle du muscle cardiaque et des inspirateurs.

L'*Adenanthera* se comporterait donc de la même façon que la *Physostigmine* de la Fève de Calabar, qui sera étudiée plus loin.

Thérapeutique. — Devant les propriétés toxiques des grains d'*Adenanthera Pavonina*, leur usage, comme condiment au Malabar, s'explique difficilement. L'épaisseur et la dureté des téguments, la consistance presque cornée de l'albumen, leur saveur amère et l'odeur âcre qu'elles donnent à l'ébullition suffiraient seules à les rendre impropres à tout usage culinaire et c'est avec raison qu'à Pondichéry elles passent pour nocives.

Leur emploi en Thérapeutique ne serait pas d'une grande utilité, malgré leur analogie avec les graines du *Physostigma venenosum*.

Baillon a écrit que dans l'Indo-Chine, elles ont la réputation d'être souveraines contre la rage et il ajoute que cette question mériterait d'être étudiée. Nous ignorons sur quels faits repose cette croyance, et nous n'avons pas eu l'occasion d'expérimenter son prétendu pouvoir antirabique ; comme Baillon, nous dirons : l'expérience devrait être tentée, tout en étant persuadé que le résultat serait négatif.

S'il est vrai (?) que l'administration de la Physostigmine, a pu guérir le Tétanos (1), comme l'ont déclaré Holmes-

(1) Nous aurons occasion de parler du Tétanos, quand nous étudierons le *Physostigma venenosum* et d'autres plantes, — nous discuterons alors longue-

Coote (1), Compbell (2), Bouvier (3), de Giraldes (4), Sydney-Ringen (5), etc.,

Si elle a donné de bons résultats dans la chorée, entre les mains de Bouchut (6),

Si Erichton-Brown (7) a pu l'employer avec succès, dans deux cas de paralysie générale, etc.,

Il est incontestable que la Mimosine de l'*Adenanthera*, vu son analogie avec elle, pourrait être ordonnée dans les mêmes affections, également aussi dans la Thérapeutique oculaire, dans les mydriases d'origine syphilitique et alcoolique notamment, et surtout dans les paralysies de l'accommodation ; dans le glaucôme et la cataracte, avec tendance à la hernie de l'Iris (8) ; mais le besoin d'introduire, dans les formulaires, un nouveau remède, ne présentant en somme rien de particulier, ne se fait nullement sentir ; il suffit d'avoir démontré la toxicité de ces graines, afin de mettre en garde ceux qui les supposent dénuées de toute propriété nocive.

Entada scandens, Benth.

Synonymie. — ENTADA SCANDENS Benth., in *Hook. journ.* IV, 332 (1842); Oliver, *Fl. Tr. Afr.*, II, 325 ; ENTADA GIGALOBIUM, D. C. *Mem. Legum.*

ment les opinions aujourd'hui en cours, au sujet des causes de cette grave maladie, — mais nous croyons devoir déclarer d'ores et déjà que nous nions de la façon la plus absolue son *origine purement* ÉQUINE, soulevée par Larcher et soutenue avec tant de conviction par notre regretté Maître le Pr Verneuil.

(1) *The Lancet, mars* 1867.
(2) *Gaz. Méd. de Strasbourg,* 1867.
(3) *Gaz. Méd.,* 1861.
(4) *Bull. de Thérap.,* Mai 1868.
(5) *The Practitionner. Novembre* 1874.
(6) *Bull. de Thérap..* 1875.
(7) *Brit. Méd. Jorn.,* 1874.
(8) WECKER, *Bull. de Thérap.,* 1878.

12, *Prod.* II., 425 ; Entada Pursætha, D. C. *Loc. cit.*; Mimosa Scandens, Sw., *Obs.*, 389 ; Mimosa Entada, W. *Sp.* IV, 1011.

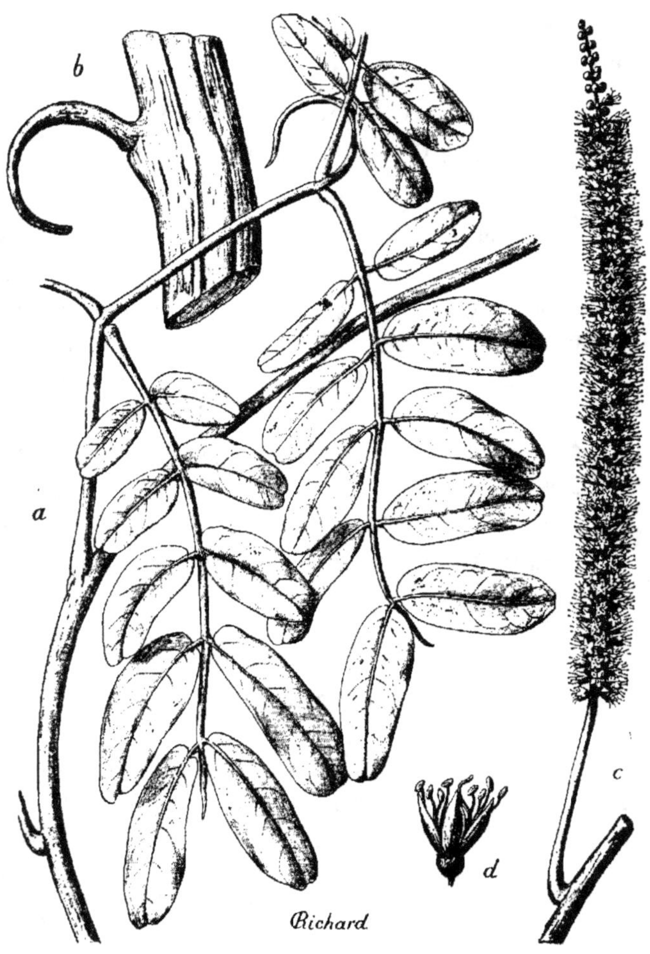

Entada Scandens, Benth.
Fig. 118 : *a*. Feuilles. — Fig. 119 : *b*. Portion du rameau.
Fig. 120 : *c*. Inflorescence. — Fig. 121 : *d*. Fleur.

Noms indigènes. — *Quifugé* à Galungo-Alto ; *Neke* en Zigoua ; *Marokoh*
en Mombouttou.

Habitat. — Toute la *Sénégambie*. — *Sierra-Léone*. — *Fernando-Po*. — *Golungo-Alto*. — *Huilla* — *Cabinda*. — *Ficalho*. — *Cap Vert*. — *Albreda*. — *Gambie*. — *Lac N'gami*, pays des *Momboultous*.

Distribution géographique. — Plante *Africaine*, depuis longtemps naturalisée (?) sur les côtes de toutes les *Régions Tropicales*.

Description botanique. — Arbuste très élevé, grimpant, à rameaux striés longitudinalement, légèrement pubescents au sommet ; feuilles bipennées, la foliole terminale, souvent changée en cirrhe volubile ; folioles oblongues elliptiques, inégales à la base, obtuses, sessiles, glabres en dessus, parsemées en dessous de poils rares ; stipules, très petits, sétacés ; fleurs disposées en longs épis, solitaires ou géminés, supra axillaires ; calice petit, turbiné 5 denté, à dents aiguës, courtes ; corolle d'un blanc jaunâtre, à 5 pétales réguliers, lancéolés, trois fois plus longs que le calice ; étamines 10, dont 5 alternes avec les pétales et 5 plus courtes, opposées, à filaments, insérés un peu au-dessus de la base de la corolle ; anthères ovales biloculaires, à connectif, surmonté par une glandule caduque, très brièvement stipitée ; gousse atteignant souvent une longueur de 60 à 80 centimètres sur 8 centimètres de large, à valves parcheminées, coriaces, couvertes transversalement de lignes sinueuses saillantes, entourées de chaque côté d'une côte épaisse, dure, en continuité avec le pédoncule, formant les sutures marginales ; les articles dont elle est formée peuvent se détacher transversalement ; graines très grosses, orbiculaires, comprimées, brunes, lisses, brillantes.

Pour Baillon, qui accepte le genre *Entada*, les fleurs « sont celles des *Adenanthera*, leur réceptacle a la forme d'une coupe peu profonde, doublée d'un disque glanduleux, en dehors duquel s'insèrent les étamines ; leurs pétales sont libres, mais souvent collés par les bords dans une étendue variable de leur portion inférieure ; le gynécée est sessile ou à peu près ; c'est donc en dehors de la fleur qu'il faut chercher des caractères propres à ce genre. *Ils résident uniquement dans le fruit.* »

Celui-ci est une gousse aplatie, rectiligne ou arquée, suivant ses bords, à péricarpe mince ou épais et ligneux. A l'époque de la maturité, les deux sutures marginales persistent et les valves se séparent en autant d'articles qu'il y a de

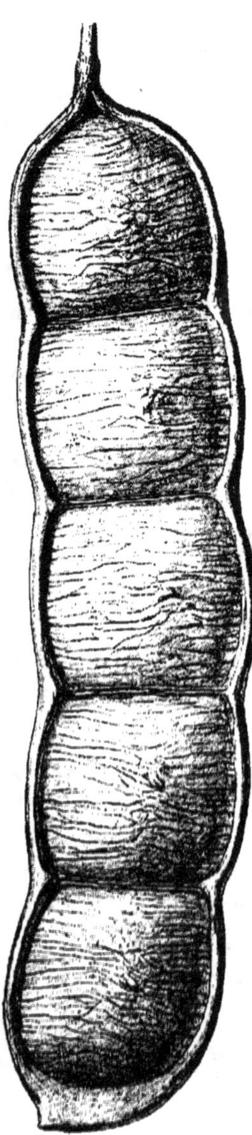

Entada scandens, Benth.
Fig. 122
Gousse

(1) *Loc. cit.*, p. 683.
(2) *Loc. cit.*, p. 956.

graines. Les lignes de séparation sont transversales et très
nettes ; à leur niveau les deux parois
de l'endocarpe se touchent ; celui-ci
forme autant de segments rectangulaires, ordinairement allongés dans
le sens transversal et persistant autour de la graine, qu'ils enveloppent
complètement. Les graines renferment, sous leurs téguments coriaces,
un gros embryon, sans albumen (1). »

Historique. — On a attribué
quelques usages et quelques propriétés aux diverses parties de l'*Entada
scandens*.

Pour Endlicher (1) « *Entadæ, alexi-
teriæ creduntar* » ; Duchesne (2) rapporte « que les graines qu'il désigne
sous le nom de *Châtaignes de mer*, de
Cœur de Saint-Thomas sont alexi-
tères, et que sèches, elles passent
pour fébrifuges ; il ajoute qu'on les
mange aux Philippines, comme des
Châtaignes ; qu'on en faisait en Europe de petites tabatières et que les
Nègres en fabriquent des bourses,
dans lesquelles on met de l'or.

« Avec les cosses vertes, on prépare une eau pour empêcher les cheveux de tomber et nettoyer la tête ;
le liber de l'écorce contient un principe savonneux, qui le fait employer
pour blanchir le linge. »

De son côté, de Lanessan (1), déclare que les graines sont narcotiques, voir même vomitives, propriétés peu propres à les rendre comestibles, comme l'a prétendu Duchesne.

Enfin, Welwitsch (2) rapporte que l'*Entada* fournit les fibres sextiles : « *its affords a fibre and for textile purpose* ».

Schweinfurth, qui a recueilli cette plante au pays des Mombouttous, en parle de la façon suivante (3) :

« L'*Entada scandens* n'est qu'une plante annuelle et grimpante, une liane dont la faible tige s'accroche aux sous-bois des plis de terrain, ou coulent des ruisseaux, et en charge les branches de ses lourds festons ».

Pour le savant voyageur, l'*Entada* est une plante éminemment Africaine, elle n'y a point été introduite, tout au contraire, sa présence dans le nouveau monde est due plus particulièrement à la facilité avec laquelle ses énormes gousses surnagent et résistent à l'influence des eaux où elles sont déposées ; rien d'étonnant à ce que, transportées à la côte par une cause quelconque, elles aient été entraînées par les courants dans les nombreuses régions autres que l'Afrique, où on la rencontre aujourd'hui. On sait que l'introduction de divers végétaux, loin de leur pays d'origine, n'a pas d'autre cause.

Chimie. — Ayant pu nous procurer des gousses fraichement cueillies, nos recherches ont porté sur les valves de ces gousses et sur le tégument externe des graines.

Il n'y a pas lieu d'examiner ici séparément et comparativement ces deux organes, car, traités l'un et l'autre par la même méthode, ils ont donné des résultats semblables, ils doivent donc être considérés comme contenant le même principe.

(1) *Repert. Pl. ut.*, p. 256.
(2) Teste OLIVER. *Fl. Trop. Afr.*, t. II, p 526.
(3) *Au cœur de l'Afrique. Trad.* de LOREAU, t. II. p. 57.

Les valves d'*Entada* finement pulvérisées, on mélange, un poids donné, de la poudre, avec une quantité égale de chaux vive ; le mélange, épuisé par le chloroforme, est agité après filtration, avec de l'eau acidulée d'acide sulfurique, puis précipité à froid par une lessive de soude caustique, le précipité filtré, traité par l'éther, filtré à nouveau, enfin repris par l'éther, est mis à évaporer à l'étuve, à la température de 35°.

Il reste, après évaporation, une couche assez épaisse, formée d'un amas de petits cristaux, d'une élégance toute particulière.

Ils consistent en minces et longues aiguilles prismatiques, régulièrement anastomosées entre elles, à angle aigu, représentant dans leur ensemble des éventails d'une grande délicatesse ; à l'insertion de chaque anastomose, d'autres aiguilles très courtes forment autant de petites houpes régulièrement réparties.

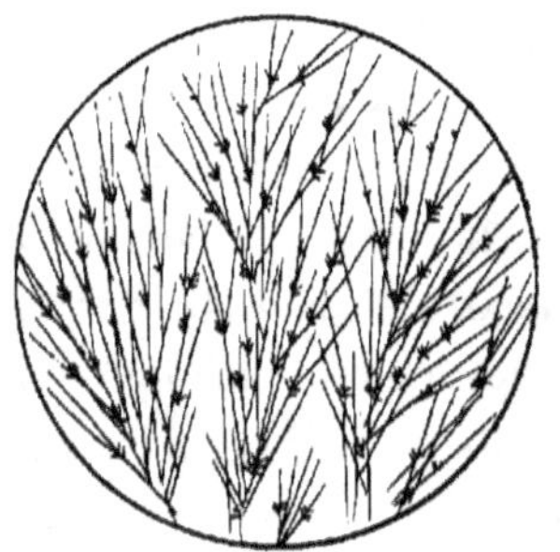

Fig. 123
Cristaux de Mimosine
d'*Entada scandens*
Grossissement 120 diamètres.

Ces cristaux sont d'une amertume prononcée, ils sont solubles dans l'eau en toutes proportions, très peu solubles dans l'éther et le chloroforme, plus solubles dans l'alcool bouillant.

Insensibles à l'action des acides chlorhydrique et azotique, ils se dissolvent rapidement dans l'acide sulfurique en donnant une coloration brunâtre.

Ils précipitent de leur solution aqueuse : en vert grisâtre par l'acide phosphomolybique ; en brun tabac d'Espagne par le chlorure d'or ; en rose d'un ton admirable par le bichlorure de mercure. Cette dernière réaction est des plus remarquables.

Physiologie. — L'action du principe actif de l'*Entada*, sur l'organisme, ne présente pour ainsi dire pas de différences avec celle de l'*Adenanthera*.

18ᵉ Expérience. — Une solution de 1 centigramme du principe est injectée sous la peau de la cuisse d'un Cobaye, du poids de 440 gr., 10 minutes après l'injection, la respiration est large et précipitée, la pupile contractée, les mouvements du cœur tumultueux, vive agitation; insensiblement la respiration devient pénible, les battements cardiaques se ralentissent, la pression vasculaire s'élève; quelques efforts de vomissements; l'animal titube, la tête s'incline sur le sol, puis il tombe sur le côté, les membres agités de mouvements fibrillaires; la respiration est à peine sensible, le cœur bat à intervalles irréguliers, de plus en plus espacés, quelques spasmes, insensibilité complète, mort en 25 minutes. Excitabilité des muscles, insensibilité des nerfs moteurs sous l'influence du galvanisme.

A l'autopsie, le cœur est en diastole, les poumons sont affaissés avec plaques ecchymotiques, le tube digestif avec foyers hémorragiques, le cerveau, ses enveloppes et la moële épinière sont congestionnés.

Thérapeutique. — Les quelques propriétés attribuées à l'*Entada* trouvent leur explication dans les symptômes résultant de l'introduction, dans l'organisme, de son principe actif; mais comme l'*Adenanthera*, et pour les mêmes raisons, il doit être rejeté de la Thérapeutique.

Tetrapleura Thonningi, Benth.

Synonymie. — TÉTRAPLEURA THONNINGI, Benth., *in Hook. Journ*. IV, 345, Oliver, *Fl. Trop. Afr*. II. 330, H. Bn., *Adans*. VI. Tab. IV, fig. 5; ADENANTHERA TETRAPLEURA, Schum. et Thonn. *Guin. Plant*., 233.

Noms indigènes. — *Ogagoumé*, *Ogagouma*, *Ogayouma*, en GABONAIS.

Habitat. — *Angola*. — *Gabon*. — *Golungo-Alto*. — *Aguapim*. — *Ngourou*. — *Sierra-Leone*.

Distribution géographique. — Paraît spécial à la côte *Occidentale d'Afrique*; plus rare sur la côte *Orientale* (R. P. Sacleux).

Description botanique. — Arbre élevé, à rameaux subarrondis glabres ; feuilles opposées, bipennées, à folioles nombreuses, ovales, sub-oblongues, obtuses, à peine tronquées au sommet, d'un vert foncé en dessus, pâles en dessous, brillantes, rigides ; inflorescence axillaire, à

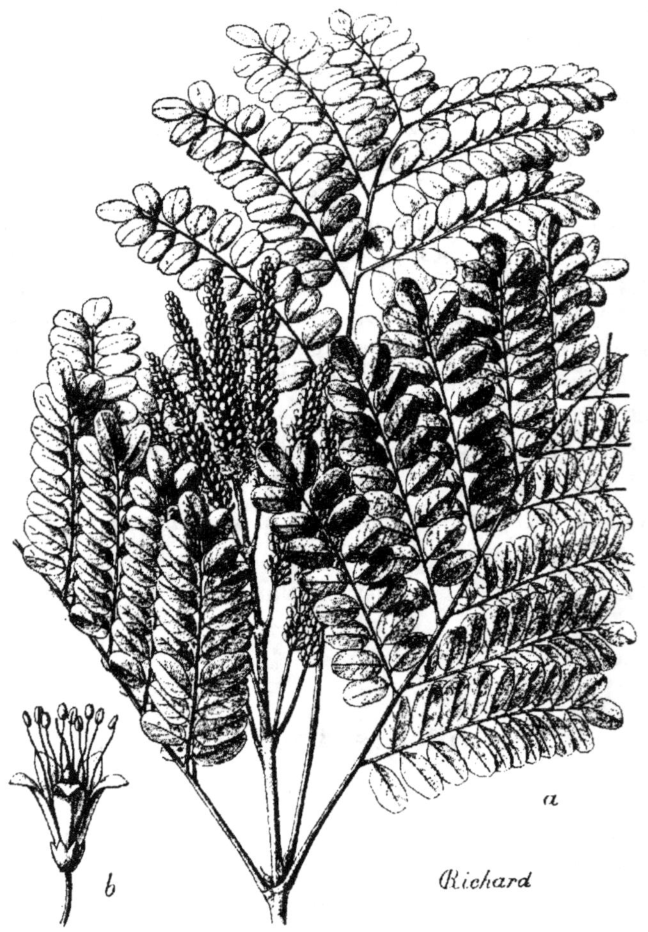

TETRAPLEURA THONNINGI, Benth.
Fig. 124 : *a*. Rameau florifère. — Fig. 125 : *b*. Fleur.

fleurs jaunâtres, très brièvement pédicellées, disposées en grappes linéaires, oblongues, à pédoncules courts, opposés, souvent alternes, un peu espacés ; bractées solitaires, linéaires, caduques, situées à la base de chaque grappe ; calice très petit, à cinq dents valvaires, pubescent ; pétales 5, linéaires, lancéolés, aigus ; étamines 10, à filets filiformes, plus longs que les pétales ; anthères biloculaires, surmontées d'un prolongement du connectif, en forme de sphérule glanduleuse, caduque ; style subulé, de la longueur des étamines, à stygmate aigu ; fruit épais, coriace, indéhiscent, à quatre ailes ou crêtes longitudinales, graines ovales, comprimées, brunes, lisses, brillantes.

Historique. — Jusqu'à ces derniers temps, le *Tetrapleura Thonningi* n'était connu que par la description qu'en a donné Thonning, en 1827, par l'échantillon type du même auteur, existant dans l'herbier de Copenhague et par ses fruits fréquemment apportés en Europe, où ils sont employés parfois au tannage des cuirs.

Grâce aux envois de Tholon, voyageur du Muséum de Paris, mort récemment des suites d'un séjour prolongé dans nos possessions du Congo, grâce aussi aux précieuses récoltes du R. P. Sacleux à Zanzibar et dans les régions orientales du continent, l'herbier du Muséum possède aujourd'hui de magnifiques échantillons de cette plante, pour ainsi dire ignorée ; leur étude nous a démontré l'exactitude de la description de Thonning.

Nous ferons observer que, selon toute probabilité, il existe plusieurs formes dans le genre *Tetrapleura,* formes que M. Hua fera, espérons-le, connaître dans ses études botaniques, sur les plantes d'Afrique, qu'il poursuit avec un zèle digne de tous les eloges (1).

Baillon, qui n'a connu que le fruit du *Tetrapleura*, le considère comme possédant une conformation toute particulière et suffisante pour différencier ce genre de ceux qu'il a classés dans sa série des Adénanthérées.

____

(1) Les *Tetrapleura Andongensis*, Wellw., *Mss.*, et *obtusangula*, Wellw., *Mss.*, dont parle Oliver, *Loc. cit.*, p. 331, ne sont pas suffisamment décrits et nécessitent une étude sérieuse.

La figure du *Tetrapleura Thonningi*, que nous donnons plus haut, est, si nous ne nous trompons, la première et la seule qui existe aujourd'hui.

« Presque rectiligne ou faiblement arquée, dit-il, la gousse épaisse, coriace, indéhiscente, porte dans toute sa longueur quatre angles saillants ou quatre ailes, à peu près égales entre elles, et c'est au fond d'un des sillons interposés, que repond la suture placentaire ; les graines sont en nombre indéfini et séparées les unes des autres par un épaississement de l'endocarpe (1) ».

Corre (2), de Lanessan (3), disent que ces fruits sont usités en fumigations comme fébrifuges, et que l'écorce des branches, administrée en décoction, est réputée vomitive.

Oliver (4) écrit que les gousses sont vendues sur le marché de Sierra-Léone, pour être employées au blanchissage : « *The fruit is sold in the Sierra-Léone, market, for washing.* »

C'est tout ce que l'on sait sur le *Tetrapleura ;* cependant, si nous ne nous trompons, il semble que l'on pourrait faire remonter à Clusius la connaissance du fruit de cette plante ; en effet, l'examen de la figure qu'il en donne, la façon dont il le décrit, paraissent suffisamment démonstratifs (5).

C'est sous le nom de *Lobus peregrinus quadrangularis* qu'il le désigne.

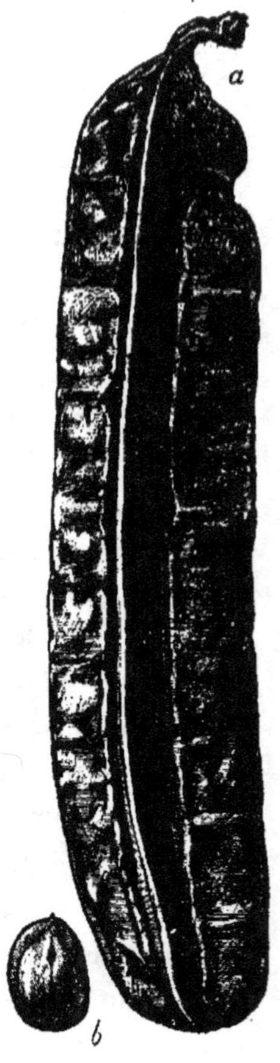

Tetrapleura Thonningi,
Benth.
Fig. 126 : *a.* Fruit.
Fig. 127 : *b.* Graine.

(1) *Hist. des Pl.*, II, p. 28.
(2) *Mat. Med. et Tox.*, p. 147.
(3) *Pl. vit. des Col.*, p. 795.
(4) *Fl. Trop. Afr.*, II, 370.
(5) *Exoticarum libri decum, Lib.* III., *Cap.* V., p. 62.

« *Unde allatus esset hic Lobus,* dit-il, *intelligere non potui.*

« *Quadrangularis autem erat formæ, septem uncias longus, pæne binas latus, prominentibus et protuberantibus quodammodo in acumen dorso et ventre, ac longo utrimque sulco a capite ad infimum lobum laterales alas superante : ejus color fuscus et splendens. Continebat autem hic lobus in media spina aliquot semina ut ex agitatione deprehendere poteram : horum unicum magna cum difficultate nec eum integrum sed per partes duntaxat educere licuit : Verebar enim, ne lobum (qui mihi solummodo concessus ad describendum corrumperem), erat vero illud granum nigro et splendente cortice **tectum**, lenticulæ fere **magnitudine, cui suberat alba** membrana viridem pulpam continens non insuavem, sed instar nuclei Pistaciorum fervidiore tamen sapore : ipsæ lobi alæ intus inanes nihilominus (ubi circa sulcos intumescebant) succo quodam dulci, qualis pæneceratiorum præditæ esse deprehendebantur.* »

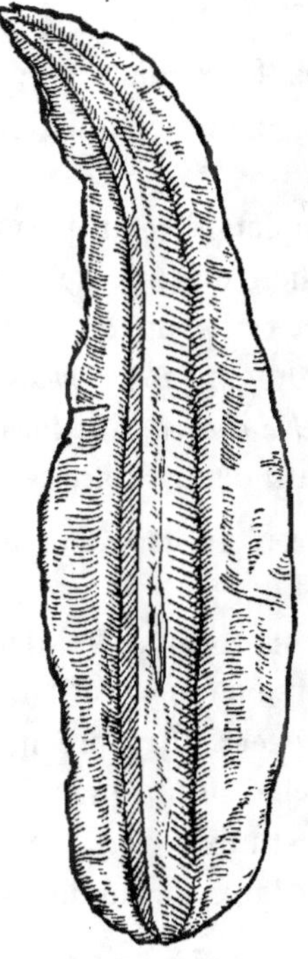

Fig. 128
Fac-similé
du *Lobus peregrinus
quadrangularis,* de Clusius.

A part les dimensions un peu différentes du fruit, tout parait se rapporter, on le voit, au *Tetrapleura Thonningi.*

On observe souvent sur les feuilles du *Tetrapleura Thonningi,* de petites excroissances dues à la piqûre d'un insecte.

Ces galles, invariablement situées à la base des pinnules, consistent en une hypertrophie des trois ou quatre premières folioles ; elles sont ovoïdes, très dures, fortement rugueuses et surmontées par le dernier tiers de la foliole, contourné en cornet ; elles mesurent 5 millimètres de long, sur 3 millimètres de large et 2 millimètres d'épaisseur ; coupées

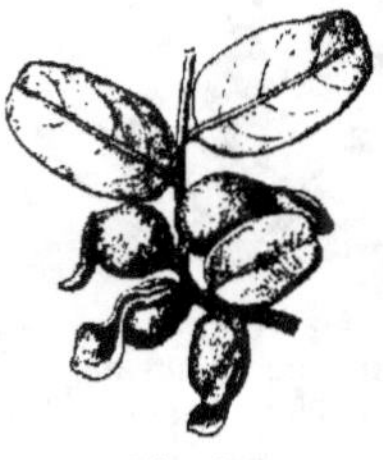

Fig. 129
Galles du *Tetrapleura*

longitudinalement, elles sont spongieuses et contiennent un grand nombre de petites loges, dénotant les dimensions minuscules de l'Insecte producteur.

Quel est cet Insecte? Nous sommes forcé, dans ce cas, comme dans plusieurs autres, qui seront examinés plus loin, d'avouer notre ignorance.

Si à l'aide de documents aussi incomplets, il était permis d'émettre une hypothèse, il y aurait lieu de supposer, par analogie, que l'Insecte producteur de la Galle en question, appartient probablement à un Cynipide, du genre *Dryophanta*, ou à un Aphide, des genres *Aphis* ou *Schizomeura*, dès lors il y aurait lieu de lui appliquer le qualificatif de *Tetrapleuræ*.

Chimie. — Nous avons étudié l'écorce du tronc et des branches.

L'écorce pulvérisée est soumise à l'alcool froid, à 60°, dans un appareil à déplacement; après 24 heures de macération, le liquide est traité par l'acide sulfurique en excès, filtré, précipité par l'eau et l'ammoniaque, repris par l'acide sulfurique dilué, filtré à nouveau, agité avec l'alcool à 80° et mis à évaporer.

La matière obtenue est composée de cristaux, formés de longues aiguilles prismatiques, denticulées sur les bords et disposées en croix à branches irrégulières.

Ils sont d'une amertume prononcée, solubles dans l'eau, en toutes proportions, moins solubles dans l'éther et le chloroforme.

Leur solution aqueuse précipite par l'acide phospho-molybdique, en gris jaunâtre, passant au bleu sale, après dessication, c'est la réaction la plus caractéristique.

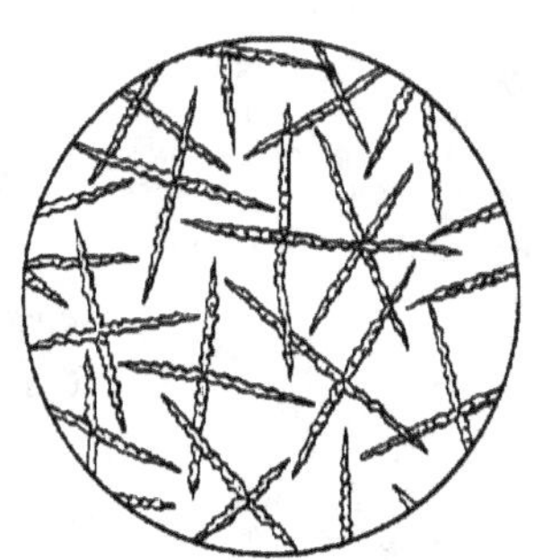

Fig. 130
Cristaux de Mimosine
de *Tetrapleura Thonningi*
Grossissement 120 diamètres.

Physiologie. — Le *Tetrapleura* provoque les mêmes phénomènes que les autres Adénanthérées.

19° Expérience. — Une solution de 1 centigramme de la substance cristallisée, est injectée sous la peau du dos d'un Cobaye, du poids de 510 grammes : accélération des mouvements respiratoires et des battements cardiaques, agitation, balancement de la tête, efforts de vomissements, la pupille est contractée ; la respiration se ralentit et devient intermittente, bientôt inappréciable, ainsi que les battements du cœur ; somnolence, chûte sur le côté ; membres en résolution, secousses convulsives, localisées dans les flancs, avec mouvements fibrillaires des pattes, immobilité, mort en 29 minutes.

A l'autopsie, cœur en diastole ; poumons avec ecchymoses ; muqueuse de tout le tube digestif enflammée ; cerveau, ses enveloppes, ainsi que la moële épinière congestionnés.

Thérapeutique. — De l'ensemble de ces faits, on ne saurait tirer d'autres conclusions que celles précédemment émises pour les *Adenanthera* et les *Entada ;* en conséquence, il n'y a pas lieu d'y revenir.

SÉRIE DES EUMIMOSÉES

Mimosa asperata, Lin.

Synonymie. — Mimosa asperata, Lin., *Sp.*, 1507 ; Benth. in *Hook. Jorn. Bot.*, IV., 400 ; Oliver, *Fl. Trop. Afr.*, II, 335 ; Mimosa polyacantha, Wild., et D. C., *Prod.* II, 428 ; Mimosa procumbens, Schum, et Thon., *Pl. Guin.*, 324.

Noms indigènes. — *Kwenu-wapi*, en Mrima. — *Logogonee* à Madi.

Habit. — *Sénégal.* — *Egypte.* — *Maurice.* — *Angola.* — Toute la *Côte Orientale*, depuis la rivière *Rayidyi* jusqu'à *Vanga.*

Distribution géographique. — Amérique du Sud. — *Brésil,* etc.

Description botanique. — Arbuste touffu, peu élevé, plus ou moins couvert sur toutes ses parties de soies dressées, roides et piquantes, mélangées d'aiguillons à pointes aiguës, droits ou recourbés, dilatés à leur point d'insertion ; stipules ovales, lancéolés, subulés, acuminés ; feuilles bipennées, à folioles linéaires, glabres en dessus, pubescentes ou hérissées en dessous, à bords ciliés ; pédoncules axillaires, solitaires ou géminés ; inflorescence disposée en capitules roses ou rouges, à pédoncule plus court que les feuilles ; calice gamosépale, membraneux, à divisions laciniées,

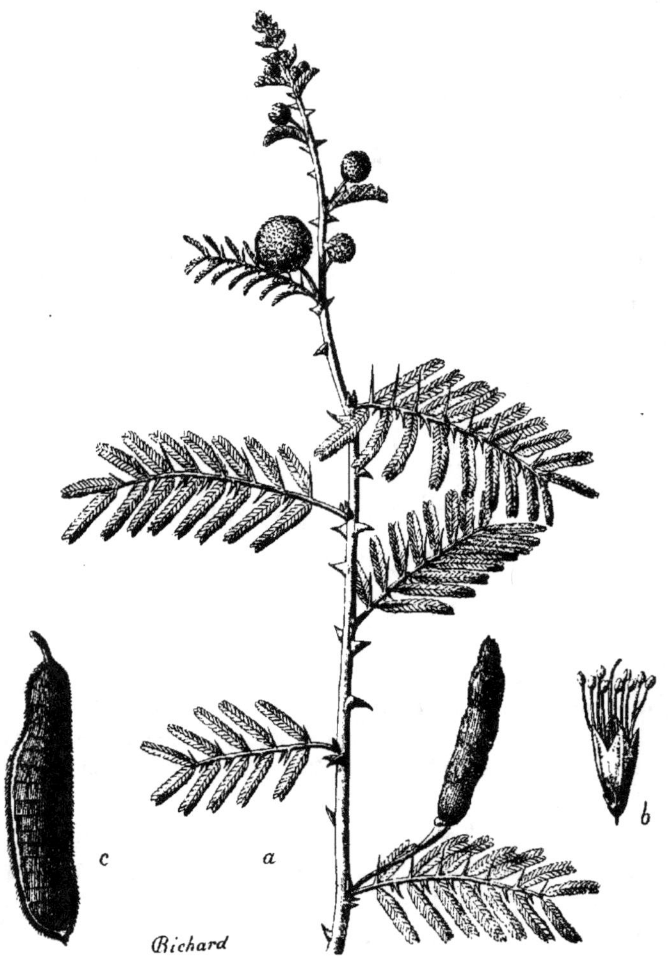

MIMOSA ASPERATA, Lin.
Fig. 131 : *a*. Rameau florifère. — Fig. 132 : *b*. Fleur. — Fig. 133 : *c*. Gousse.

ciliées ; pétales connés à la base, dans une hauteur variable, étamines alternes avec les pétales, insérées sous le pied de l'ovaire, à filets libres, longuement exserts ; anthères biloculaires, introrses, déhiscentes, par deux

10

fentes longitudinales ; style long, tronqué au sommet ; fruit oblong, linéaire, droit ou faiblemement arqué, comprimé, couvert de soies roides, à sommet arrondi, membraneux, coriace ; valves se séparant en autant d'articles qu'elles contiennent de graines ; celles-ci ovales-orbiculaires comprimées, lisses, brillantes.

Historique. — Tout ce que l'on sait, relativement aux formes du genre *Mimosa*, c'est que leurs racines possèdent des propriétés irritantes et même toxiques ; que leurs graines pulvérisées sont de puissants sternutatoires, et qu'elles constituent un émétique souverain (1).

Le *Mimosa asperata* nous a révélé la nature du principe toxique, commun à tous les *Mimosa*.

Chimie. — Nous avons naturellement opéré sur les racines.

Après les avoir réduites en poudre et fait macérer dans l'alcool à 90°, légèrement saturé d'acide chlorhydrique, le liquide a été évaporé après filtration, jusqu'à consistance d'extrait mou. Cet extrait, traité par l'eau distillée, filtré, évaporé, puis saturé d'ammoniaque et agité avec l'éther, filtré à nouveau, enfin légèrement évaporé et repris en dernier lieu par l'eau distillée froide, a déposé des cristaux consistant en longues aiguilles prismatiques ; sur un seul côté de ces aiguilles, s'insèrent à angle droit d'autres aiguilles de plus en plus courtes, figurant les échelons de petites échelles régulières et symétriquement disposées.

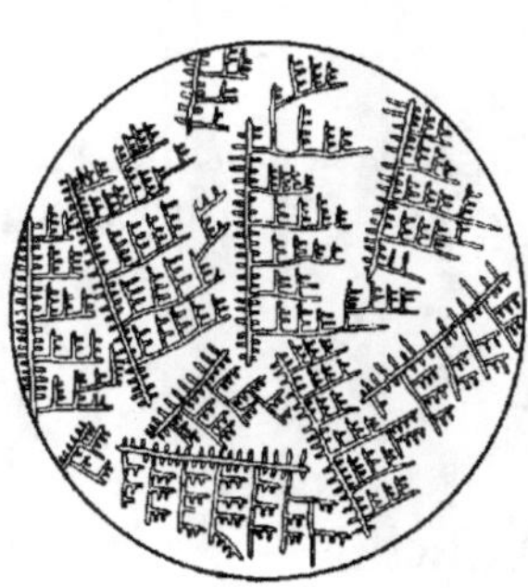

Fig. 131
Cristaux de Mimosine
du *Mimosa sperata*
Grossissement 120 diamètres.

Ces cristaux ont une amertume prononcée, suivie d'une

(1) DE LANESSAN, *Pl. ut. Loc. cit.*, p. 425.

sensation d'âcreté. Solubles dans l'eau, ils le sont faiblement dans l'éther et surtout dans le chloroforme.

Ils précipitent de leur solution aqueuse, en jaune verdâtre, par le ferricyanure de potassium ; en rouge brique par l'iode ; en rouge groseille par l'acide iodhydrique ; l'acide phosphomolybdique donne un épais dépôt d'un blanc jaune.

Physiologie. — Les effets si caractéristiques de la Mimosine apparaissent avec leur cortège habituel.

20⁰ Expérience. — Une solution de 1 centigramme de Mimosine est injectée sous la peau de la cuisse d'un Cobaye, du poids de 175 grammes ; au bout de 15 minutes, accélération de la respiration et des mouvements du cœur ; pupille contractée ; agitation, efforts de vomissements ; diminution de la respiration et des battements cardiaques, inquiétude, convulsions, puis anéantissement, chute sur le côté ; les membres sont en résolution, agités de contractions fibrillaires, insensibilité absolue, mort en 40 minutes.

A l'autopsie, le cœur est en diastole, les poumons sont affaissés avec ecchymoses, le tube digestif est le siège d'une vive inflammation ; quelques caillots dans le péritoine, congestion du cerveau, de ses enveloppes et de la moelle.

Thérapeutique. — L'emploi du *Mimosa asperata*, pas plus que celui de ses congénères, ne saurait être utile en Thérapeutique.

SÉRIE DES PARKIÉES

Parkia biglobosa, Benth.

Synonymie. — Parkia biglobosa, Benth. in *Hook. Journ. Bot.* IV., 328 ; Oliver, *Fl. Trop. Afr.* II, 324 ; Mimosa biglobosa, Jacq. *Stirp. Amer.*, 267, tab. 179, fig. 87 ; Parkia africana, R. Br., in *Plants of Oudney, etc.*, 29 ; Guill., Perrot. et Rich., *Fl. Seneg. Tent.*, 237 ; Parkia uni-

GLOBOSA, Don, *Gen. Syst.*, II, 396 ; INGA BIGLOBOSA, Wild., *Sp., Pl.* IV,
1025 ; D. C.. *Prodr.* II, 442 ; P. de Beauv., *Fl. Ow.* et *Ben.*, II, 53,
t. 70 ; INGA SENEGALENSIS, D. C., *Prodr.*, II, 442 ; MIMOSA TAXIFOLIA,
Pers. *Syn.*, II, 266.

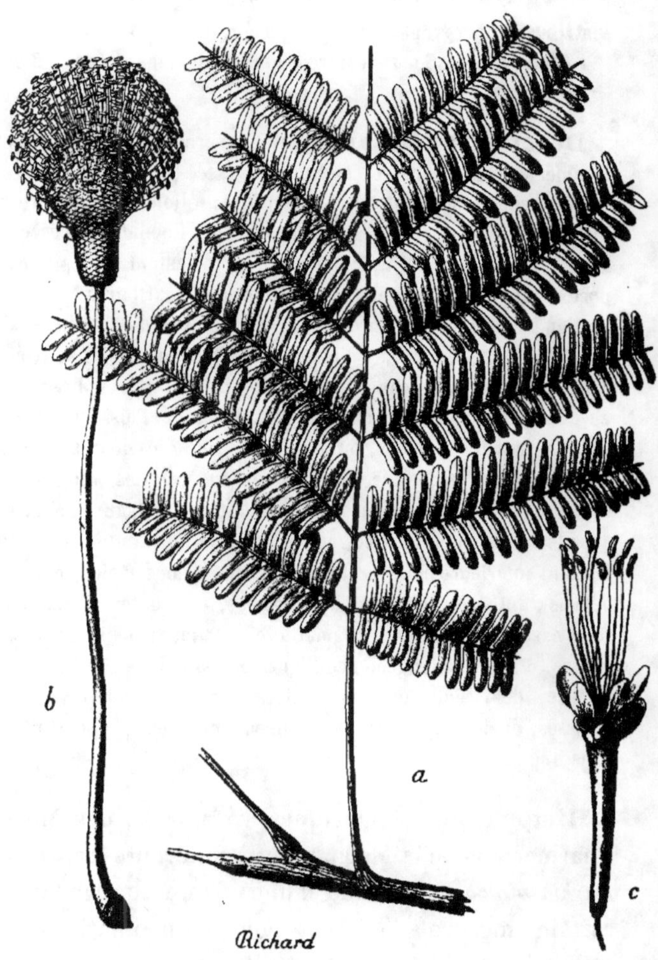

PARKIA BIGLOBOSA, Benth.
Fig. 135 : *a*. Feuille. — Fig. 136 : *b*. Inflorescence. — Fig. 137 : *c*. Fleur.

Noms indigènes. — *Oulle*, en OUOLOF, en NUNEZIEN, en LANDOUMA. — *Néré*,
en NALOU. — *Houllé*, en SÉRÈRE, en SOUSOU, en AKA. — *Neretou*,

Haut-Niger. — *Doroa*, à Sokoto. — *Rounno*, au Bournou. — *Fraoba*, à Boulam et aux Bissagos.

Habitat. — *Sénégal.* — *Joal.* — *Casamance.* — Pays des *Diours* et des *Bongos.* — *Rio-Nunez.* — *Sierra-Leone.* — *Mellacorée* — Le Tassaoua. — Le *Haoussa.* — *Fouta-Djalon.* — Le *Gando.* — Le *Bornou.* l'*Adamaoua.* — Le *Sonrhai.* — *Tombouctou.* — Bassin du Lac *Tchad.* — *Bissagos.* — *Boulam.* — *Angola.* — *Mosambique.* — *Zambèse.*

Distribution géographique. — Occupe toute la *Zône intratropicale de l'Afrique.* — Se rencontre également dans l'*Inde*, d'après Oliver. (*Loc. cit.*)

Description botanique. — Arbre de 15 à 20 mètres, très rameux à rameaux étalés; écorce cendrée, crevassée; feuilles bipennées, à pétiole commun subanguleux, pubescent, grisâtre; folioles très nombreuses, petites, linéaires, obtuses, inégales à la base; très finement pubescentes en dessous; stipules très petits; inflorescence, consistant en capitules pyriformes, portés au bout de longs pédoncules nus, axillaires pendants; toute la portion renflée de l'inflorescence occupée par des bractées alternes, très étroitement imbriquées; à l'aisselle de chacune d'elles se trouve une fleur comprimée, se dégageant plus tard de l'intervalle des bractées, et étalant au dehors ses anthères et son style; fleurs de l'aisselle des bractées inférieures, jaunâtres, mâles, ou avec les organes des deux sexe avortés; fleurs de la portion supérieure renflée, hermaphrodites rouges; calice long, tubuleux, divisé supérieurement en 5 lobes inégaux; pétales 5, alternes avec les divisions du calice, égaux entre eux, spatuliformes; étamines 10, formant inférieurement un tube uni dans une certaine étendue avec les pétales; anthères biloculaires, introrses, surmontées d'une petite glande; style exsert, à extrémité stigmatifère tronquée; fruit consistant en une gousse étroite, allongée, rectiligne ou faiblement arquée, comprimée, coriace, déhiscente en deux valves; graines transverses, comprimées, épaisses, ovales-oblongues, à téguments crustacés, noir brillant, contenus dans une pulpe.

Historique. — Quelques voyageurs, des Médecins, des Pharmaciens de la Marine, ont à différentes reprises parlé du *Parkia biglobosa,* comme d'une plante contribuant dans une certaine mesure à l'alimentation des populations Africaines; ses graines, ainsi que la pulpe abondante qui les entoure, préparées de différentes façons, posséderaient des qualités nutritives.

Dans un intéressant mémoire, le Pr Hœckel (1), résume à peu près tout ce que l'on sait sur le *Parkia* et il n'hésite pas à le qualifier de végétal providentiel : « Il fournit aux indigènes, dit-il, *une véritable panacée, aussi indispensable à leurs besoins que les produits du Baobab, l'Adansonia digitata,* Lin, ce géant de la végétation, propre à la terre Africaine, et la plus répandue, certainement, entre toutes *ses plantes providentielles,* sur la zône torride (2) ».

En cherchant par cette comparaison à rehausser la valeur du *Parkia,* l'auteur, malheureusement, la réduit à bien peu de chose.

En effet, qu'est-ce que le *Baobab,* sur lequel nous aurons du reste à revenir plus tard ? Un arbre en grande vénération parmi les Noirs, dira-t-on ! d'accord ! mais pourquoi cette vénération ? Uniquement parce qu'il a plu aux Prêtres indigènes de l'ériger en *fétiche,* au même titre que beaucoup d'autres, celui-ci parce que c'est un géant, ceux là, pour de multiples raisons, plus ou moins incohérentes ; mais à part ce caractère, quelles sont ses propriétés exceptionnelles, indispensables aux besoins ? La pulpe sèche, de couleur rosée, qui entoure ses graines, douée d'une saveur acidulée, est, si l'on veut, un mets, une friandise agréable, surtout aux Singes (3) ; ses jeunes feuilles, réduites en poudre, servent souvent, mais non indispensablement, à lubrifier sous le nom d'*Aloo, Lalo,* le Couscous traditionnel ; son écorce passe pour fébrifuge et puis ?.... et puis, « on dispose au pied de l'arbre, des offrandes aux fétiches, et, à l'intérieur de son tronc toujours creux, on jette le cadavre des *Griots,* afin qu'après leur mort, ils n'empoisonnent ni l'air, ni la terre, ni l'eau (4). »

(1) *Les végétaux utiles de l'Afr. Trop ,* II. du *Parkia biglobosa,* in *Bull. Soc. Géogr. de Marseille,* t. XI, nº 3. 3ᵉ *Trim.,* 1887.
(2) *Loc. cit.,* p. 212.
(3) Le fruit du *Baobab, Gouy* des Ouoloffs, porte le nom de pain de Singe.
(4) Corre et Lejanne. *Mat. Méd. et Tox.,* Col. p. 45.

Il n'y a dans tout cela rien de particulièrement providentiel et le *Baobab* disparaitrait tout à coup du continent Africain, que ses habitants ne s'en inquiéteraient guère, et n'en éprouveraient aucun dommage.

Il en est de même du *Parkia* ; ses graines, la pulpe qui les englobe, peuvent être alimentaires, elles peuvent, dans certains cas, rendre quelques services aux Nègres, capables de digérer les plus affreuses mixtures, mais de là à en faire une panacée, il y a..... tout un monde !

Quoiqu'il en soit, récapitulons, avec le savant Professeur de Marseille, les renseignements épars dans diverses publications et, moins enthousiaste que lui, essayons de débarrasser le *Parkia* des exagérations dont il a été l'objet.

Il est bon de tenir compte, en commençant, de quelques faits omis par Hœckel.

Jacquin, qui a décrit le *Parkia biglobosa,* sous le nom de *Mimosa biglobosa* (1), et l'a considéré à tort comme spontané à la Martinique (2), ne parle pas de ses propriétés alimentaires, il se borne à dire : « *Flores spiritui vini immersi, tingunt saturata rubedinæ* ».

Palissot de Beauvois (3), établit simplement « que le bois de cet arbre, comme celui de plusieurs autres de la même contrée, répand une odeur d'Ail très forte et même fétide lorsqu'on le casse. »

D'après Guillemin, Perrottet et Richard (4), « la pulpe des gousses est recherchée par les Mandingues qui lui donnent le nom de *Nété* selon de Beaufort, de *Nédé* selon Caillié, de *Nitta*, *Netty* suivant les voyageurs Anglais. Ces peuples en préparent une boisson agréable, propre à étancher la soif.

(1) *Sélect., stirp. American. Hirt.,* p. 267, t. CLXXIX, fig. 87.
(2 P. de Beauvois déclare que le *Parkia biglobosa* a été importé à la Martinique et à Saint-Domingue, par les Nègres du Sénégal.
(3) *Fl. Ow, et Ben.,* p. 53.
(4) *Fl. Seneg. Tent.,* p. 237.

C'est ainsi que cette pulpe a été utile à Caillié, qui a trouvé le *Parkia* dans l'intérieur de l'Afrique, depuis Sierra-Léone jusqu'à Jenné. Clapperton dit aussi l'avoir trouvé dans la Nigritie centrale, au pays de Karina. Caillié nous apprend que les Nègres prennent sous forme d'infusion et en guise de Café, les graines de cette plante, après les avoir fait torréfier et réduire en poudre (1). Selon Chapperton (2), on concasse les graines préalablement torréfiées et on les met à fermenter dans l'eau. Dès que la putréfaction commence, on les lave très soigneusement et on en forme des gâteaux analogues à nos tablettes de Chocolat. Ceux-ci, bien que conservant une odeur désagréable, fournissent une excellente sauce pour toute espèce de mets ».

Mérat et De Lens (3), observent que R. Brown, dans les notes botaniques qu'il a ajoutées au voyage en Afrique de Denham et Clapperton, soupçonne que le *Parkia* est le *Nitta* du premier voyage de Mungo-Park, dont les semences sont ce que les naturels appellent *Doura* (qu'il ne faut pas confondre avec la variété du *Holcus Sorgho*, de ce nom). Elles sont employées, grillées et broyées, sans la poussière sucrée qui les entoure, pour subir une sorte de fermentation dans l'eau, ce qui donne une boisson usitée et dont le marc qui ressemble à celui du Chocolat, est ensuite employé comme condiment dans les sauces ».

Le soupçon de R. Brown doit être changé en certitude, car Mungo-Park (4), dit expressément « que les habitants de Kullo, dans le Jallonka, ont vécu pendant vingt-neuf jours de la poudre jaune, qu'on trouve dans les cosses du *Nitta, espèce de Mimosa* ». Plus loin, il ajoute : « les habitants de Manna, ville située près de Souscta étaient occupés le 28 avril à recueillir les fruits des arbres *Nittas*, qui sont très communs

(1) *Journ. d'un voy. à Tombouctou.*
(2) DENHAM et CLAPPERTON, *Voy. en Afr.*
(3) *Dict. Mat. Med.*, III, p. 605.
(4) *Loc. cit.*, t. II. Chap. XXV, p. 118-119.

dans ce canton. Les cosses sont longues, étroites et contiennent quelques semences noires, enveloppées d'une poudre fine et farineuse ; cette farine est d'un jaune brillant, semblable à celui de la fleur de soufre, elle a un goût mucillagineux et doux ; lorsqu'on la mange seule, elle est visqueuse, mais mêlée avec du lait ou de l'eau, elle forme un aliment agréable et nourrissant ».

Suivant Mage (1), « les gousses du *Parkia* renferment une farine jaune, sucrée, recherchée comme aliment et comme friandise, on en fait des pains, qu'on cuit à la vapeur et qui se conservent longtemps ».

« Le *Parkia biglobosa*, dit Baillon (2), est un des Cafés du Soudan, outre les propriétés générales du Café, les graines ont la réputation *d'être aphrodisiaques;* elles sont amères et toniques »

Dans son *Histoire des Plantes* (3), le même auteur écrit :

« On fait griller les graines du *Parkia biglobosa,* comme celles du Caféier ; on les brise et on les laisse fermenter dans l'eau. Alors qu'elles commencent à se putréfier, on les lave et on les réduit en poudre. On obtient de la sorte une farine alimentaire dont on fait des tablettes analogues à celles du Chocolat : c'est un condiment qui se mêle aux viandes cuites. Les graines sont entourées d'une substance farineuse qui sert à préparer un aliment et une boisson. »

Corre, dans sa *Flore de Rio-Nunez* (4), s'exprime ainsi : « Le *Houlla* est commun, les Noirs sont friands de la pulpe amylacée qui enveloppe les graines, ils s'en nourrissent dans les temps de disette et en préparent, dans les temps ordinaires, une boisson fermentée. Ils ne procèdent à la récolte des gousses, qui a lieu en Mai, *qu'après une permission générale du*

(1) *Voy. dans le Soudan Occidental,* p. 477.
(2) *Dict. Encycl. sc. Med.* (DECHAMBRE), 2º Sér., t. XXI, p. 318.
(3) *Loc. cit.,* t. II, p. 54.
(4) *Arch. de Méd. nav.,* 1876.

Roi. Les graines torréfiées sont employées en infusion théiforme. »

Le même auteur, dans un autre ouvrage (1), se borne à dire : « La pulpe des fruits du *Parkia Africana (Oulla)* est amylacée et de saveur douceâtre. Les Nègres savent en retirer une liqueur dont ils sont très avides, malgré son odeur désagréable. L'écorce des tiges et des gousses vidées de leurs semences servent à empoisonner les cours d'eau (action stupéfiante sur les Poissons). »

De Ficalho (2) écrit : « Dans l'Afrique Occidentale, on mange la pulpe intérieure des fruits du *Parkia biglobosa* et les graines grillées sont utilisées pour préparer une sorte de Café ou de Chocolat. L'arbre est si commun dans certaines localités que, pendant un mois, ses fruits fournissent une bonne partie de l'alimentation locale. Dans l'Afrique Orientale, on utilise de même les fruits du *Parkia filicoïdea,* Welw. (3).

Hœckel donne, dans son mémoire (4), l'extrait d'une lettre de Sambuc, Pharmacien de la Marine, où il l'informe que le fruit du *Parkia biglobosa* est recueilli dans les rivières du Sud de Mai en Août ; « la masse jaune qui entoure les graines, dit-il, entre dans l'alimentation des Noirs, surtout des Akous, tribu Sousou de Sierra-Léone ; la masse, délayée dans l'eau, donne une sorte de crème excellente. »

Le Dʳ Besson (5) écrivait également à Hœckel : « Le *Parkia*

(1) *Mat. Méd. et Tox. colon.*, p. 149.
(2) *Plantæ uteis de Afr. Portugueza*, p. 172.
(3) Oliver (*Fl. Trop. Afr.*, II, 324), décrit trois *Parkia* : le *Parkia biglobosa*, Benth., le *Parkia intermedia*, Oliv., et le *Parkia filicoïdea*, Welw. A part le *P. intermedia*, propre à l'Ile Saint-Thomas, l'ère d'extension des deux autres est à peu près la même ; le *P. filicoïdea*, toutefois, est plus spécial à la Côte Orientale ; selon toute probabilité, les divers observateurs qui parlent de l'emploi du *Parkia* ont confondu sous un même nom les *P. biglobosa* et *filicoïdea*.
(4) *Loc. cit.*, p. 248.
(5) *Loc. cit.*, p, 250.

est très répandu sur le plateau de Boké, Rio-Nunez et continue à se montrer en abondance du côté des sources de Rio-Nunez et jusque dans l'intérieur du Foutah. Il est de notoriété générale que les caravanes, qui viennent de l'intérieur du Foutah porter leurs produits au Rio-Nunez, se nourrissent surtout aux dépens de cette plante, pendant leur voyage qui est de 25 à 30 jours en moyenne. Les graines ne sont pas mûres avant Mars et c'est surtout en Avril et Mai qu'on assiste à de véritables hécatombes de branches plus ou moins volumineuses, surchargées de gousses, que les Noirs, petits et grands, traînent ou portent jusque vers leurs cases. Ces gousses renferment de petites graines noyées dans une véritable farine d'un jaune d'or très sucrée, mais un peu fade au goût. Les Noirs en mangent ainsi, à même la gousse, de grandes quantités sans aucun apprêt. Les Chimpanzés s'en nourrissent dans les bois et délaissent toute autre alimentation pour celle-là. Pour conserver cette précieuse farine, les Noirs en excluent la graine et en font sécher au soleil des quantités plus ou moins grandes sur des nattes ou dans des calebasses. Les ardeurs du soleil rendent cette opération facile. Cette farine, qu'ils mangent souvent sans apprêt, leur sert aussi, soit à l'état sec, soit à l'état frais à préparer une sorte de brouet ou bouillie plus ou moins consistante et dont ils m'ont paru friands. »

D'après Schweinfurth (1), « de même que les Peuls du Foutah-Djalon et de l'Afrique Occidentale, les Bongos mêlent à la farine cette poudre amylacée et paraissent goûter ce mélange, mais il faut un *palais Africain pour en supporter l'odieuse saveur.* »

Enfin, de Lanessan (2) dit que le *Parkia* est un arbre sacré que l'on coupe rarement ; les graines sont grillées comme celles du Café. On les brise, on les fait fermenter et on les

(1) *Au cœur de l'Afrique,* trad. LOREAU, t. I, p. 298.
(2) *Pl. ut. des Colon. Françaises,* p. 175.

pulvérise ; elles constituent alors une farine dont on fait des tablettes que l'on mélange comme condiment aux viandes cuites. »

C'est à l'aide de ces documents qu'Hœckel a cru pouvoir écrire (1) : « L'emploi du *Parkia s'est généralisé dans l'immense surface occupée par ce végétal sur la zône torride Africaine* » ; puis il ajoute : « C'est un sujet vraiment digne d'étude que *le soin jaloux* avec lequel *toutes les tribus ont su exploiter ce produit,* et il est instructif de voir l'attention dont ce végétal a été l'objet, sous des dénominations différentes, de la part de ces peuplades indigènes, très distantes les unes des autres, mais *toutes,* à la vérité, *très soucieuses d'utiliser les produits de la terre en vue d'assurer leurs moyens d'existence, d'ailleurs très limités* (2) ; les *pratiques anthropophagiques familières à ces contrées* en sont *une preuve trop réelle* (3). »

Voulant sans doute affirmer encore plus sa manière de voir, Hœckel, au début d'une étude chimique du *Parkia,* en

(1) *Loc. cit.*, p. 245.

(2) Cette assertion est inexacte : le sol Africain fournit à ses habitants une alimentation abondante, mais l'incurie des Noirs est notoire, leur apathie extraordinaire, proverbiale ; en fait de nourriture, ils font passer la quantité avant la qualité ; incapables de songer au lendemain, ils dévorent en une semaine une somme énorme d'aliments, sans se préoccuper des besoins futurs, et consacrent à la fabrication de liqueurs enivrantes la majeure partie des grains qu'ils devraient mettre en réserve s'ils étaient doués de la moindre prévoyance. Leur prétendu *souci d'utiliser les produits de la terre en vue d'assurer leurs moyens d'existence* est une rêverie que les faits acquis réduisent à néant.

(3) Les pratiques anthropaphagiques ne démontrent pas plus le souci d'assurer l'existence des tribus Africaines ; l'anthropophagie, en Afrique, n'est nullement causée par le besoin. On sait qu'elle est pratiquée en grand par les Mombouttous et les Niam-Niams, réputés à juste titre comme parvenus à une civilisation relativement avancée ; chez eux, où les aliments végétaux et animaux ne font pas défaut, le cannibalisme est une affaire de goût ; *anthropophages par gourmandise,* ils échangent leurs morts de village à village ; *anthropophages par fureur guerrière,* ils dévorent leurs ennemis vaincus ; il en est de même des Fans ou Pahouins. Les Battas, si amateurs de *Parkia,* sont *cannibales par piété filiale,* d'autres pratiquent l'*anthropophagie juridique,* « phase dernière, comme le dit C. Letourneau (*Dict. Anthr.*, p. 103), de cette évolution qui, à sa manière, atteste le développement progressif de la moralité. »

collaboration avec Schlagdenhauffen (1), s'exprime ainsi :
. « Dans toute la région tropicale du pays Africain, les indigènes consomment *avec délices* la pulpe sucrée et la graine, accommodées de manières fort diverses, selon les tribus, du fruit d'un arbre nommé *Houlle, Néré, Nérétou, Doroa, Roumo,* selon les latitudes. *Tout le pays compris entre l'Atlantique et le le lac Tchad doit à ce végétal précieux, sur des étendues énormes qu'il occupe abondamment, une alimentation recherchée.* »

Rien n'est plus simple et plus facile que de réfuter la plupart de ces dires.

Et, tout d'abord, l'usage du *Parkia* n'est pas général ! Que sont, en effet, les *huit ou dix tribus citées* en comparaison de toutes les autres réparties sur le vaste espace occupé par le *Parkia* et dont il n'est fait aucune mention ?

Combien compte-t-on de voyageurs faisant allusion à la plante ? *Une douzaine,* tandis que les légions de ceux qui ont sillonné en tous sens le continent africain sont muettes à ce sujet.

De quel apport si grand le *Parkia* est-il donc dans la nourriture des naturels, quand c'est justement chez ceux où les aliments variés abondent qu'on cite, de préférence, son emploi ?

Doit-on croire, avec Hœckel (2), « que l'empirisme des natifs Africains a été bien inspiré *par le choix particulier d'un aliment de premier ordre* » ?

Ces natifs ont-ils donc deviné, par une sorte d'intuition, que la composition des fruits du *Parkia* leur donnait *une supériorité incontestable* et que (3), « tout en ayant à leur disposition, en tout temps, des fruits sucrés et féculents, mais de moindre valeur réparatrice, que la nature généreuse de ces

---

(1) *Journ. de Pharm. et de Chim.*, 5ᵉ sér., t. XV, 1887, p. 601.
(2) *Loc. cit.*, p. 258.
(3) *Loc. cit.*, p. 243.

climats leur livre sans un travail préalable », c'est à ce même *Parkia* qu'ils devaient s'adresser avant tout ?

Ce serait faire du Nègre Africain un être doué d'une prescience, d'une habileté d'observation véritablement supérieures ; on sait qu'il est loin d'en être ainsi.

L'usage du *Parkia* comme nourriture est trop restreint, quoi qu'en dise Hœckel, pour que son emploi ne soit pas dû à une cause qui semble avoir échappé à l'attention des observateurs.

Le commerce des tablettes entre les provinces du Sud et les districts du Nord, jusqu'au bassin du lac Tchad cité par Barth, la cueillette des gousses, faite seulement après une permission spéciale du Roi au Rio-Nunez, dont parle Corre, ont une raison d'être particulière qui n'existerait pas s'il s'agissait d'un végétal uniquement destiné à l'alimentation.

Que les naturels se nourrissent des fruits du *Parkia* dans les moments de disette, nous l'admettons ; dans tous les cas, ce n'est qu'exceptionnellement.

En temps ordinaire sans doute, *certaines tribus* Africaines préparent de différentes manières les graines et la pulpe des fruits : elles en font une boisson fermentée, elles mangent la pulpe sans apprêt ou sous forme de crème, elles en font une infusion théiforme, elles en fabriquent des tablettes de Chocolat que l'on exporte et dont elles assaisonnent le Riz, sous le nom de *Kinda,* exactement, dit Hœckel (1), comme nous employons le *fromage* (2), mais c'est à titre de CONDIMENT, et non pas d'ALIMENT, au sens propre du mot.

La fameuse panacée serait ainsi réduite au simple rôle d'ÉPICE !

Cela ne suffirait pas cependant encore pour expliquer la vogue dont jouirait le *Parkia* si les naturels ne lui attribuaient une propriété spéciale.

(1) *Loc. cit.,* p. 246.
(2) L'auteur veut sans doute parler du fromage de Gruyère ?...

Les graines, a dit Baillon, ont la réputation d'être *aphro-disiaques*. Nous pouvons affirmer que cette assertion dont très peu d'auteurs ont parlé est, *à tort ou à raison*, parfaitement exacte ; c'est plus particulièrement à cette croyance qu'à toute autre cause qu'il faut attribuer la recherche et l'emploi du *Parkia*.

Les plantes réputées aphrodisiaques sont assez rares en Afrique, aussi sont-elles soigneusement recherchées par les Nègres, friands des excitants génésiques, témoin le KOLA, autre panacée bien réellement providentielle... pour les fabricants et les vendeurs de spécialités pharmaceutiques, plus soucieux d'emplir leurs caisses que de s'inquiéter de la santé publique. Nous aurons plus tard à parler du Kola, mais, tout en reconnaissant le bien-fondé de son emploi dans certains cas, nous ne craignons pas de dire hautement que la plupart de ses multiples préparations qui encombrent les officines, comme tant d'autres, du reste, sont uniquement dues au plus effréné et au plus honteux mercantilisme.

Avant de rechercher jusqu'à quel point on peut attribuer au *Parkia* des propriétés aphrodisiaques, examinons, avec Hœckel, ses gousses, sa pulpe et ses graines.

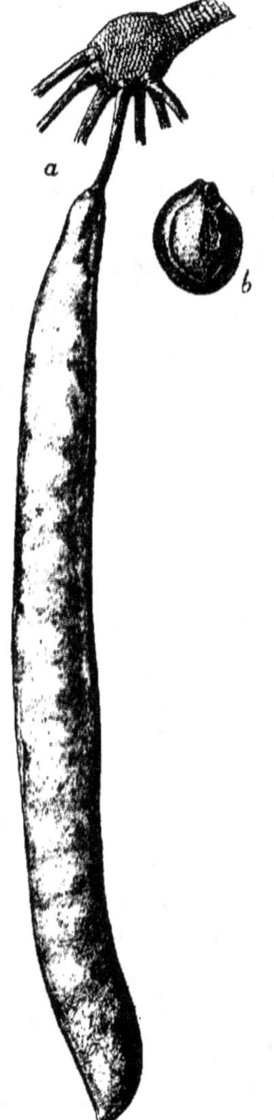

arkia biglobosa
Fig. 138 : *a*. Gousse.
Fig. 139 : *b*. Graine.

Les gousses sont attachées à un réceptacle ovoïde, écailleux, par un pédoncule de 35 à 40 millimètres, légèrement aplati ; elles mesurent de 25 à 35 centimètres de long, sur 25 millimètres de large et 12 millimètres d'épaisseur, toujours plus ou moins courbées ; leur extrémité inférieure se termine en pointe obtuse. Les valves sont minces, de 1 millimètre environ d'épaisseur, fragiles, filamenteuses surtout au niveau de la suture marginale dorsale, d'un brun rouge terne ; elles portent de faibles bosselures transversales délimitant la place occupée par les graines ; à l'intérieur, elles sont colorées en gris violacé et recouvertes d'un réseau à larges mailles, fait de filaments blanchâtres très ténus (1).

Les valves sont entièrement remplies d'une sorte de pulpe au milieu de laquelle sont englobées les graines.

A l'état frais, cette pulpe, d'un jaune plus ou moins foncé, est de consistance mielleuse ; ce n'est qu'après une dessication complète qu'elle devient pulvérulente (2) ; même à l'état sec, une quantité notable de pulpe reste adhérente à la graine, ainsi entourée d'une enveloppe cubique dont la figure 140, d'après Hœckel, donne une idée exacte.

C'est sans doute cette enveloppe, à laquelle Hœckel donne le nom de couche interne, réservant celui de couche externe à la pulpe pulvérulente enveloppant le tout ? En insistant sur cette couche interne, il lui donne tantôt une épaisseur de $0,0005^e$ de millimètre (3), tantôt 1 demi-millimètre (4) ; en réalité, elle est très spongieuse et de 1 à 2 millimètres en moyenne.

Avec l'aide de son collaborateur Schlagdenhauffen (5),

(1) La figure d'Hœckel (*Journ. de Pharm. et de Chim.*, Loc. cit., p. 602, f. 1) est inexacte.

(2) Voir le procédé de dessication indiqué plus haut, d'après le Dr Besson.

(3) *Journ. de Pharm. et de Chim.*, Loc. cit., p. 603.

(4) *Bull. Soc. Géogr. de Marseille*, Loc. cit., p. 255.

(5) « La pulpe et la graine ont été l'objet, sur ma demande, dit Hœckel (*Bull. Soc. Géogr.*, Loc. cit., p. 255), d'une analyse attentive de la part de mon ami le Professeur de Chimie Schlagdenhauffen. »

Hœckel a procédé à l'analyse des deux couches, et il leur a trouvé des propriétés physiques et chimiques (1) toutes spéciales ; il ne dit pas en quoi consistent les propriétés physiques ; quant aux chimiques : la couche interne contiendrait une proportion de cellulose et de ligneux plus considérable que la couche externe (2).

Cela peut être très intéressant, mais ce sont des subtilités de médiocre importance, lorsqu'on se place au point de vue poursuivi par Hœckel dans ses deux mémoires sur le *Parkia*.

La pulpe desséchée, examinée à un fort grossissement, est formée de grains ovoïdes, à contours irréguliers, délimités par une membrane mince, transparente, contenant à l'intérieur des corpuscules d'aleurone, ou mieux des granules de protéine (3).

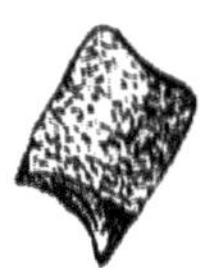
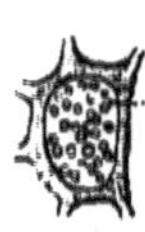
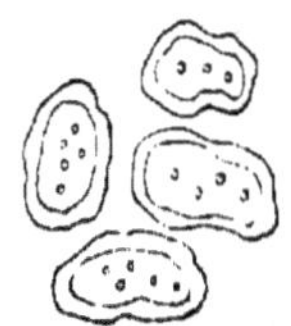

Fig. 140.   Fig. 141.   Fig. 142.
Pulpe de *Parkia bigoblosa*.

La figure d'Hœckel, que nous reproduisons (fig. 141), laisse supposer des cellules réparties dans les mailles d'une trame qui les limite ; il n'en est rien, même à l'état frais chaque graine est indépendante, comme le montre notre figure 142.

Suivant Hœckel (4), la pulpe a une saveur *douce et agréable*, bien qu'un peu fade ; en vieillissant elle prend un goût *plus*

(1) *Journ. de Pharm. et de Chim.*, *Loc. cit.*, p. 607.
(2) *Loc. cit.*, p. 607.
(3) « Les corpuscules d'aleurone reçoivent aujourd'hui le nom de granules de protéine ; ils ne constituent pas un principe défini. (BOUANT, *Nouv. Dict. de Chimie*, p. 41, 1889.)
(4) *Journ. de Pharm. et de Chim. Loc. cit.*, p. 603.

agréable, car elle conserve sa douceur et il s'y ajoute un *parfum de violette* ».

Il se peut faire qu'à Marseille, la vieille pulpe de *Parkia* ait un goût agréable et qu'elle sente la violette, partout ailleurs elle possède un goût de *beurre rance* et une odeur *nauséeuse de vieux fromage en décomposition.*

Hœckel a oublié dans le journal de *Pharmacie et de Chimie* ce qu'il dit dans le *Bulletin de la Société de Géographie*, de Marseille, où il fait allusion :

1º Au récit de Zweifel et Moustier, « ayant eu à supporter, dans leur périlleux voyage aux sources du Niger, le *supplice du Kinda* (graines fermentées de Parkia, mêlé au riz cuit (1) ;

2º Au plat des Bongos, composé d'après Schweinfurth, « de farine et de poudre de Parkia, *mélange dont un palais Africain peut seul supporter l'odieuse saveur* (2) ».

3º Au rapport de Lépine, où ce Pharmacien de la Marine constate « qu'après quelques mois, la pulpe du *Parkia biglandulosa,* Wight et Arn. *(forme de l'Inde voisine du Parkia biglobosa)*, contracte une odeur qui rappelle celle du *beurre rance* (3) ».

Pour nous, peu difficile en fait de nourriture, et qui, lors de notre séjour en Afrique, avons dû souvent nous contenter de la cuisine des Nègres, nous déclarons n'avoir jamais pu avaler la pulpe et les tablettes de *Parkia*, malgré la meilleure volonté.

La graine de *Parkia biglobosa*, toujours d'après Hœckel, « est d'une couleur brune et pourvue d'une enveloppe dure, crustacée et brillante, elle mesure 10 millimètres de long sur 8 de large et 5 d'épaisseur (4) ; sa forme est ovale, avec un rostre

---

(1) *Bull. Soc. Geogr. de Marseille, Loc. cit.,* p. 246.

(2) *Bull. Soc. Geogr. de Marseille, Loc. cit.,* p. 252.

(3) *Bull. Soc. Geogr. de Marseille, Loc. cit.,* p. 257.

(4) La mesuration d'un grand nombre de graines nous a donné comme moyenne : 12 millimètres de long, sur 9 de large et 6 d'épaisseur.

assez accusé à son point hilaire. Son bord est mousse et ses deux faces convexes sont pourvues *d'une portion centrale surélevée, qui a valu à la plante sa dénomination spécifique de biglobosa* (1) ».

Nous regrettons d'être une nouvelle fois en désaccord complet avec le savant de Marseille.

Nous ne dirons rien de la description de la graine, assez exacte, nous la figurons du reste d'après nature (fig. 139), mais nous déclarons fausse l'étymologie du qualificatif *biglobosa* !

Le *Parkia biglobosa* a été décrit et figuré pour la première fois, on le sait, par Jacquin (2), sous le nom de *Mimosa biglobosa*. Il n'en connaissait ni les feuilles, ni le fruit, *ni la graine*. Sa diagnose concerne uniquement l'inflorescence, et il dit : « *Spicis biglobosis, densissimis* ».

Wildenow, de son côté, a soin d'observer en parlant de la plante de Jacquin (3) : « *foliorum descriptionem non dedit Clarissimus Jacquin, spica magnitudine Piri quasi e binis super impositis, conflata* ».

C'est donc à l'inflorescence et non à la graine que s'applique le mot *biglobosa*.

Il n'en pouvait être autrement et, pour qui connait un peu les graines des Légumineuses, la portion centrale surélevée, n'a aucune signification, tant sont nombreuses celles possédant une semblable conformation.

La constitution anatomique des graines du *Parkia biglobosa* a été étudiée par Hœckel (4) : nous lui empruntons les figures et la description suivante :

« Les cotylédons, partie alimentaire, présentent, à un grossissement de 120 diamètres : une couche épidermique *ep* et *cp*,

<hr>

(1) *Journ. Pharm. et Chim., Loc. cit.*
(2) *Stirp. Amer.*, 267, tab. 179, fig. 87.
(3) *Sp. Plant.*, t. IV, pars., II, p. 1025, n° 52.
(4) *Journ. de Pharm. et de Chim., Loc. cit.*, p. 603, 604.

parenchyme uniforme de la feuille cotylédonaire. Cette masse parenchymateuse est formée de cellules ovales, remplies de matières grasses et d'aleurone.

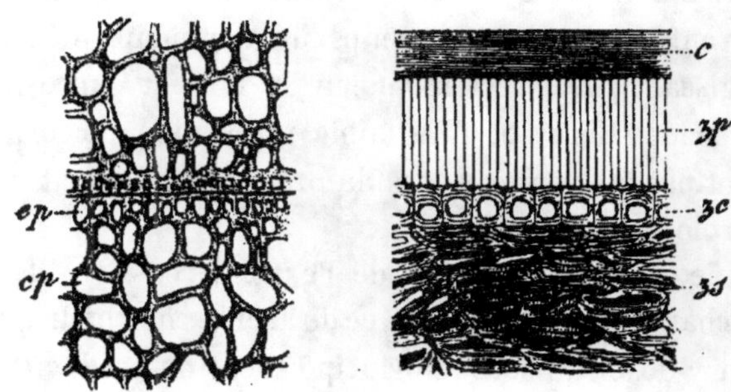

Fig. 143   Fig. 141.
Cotylédons et Enveloppe séminale des graines de *Parkia biglobosa,*
d'après Hœckel.
Grossissement 120 diamètres.

L'enveloppe séminale se compose de quatre couches : 1° une Cuticule épaisse c ; 2° une zone de cellules en palissade zp ; 3° une zone de cellules à parois tengentielles épaisses zc, disposées en une unique rangée rectiligne ; 4° enfin une dernière zone zs, la plus importante et la plus résistante de toutes, formée de nombreuses cellules, à parois épaisses, sans formes déterminées et remplies de matière rouge noirâtre ».

Chimie. — La pulpe et la graine du *Parkia biglobosa* ont été étudiées par Schlagdenhauffen. Nous donnons, d'après le savant chimiste de Nancy, le résultat de ses analyses, sans tenir compte de la distinction établie entre les deux couches de la pulpe, qui, on l'a vu précédemment, diffèrent seulement par la quantité de cellulose et de ligneux dans la couche interne.

« La pulpe est généralement très friable ; abandonnée dans l'eau pendant un certain temps, elle lui communique une saveur acidule et douceâtre et la colore légèrement en jaune (1).

« Préalablement desséchée à l'étuve, à 105°, elle cède à l'éther de pétrole une petite quantité de matière grasse, qui se solidifie à la température ordinaire.

« L'alcool bouillant la décolore complètement et fournit un liquide d'un beau jaune. L'extrait est très riche en glucose et renferme en même temps un deuxième principe sucré, n'agissant pas directement sur la liqueur cupro-potassique, des acides libres et une faible proportion de corps gras qui n'ont pas été enlevés lors du premier traitement à l'éther de pétrole.

Une certaine quantité de l'extrait, redissous dans l'eau, a été chauffé à l'ébullition, avec de l'acide chlorhydrique, étendu pour y doser un second principe sucré non réducteur.

« En reprenant par l'eau l'extrait alcoolique et en jetant sur filtre la partie non dissoute, il reste un corps gras de couleur jaune.

« Les sels ont été évalués après l'incinération d'une autre partie de l'extrait.

« La pulpe épuisée par l'alcool et par l'eau est divisée en deux parts, dont la première est traitée par l'acide sulfurique dilué, et la seconde par la chaux sodée. Ce dernier essai fournit des matières albuminoïdes, tandis que le précédent révèle le poids des matières cellulosiques, le ligneux et les sels fixes.

(1) Lépine, parlant du *Parkia biglandulosa* (*Exp. permanente des produits coloniaux à Paris, Catalogue des produits Français de l'Inde*, Pondichéry, 1861, p. 144), dit · « La pulpe, au contact de l'eau iodée, ne se colore pas. Une partie de pulpe avec 4 parties d'eau, s'imbibe, se gonfle et forme une gelée solide ; 1 partie de pulpe avec 100 parties d'eau forme une solution visqueuse, qui, après deux heures, se prend en une gelée transparente ; toute la pulpe n'est pas dissoute dans l'eau, il se forme un dépôt blanc ». Traitée de la même façon, la pulpe du *Parkia biglobosa* se comporte autrement : elle ne forme ni gelée visqueuse, ni gelée transparente. Au contact avec l'eau, cette dernière est colorée en jaune, et toute la pulpe se précipite sans subir aucune altération.

« Les graines mondées méritent de fixer l'attention, en raison de la proportion relativement considérable du sucre non réducteur qu'elles contiennent et de l'absence complète de glucose.

« En procédant à leur extraction méthodique, on obtient tout d'abord un corps gras d'un beau jaune et de consistance poisseuse. Il est facile d'y déceler la présence de la cholestérine et de la lécithine.

« L'extraction, à l'aide de l'alcool, a fourni un produit d'un jaune pâle qui, repris par l'eau, n'agit pas sur la solution cupro-potassique, mais produit une réduction abondante, après interversion au moyen des acides étendus. Cet extrait renferme, en outre, des sels fixes, un peu de corps gras et une certaine proportion de principes dont l'étude détaillée n'a pas été faite, mais point de glucoside ni d'alcaloïde.

« L'eau bouillante permet d'enlever à la substance provenant des traitements précédents : des matières gommeuses, ainsi que des matières albuminoïdes.

« L'emploi de l'acide sulfurique dilué a conduit au dosage de la matière cellulosique, d'une autre quantité de matières albuminoïdes et d'une partie des sels fixes.

« Dans le résidu épuisé, enfin, on constate la plus forte proportion des matières albuminoïdes, le ligneux et le restant des sels fixes.

« En procédant à la détermination de ces divers principes, on peut fixer comme suit la composition immédiate de la pulpe et des graines :

Composition de la pulpe en totalité pour 200

Corps gras	2.284
Glucose	67.847
Sucre interverti	15.650
Matières colorantes et acides libres	2.600
Matières albuminoïdes	10.184
Matières gommeuses	38.218
Cellulose	17.843
Ligneux	34.390
Sels	8.337
TOTAL	200 »

Composition des graines mondées, pour 100

Corps gras solides	21.145
Sucre non réducteur	6.183
Matières gommeuses	10.272
Matières albuminoïdes	24.626
Matières cellulosiques	5.752
Matières autres non déterminées	5.512
Sels	5.139
Ligneux et perte	20.978
TOTAL	100 »

Nous avons dit que les Nègres employaient les gousses vides du *Parkia* pour empoisonner les cours d'eau et faire par ce moyen des pêches fructueuses. Hœckel observe que, « jusqu'ici (1887) (1), il n'a pu étudier le principe toxique dont cette pratique indique la présence dans les coques dures. »

Nous ignorons si, depuis cette époque, il s'en est occupé ; dans tous les cas, nous avons examiné les gousses sèches, à ce point de vue, et nous donnons le résultat de nos recherches.

Les gousses, réduites en poudre, ont été soumises à l'alcool à 80° bouillant ; après concentration du liquide et traitement par l'acide tartrique et l'eau distillée, la solution additionnée de bicarbonate de soude, agitée avec l'éther en excès et évaporée, a été reprise par l'eau distillée, légèrement acidulée par l'acide chlorhydrique ; après saturation par l'acétate de plomb, filtration et précipitation par le gaz sulfhydrique, la liqueur a été précipitée à nouveau par le bicarbonate de soude et l'éther, enfin filtrée et évaporée dans le vide.

Nous avons ainsi obtenu un assez abondant dépôt cristallin qui, vu à un fort grossissement, était entièrement composé de grands cristaux, figurant de larges feuilles de fougère, opposées par la base.

Cette substance, que l'on pourrait désigner sous le nom de PARKINE, se rapproche, par sa disposition cristallographique,

(1) *Journ. de Pharm. et de Chim., Loc. cit.,* p. 602.

de la substance cristalline des autres Mimosacées, caracté-
risée, on l'a vu, par des aiguilles prismatiques, toujours les mêmes, bien que différemment groupées suivant les formes d'où elles sont extraites.

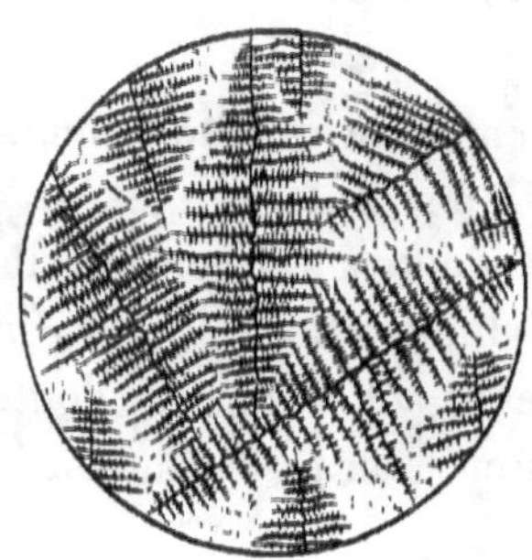

Fig. 145
Cristaux de Parkine
du *Parkia biglobosa*
Grossissement 150 diamètres

Soluble dans l'eau, peu soluble dans l'alcool, l'éther et le chloroforme, elle possède une saveur amère.

Sa solution rougit faiblement le papier bleu de tournesol.

Elle précipite en orange par la teinture d'iode ; par l'acide phosphomolybdique, elle donne un épais dépôt d'un jaune pâle ; elle précipite en jaune verdâtre par le ferricyanure de potassium, en gris par le bichlorure de mercure.

Physiologie. — L'action stupéfiante des gousses du *Parkia biglobosa* sur les Poissons, action également commune à d'autres Légumineuses, comme on le verra par la suite, est évidemment dû à la Parkine, ainsi qu'il résulte des expériences suivantes :

21° *Expérience*. — 30 grammes de gousses sèches, grossièrement concassées sont jetées dans un aquarium, d'une contenance de 40 litres, où nagent vigoureusement : 5 jeunes *Cyprinus carpio,* Lin., 2 petits *Abramis brama,* Cuv., et 10 *Rhodeus amarus,* Cuv. Au bout de trois quarts d'heure, les mouvements des Poissons se sont ralentis, ils se dirigent vers la surface de l'eau, puis, brusquement tournés sur le côté, ils flottent, immobiles. Quelques-uns, placés aussitôt dans un autre aquarium plein d'eau non contaminée par le *Parkia,* paraissent, après quelques moments, reprendre leur activité primitive, mais leurs efforts restent impuissants et ils flottent à nouveau, immobiles.

A l'autopsie : le cœur est gorgé de sang noir ; le cerveau et la moelle, allongée, sont fortement injectés ; il y a congestion prononcée des branchies.

Dans cette expérience, nous avons imité en petit le procédé opératoire des Nègres pour obtenir sans peine une grande quantité de Poissons.

Ce mode de pêche n'influe en rien sur la qualité alimentaire des animaux ainsi capturés ; ils peuvent, en effet, être impunément mangés. Cela tient sans doute à la façon dont ils sont préparés avant d'entrer dans l'alimentation ; la cuisson ou la dessication, toujours en usage, suffisent sans doute pour faire disparaître les doses minimes, du reste, du poison absorbé par les animaux.

Si l'on s'en rapporte à l'expérience suivante, il est probable que les Poissons mangés crus ne seraient pas, malgré cela, suffisamment toxiques pour entraîner la mort ; tout au plus occasionneraient-ils une indisposition passagère.

22° Expérience. — Un des Poissons ayant servi à la précédente expérience, pesant 50 grammes, est donné en pâture à un jeune Chat du poids de 900 grammes. 2 heures après l'ingestion, l'animal éprouve quelques efforts de vomissement, il est pris d'une diarrhée assez abondante, manifeste un peu d'inquiétude, puis devient somnolent et reste immobile dans un coin de la cage où il a été placé au début de l'expérience. Au bout de 4 heures, les symptômes s'atténuent, disparaissent peu à peu, et 6 heures après l'animal était revenu à son état habituel.

Les Grenouilles, comme les Poissons, subissent l'action stupéfiante du *Parkia.*

23° Expérience. — Deux Grenouilles, du poids de 35 et 32 grammes, sont placées dans un vase contenant 4 litres d'eau dans laquelle on a placé 5 grammes de gousses concassées. Au bout de 45 minutes, les Grenouilles nagent mollement, elles viennent respirer le museau hors de l'eau, semblent faire quelques efforts pour se soustraire au liquide, puis surnagent, immobiles, le ventre en l'air.

A l'autopsie : le cœur est rempli de sang noir, les poumons sont hépatisés, le cerveau et la moelle congestionnés.

L'administration du produit toxique par voie hypodermique agit d'une autre manière.

24° Expérience. — Une solution de 2 milligrammes de Parkine est injectée sous la peau de la cuisse d'une Grenouille, du poids de 38 grammes. 15 minutes après l'injection, commencement de dyspnée ; l'animal est arc-bouté sur ses quatre pattes, la pupille rétractée, la bouche béante, un liquide sanguinolent coule le long des commissures, la respiration est de plus en plus pénible, les battements cardiaques intermittents ; gonflement de tout l'appareil hyoïdien ; les battements du cœur cessent ; insensibilité générale, somnolence, hébètement, chute sur le côté, mort en 2 heures.

A l'autopsie : le cœur est rempli de sang noir, les poumons sont hépatisés, les intestins rétractés, noueux ; le foie est noir, induré ; tous les vaisseaux sont gorgés de sang noir, filant ; le cerveau et la moelle sont congestionnés.

25ᵉ Expérience. — Une solution de 1 centigramme du principe toxique est injectée sous la peau du dos d'un Cobaye, du poids de 425 grammes. Comme chez la Grenouille, la dyspnée apparaît dès le début de l'injection, la respiration de même que les battements cardiaques ne tardent pas à être inappréciables ; la bouche est ouverte avec suintement de liquide sanguinolent, les pupilles très contractées ; légère diarrhée, rares efforts de vomissement, puis somnolence, chute sur le côté, immobilité, insensibilité générale, coma, mort en 4 heures.

A l'autopsie : cœur rempli de caillots ; injection de tout le système circulatoire de sang noir, filant ; poumons hépatisés ; muqueuse intestinale avec plaques ecchymotiques ; foie hypertrophié, laissant exsuder à la coupe un sang noir ; cerveau et moelle fortement congestionnés.

Il résulte de ces expériences, qu'abstraction faite de l'excitabilité musculaire et de l'insensibilité des nerfs moteurs sous l'influence galvanique, phénomènes propres au principe des Mimosacées, jusqu'ici étudiées, les symptômes provoqués par la *Parkine*, sont semblables à la *Mimosine* et par conséquent à la *Physostigmine*, dont celle-ci se rapproche considérablement.

La propriété aphrodisiaque de la pulpe et des grains du *Parkia* nous semble inadmissible. Nous avons nourri un Cobaye mâle et femelle, pendant 10 jours, avec de la pulpe légèrement détrempée et des graines concassées et fermentées, et nous n'avons pas constaté une aptitude ou coït plus grande qu'à l'ordinaire.

En est-il différemment chez les Nègres ? Nous l'ignorons !

Peut-être, comme pour d'autres prétendus aphrodisiaques, serait-il sage de faire intervenir l'imagination, comme un des principaux facteurs.

« La présence d'une quantité considérable de matières grasses, de sucre et surtout de matières albuminoïdes, soit dans la pulpe, soit dans la graine du *Parkia biglobosa*, conclut Hœckel (1), explique tout naturellement, comment cette graine peut être avantageusement employé en tant que substance alimentaire. *Il est peu de matières végétales aussi riches en éléments plastiques* et l'empirisme des natifs Africains a été encore une fois bien inspiré pour le choix de cet *aliment de premier ordre* ».

Il serait abusif de discuter à nouveau la façon dont Hœckel envisage le *Parkia* et interprète le caractère des Nègres.

Nous le laisserons donc considérer la pulpe et la graine de la *plante providentielle*, comme *un aliment de premier ordre*.

Quant à nous, malgré la proportion exceptionnelle des éléments plastiques, contenu dans les deux produits du *Parkia*, nous sommes loin... très loin de leur accorder les qualités remarquables dont on a voulu les doter.

Certes, nous ne l'ignorons pas, pour qu'un aliment possède une valeur nutritive réelle, il doit contenir dans des proportions déterminées : de l'albumine, des graisses, de l'hydrate de carbone ; on va même jusqu'à doser à 1 milligramme près, la quantité de chacun de ces éléments.

Nous le savons aussi, pour qu'un homme adulte, sain, puisse réparer les pertes qu'il éprouve, en un mot, pour qu'il se nourrisse, il doit, suivant Moleschott, ingérer chaque jour 300 grammes d'eau, 130 grammes d'albumine, 84 grammes de graisse et 400 grammes d'hydrate de carbone (amidon, dextrine, sucre, etc.), pas un atome de plus ni de moins.

(1) *Bull. Soc. Géogr. de Marseille, Loc. cit.,* p. 258.

Théoriquement, on ne peut demander rien de mieux ; faire de l'estomac un vase à expériences, où chaque substance, mathématiquement pondérée, va devenir propre à former un tout, capable d'entretenir, de maintenir le bon fonctionnement des organes, présente un intérêt capital ; mais... nous doutons que dans la pratique les choses se passent ainsi, et nous plaindrions sincèrement l'homme adulte et sain, auquel on servirait journellement le ragoût de Moleschott.

Quoiqu'il en soit, malgré l'abondance de ses éléments plastiques, le *Parkia* ne rentre pas dans les conditions requises.

Quand même il serait aussi nourrissant que le pain, par exemple, il ne pourrait servir uniquement à la nourriture, comme le prétend Hœckel ; l'alimentation *exclusive* est impossible, personne ne l'ignore ; le pain auquel nous faisons allusion contient, si nous ne nous trompons, tout autant, si non plus, de matières nutritives que le *Parkia*, or l'alimentation exclusive par le pain serait, si non fatale, du moins des plus contraires.

Pour servir *uniquement* à la nourriture des Nègres, *pendant des mois*, pour fournir de *véritables rations d'entretien*, les produits du *Parkia* devraient constituer un *aliment complet*, c'est ce que nous nions, malgré l'opinion contraire d'Hœckel.

Nous ne saurions trop insister, le *Parkia* est un condiment et pas autre chose.

C'est un adjuvant à certains mets, auquel les Nègres attribuent une propriété particulière, qu'il ne possède pas, mais à laquelle ils croient, et cela leur suffit ; quand la pulpe est fraîche, son goût légèrement sucré la fait rechercher comme friandise (on connait le goût des Nègres pour le sucre), quand elle est sèche ou associée aux graines fermentées, elle constitue, à cause même de son horrible saveur, un accommodement de haut goût, pour des palais auxquels plaisent le fumet des viandes et des Poissons putréfiés.

Telle est l'exacte vérité sur le Parkia, qualifié on ne sait pourquoi de *panacée*, et qu'il importe de reléguer dans la catégorie de beaucoup d'autres plantes *occasionnellement* utilisées par les naturels.

Mais il y a plus, en admettant pour vraies, les données d'Hœckel, il n'y aurait pas lieu d'en tenir compte, parce que les préparations du *Parkia*, bonnes pour les Nègres d'Afrique, ne peuvent et ne pourraient jamais rendre un service quelconque aux Européens, pour les raisons que nous avons données. Or, quand il s'agit de plantes de nos colonies, l'attention doit se porter uniquement sur celles dont nous pouvons tirer quelque profit.

Disons, en terminant, que le nom de *Café du Soudan*, donné aux graines du *Parkia*, ne signifie rien et est des plus impropres. Quelque voyageur, sans doute ami du merveilleux, voyant les naturels boire l'infusion des dites graines torréfiées, les aura considérées comme succédanées du Café et naturellement désignées par ce nom. Dès lors chacun s'est empressé d'adopter le qualificatif, sans contrôle, bien entendu, suivant une habitude assez générale.

SÉRIE DES ACACIÉES

L'étude des *Acacia Africains*, producteur des *Gommes dites Arabiques, du Sénégal*, etc., que nous avons tout particulièrement à examiner dans cette série, présente d'assez grandes difficultés ; malgré les consciencieux travaux de Guibourt (1), de Mérat et De Lens (2), de Baillon (3), de De Lanessan (4), de

(1) *Hist. des Drogues simples*, t. III, 4ᵉ *Edit.*
(2) *Dict Mat. Méd.*
(3) *Hist. des Pl.*, t. II. — *Adans.*, t. IV.
(4) *Hist nat. Méd.*, t. II. — *Pl. ut. des Colon. Françaises.*

Flückiger (1) et ceux plus récents de Colin et Planchon (2), de nouveaux éclaircissements sont nécessaires. Dans bien des cas, en effet, on constate des inexactitudes, des hésitations, des contradictions ; diverses formes d'*Acacia* ont été confondues entre elles : telle sorte de gomme a été attribuée, tantôt aux uns, tantôt aux autres ; le plus souvent les gommes elles-mêmes ne sont pas décrites ou bien le sont imparfaitement.

Sans prétendre donner un travail irréprochable, nous espérons, grâce aux nombreux documents dont nous avons disposé, élucider tout au moins quelques unes des questions les plus importantes, relatives aux *Gommiers* et à leurs produits, produits qui incontestablement ne sont pas toxiques et dont cependant l'examen ne paraîtra pas déplacé ici, si l'on veut se reporter à l'introduction de cet ouvrage (3) et se souvenir qu'une plante ou l'un quelconque de ses produits, n'a pas besoin d'être un poison, au sens strict du mot, pour devenir nocive, dans des conditions particulières.

Modifiant momentanément la marche suivie dans les précédentes monographies, nous donnons d'abord la figure et la description botanique des deux types les plus tranchés de nos *Acacia*, c'est-à-dire l'*Acacia Verek*, *Gommier Blanc*, *Verek des Nègres* et l'*Acacia Neb-Neb*, *Gommier Rouge*, *Neb-Neb des Ouoloffs* (4). Immédiatement après, nous passerons en revue toutes les autres formes, nous en établirons la synonymie, nous résumerons leurs caractères différentiels, en insistant sur la forme et la nature des fruits (gousses) (5) et nous indiquerons les gommes qu'elles produisent.

(1) *Hist. des Drogues d'or. végét.*, t. I., Ed. de LANESSAN.
(2) *Drogues simples d'or. végétale.*
(3) *Tox. Afr.*, t. I., passim.
(4) La figure de ces deux types nous dispense de donner celles des autres *Acacia*, peu différents entre eux et que le dessin ne suffit pas à faire distinguer suffisamment. Nous nous bornons à les décrire succinctement et à représenter les gousses et les graines, dont nous avons pu nous procurer des échantillons.
(5) « Les espèces connues, au nombre de plus de 100, dit Baillon (*Hist. Pl.*, II, 42), n'ont pu être partagées, en sous-genres ou en sections, d'après la struc-

A la suite de ces prémisses, nous ferons l'historique des *Acacia*, puis nous examinerons le mode de production de la gomme, sa récolte ; enfin nous consacrerons un chapitre spécial à l'étude de chaque sorte connue de ce produit et nous terminerons, comme d'habitude, par les données chimiques, physiologiques, etc., etc.

Acacia Verek, Guill. et Perrot

Synonymie. — ACACIA VEREK, Guill. et Perrot. *Fl. Sénég. Tent.*, 243, t. 56 ; Schweinf., *Acac. art. d. Nilgeb.*, 374, t. 22, et *Reliq. Kotsch.*, t. 3 ; H. Bn., *Adans.*, IV, 125 ; Oliv., *Fl. Trop. Afr.*, II, 342.

Noms indigènes. — *Uerek, Verek,* en OUOLOFF. — *Haschâb,* en ARABE.

Habitat. — Rive droite du *Sénégal,* forêts de *Liebar,* d'*Alfatak,* etc., etc. — Le *Oualo.* — Le *Cayor.* — *Ile de Sor.* — *Nubie.* — *Kordofan.*

Distribution géographique. — Spécial à la région *Occidentale* et *Orientale* de l'*Afrique.*

ture de leur gousse, qui est *polymorphe avec toutes les transitions possibles entre les formes diverses.* Bentham, qui s'est occupé depuis tant d'années de ce genre, l'a divisé en séries secondaires, basées sur *le port et le mode d'inflorescence ».* A notre grand regret, nous ne pouvons accepter la manière de voir de Bouillon : les gousses des *Acacia* Africains (celles des Australiens sont dans le même cas), sont loin d'être aussi polymorphes que le prétend le savant auteur de l'*Histoire des Plantes ;* qu'elles ne suffisent pas pour établir des subdivisions, c'est possible, mais elles rendent de réels services pour la différenciation des formes, et à ce titre nous les choisissons comme un des meilleurs critérium, c'est ainsi, du reste, que procède Oliver, dans sa *Flora of tropical Africa.*

Les subdivisions nous importent peu, toutefois on peut en signaler deux auxquelles appartiennent nos *Acacia :* l'une renfermant ceux à *inflorescence spiciforme,* l'autre ceux à *inflorescence en capitules ;* et, chose remarquable, à ces deux modes d'inflorescence correspondent des gousses à structure absolument différente. Remarquons, néanmoins, que, si le mode d'inflorescence est utilisable dans le cas qui nous occupe, il nous semble de peu de valeur pour une classification générale comme celle conçue par Bentham. Le port ne constitue pas un caractère sérieux, et toutes les sections de Bentham comptent des inflorescences en capitules et spiciformes ; sans nul doute, si le savant monographe des *Acacia* n'avait pas eu d'idée préconçue, il aurait autrement distingué ses subdivisions.

Description botanique. — Petit arbre de 6 à 8 mètres de haut, à tronc incliné ; branches très nombreuses ; écorce cendrée chargée d'aiguillons plus nombreux sur les rameaux, ceux-ci tortueux, divariqués,

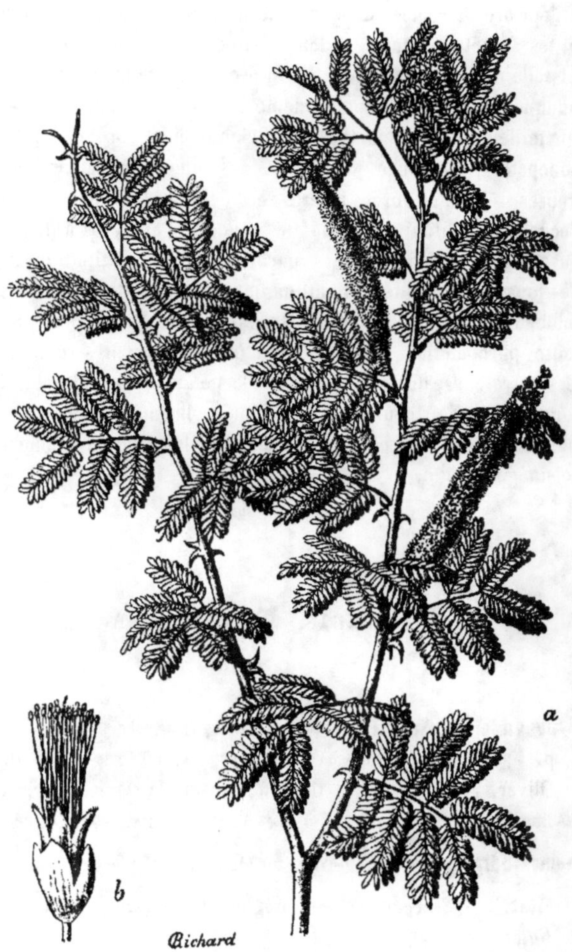

ACACIA VEREK, Guill. et Perr.
Fig. 146 : *a*. Rameau florifère. — Fig. 147 : *b*. Fleur.

blanchâtres, pubescents à leur extrémité ; feuilles alternes, bipennées, accompagnées de deux à trois épines stipulaires, allongées, aiguës, dures, linéaires, noirâtres, les deux latérales recourbées vers le haut, la médiane

recourbée en dehors et en bas ; pinnules de 3 à 5 paires, à 10 ou 15 paires
de folioles linéaires, elliptiques, allongées, faiblement asymétriques à la
base, obtuses au sommet, glabres, cendrées ; fleurs disposées en épis cylindriques, allongés, grêles, solitaires ou géminés, insérés à l'aisselle des
feuilles, assez souvent portés sur un petit rameau commun très court ; axe
de l'épi ordinairement dépourvu de fleurs à la base, présentant en haut de
petites fossettes alternes, dans lesquelles s'insèrent les fleurs situées à
l'aisselle d'une bractée étroite, obtuse, concave à sa face supérieure, très
caduque. Calice monosépale, membraneux, à 5 dents égales portant vers
leur milieu un petit épaississement glanduleux ; corolle d'un blanc jaunâtre,
monopétale, à 5 lobes, dépassant le sommet du calice ; étamines nombreuses, à filets libres insérés en dehors d'un petit disque en forme
d'écuelle qui entoure la base du gynécée ; anthères à deux loges, globuleuses, introrses, déhiscentes par deux fentes longitudinales ; style grêle,
très long, à extrémité stigmatique peu renflée et tronquée ; gousse linéaire
oblongue, atténuée aux deux extrémités, très comprimée, mince, membraneuse, parcheminée, parcourue par de fines nervures ramifiées, anastomosées entre elles, déhiscente suivant la longueur des deux bords, d'un brun
fauve ; graines orbiculaires, comprimées, brunes, à aréole circulaire parallèle aux bords, portées par un funicule long, grêle, renflé et charnu au
voisinage du hile.

Acacia Nebneb, Adans.

Synonymie. — ACACIA NEBNEB, Adans., *Hist. Ac. Roy. des Sciences.* 1773,
p. 4 ; ACACIA ARABICA, Willd., *Sp.*, IV, 1085 ; D. C., *Prod.*, II, 461 ;
Oliver, *Fl. Trop. Afr.*, II, 350 ; ACACIA ARABICA, var. α. TOMENTOSA,
Benth., *Hook. Journ.*, I, 500 ; ACACIA VERA, Auct., *Pro part.*

Noms indigènes. — *Neb-Neb,* en OUOLOFF.

Habitat. — *Sénégambie.* — Région du *Niger.* — *Oualo.* — *Bakel.* —
Galam.

Distribution géographique. — Paraît spécial à l'*Afrique Occidentale.*

Description botanique. — Arbre de 9 à 12 mètres de haut, à
rameaux alternes nombreux, couverts d'un duvet tomenteux, épais ; bois
rouge brun, très dur ; écorce brunâtre ; feuilles alternes, bipennées, accom-

glande cupuliforme, au niveau de toutes les paires de pinnules ; fleurs
disposées en capitules situés à l'aisselle des feuilles, au nombre de 2 à 6,
supportés par des pédoncules articulés vers le milieu de leur hauteur et
portant en ce point une petite collerette formée de 4 à 5 bractées ; fleurs
jaunâtres, sessiles, articulées à la base et insérées au fond d'une petite
fossette creusée dans la surface du réceptacle, sous laquelle s'insère une
bractée axillaire généralement spatulée, concave supérieurement, atténuée
à la base, aiguë, cunéiforme, tronquée ou émarginée, ciliée sur les bords ;
calice gamopétale, membraneux, un peu épaissi sur les bords, 4-5 denté, à
dents inégales ; corolle gamosépale, en forme de cornet, à peu près deux
fois aussi longue que le calice, partagée supérieurement en dents oblongues,
à bords finement ciliés ; étamines nombreuses, trois fois aussi longues que
la corolle ; anthères biloculaires, introrses, déhiscentes par deux fentes
longitudinales ; style terminé par une extrémité un peu atténuée ; gousse
oblongue, légèrement arquée, à bords fortement ondulés, chaque ondulation
délimitant la place occupée par les graines, couverte d'un tomentum blanchâtre, à parois épaisses, déhiscentes par leurs bords ; graines ovoïdes
comprimées, brunâtres, portant une ligne déprimée concentrique à leurs
bords.

Revision des Acacia gommifères africains

A. — *Fleurs en épi* (1)

1. — Acacia Verek, Guill. et Perrot. — Cette forme, dont nous
avons donné précédemment la synonymie, la diagnose, etc.,
ce qui nous dispense de revenir sur ce sujet, n'est autre que
le *Gommier blanc*, le *Uerek* d'Adanson, qui, le premier, l'a fait
connaître. Le récit de cette découverte, par Adanson lui-
même, ne saurait être ici déplacé.

« Cet arbre, dit-il (2), des plus communs parmi ceux qui

(1) A l'exemple d'Oliver (*Fl. Trop. Afr.*, II, 338), nous divisons nos *Acacia*
en deux sections : ceux à fleurs *disposées en épi* et ceux à fleurs *réunies en
capitule* ; il est à remarquer que, dans ces deux sections, les fruits (gousses)
présentent un faciès et une constitution correspondant, comme on le verra par
la suite, à un mode différent d'inflorescence. Nous avons déjà indiqué ce
caractère.

(2) *Hist. Ac. Roy. des Sciences*, 1781, p. 90 et seq.

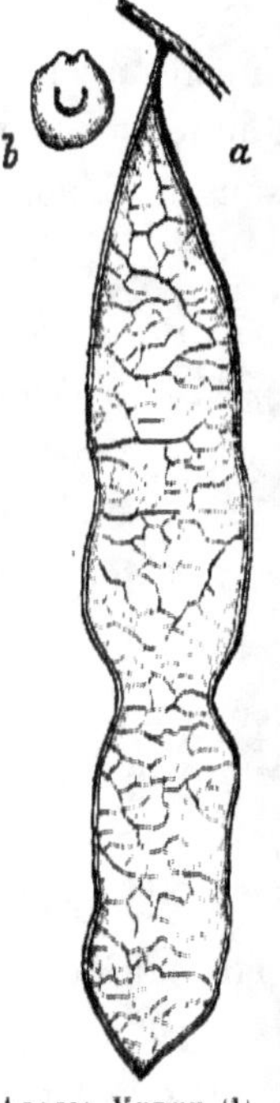

ACACIA VEREK (1)
Fig. 150 : *a.* Gousse.
Fig. 151 : *b.* Graine.

couvrent la côte sablonneuse du Sénégal, depuis son embouchure jusque vers la hauteur du Cap Blanc, quoique vu, ou au moins à portée d'être vu tous les jours par les commerçants Européens qui fréquentent ce pays depuis plus de quatre cents ans, n'avait cependant été reconnu par aucun d'eux, de sorte que l'arbre de la Gomme resta inconnu jusqu'à l'année 1748 où je partis pour le Sénégal.

« Arrivé dans ce pays, mes premières vues se portèrent sur le Gommier. Je formai donc le projet de courir les risques d'aller visiter les forêts de Gommiers ; il ne s'agissait pour cela que de remonter le Niger (Sénégal) à 30 lieues de son embouchure jusqu'au lieu qu'on nomme le *Désert,* où se fait annuellement la traite de la gomme, et de traverser de cet endroit 15 à 20 lieues de terres en allant vers le Nord pour gagner lesdites forêts. Pendant qu'on équipait un bateau pour faire ce voyage, je m'avisai, pour ne pas perdre de temps, de faire quelques promenades aux environs de l'Ile du Sénégal (Saint-Louis) ; mais quelle fut ma surprise lorsqu'en mettant pied à terre sur la pointe méridionale de l'Ile au Bois, distante d'une petite lieue au Nord de l'Ile du Sénégal, un des premiers arbres que je rencontrai fut un gommier portant, le long de ses branches et de son tronc, plusieurs boules de gomme, d'un blanc terne, mais très transparente ; je la goutai, et sa douceur sans fadeur, jointe à sa couleur et à sa forme, m'assura qu'elle ne différait aucunement de la gomme du com-

---

(1) Toutes les gousses figurées dans cette revision sont réduites de 1/1 de leur grandeur naturelle. De cette façon, il est facile, en les comparant entre elles, de se rendre compte de leurs véritables dimensions.

merce ; puis, examinant les feuilles, les fleurs et les fruits de cet arbre, il me parut former sinon un genre, au moins une nouvelle espèce d'*Acacia*, de sorte que, comme elle n'avait point encore été nommée par aucun Botaniste, avant moi, je l'envoyai à M. de Jussieu, dès la même année, pour en communiquer la découverte à l'Académie, sous la dénomination suivante :

« *Acacia, Uerek Senegalentibus dicta, aculeata, aculeis ternis, intermedio deflexo, floribus polyandris, spicatis, legumine compresso lævi elliptico,* que M. Linné fit imprimer, en 1753, dans son livre intitulé : *Species Plautarum,* p. 521, et qu'il nomma : *Mimosa Senegal, foliis ternis, intermedio reflexo, foliis bipinnatis, floribus spicatis.*

« Tel est l'historique abrégé de la première découverte du Gommier blanc, qui me dispensa de faire un voyage au moins superflu et peut-être pernicieux chez les Maures.

« Le Gommier blanc est connu par les Nègres du pays d'Oualo sous le nom d'*Uerek ;* il se plait particulièrement dans les sables blancs et mobiles qui bordent la côte maritime du Sénégal, où ils forment une espèce de bande de 10 à 15 lieues de largeur qui s'étend depuis la rivière de Cachao, par le 12° de Latitude boréale, jusqu'au Cap Blanc, par le 20° 1/2 et au-delà ; j'en ai trouvé, par toute cette bande, depuis l'Ile Saint-Louis du Sénégal jusqu'au Cap Vert, mais nulle part en aussi grande abondance qu'à deux lieues à la ronde de l'Ile même du Sénégal.

« On ne trouve dans les auteurs anciens aucune description qui puisse s'appliquer à cette espèce ; au reste, elle se distingue assez des autres par la figure de sa gousse aplatie et par la disposition de ses fleurs, pour déterminer les Botanistes à en faire un genre que l'on pourrait appeler de son nom de pays *Uerek.* »

A l'époque actuelle, comme au temps d'Adanson, l'*Acacia*

Verek est le seul *Acacia* producteur de la véritable gomme du Sénégal.

2. — ACACIA GLAUCOPHYLLA, Steud., *in Pl. Schimp. Abyss., Sec.* II, nº 725, et *Sect.* III, nº 1710 ; Rich., *Fl. Abyss.*, I, 243 ; Schwf., *Acac. Art. d. Nilgeb.*, 372, t. 22, *b.*; Oliver, *Fl. Trop. Afr.*, II, 342 ; *Acacia triacantha*, Hochst., *in Pl. Schimp. Abyss., Sec.* III, nº 1746. — Nom. indig. : *Zelloa*, en Tigréen ; — *Msasa-begu*, en Zigoua. — Hab. : *Montagnes d'Abyssinie, Bogos, Tigré, Nubie, Arabie Heureuse.*

Arbre de moyenne grandeur, quelquefois réduit à l'état d'arbrisseau, à tronc droit ; écorce noirâtre ; rameaux d'un gris noirâtre, rarement rougeâtres ; épines stipulaires ternées, très noires, les deux latérales étalées horizontalement, droites ou faiblement recourbées, arrondies, larges et comprimées sur les rameaux inférieurs, la médiane de même longueur ou plus large et plus recourbée ; feuilles alternes à 3-6 paires de pinnules ; 10-12 paires de folioles, d'un vert glauque, oblongues, linéaires, obtuses au sommet, pâles en dessous, rarement pubérulentes ; pétiole commun portant à sa base une petite glande blanchâtre ou rougeâtre ; inflorescence en épi ; épis 1-5, axillaires, à fleurs blanches, les épis habituellement plus courts que les feuilles ; ovaire glabre ; gousse linéaire, droite, à bords parallèles ou un peu ondulés, coriace, membraneuse, atténuée au sommet et à la base, d'un jaune pâle ou rougeâtre, légèrement gonflée au niveau des graines, ornée transversalement de veinules anastomosées ; 5-7 graines brunes, brillantes, ovales, comprimées, plus hautes que larges, portant au centre de chaque face une ligne en croissant.

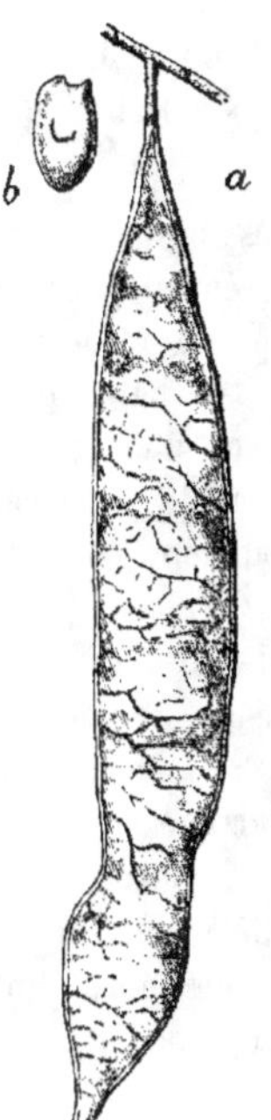

ACACIA
GLAUCOPHYLLA
Fig. 152 : *a.* Gousse.
Fig. 153 : *b.* Graine.

Oliver (1) donne cette forme comme très voisine de l'*Acacia Verek,* dont elle différerait par une proportion plus petite dans la longueur des épines stipulaires et par la plus grande étroitesse du fruit ; il faut, ce nous semble, tenir également compte de la longueur des épis, dépassant les feuilles chez

(1) *Loc. cit.*, p. 342.

l'*Acacia Verek*, et des graines arrondies de cette dernière forme.

L'*Acacia glaucophylla* passerait pour donner une certaine quantité de la gomme Arabique type !

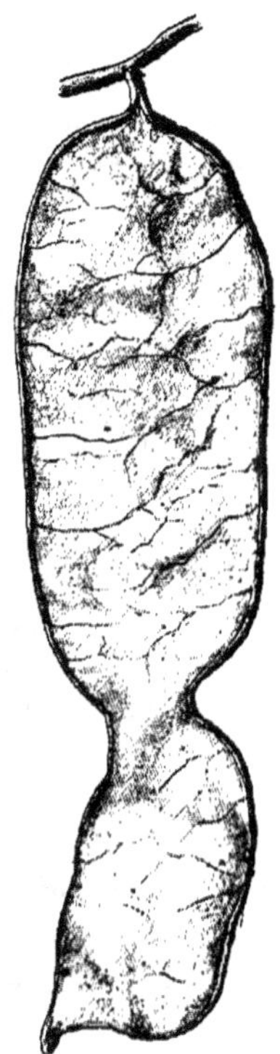

ACACIA ERUBESCENS
Fig. 154 : Gousse.

3. — ACACIA ERUBESCENS, Welw., *Mss. in* Oliver, *Fl. Trop. Afr.*, II, 343. — Hab. : *Bumbo, Angola*.

Arbre de petite taille, très branchu ; extrémité des jeunes rameaux légèrement pubescente ; épines stipulaires courtes, fortement recourbées en hameçon ; feuilles alternes, à 4-5 paires de pinnules ; 10-14 paires de folioles d'un gris pâle, linéaires, oblongues, obliquement et largement aiguës au sommet ; pétiole commun, portant une petite glande au niveau des dernières paires de pinnules ; inflorescence en épis axillaires, souvent réunis au sommet des rameaux dépourvus de feuilles. Fleurs d'un blanc rosé ; gousse large, mince, coriace, d'un brun marron, terne, subarrondie au sommet, faiblement mucronée à la pointe, à mucron obtus, à bords parallèles, se rétrécissant parfois dans le dernier tiers inférieur, simulant de cette façon deux fruits superposés et réunis par un large rétrécissement.

Suivant Welwitsch, cette plante fournit en grandes quantités la meilleure gomme recueillie dans les régions où elle est indiquée : « *Affords abundantly the best gum collected in this regions* (Dr W.) (1).

4. — ACACIA ATAXACANTHA, D. C., *Prod.*, II, 459 ; Guill. et Perrot., *Fl. Sénég. Tent.*, I, 244 ; Benth., *in Hook. Journ. Bot.*, 1842, 544 ; Oliver, *Fl. Trop. Afr.*, II, 343. — Nom. indig. : *Ded*, en Ouoloff. — Hab. : *Sénégambie, le Cayor, le Oualo, Galam, les régions comprises entre le confluent du Quorra et du Tchad*.

(1) *Teste* OLIVER, *Fl. Trop. Afr.*, II, 343.

Arbrisseau buissonneux, de 1 à 2 mètres de haut, très rameux, couvert d'aiguillons ; rameaux étalés, anguleux, roux au sommet, pubescents ; épines stipulaires courtes, crochues, réfléchies, des épines semblables éparses sur les rameaux et les pétioles des feuilles ; feuilles alternes à 8-15 paires de pinnules ; 20-30 paires de folioles, linéaires, obtuses ou aiguës ; pédoncule commun aiguillonné et portant à la base une glande conique ; inflorescence en épis cylindriques, 2-3 insérés à l'aisselle des feuilles ; fleurs d'un blanc rosé ; gousse linéaire, oblongue, comprimée, atténuée à chaque extrémité, longuement effilée en pointe obtuse à la base, parcheminée, glabre, d'un rouge brun, à bords parallèles ; graines rondes, comprimées, d'un vert fauve, brillantes.

ACACIA
ATAXACANTHA
Fig. 155 : Gousse.

C'est certainement à cette forme qu'il faut rapporter la *seconde espèce de Gommier blanc*, le *Ded* d'Adanson ; sa description ne laisse aucun doute à ce sujet (1).

« C'est, dit-il, un arbrisseau en buisson conique de la hauteur de 6 à 10 pieds ; les jeunes branches sont verdâtres, pentagones, couvertes de poils courts, couchés, assez serrés et armés de tous les côtés d'épines semblables à celles du Rosier, c'est-à-dire coniques, comprimées et recourbées en dessous en forme de crochet ; deux épis cylindriques de fleurs blanches sortent de l'aisselle des feuilles ; le légume ne diffère de celui du *Verek* qu'en ce qu'il n'a que deux pouces 1/2 de longueur, qu'il est trois fois moins large, marqué sur chacune de ses faces de trois grandes fossettes et partagé à l'intérieur en loges renfermant chacune une graine orbiculaire, qui n'a ni prolongement ni impression sur ses faces. »

La description précédente de l'*Acacia ataxacantha*, empruntée à Guillemin et Perrottet, semble calquée sur celle d'Adanson. Personne cependant, jusqu'ici, n'avait tenté de faire cette comparaison.

1. *Hist. Ac. Roy. des Sciences*, 1791, p. 33, et seq.

Adanson ajoute : « Je n'ai jamais rencontré de suc gommeux sur cet arbrisseau, quoi qu'il paraisse devoir en fournir comme le *Uerek*. Les Nègres le respectent beaucoup et le regardent superstitieusement comme un arbre sacré, sans doute à cause de la quantité d'épines dont il est couvert, et ils prétendent qu'un homme qui s'y réfugierait, poursuivi en guerre ou pour quelque crime, y serait à l'abri de ses ennemis et de leurs flèches empoisonnées ; pareille recette ne serait certainement guère goûtée par de braves guerriers. »

Nous pouvons affirmer que le *Ded* fournit une gomme semblable à celle du *Verek ;* on le rencontre, du reste, fréquemment mélangé avec ce dernier.

A la suite de ces précieux renseignements, Adanson s'est malheureusement livré à une dissertation ayant pour but d'identifier son *Ded* avec un autre *Acacia :* le *Sunt,* que nous étudierons plus loin, ce qui est faux, et d'évoquer un passage de Pline à l'appui de sa manière de voir. Nous discuterons à l'*Historique* la non-valeur des appréciations d'Adanson.

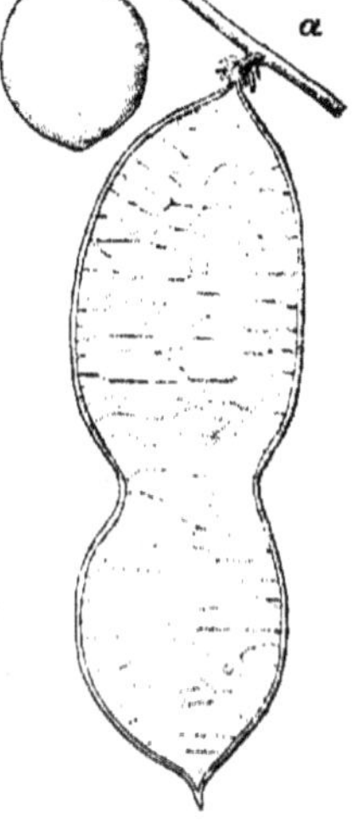

ACACIA LÆTA
Fig. 156 : *a,* Gousse.
Fig. 156 : *b,* Graine.

5. — ACACIA LÆTA, R. Brw., in *Sall. Abyss. app.;* Benth., *in Hook. Journ. Bot.,* 1842, 508 ; Schwf., *Acac. Art. d. Nilgeb.,* 367, t. 19, 20, 21, et *Rel. Kotsch.,* t. 1, 2 ; Oliver, *Fl. Trop. Afr.,* II, 341. — Nom. indig. : *Gimmara,* en Adoua. — Hab. : *Abyssinie, Nubie, Arabie Heureuse, Sennaar, Égypte supérieure, Sienne.*

Arbre de taille médiocre ; tronc droit ; écorce d'un gris noirâtre, très rugueuse ; épines stipulaires, ternées, les deux latérales très noires, brillantes, recourbées, unguiformes, ou subrecourbées, la médiane quelquefois subrecourbée ; feuilles alternes à 2-3 paires de pinnules ; 3-5 paires de folioles, très glabres, glauques, obliquement oblongues, cunéiformes, mucronées, obtuses ; pétiole commun portant une glande au-dessus de sa base ; inflorescence en épi ; épis 1-2, axillaires, égalant les feuilles; fleurs blanches; gousses oblongues, aiguës au sommet et à la base, d'un vert olive pâle, membraneuses, coriaces, finement veinées en travers, un peu gonflées au niveau des graines, à bords parallèles ; 2-3 graines, ovales, arrondies, comprimées, olivâtres.

Cet arbre contribue, dans une assez forte proportion, à la production de la gomme dite Arabique.

6. — ACACIA MELLIFERA, Benth., *in Hook. Journ. Bot.*, 1842, 507; Schwf., *Acac. Art. d. Nilgeb.*, 365 ; Oliver, *Fl. Trop. Afr.*, II, 340. — Nom. indig. : *Kittz, Tekker*, en Arabe. — Hab. : *Nubie australe, Taka, Gedaref, Abyssinie, Bogos, Scheos, Méda, bords de la Mer Rouge, Arabie, Sennaar, Kordofan, Nil Blanc Supérieur.*

Arbrisseau élevé, très rameux ; rameaux droits et décombants ; écorce lisse, grisâtre ; épines stipulaires, larges à la base, comprimées latéralement, très recourbées, noires, brillantes; feuilles alternes, à 2 paires de pinnules; 4-6 paires de folioles, d'un vert glauque, très glabres, obliquement ovales, oblongues, arrondies, obtuses ; pétiole commun portant une petite glande ; inflorescence en épi, 1-2 à l'aisselle des feuilles qu'ils égalent en longueur ou dépassent légèrement ; fleurs blanches ; gousses coriaces membraneuses, oblongues, aiguës aux deux extrémités, à bords parallèles, un peu épais, légèrement sinueux entre les graines et renflées à leur niveau, faiblement veinées, réticulées; 2 à 4 graines.

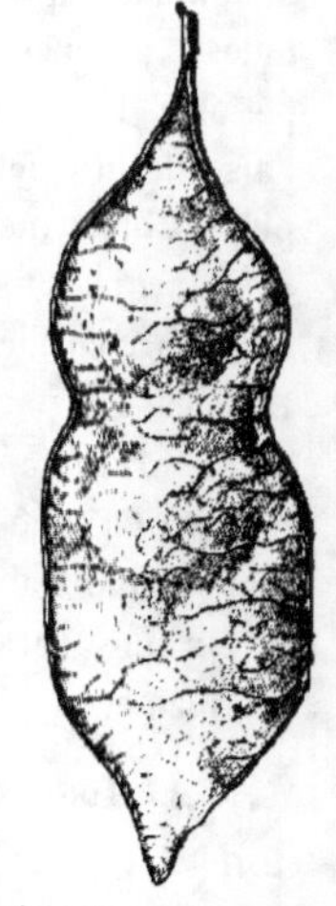

ACACIA MELLIFERA
Fig. 158 : Gousse.

D'après Oliver (1), cet *Acacia* produit une gomme semblable à la gomme Arabique : « *Yelds a gum lik gum-Arabic.* »

7. — ACACIA ALBIDA, Delille, *Fl, Ægypt.*, 142, t. 53, 3; Benth., *in Hook. Journ. Bot.*, 1842, 505; Schwf., *Acac. Art. d. Nilgeb.*, 358 ; Oliver, *Fl. Trop. Afr.*, II, 339 ; ACACIA SACCHARATA, Benth., *in Hook. Journ. Bot.*, 1842, 505; ACACIA GYROCARPA, Hochst., *in Schimp. Pl. Abyss.* — Noms indig. : *Harras,* en Arabe ; *Mammène,* en Tigréen. — Hab.: *Vallée*

(1) *Loc. cit.*, p. 340.

*du Nil, Égypte supérieure, Nil Blanc, Nil Bleu, Nubie australe, Taka,
Abyssinie, Tigré, Sénégambie, Mosammédes, Zambèze.*

Grand arbre à tronc droit, lisse, à rameaux blanchâtres, pubérulents ou très glabres ; épines stipulaires fortes, dirigées horizontalement ou dressées, rondes, blanches, élargies à la base, à pointe acérée, jaunâtre. Feuilles alternes à 4-6 paires de pinnules ; 8-15 paires de folioles, glabres, d'un vert glauque, très obliques, obtuses, mucronulées, à bords souvent ciliés ; pédoncule commun portant autant de glandes qu'il y a de paires de pinnules ; absence de glande à la base du pétiole ; inflorescence en épis insérés à l'aisselle des feuilles qu'ils dépassent le plus ordinairement ; gousses plates, oblongues, arquées, sinueuses dans toute leur longueur, coriaces, transversalement réticulées ou parcourues de petites veinules, présentant au-dessus de leur point d'insertion une gibbosité marginale qui leur donne l'air d'être insérées par un côté à une certaine distance du sommet lui-même.

« L'*Acacia albida*, écrit Baillon (1), ne saurait être rangé parmi les *Acacia* proprement dits. Par la monadelphie de ses étamines, il se rapproche du genre *Albizzia*, mais l'union de la base de l'androcée avec les pétales caractérise un autre groupe de Mimosées, celui qui a pour type les *Calliandra* »

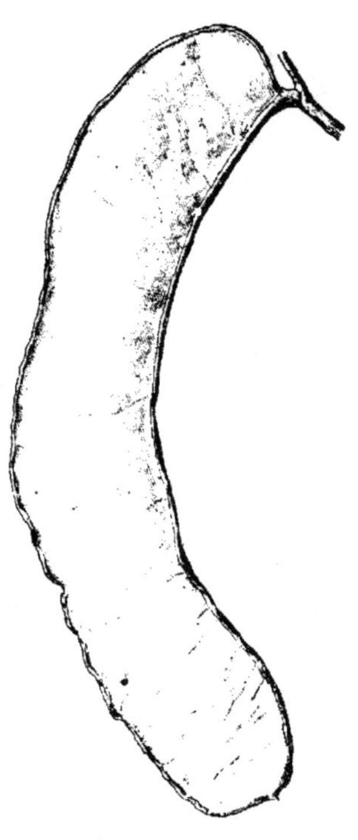

ACACIA ALBIDA
Fig. 159 : Gousse.

Dans son *Histoire des Plantes* (2), Baillon, tout en établissant dans les *Acacia* les sections *Albizzia* et *Calliandra*, ne les considère plus comme genres, et il fait rentrer l'*Acacia albida* dans le genre *Acacia*.

(1) *Dict. Encycl. Sc. Méd.* (DECHAMBRE), I, 256, et *Adans.*, IV, 89.
(2) *Loc. cit.*

Ces subtilités de botanique pure sont ici d'un intérêt tout au plus secondaire, et l'*Acacia albida* a trop de rapports avec les six premiers *Acacia* plus haut examinés pour que nous le décrivions à part. Bentham (1), du reste, dont Baillon ne cesse de citer, avec raison, l'importante monographie des Mimosées, ne comprend notre forme ni parmi les *Albizzia*, ni parmi les *Calliandra* ; en la maintenant dans le genre *Acacia*, nous suivons son exemple, comme l'ont fait Schweinfurth et Oliver, et cela suffit amplement à sauvegarder notre responsabilité.

L'*Acacia albida* fournit une partie de la gomme provenant d'Égypte.

B. — *Fleurs en capitule*

8. — Acacia Nebneb, Adans. — Comme pour l'*Acacia Verek*, nous nous dispensons de reproduire la synonymie, la diagnose, etc., de l'*Acacia Nebneb*, plus haut données.

L'*Acacia Arabica* de Willdenow (2), accepté par tous les Botanistes, est une plante que l'on pourrait qualifier de polymorphe, si l'on s'en rapportait aux dires des auteurs. Propre, dit-on, au Sénégal, à l'Égypte, au Cap de Bonne-Espérance, à l'Asie, de l'Arabie jusques et y compris l'Inde ; elle se montrerait, dans ces diverses régions, sous un aspect particulier. Aussi, Bentham (3), dans sa monographie des *Acacia*, tout en reconnaissant des différences entre les spécimens des diverses provenances, mais, ne trouvant pas sans doute de caractères assez tranchés pour les ériger en espèces, a-t-il cru plus commode d'établir des variétés.

(1) *Hook. Journ. Bot.*, 1842, p. 527.
(2) *Sp. Pl.*, IV, 1085.
(3) *Loc. cit.*, p. 500.

La forme dont nous nous occupons et qui, au dire de
Baillon, constitue le type même de l'*Acacia Arabica* de Wildenow, est dès lors devenu l'*Acacia Arabica*,
Var , α. *tomentosa*, Benth.; puis sont venues les variétés : β. *Nilotica*, Benth.;
γ. *Indica*, Benth.; δ. *Kraussiana*, Benth.,
sur lesquelles nous aurons bientôt à revenir.

Ayant toujours nié la fixité de l'espèce,
ne reconnaissant dans la nature que des
formes devant toutes porter un nom, nous
ne saurions accepter la manière de voir
de Bentham et de ses imitateurs.

La variété *tomentosa*, particulièrement
spéciale au Sénégal, indépendamment de
ses caractères propres, mérite d'être
différenciée autrement que comme variété ; nous avions pensé à la désigner
sous le nom d'*Acacia tomentosa*, mais nous
avons dû rejeter cette idée, car il existe
un *Acacia tomentosa* créé par Willdenow (1),
pour un *Acacia* de la péninsule Indienne,

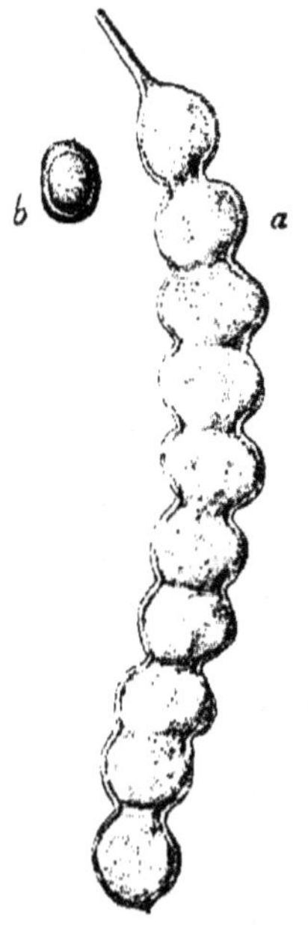

ACACIA NEBNEB
Fig. 160 : *a.* Gousse.
Fig. 161 : *b.* Graine.

accepté par Bentham ; il y aurait donc, de ce fait, une confusion regrettable.

Les Ouoloffs distinguent cette forme sous le nom de *Nebneb*,
adopté par Adanson ; c'est ainsi que nous proposons de la
désigner, suivant en cela l'exemple de ceux qui ont choisi les
noms indigènes pour qualifier d'autres formes, les *Acacia
Verek, Seyal* et autres, par exemple.

Le qualificatif *Arabica* n'a pas plus sa raison d'être que
celui de *Vera*, anciennement employé et aujourd'hui abandonné, parce que, d'après Baillon (2), « il avait été appliqué à

(1) BENTHAM, *Loc. cit.*, p. 500.
(2) *Adans.*, IV, 91.

plusieurs plantes très distinctes ». Il en est de même pour l'*Acacia Arabica ;* en outre, ce mot ne tend rien moins qu'à propager des idées fausses : d'abord, en attribuant à la plante une localité où elle n'habite pas, en laissant ensuite supposer qu'elle produit la véritable gomme Arabique, ce qui est absolument contraire à la vérité.

Pour ces raisons, nous estimons qu'il est juste de désigner la variété *tomentosa* de l'*Acacia Arabica,* sous le nom d'*Acacia Nebneb ;* de cette façon, toute incertitude disparait, l'on sait dès lors que le *Nebneb,* Gommier rouge d'Adanson (1ʳᵉ espèce) est particulier au Sénégal et qu'il fournit une gomme tout à fait distincte de la gomme Arabique proprement dite, différente aussi de la véritable gomme du Sénégal, avec laquelle elle est souvent mélangée frauduleusement par les Maures.

Les Botanistes purs n'accepteront pas sans nul doute cette manière d'envisager la question, mais peu importe ; nous croyons devoir agir ainsi dans le but d'élucider l'histoire difficile des gommes, et, après tout, l'*Acacia Nebneb* a aussi bien sa raison d'être que beaucoup de nouvelles plantes acceptées sans discussion et dont les caractères sont infiniment moins tranchés que ceux sur lesquels nous nous basons.

Les éclaircissements donnés par Adanson sur son Gommier rouge, 1ʳᵉ espèce, s'appliquent plus particulièrement à une autre forme ; nous en tiendrons compte au chapitre HISTORIQUE.

9. — ACACIA NILOTICA, Delile, *Fl. Ægypt.*, 79, t. 34 ; ACACIA ARABICA, var. β. NILOTICA, Benth., *in Hook. Journ. Bot.*, 1842, 500 ; H. Bn., *Adans.*, IV, 95 ; Oliver, *Fl. Trop. Afr.*, II, 350. — Noms indig. : *Sant, Sant,* en Égyptien ; — Le fruit *Gárrat.* — Hab. : *Égypte, Est de la Mer Rouge, Nil Bleu, Nil Blanc, Zambèze, Sénégambie* où il est rare.

Arbre de 8, 10 mètres de haut ; tronc droit, à écorce d'un noir brun, crevassée, à rameaux d'un brun fauve ; épines stipulaires, minces, très droites, arrondies, dirigées horizontalement, blanches, à sommet aigu, brun ; feuilles alternes, à 4-8 paires de pinnules ; 15-27 paires de folioles,

vertes, linéaires, droites, obtuses ou légèrement obliques au sommet ;
pétiole commun, 1-3, glanduleux ; inflorescence en capitules, 5-10, situés
à l'aisselle des feuilles, portés sur des pédoncules, ayant au
milieu une couronne de petites bractées pubescentes ; gousses
longues, étroites, aplaties, d'un brun pâle, glabres, brillantes,
moniliformes, c'est-à-dire rétrécies au niveau des graines,
formant autant d'articles arrondis ou orbiculaires, le dernier
article terminé par une pointe très aiguë ; 7-10 graines d'un
brun pâle, elliptiques, comprimées.

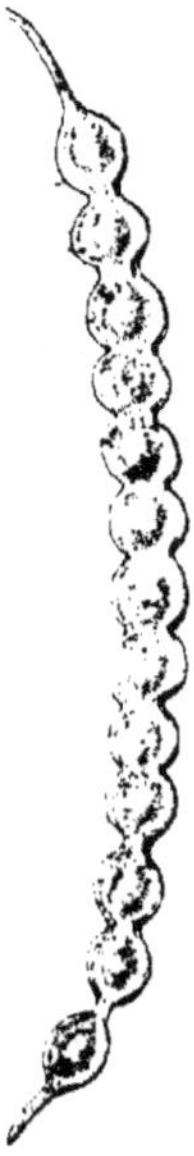

L'*Acacia Nilotica,* de Delile, accepté par plusieurs, notamment par Schweinfurth, est devenu
l'*Acacia Arabica,* var. *Nilotica,* de Bentham, manière de voir que nous ne pouvons accepter à
cause des raisons énumérées à la forme précédente.

« Il est vraisemblable, dit Baillon (1), que c'est
à la forme *Nilotica* que la plupart des auteurs ont
donné le nom d'*Acacia vera,* dénomination qui ne
pourra être conservée, parce qu'elle est appliquée à des objets (*sic?*) très divers. Cette forme
Nilotica, outre les variations qu'elle présente dans
le nombre des pinnules, a des fruits tout à fait

ACACIA
NILOTICA
Fig. 162 :
Gousse.

glabres à leur maturité ; les gousses sont en même temps
plus étroites que celles de toutes les autres formes, avec
des étrangements plus égaux et plus réguliers dans l'intervalle des graines. »

Chez certains sujets, les pinnules des feuilles peuvent être
très peu nombreuses et réduites même à une seule paire.
C'est alors que la plante a reçu le nom d'*Acacia Ægyptiaca,*
F. C. Linc. (2). C'est une simple variation sans importance
sur laquelle Guirbourt (3) a eu le tort d'insister dans son
article sur l'*Acacia vera,* en déclarant que cette variation

(1) *Dict. Encycl. Sc. Nat.. Loc. cit.*, p. 957.
(2) FAB., LYNC., HERN., *Mex.*, 866, t. 186.
(3) *Loc. cit.*, 111.

dépend de l'âge des sujets et qu'elle est surtout un produit de cultures obtenues, l'une dans le jardin de Padoue, de fruits envoyés de Syrie, l'autre, à Naples, de gousses qui avaient été remises à Fab. Col. Lycéus par l'Empereur Ferdinand.

Schweinfurth affirme que l'*Acacia Nilotica* produit une très faible quantité de gomme peu propre à devenir un objet de traite.

10.— Acacia Benthami, Rochbr., *Mss.*; Acacia Arabica, var. γ. Kraussiana, Benth., *in Hook. Journ. Bot.*, 1842, 500; H. Bn., *Adans.*, IV, 96; Harw. et Sond., *Fl. Cap.*, II, 281. — Hab. : *Le Cap; — Natal.*

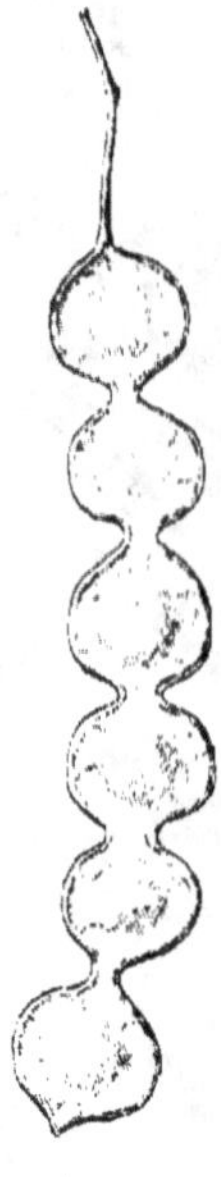

Arbrisseau à rameaux alternes, légèrement tomenteux ; épines stipulaires, épaisses, élargies à la base, légèrement arquées, dirigées à angle très obtus; feuilles alternes, à 7-10 paires de pinnules ; 12-14 paires de folioles, linéaires, obtuses au sommet, d'un vert pâle; pétiole commun, 2-3 glanduleux ; inflorescence en capitules, 3-4 disposés à l'aisselle des feuilles, portés sur des pédoncules portant un peu au-dessus du milieu une couronne de petites bractées lisses ; fleurs jaunes; gousses longues, étroites, aplaties, d'un gris jaunâtre, lisses, rétrécies au niveau des graines en articles ronds, réunis par un espace très court plus étroit que dans la forme précédente, sillonnées dans leur longueur par des veinules épaisses, saillantes, anastomosées par places, le dernier article terminé par un mucron court et obtus.

Acacia Benthami

Fig. 163 : Gousse.

Considérant cette forme comme devant être différenciée au même titre que les deux précédentes, nous avons dû lui imposer un nom. Celui d'*Acacea Kraussiana* ne pouvait être proposé, puisqu'il existait déjà un *Acacia Kraussiana*, Meisn., entièrement différent de la variété de Bentham ; il était tout indiqué de l'appeler *Acacia Benthami,* en l'honneur du savant monographe des *Acacia.*

Cet *Acacia* contribue, dans une large part, à la production de la gomme dite du Cap.

11. — Acacia robusta, Burch., *Trav.*, II, 442 ; Benth., *in Hook. Journ. Bot.*, 1842, 501 ; Oliver, *Fl. Trop. Afr.*, II, 349 ; Herv. et Sond. *Fl. Cap.*, II, 282. — Nom. indig. : *Mokwi, Mokala-Mokwi*, à l'intérieur du Cap. — Hab. : *Le Cap ;* — Welwitsch l'aurait découvert à *Huilla* et *Angola*, Teste Oliver.

Arbre de petite taille, très branchu, à rameaux robustes, pubescents ou glabres ; épines stipulaires fortes, allongées, d'un blanc d'ivoire, rarement courtes ; feuilles à 2-4 paires de pinnules ; 8-13 paires de folioles oblongues, plus ou moins obtuses, coriaces ; pétiole commun à 1-2 glandes ; inflorescence en capitules portés sur des pédoncules fasciculés à l'aisselle des feuilles, avec une couronne de petites bractées en dessous de la moitié de leur longueur ; fleurs jaunes ; gousse droite, légèrement cintrée, plate, à bords continus, atténuée en haut, terminée en pointe obtuse, courte, ornée de sillons épais disposés en chevrons, rugueuse par places, glabre, d'un brun marron pâle.

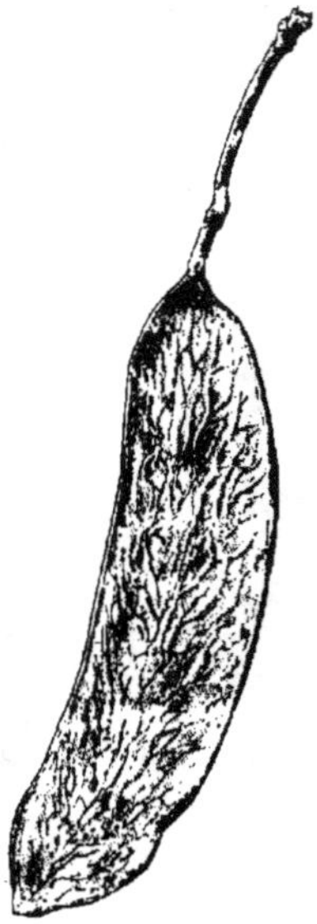

Le fruit que nous figurons, provenant du Cap, diffère sensiblement de ceux des

Acacia Robusta
Fig. 161 : Gousse.

mêmes régions décrits par Oliver ; ces derniers sont, dit-il, « *straight, linear oblong, pointed, much narrowed below, flat, margins continuous ; valves obscurely longitudinally furrowed, rugulose, glabrous.* »

L'*Acacia robusta* fournirait, dit-on, une certaine quantité de la gomme du Cap.

12. — Acacia Adansoni, Guill. et Perrot., *Fl. Sénég. Tent.*, I, 249 ; H. Bn., *Adans.*, IV, 86 ; Mimosa adstringens, Schum. et Thon., *Guin. Plant.*, II, 101. — Nom. indig. : *Gonaké, Gonalié, Gonakié*, en Ouoloff. — Hab. : *Toute la Sénégambie : Oualo, Bakel, Galam, Maringouins, Kayor, Sin, Saloum.*

Arbre de 10 à 12 mètres, très rameux, à tronc droit ; rameaux étalés, brièvement pubescents ; épines stipulaires droites, divariquées, blanches ;

feuilles alternes, à 4-6 paires de pinnules; 12-16 paires de folioles, petites, oblongues, linéaires, presque imbriquées; pétiole commun portant une glande au niveau des dernières pinnules; inflorescence en capitules, à pédoncules courts, 2-3 à l'aisselle des feuilles; fleurs jaunes, odorantes; gousses linéaires, oblongues, un peu cintrées, comprimées, à bords faiblement ondulés, épaisses, brunes, veloutées, portant des lignes déprimées, transverses entre les graines; 8-10 graines orbiculaires, comprimées, noires, verdâtres, brillantes.

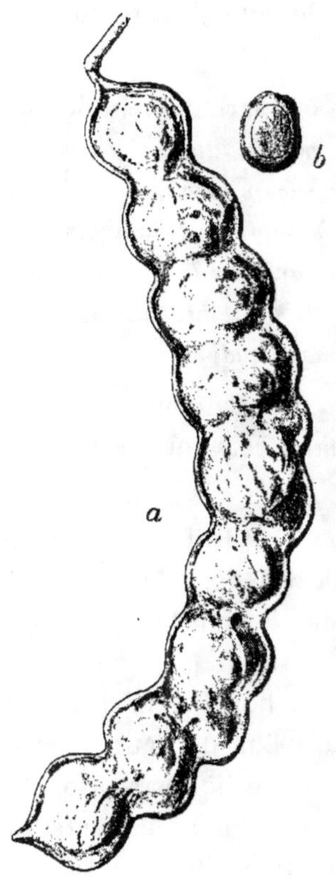

ACACIA ADANSONIS
Fig. 165 : *a*. Gousse
Fig 166 : *b*. Graine.

Cet Acacia est la *2ᵃ espèce de Gommier rouge* d'Adanson, le *Gonaké* ou *Gonakié* (1); Baillon (2) fait venir ce nom du mot *Gona* qui, dit-il, signifie *gomme* en Ouoloff. Cette étymologie est erronée; en Ouoloff, *gomme* se dit *Dakandey* ou *Dakarndey*, l'arbre à gomme le *Gommier* se dit *Verak*, nom donné, comme on l'a vu, par les Nègres, à un des *Acacia* producteurs de la gomme du Sénégal.

« Le nom d'*Acacia adstringens* devrait être donné à cette forme, écrit aussi Baillon (3), puisque c'est le *Mimosa adstringens* de Schumacher et Thoning. » Cela est incontestable en vertu des droits de priorité, seulement il existe un *Acacia adstringens,* Mart. (4), Américain, et, bien que ce dernier, l'un de ceux fournissant au Brésil les écorces de *jeunesse et de*

(1) *Hist. Ac.·Roy. des Sciences,* 1788, p. 14.
(2) *Adans.,* IV, 88.
(3) *Adans.,* IV, 88.
(4) *Herb. Fl. Bras.*

virginité doive rentrer dans le genre *Stryphnodendron,* il n'en résulterait pas moins une confusion, facile à éviter, en maintenant pour la forme Africaine le qualificatif imposé par Guillemin et Perrottet.

Le fruit de l'*Acacia Adansoni* a été parfaitement décrit par Thoning (1) : « *Lomentum breve pedicellatum, inarticulatum, lineare, longum, obtusum mucrone, compressum, incano tomentosum, inter semina lineis transversis impressum, margine subrepandum, quadri sex pollicare, semi unciam latum ; immaturum inter cutem membranam internam viscum continens. Semina octo sedecim, orbiculata, compressa, pisi magnitudine.* »

La description du même fruit, par Baillon (2), est encore plus complète, et il a soin de signaler certaines particularités qui lui sont propres.

« La gousse de l'*Acacia Adansoni,* dit-il (3), est épaisse, aplatie d'un côté et d'autre, à épicarpe déprimé sur ses deux faces par de larges brides qui sont surtout prononcées dans l'intervalle des graines. Les bords sont quelquefois rectilignes, mais, le plus souvent, ces bords sont légèrement ondulés et sinueux se rapprochant l'un de l'autre dans les intervalles des graines. Intérieurement, les parois opposées du péricarpe se touchent complètement dans cet intervalle ; l'épicarpe est couvert de nombreux poils blanchâtres et courts ; l'endocarpe est mince et comme parcheminé ; entre ces deux couches se trouve le mésocarpe qui est mou, à cellules lâches, gorgées d'une matière extrêmement astringente d'un rouge brun ; une autre couche pulpeuse, très astringente aussi, se trouve en dedans de l'endocarpe et isole

(1) *Guin. Pl.*, II, 101.
(2) *Adans.*, IV, 86.
(3) C'est par suite d'une erreur d'impression, sans doute, que Baillon donne aux fruits de cet *Acacia* une longueur de 15 à 20 centim. sur 15 à 20 millim. de large. Parmi les milliers de fruits d'*Acacia Adansoni* que nous avons vus et mesurés en Sénégambie, les plus grands ne dépassaient pas 11 centim. de long, sur 12 à 15 millim. de large.

complètement les graines ; celles-ci, au nombre de 6 à 12, sont supportées par un funicule grêle, un peu sinueux, très fragile. Leur tégument est triple : en dehors, c'est une lame dure, presque cartilagineuse, à tissu serré formé de fibres dont le grand diamètre est dirigé suivant l'épaisseur du tégument ; en dedans, on observe un second tégument, plus mou, sans structure fibreuse, celluleux, mais à tissu serré ; vers le sommet de la graine, ce tégument interne est double, formé de deux lames d'égale épaisseur, sans adhérence entre elles ; elles sont, au contraire, intimement confondues dans la région chalazique. »

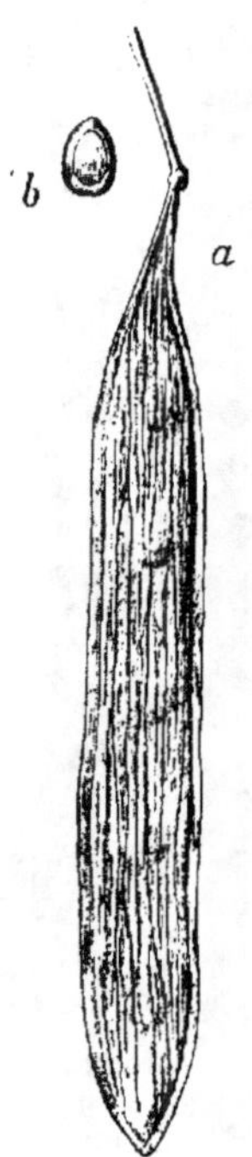

ACACIA NUBICA
Fig. 167 : *a*. Gousse
Fig. 168 : *b*. Graine.

L'*Acacia Adansoni* fournit en grandes quantités une gomme particulière dite gomme Gonakié, souvent mélangée avec la véritable gomme du Sénégal ; elle sera étudiée à sa place.

13. — ACACIA NUBICA, Benth., *in Hook. Journ. Bot.*, 1842, 498 ; Schwf., *Acac. Art. d. Nilgeb.*, 337 ; Oliver, *Fl. Trop. Afr.*, II, 348 ; ACACIA AUCHERI, Benth., *in Hook. Journ. Bot.*, 1842, 499 ; ACACIA PTERYGOCARPA, Hochst., Benth., *in Journ. Bot.*, 1846, 96. — Nom. indig. : *Laau, Laud, Ud*, en Béga ; *Ittschellegana*, en Nubien. — Hab. : *Arabie heureuse, Nubie australe, Sennaar, Kordofan, Berber, Taka, Gedaref.*

Arbrisseau ombelliforme, à bois blanc fétide, écorce lisse d'un fauve pâle ; rameaux striés de jaune pâle et de gris blanchâtre, les nouveaux toujours villeux ; épines stipulaires courtes, écartées à la base villeuse, brunes et glabres au sommet, dressées ou un peu recourbées ; feuilles à 3-11 paires de pinnules ; 5-15 paires de folioles glauques, plus ou moins pubescentes, aiguës, oblongues ; pétiole commun faiblement canaliculé, 1-2 glanduleux à la base ; inflorescence en capitules portés sur des pédoncules, 1-3 à l'aisselle des feuilles, beaucoup plus courts qu'elles, villeux, avec

nne couronne de bractéoles un peu en dessous du milieu de leur
longueur; fleurs jaunes, très odorantes; gousses linéaires, droites ou très
peu incurvées, atténuées au sommet, aiguës à la base, à bords droits,
bordés d'une petite aile très étroite, peu renflées au niveau des graines,
légèrement veinées dans leur longueur, jaunâtres, toujours pubescentes;
5-11 graines subglobuleuses, grises, subréticulées, ornées d'une ligne
ovale plus pâle.

Bentham (1) considère l'*Acacia Nubica* comme ayant de
grands rapports avec les *Acacia Adansoni* et *Sieberiana*
« *resembles in many respects A. Adansoni and A. Sieberiana* »,
dont il différerait seulement par les rameaux et les épines
stipulaires plus fortement pubescents et par les bractées
situées plus en dessous du milieu des pédoncules : « *The
branches, and even the spines, more downy, and the bracts much
below the middle of the peduncle.* »

Il suffit de comparer la description de ces
trois formes pour être rapidement convaincu
de l'erreur de Bentham; les *Acacia Nubica,
Adansoni* et *Sieberiana* sont absolument distincts les uns des autres à tous les points de
vue.

L'*Acacia Nubica* donne une très faible
quantité de gomme de mauvaise qualité.

14. — Acacia Etbaica, Schwf., *Acac. Art. d.
Nilgeb.*, 330, t. 7, 8 ; Oliver, *Fl. Tr. Afr.*, II, 349 ;
Acacia xiphocarpa, Hochst., *in Herb. Schimp. Abyss.*,
n° 1057. — Nom. indig.: *Arrat,* en Béga; *Serrau,*
en Tigréen. — Hab. : *Nubie, Elba, Sortuba, Abyssinie, Bogos, Tigré, Benguella.*

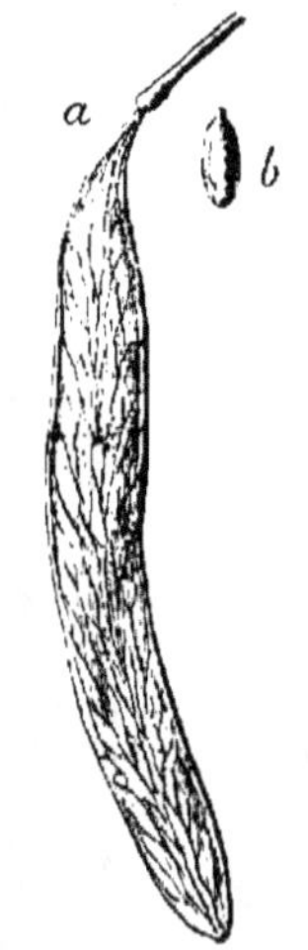

ACACIA ETBAICA
Fig. 169 : *a.* Gousse
Fig. 170 : *b.* Graine.

Arbre de taille moyenne, élégant, à écorce noire,
longitudinalement crevassée, rameaux d'un gris noirâtre; épines stipulaires
toujours beaucoup plus courtes que les feuilles, dressées, arrondies, brunes,

(1) *Hook., Journ. Bot.*, 1842, 498.

brillantes ; feuilles alternes à 3-6 paires de pinnules ; 15-30 paires de folioles glabres, d'un gris verdâtre, arrondies, obtuses au sommet ; pétiole commun, dilaté, rougeâtre, à 3-4 glandes ; inflorescence en capitules, fasciculés 3-5 à l'aisselle des feuilles ; fleurs blanchâtres ; gousses linéaires, droites, aiguës au sommet, obtuses à la base, à bords parallèles, brunes, brillantes, coriaces, indéhiscentes ; graines petites, ovoïdes, brunes, comprimées, marquées au milieu d'une ligne circulaire.

Welwitsch rapporte que cet *Acacia* fournit une excellente gomme Arabique.

On observe assez fréquemment sur les rameaux de l'*Acacia Etbaica* à l'aisselle des feuilles, au point d'insertion des inflorescences, des bourgeons groupés 2-3, d'un brun rougeâtre pâle, composés d'écailles spatuliformes, fortement imbriquées, constituant par leur ensemble, la base ovoïde du bourgeon, tandis que les écailles lancéolées, succédant immédiatement aux premières, sont également imbriquées, mais d'une façon de moins en moins serrée, au fur et à mesure qu'elles s'approchent de l'extrémité du bourgeon où, devenant libres, elles s'enchevêtrent en une houppe formée de pointes aiguës.

En pratiquant une coupe dans l'axe de ce bourgeon, on aperçoit à la base de 3 à 4 petites cavités arrondies à parois d'un brun foncé, lisses et brillantes, des détritus noirs granuleux, de dimensions minuscules, démontrent que là ont habité des larves.

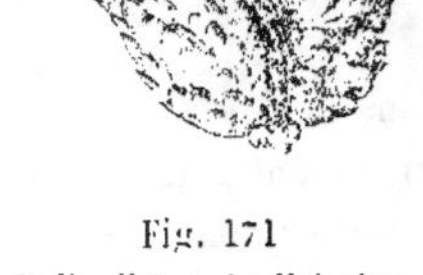

Fig. 171
Galle d'*Acacia Etbaica*
G. N.

Les productions que nous venons de décrire sont incontestablement des galles, constituées par l'hypertrophie des bourgeons, par suite de la piqûre d'un Insecte. Elles ont une presque complète ressemblance avec les galles de Chêne de nos contrées, connues sous le nom de *galles en Artichaut*. En effet, comme l'a démontré Lacaze-Duthiers (1), « la galle en Artichaut est due à la piqûre d'un bourgeon. Quand on écarte les écailles qui forment la majeure partie de la tumeur, on arrive à une petite galle plus ou moins sphérique. Ce corps est constitué par un parenchyme entièrement cellulaire, uniforme depuis l'épiderme jusqu'à la cavité centrale occupée par un petit ver blanc, apode. La base du bourgeon et ses écailles, considérablement hypertrophiés, forment un appareil protecteur surajouté à la galle proprement dite. » Cette sorte de galle est classée par Lacaze-Duthiers dans ses *galles mixtes*. La galle de l'*Acacia Etbaica* rentre dans ce groupe.

On sait que la galle en Artichaut est produite par la piqûre d'un Hyménoptère du groupe des Cynipides à générations alternantes, l'*Aphilothrix fecundatrix*, Hartig., ou *Andricus pilosus*, Adler.

Nous ignorons quel est l'Insecte producteur des galles de l'*Acacia Etbaica*, mais on pourrait inférer des comparaisons précédentes qu'il appartient probablement au genre *Andricus;* si notre supposition était confirmée par des découvertes ultérieures, il semblerait logique de le nommer *Andricus Acaciæ.*

15. — ACACIA VERUGERA, Schwf., *Acac. Art. d. Nilgeb.*, 340 ; Oliver, *Fl. Trop. Afr.*, II, 354. — Hab. : *Nubie Méridionale*, à *Taka,* près *Kassala,* sur le *fleuve Gash; Fesoghlu, Bari, Nil Blanc supérieur*.

Arbre de 15 à 20 mètres, à tronc droit d'un jaune pâle, rosé ; branches arrondies à écorce grise ou d'un gris verdâtre, entièrement glabres ; épines stipulaires excessivement longues, dirigées horizontalement, arrondies, grêles, légèrement arquées à la base, d'un jaune brillant; feuilles opposées à 7-8 paires de pinnules; 20-30 paires de folioles, d'un vert glauque, très glabres, oblongues, linéaires, à sommet arrondi, obtuses; pétiole

(1) *Ann. Sc. Nat. Bot.*, 3e Sér., t. XIX, p. 349.

commun, 2-4 glanduleux ; inflorescence en capitules axillaires, à pédoncules fasciculés 4-8, pubescents, avec une petite couronne de bractéoles très au-dessus de leur milieu ; fleurs d'un jaune pâle ; gousse atteignant souvent 22 centimètres de longueur sur 2 centimètres 1/2 de large, étroites, épaisses, aplaties, à bords droits ou lâchement ondulés, épais, saillants, arrondies au sommet et insérées un peu obliquement sur le pédoncule, terminées en une longue pointe subaiguë ; valves déhiscentes longitudinalement, d'un gris marron, brillantes, vaguement réticulées dans toute leur longueur, à peine gonflées au niveau des graines ; 9-10 graines ovales, arrondies, d'un brun grisâtre, lisses, brillantes, avec une surélévation ovalaire sur chaque face.

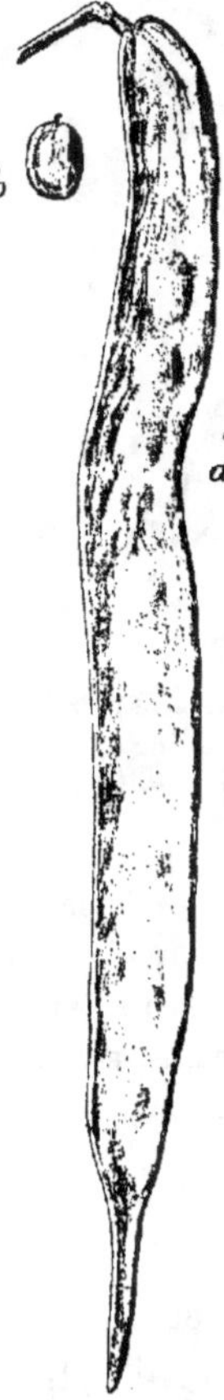

ACACIA VERUGERA
Fig. 172 : *a.* Gousse
Fig. 173 : *b.* Graine.

Schweinfurth a tenté un rapprochement entre les *Acacia verugera* et *Adansoni;* il les différencie cependant de la façon suivante : « *Da mir nur wenige Exemplare der ähnlichen und nahe verwandten* A. Adansoni. *G. P. Zu Gebote stehen, so bin ich nicht im Stande, die Identitat dieser Art mit der beschriebenen nachweisen zu können, besonders da mir die Frucht der* A. verugera *unbekannt geblieben ist. Ich unterscheide dieselbe von der* A. Adansoni *hauptsächlich durch die langen Dornen, die fehlende Behaarung und den deutlich am oberen Viertel des Stieles der Blüthenkopfchen sitzenden und nicht dicht an das letztere angeschmiegten Bracteenring* (1). »

En comparant la description des deux formes, on trouve qu'il n'existe entre elles aucune analogie. Le mode d'inflorescence et surtout la forme du fruit sont entièrement différents.

L'*Acacia verugera* donne une gomme de mauvaise qualité et qui compte à peine dans le commerce ; elle est souvent mélangée avec des gommes de qualité supérieure.

(1) *Acac. Art. d. Nilgeb*, p. 343.

16. — Acacia seyal, Delile, *Fl. Ægyp.*, 142, t. 52 ; D. C., *Prod.*, II,
460 ; Guill. et Perrot., *Fl. Sénég. Tent.*, 248 ; Schwf., *Acac. Art. d.
Nilgeb.*, 348 ; Oliver, *Fl. Trop. Afr.*, 354 ;
Acacia Giraffœ, Sieb., *in Herb. Seneg., Non
Wild.* — Nom. indig. : *Sejal*, en Arabe ;
Taleh, au Soudan ; *M'Salla*, en Unyamesi ;
M'Gunga, Nyika, M'piga-Kolobu, en Mrima.
— Hab. : *Vallée du Nil, Nubie, Abyssinie,
Bogos, Tigré, Sénégambie, Oualo, Cayor, Zan-
zibar, Régions du Zambèze.*

Arbre de médiocre grandeur, tronc droit
ou tortueux, à écorce mince, d'un brun fauve
ou brun noirâtre ; ramoaux glabres ou finement
pubérulents ; épines stipulaires, grêles, dirigées horizontalement, très droites ou à peine
recourbées, vaguement bi-angulaires à la base,
rondes dans le reste de leur étendue, pointues,
acérées, blanches à sommet fauve ; feuilles
égalant les épines à 3-5 paires de pinnules ;

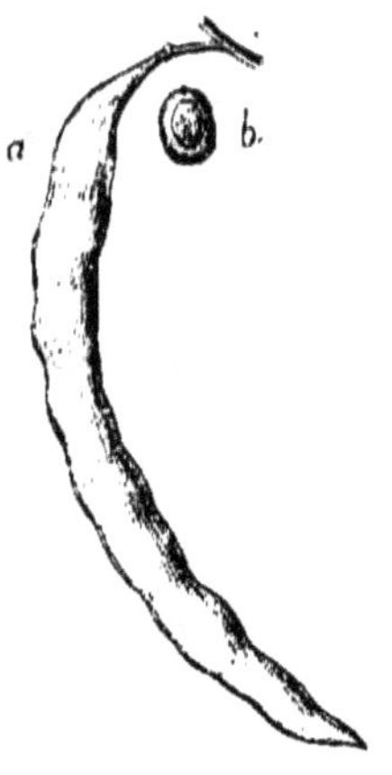

ACACIA SEYAL
Fig 174 : *a*. Gousse
Fig 175 : *b*. Graine.

8-12 paires de folioles, oblongues, linéaires, aiguës, glabres ; pétiole commun, à 1-3 glandes ; inflorescence en capitules, portés sur des pédoncules
courts, 2-5 à l'aisselle des feuilles, glabres, avec une couronne de petites bractéoles caduques, au-dessous de la moitié de leur longueur ; fleurs jaunes ;
gousses très étroites, linéaires, faiblement falciformes, toruleuses, atténuées
aux deux extrémités, acuminées à la base, finement veinées longitudinalement, d'un brun pâle, brillantes, lisses ; 6-8 graines ovales, olive pâle,
ornées d'une ligne circulaire moins foncée.

Grant (1) observe que « des forêts de cet arbre s'étendent du
9° au 10° de Latitude Nord sur la rive gauche du Nil. « Il se
montre sous l'aspect de grands Pommiers, ses branches sont
couvertes de *Loranthus Acaciæ,* on ne remarque sur le tronc et
les branches aucune excroissance produite par le parasite, mais
ces parties sont colorées par une poussière rouge provenant
peut-être des *Loranthus* et cachant la couleur d'un vert tendre
des rameaux. Les Éléphants sont friands des fruits de l'*Acacia*

(1) Speke et Grant, *Exp. in Trans. Linn., Soc. London.* Vol. XXIX, p. 68.

Seyal. Ils frappent les troncs, dit Grant, afin de faire tomber les gousses à terre. »

Nous avons très souvent rencontré en Sénégambie des *Acacia* porteurs de *Loranthus,* mais nous n'avons jamais vu de poussière rouge émanant de ce végétal.

La gomme de l'*Acacia Seyal,* toujours d'après Grant, est de couleur ambrée et coule librement des blessures faites au tronc et aux branches de l'arbre.

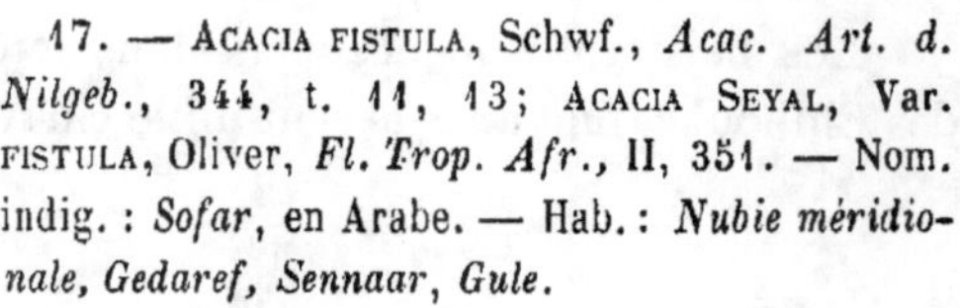

17. — ACACIA FISTULA, Schwf., *Acac. Art. d. Nilgeb.,* 344, t. 11, 13; ACACIA SEYAL, Var. FISTULA, Oliver, *Fl. Trop. Afr.,* II, 351. — Nom. indig. : *Sofar,* en Arabe. — Hab. : *Nubie méridionale, Gedaref, Sennaar, Gule.*

Arbre de moyenne grandeur, à rameaux dirigés horizontalement, écorce lisse, d'un blanc laiteux, légèrement verdâtre sur les jeunes branches ; épines stipulaires très fortes, d'un blanc d'ivoire, droites, écartées, globuleuses à la base ; feuilles alternes à 3-4 paires de pinnules ; 12-18 paires de folioles vertes, glabres, linéaires, oblongues, faiblement mucronées ; pétiole commun, 2 glanduleux ; inflorescence en capitules réunis 2-5 à l'aisselle des feuilles, portés sur des pédoncules, longs, pubescents, avec une couronne de petites bractéoles un peu au-dessus de l'insertion du pédoncule ; fleurs d'un jaune doré ; gousses linéaires, falciformes à sutures ondulées et rétrécies au niveau des graines, déhiscentes dans toute leur longueur, d'un brun brillant, finement veinées, réticulées ; 9-10 graines ovales, arrondies au sommet, évidées à la base, olivâtres avec une ligne circulaire plus pâle sur les deux faces.

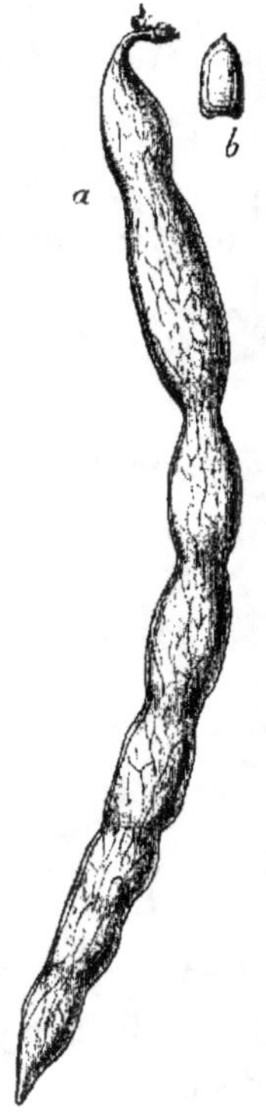

ACACIA FISTULA
Fig. 176 : *a.* Gousse
Fig. 176 : *b.* Graine.

Le nom de *fistula,* donné à cet *Acacia* par Schweinfurth, n'a pas été accepté par les Botanistes, et ils en ont fait une variété de l'*Acacia Seyal.*

On comprendrait cette façon d'agir si la caractéristique du

fistula reposait uniquement sur la monstrueuse dilatation de
la base des épines stipulaires, due à la piqûre d'un Insecte ;
mais d'autres caractères lui sont propres, comme on le voit
par la description précédente.

D'un autre côté, sa gomme ne ressemble pas à celle du
Seyal, et, ne fût-ce qu'au point de vue commercial, il y a
intérêt à distinguer les deux arbres.

Schweinfurth a décrit les particularités de son *Acacia fistula*
de la manière suivante (1) :

« Les bois d'*Acacia* occupent dans cette région (territoire
des Chillouks) une aire de cent mille carrés ; sur la rive droite

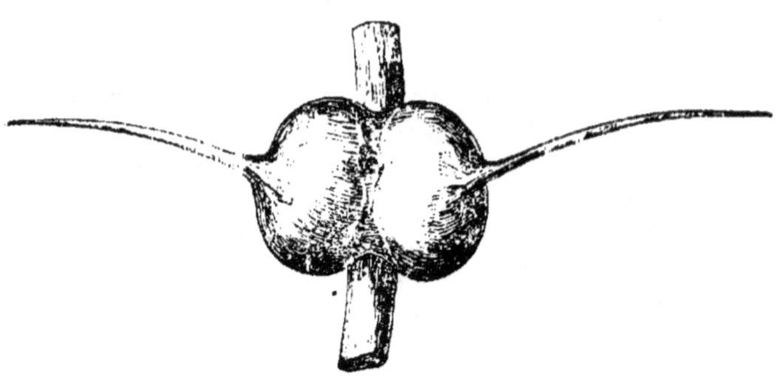

Fig. 178
Épines d'*Acacia fistula*, d'après Schweinfurth, G. N.

du Nil, ils arrivent jusqu'au bord de l'eau. De toutes les variétés qu'ils présentent, la plus remarquable est celle que j'ai
nommée *fistula* et qui, au bord du Nil, s'appelle *Sofâr*, mot
Arabe qui veut dire *flûte*. Une larve d'Insecte creuse les
épines de cet arbre et forme à leur base une galle sphérique
d'un pouce de diamètre. Quand l'animal a quitté sa demeure,
après y avoir fait une ouverture circulaire, le brin tubuleux
devient un instrument de musique dont le vent tire des sons
réguliers, pareils à ceux d'un pipeau ; de là le nom de *Sofâr*

(1) *Au cœur de l'Afrique*, Trad. LOREAU, t. I, p. 91 et *seq.*

c'est-à-dire : *Arbre siffleur,* que les indigènes ont donné au
fistula.

« Rien de plus frappant que l'aspect d'un bois de *Sofârs* en
hiver, alors que dépouillée de tout feuillage, la ramée, couverte de ses épines globuleuses, d'un blanc de chaux, groupées comme des flocons de neige sur ses bras nus, donne à la
forêt un aspect fantastique, que rendent plus saisissant les
soupirs harmonieux de ses milliers de voix.

« La transmission des particularités que présente le *Sofâr*
est quelque chose de très remarquable. A mon premier
voyage, j'avais apporté au Caire des graines de cet *Acacia;*
en 1868, les arbres qu'elles avaient produits étaient déjà de
grande taille et offraient à leur tour les altérations caractéristiques des parents : mêmes galeries dans les épines,
mêmes excroissances perforées de la même façon.

« Et ce n'était pas dans le parc d'Eskébich seulement,
mais dans tous les lieux où des graines de même origine
avaient été plantées, que le fait se rencontrait, laissant ce
problème à résoudre : comment l'Insecte avait-il vécu dans
la graine, et par quel moyen avait-il pu atteindre son arbre
à une pareille distance ? »

Il eût été tout aussi facile à Schweinfurth de trancher cette
question que de la poser ; il est surtout regrettable qu'il n'ait
pas décrit ou fait décrire l'Insecte évidemment nouveau (?),
du moins les plus minutieuses recherches ne nous ont rien
appris à ce sujet.

18. — ACACIA EHRENBERGI, Nees *Pl. méd.,* III, 334 ; H. Bn.,
Adans., IV, 104 ; ACACIA EHRENBERGIANA, Hayne, *Arzneig.,* IX,
29 ; Schwf., *Acac. Art. d. Nilgeb.,* 352, t. XV, 16 ; Oliver, *Fl. Trop. Afr.,*
II, 352. — Nom. indig. : *Selem,* en Arabe ; *Samie,* au Dongola. — Hab. :
Nubie, Égypte supérieure, Littoral de la Mer Rouge, Arabie, Abyssinie.

Arbrisseau à rameaux grêles, à écorce d'un brun roussâtre, brillante,
s'exfoliant sur les jeunes branches ; épines stipulaires plus longues que les
feuilles, très droites, étalées horizontalement, grêles, arrondies, d'un blanc

brillant ou grises; feuilles très petites, à 1-2 paires de pinnules; 8-10 paires de folioles, d'un vert sale, elliptiques; pédoncule commun 2 glanduleux; inflorescence en capitules globuleux, fasciculés, 1-4 à l'aisselle des feuilles, avec une couronne de bractéoles vers le milieu de leur longueur; fleurs jaunes ; gousses étroitement linéaires, aiguës, rétrécies entre les graines, membraneuses, coriaces, rougeâtres; 8-9 graines, petites, coriaces, elliptiques, d'un brun rougeâtre.

Baillon (1) a cité un *Acacia Ehrenbergi* : « C'est une espèce, dit-il, qui ne nous est connue que par la description et la figure de l'ouvrage de Nees (2). Elle paraît voisine de l'*Acacia tortilis* et, en même temps, des *Acacia Seyal* et *Arabica*. Ehrenberg l'a recueillie à Dongolo. »

Il n'y a, selon nous, aucun rapport entre cette forme et les *Acacia tortilis, Seyal* et *Arabica* (?), tous trois très différents les uns des autres ; par contre, il est facile d'identifier l'*Acacia Ehrenbergi* de Nees avec l'*Acacia Ehrenbergiana* de Hayne.

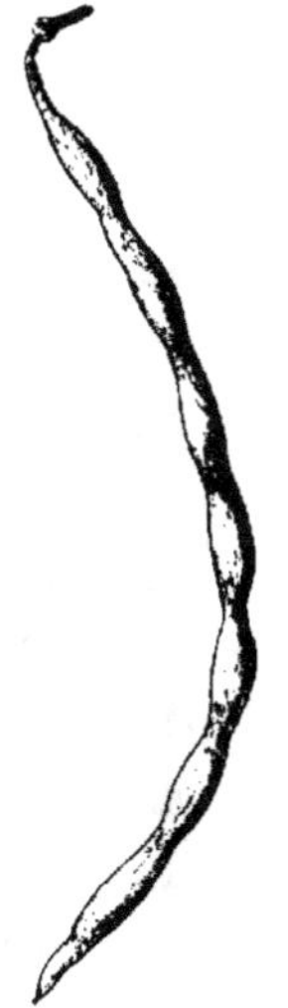

ACACIA
EHRENBERGI
Fig. 179 : Gousse

Nees en donne la description suivante : « *Ramis flexuosis, glabris, spinis geminis, connatis, elongatis; pinnis uni jugis, foliolis minimis, ovalibus, carnosulis, 6 jugis; glandula intra pinnas; capitulis axillaribus confertis, brevi pedonculatis, flavis.* »

Il y a, comme on voit, concordance entre le type de Nees et celui de Hayne; aussi donnons-nous la priorité à celui de Nees datant de 1833, celui de Hayne remontant seulement à 1846. Si certains Botanistes étaient moins dédaigneux des ouvrages de matière médicale et de botanique appliquée, bien des erreurs et de doubles emplois fâcheux seraient facilement évités.

L'*Acacia Ehrenbergi* donne une faible quantité de gomme peu estimée.

(1) *Adans.*, IV, p. 104.
(2) *Plant. médic.*, t. III, p. 334, 1833.

19. — ACACIA STENOCARPA, Hochst., *in Pl. Schimp. Abyss.*, Sec. III, n° 1948 ; Rich., *Fl. Abyss.*, I, 238 ; Schwf., *Acac. Art. d. Nilgeb.*, 355. — Nom. indig. : *Talch*, en Arabe ; *Tscha*, en Adoua ; *Kakul*, en Béga. — Hab. : *Nubie australe, Gedaref, Abyssinie, Nil Blanc, Madi, Vallée de Karagué.*

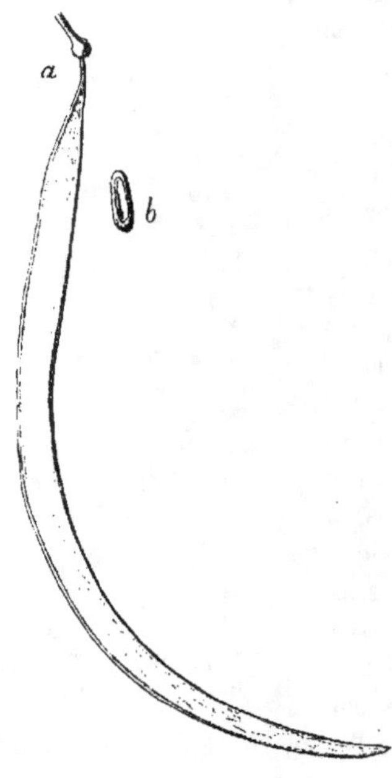

ACACIA STENOCARPA
Fig. 180 : *a*. Gousse. — Fig. 181 : *b*. Graine

Arbre de taille médiocre, tronc droit à écorce lisse, tantôt ferrugineuse, tantôt d'un olive pâle, s'exfoliant sur les jeunes rameaux, où elle est blanche, striée de vert ; épines stipulaires épaisses, courtes, droites, d'un blanc d'ivoire, quelquefois subconiques, souvent très petites ; feuilles à 3-10 paires de pinnules ; 15-20 paires de folioles, très aiguës ; pétiole commun dépassant de beaucoup la longueur des épines, 2 glanduleux ; inflorescence en capitules, fasciculés, 4-5 à l'aisselle des feuilles, rarement disposés en un rameau terminal aphylle ; pédoncules glabres ou pubérulents, avec une couronne de bractéoles vers la base ou plus rarement au milieu de leur longueur ; fleurs jaunes ; gousses linéaires, étroites, aplaties, falciformes, à bords droits ou légèrement rétrécis entre les graines, déhiscentes dans toute leur longueur ; valves minces, coriaces, parfois pubérulentes, marquées de fines nervures longitudinales ; 8-10 graines petites, elliptiques, étroites, comprimées, brunâtres.

Cet *Acacia*, d'après de Lanessan (1), fournit une gomme qu'on recueille dans le district de Gédaref entre le Nil Bleu et l'Athara supérieur par 14° de Latitude Nord.

Suivant Schweinfurth (2), il produit la véritable gomme Arabique du commerce.

(1) *Plantes utiles des Col. Fr.*, p. 51.
(2) *Loc. cit.*, p 357.

20. — ACACIA SIEBERIANA, D. C., *Prod.*, II, 463; Benth., *in Hook. Journ. Bot.*, 1842, 498 ; Oliver, *Fl. Trop. Afr.*, II, 347 ; ACACIA SING, Guill. et Perrot., *Fl. Seneg. Tent.*, I, 251. — Nom. indig. : *Sing, Zing, Singdour,* en Ouoloff. — Hab. : *N'Ghio, Dagana, Lac Paniefoul, Galam, Oualo, Madi, Ambriz, Pungo-Andongo, Cazengo, Angola.*

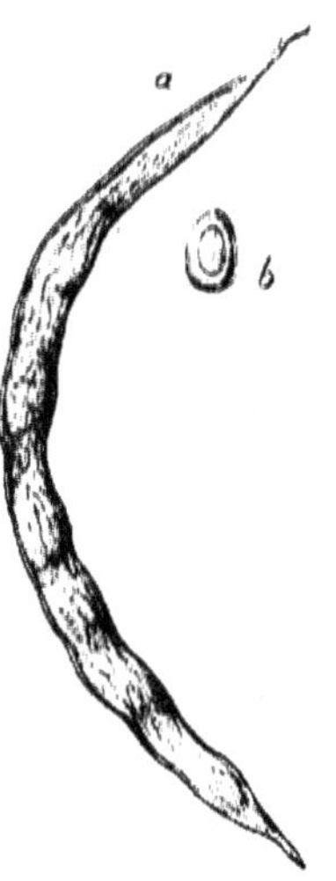

ACACIA SIEBERIANA
Fig. 182 : *a.* Gousse
Fig. 183 : *b.* Graine.

Arbre de 10-12 mètres, très rameux; tronc gros, droit; rameaux étalés en parasol, bruns, glabres, anguleux; épines stipulaires droites, dressées, blanches, de longueur variable ; feuilles à 10-12 paires de pinnules; 30-40 paires de folioles, petites, oblongues, linéaires, imbriquées, glauques; pétiole commun, aplati, portant une forte glande à l'insertion des pinnules et de plus petites aux dernières pinnules supérieures; inflorescence en capitules, 2-3 à l'aisselle des feuilles, à pédoncules longs, grêles, finement pubescents ou poilus, avec un involucre de bractéoles au sommet ou quelquefois au milieu; fleurs blanches; gousses étroites, comprimées, cintrées, très aplaties au sommet, acuminées à la pointe, à bords parallèles, coriaces, brunes, glabres, vaguement striées longitudinalement, à peine rétrécies au niveau des graines; celles-ci, 10-12, ovoïdes, d'un brun pâle.

L'*Acacia Sieberiana* exsude une petite quantité de gomme.

« C'est un arbre assez rare au Sénégal, disent les auteurs de la *Flore de Sénégambie;* un ou deux pieds sont souvent plantés au milieu des villages du Oualo, et c'est sous leur ombre que les Chefs viennent palabrer.

« Les racines, ajoutent-ils, d'un brun rougeâtre, extrêmement longues, dures et flexibles, servent à fabriquer des hampes de sagaies.

Guillemin et Perrottet, après avoir décrit leur *Acacia fasciculata,* ajoutent : « *La description donnée par Adanson de sa* 3e espèce de Gommier, *à laquelle il donne le nom de* Siung, *s'accorde en plusieurs points avec celle de notre plante; cependant nous n'osons affirmer que ce soit bien la même espèce. »*

C'est par suite sans doute d'une transposition typographique que cette observation se trouve dans la *Flore de Sénégambie* à la suite de l'*Acacia fasciculata* (p. 252), car elle concerne, à n'en pas douter, l'*Acacia Sing* des mêmes auteurs, décrit à la page précédente de l'ouvrage (p. 251).

L'*Acacia Sing.*, Guill. et Perrot., n'est autre, en effet, que la *3ᵉ espèce de Gommier,* le *Siung* d'Adanson (1); sa description concorde avec celle des auteurs précités, et ce qui fait disparaitre toute espèce de doute en faveur de l'identité des deux plantes, c'est la phrase suivante d'Adanson reproduite presque mot à mot par Guillemin et Perrottet : « Ses racines sont si longues, si égales, si dures, si souples et d'un rouge brun si agréable à la vue, que les Nègres en font les manches de leurs zagayes. »

24. — ACACIA HORRIDA, Wild., *Sp.*, IV, n° 1082; Herv. et Sond., *Fl. Cap.*, II, 284 ; Benth., *in Hook. Journ. Bot.*, 1842, 502 ; ACACIA CAPENSIS, Burch., *Itin.*, 189. — Nom. indig. : *Doorn-Boom*, des Colons du Cap. — Hab. : *Cap de Bonne-Espérance, toute l'Afrique Australe; Arabie.*

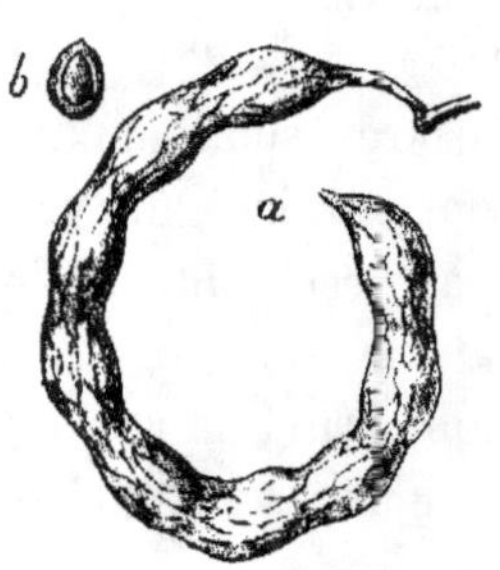

ACACIA HORRIDA
Fig. 184 : *a*. Gousse.
Fig. 185 : *b*. Graine.

Arbuste glabre, à rameaux un peu prismatiques ; épines stipulaires, presque rectilignes, le plus souvent très longues, roides, dures, blanchâtres, feuilles alternes à 2-5 paires de pinnules; 5-12 paires de folioles oblongues, linéaires, assez épaisses, obtuses, un peu asymétriques à la base ; pétiole commun avec de petites glandes scutelliformes; inflorescence en capitules, situés 1-2 à l'aisselle des feuilles ou réunis en bouquets racemiformes au sommet des ramuscules ; pétiole avec une couronne de bractéoles vers le milieu de leur longueur; fleurs jaunâtres ; gousse arquée en cercle, grêle, aplatie, étroite, avec de très faibles étranglements entre les graines, glabres, d'un brun foncé, ornées de veinules anastomosées longitudinalement ; 6-8 graines, elliptiques, comprimées, noirâtres, à funicule dilaté en une petite masse blanchâtre irrégulière.

L'*Acacia horrida* fournirait la plus grande partie de la gomme dite du Cap.

Ne connaissant pas le fruit de cette forme, nous en donnons la figure d'après Guibourt (1), qui le tenait de Perreira, sous le nom d'*Acacia Capensis*.

Il existe dans le dro. guier du Muséum un fruit d'*Acacia*, étiqueté *Acacia horrida*, assez semblable à celui du *Capensis* de Guibourt ; comme lui, il est en demi-cercle, seulement au lieu d'être étroit,

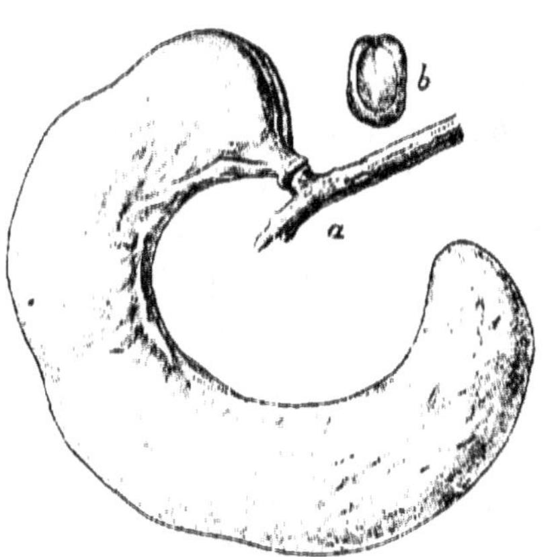

ACACIA HORRIDA ? Exempl. du Muséum
Fig. 186 : *a*. Gousse. — Fig. 187 : *b*. Graine.

mince, submoniliforme ; il est très épais, large, spongieux, fauve, fortement sillonné longitudinalement et irrégulièrement, indéhiscent, à extrémité inférieure très obtuse, inséré obliquement au sommet ; les graines sont logées dans une pulpe abondante, elles sont subquadrangulaires, un peu aplaties, brillantes, avec la partie centrale surélevée.

Si la détermination de ce spécimen est exacte, nous serions disposé à considérer l'exemplaire de Guibourt comme appartenant à un jeune fruit, tandis que ceux du Muséum seraient adultes.

Dans le cas contraire, l'*Acacia Capensis*, type de Burchel, pourrait être différencié d'avec l'*Acacia horrida* (?). C'est une

(1) *Hist. des Drog. Simp.*, III, p. 413.

question intéressante. Nous espérons pouvoir l'élucider à **un** moment donné.

D'après De Candolle (1), le *Mimosa Orfata* de Foskal (2) ne serait autre que l'*Acacia horrida*. Nous aurons à examiner au chapitre THÉRAPEUTIQUE les singulières propriétés attribuées à cet arbre par Forskal.

22. — ACACIA SPIROCARPA, Hochst., *in Pl. Schimp. Abyss. Sec.*, II, n° 502, 612, 658; Rich., *Fl. Abyss.*, I, 239; Schwf., *Acac. Art. d. Nilyeb.*, 322, t. 4, 5, 6.— Nom. indig. : *Ssämmor*, en Arabe; quelquefois *Sejal* par les Nubiens. — Hab. : *Abyssinie, Nubie Australe, Province de Taka, Sennaar, Kordofan, Egypte, Arabie.*

Arbre de 10 à 16 mètres de haut, tronc rameux dès la base, à rameaux supérieurs disposés en ombelle; écorce d'un gris blanchâtre, crevassée chez les vieux sujets, fauve ou rougeâtre, pubescente sur les jeunes rameaux; épines stipulaires très variables, disposées horizontalement, blanches, subarrondies ou légèrement canaliculées, tantôt très droites, tantôt courtes et courbées en hameçon, toutes brièvement et fortement tomenteuses; feuilles à 5-10 paires de pinnules; 10-15 paires de foliolles, hérissées, tomenteuses, petites, aiguës; pétiole commun canaliculé, 1 glanduleux à la base; inflorescence en capitules, fasciculés, 1-5 à l'aisselle des feuilles, hérissés, tomenteux, avec une couronne de bractéoles, en dessous du milieu de leur longueur; fleurs blanchâtres; gousses longues, étroites, resserrées entre les graines, gonflées, striées longitudinalement, subcoriaces, contournées, flexueuses, lisses; graines 4-12, ovoïdes, épaisses, d'un brun olive, marquées sur les deux faces d'une ligne ovoïde plus claire.

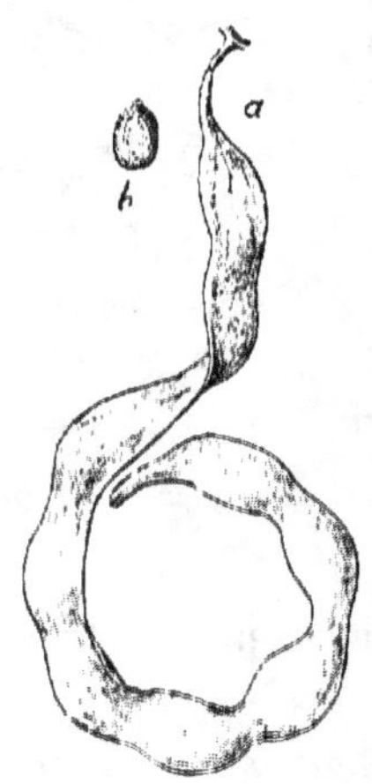

ACACIA SPIROCARPA
Fig. 188 : *a.* Gousse
Fig. 189 : *b.* Graine.

Cet arbre contribuerait, dans une faible proportion, à la production de la gomme Arabique.

(1) *Prod.*, II, 463.
(2) *Fl. Egyp. Arab.*, p. 177.

Schweinfurth, dit Oliver (1), croit que l'*Acacia gummifera* de Delille pourrait être le même que son *Acacia Spirocarpa*.

La manière de voir de Schweinfurth serait vraie, selon nous, mais seulement dans une certaine mesure ; nous allons en discuter les raisons au paragraphe suivant.

23. — ACACIA GUMMIFERA, Delile, *Cent. Pl., Voy. à Méroe*, IV, 311, *Non* Wellw., *Sp.*, IV, n° 1056 ; ACACIA SPIROCARPA, Var. α MINOR, Schwf., *Acac. Art. d. Nilgeb.*, 323 ; MIMOSA GUMMIFERA, Forsk., *Fl. Ægyp. Arab.*, CXXIV, n° 615. — Nom. indig. : *Ssauganeb, Ssagga,* en Béga. — Hab. : *Désert de Nubie, Égypte supérieure, Arabie.*

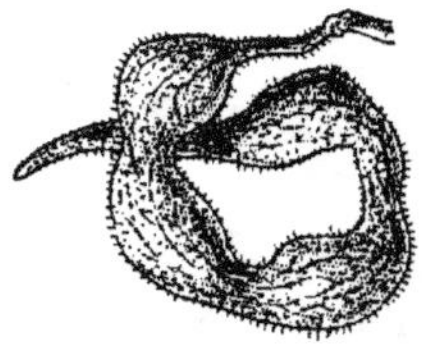

ACACIA GUMMIFERA
Fig. 190 : Gousse

Comme l'observe Oliver, Schweinfurth a dit de l'*Acacia gummifera* de Delile : « *A. gummifera, Delile, Ein Name, welcher übrigens bereits früher durch Willdenow vergehen wurde, scheint nach der allerdings sehr ungenügenden Beschreibung mit dieser Art identisch zu sein* (2). »

D'autre part, Baillon (3), qui n'a pas connu le travail de Schweinfurth, postérieur à sa *Revision des Acacia médicinaux,* mentionne l'*Acacia gummifera* de Willdenow : « Cette espèce, dit-il, observée à Mogador par Broussonet, n'a pu être de nos jours étudiée par personne, et c'est, parait-il, le *Sassa gummifera* de Gmelin. »

Suivant Lindley (4), Perreira envisageait cette plante comme produisant la *gomme de Barbarie;* Guibourt (5) se range du même avis.

Ces interprétations sont erronées.

Nous ne connaissons pas l'*Acacia gummifera* de Willdenow ;

(1) *Fl. Trop. Afr.*, II, 352.
(2) *Acac. Art. d. Nilgeb.*, p. 326.
(3) *Adans.*, IV, p. 108.
(4) *Flor. méd.*, p. 268.
(5) *Hist. des Drog. Simp.*, III, 408.

c'est peut-être un *Acacia*, peut-être un *Sassa*, peu importe, il a une inflorescence spiciforme, et par cela, comme par d'autres caractères, il diffère de l'*Acacia gummifera* de Delile.

En outre, sa présence à Mogador à l'époque où l'a vu Broussonet était certainement due à une introduction, à une culture, et il n'a jamais fourni la gomme de Barbarie, produit de l'*Acacia tortilis*.

Il n'y a donc pas lieu d'en tenir compte; il n'en est pas de même de l'*Acacia* de Delile, décrit par cet auteur de la façon suivante :

« Le tronc de cet arbre, lorsqu'il est jeune et vigoureux, et ses grosses branches ont l'écorce blanchâtre assez unie. Les derniers rameaux sont droits, plus épais qu'une plume de Pigeon, garnis de feuilles longues d'un pouce, doublement ailées, à 5 paires de pinnules; le pétiole commun porte une glande insérée un peu plus bas que la paire de pinnules inférieures; les folioles sont linéaires, obtuses, longues de près de deux lignes; les fleurs viennent en petites têtes sphériques pédonculées, groupées dans les aisselles des feuilles; les pédoncules sont articulés dans le milieu où ils portent une petite collerette à quatre dents; les têtes de fleurs ont trois à quatre lignes d'épaisseur. »

Cette description est précédée d'une diagnose : « *A. spinis axillaribus geminis, recurvis, aculeiformibus; foliis duplicato-pinnatis, quinquejugis; petiolis sub jugo inferiori uniglandulosis; foliolis 7-10 jugis linearibus* » (1).

Tout en étant incomplète, la description précédente se rapproche sensiblement, dans son ensemble, de celle de l'*Acacia spirocarpa;* mais, prise en détail, elle a une parfaite analogie avec la variété α. *minor* du *spirocarpa* de Schweinfurth.

Cette variété α. *minor* se distingue, en effet, de la variété β. *major*, que nous considérons comme le type de l'*Acacia spirocarpa* par des caractères nettement tranchés :

C'est un petit arbre, souvent un arbuste; ses épines stipulaires sont plus courtes que celles du type, minces, très

(1) *Centuries de Plantes, Voy. à Méroé*, t. IV, p. 311.

aiguës, dirigées horizontalement et non à angle obtus ; ses feuilles sont à 4-5 pinnules et non à 8-10 ; ses capitules sont d'un volume exigu ; ses fruits, enfin, sont petits, contournés sur eux-mêmes, formant toujours un cercle complet ; ils sont fortement poilus et tomenteux.

Ces caractères correspondent sans conteste à la variété **x.** *minor,* variété bien plus différenciée que d'autres *Acacia* de Schweinfurth.

L'*Acacia gummifera* de Delile est donc l'*Acacia spirocarpa,* var. *x. minor* de Schweinfurth, et c'est le nom de Delile que nous acceptons.

Quant à l'*Acacia gummifera* de Willdenow, nous le considérons comme problématique ; si toutefois son authenticité était confirmée, le nom devra disparaître ; en conséquence, il serait sage, pour éviter une confusion, de le nommer *Acacia* ou *Sassa Wildenowi.*

24. — ACACIA TORTILIS, Hayne, *Arzneig.,* IX, 31 ; Nees, *Pl. Off.,* t. 335 ; Bent., *Trans. Lin. Soc.,* XXX, 106 ; Schwf., *Acac. Art. d. Nilgeb.,* 327 ; Boiss., *Fl. Or.,* II, 636 ; Oliver, *Fl. Trop. Afr.,* II, 352 ; ACACIA SEYAL, D. C., *Prod.,* II, 460, *pro part. Non* Delile ; ACACIA FASCICULATA, Guill. et Perrot., *Fl. Seneg. Tent.,* I, 252, *Non* R. Br. ; Benth., *in Hook. Journ. Bot.,* 1842, 502 ; ACACIA RADDIANA, Savi, *Arch. Bot.,* I, 373 ; ACACIA PERROTTETI, Stend., *Nom. bot.,* éd. 2, 1840, 7 ; MIMOSA TORTILIS, Forsk., *Fl. Ægyp. Arab.,* 176. — Nom. indig. : *Tahla,* en Arabe — Hab. : *Déserts Libyque et Arabique, toute l'Egypte, Isthme de Suez, Kosseir, Vallée du Nil du 25° au 14° Lat., Assouan, Syene, Ile de Darmout, Djebel-Soturba, Provinces de Sukkot, de Dongola, de Berber, de Matamma, Kordofan, Arabie Petrée, Arabie Heureuse, Sénégal, Cayor, Saint-Louis, Tunisie.*

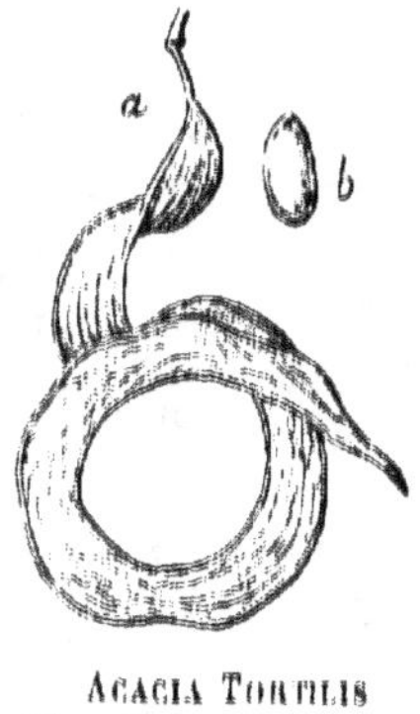

ACACIA TORTILIS
Fig. 101 : *a.* Gousse
Fig. 102 : *b.* Graine.

Arbre de 7 à 8 mètres ; tronc à écorce rugueuse divisé en plusieurs grosses branches ; tête élargie, rameuse, presque tabulaire à la partie supérieure ; épines stipulaires, fortes, dirigées horizontalement, droites, rondes, éburnées, les petites recourbées, d'un brun pâle ; feuilles à 2-6 paires de pinnules ; 5-10 paires de folioles, vertes, glabres, obtuses ou aiguës, à pétiole commun portant une petite glande à l'insertion de chaque pinnule ; inflorescence en capitules petits, 1-2 à l'aisselle des feuilles, avec une couronne de bractéoles au milieu de leur longueur, pubérulents ; fleurs blanchâtres ; gousses linéaires, toruleuses, comprimées, coriaces, à bords parallèles, veinées longitudinalement, contournées, plus ou moins en spirale ; 10-12 graines ovales, épaisses, d'un gris olive avec une ligne plus pâle interrompue à la base.

On attribue la gomme de Barbarie à l'*Acacia tortilis* ; il y a donc lieu d'insister particulièrement sur la présence de cet arbre en Tunisie.

« La première mention de l'existence d'un *Acacia* gommifère en Tunisie, dit Cosson (1), est dûe à Pélissier (2) », ce voyageur rapporte que, « dans la gorge de Bou-Heudma, à droite d'une source d'asphalte, règne une forêt de Gommiers qui s'étend à plus de 30 kilomètres vers l'Ouest. Les arbres, dont plusieurs sont d'une grosseur remarquable, sont bien le *Mimosa gummifera ;* cette forêt, dont l'existence était ignorée du gouvernement Tunisien, n'est pas exploitée ; seulement, les Arabes, qui y passent par hasard, y prennent un peu de gomme qu'ils vendent dans les villes pour la fabrication de l'encre. »

En 1874, vingt et un ans plus tard, Doumet-Adanson (3) put vérifier les dires de Pélissier et établir que l'*Acacia* en question était l'*Acacia tortilis*. La forêt fut visitée plus tard par le Dr Garnier (1883) par Doumet et le Dr Bonnet (1884), par Letourneux (1886), et enfin, en 1887, par Blanc (4).

Les renseignements suivants sont empruntés à une com-

(1) *Description de la Régence de Tunis*, 1853, p. 137.
(2) *Bull. Soc. Bot. de France*, 2ᵉ Sér., t. IX, p. 120.
(3) *Messager du Midi*, 17 juillet 1874. — *C. R. Ac. Sc.,* novembre 1874. — *Arch. des miss. Sc.,* 1878.
(4) La spontanéité de l'*Acacia tortilis* en Tunisie n'est pas douteuse, bien qu'une légende perpétuée chez les indigènes, en fasse remonter l'introduction à une héroïne qui aurait gouverné les tribus de ce pays depuis plusieurs siècles, et l'aurait apporté de R'Hadamès.

munication faite par ce dernier à la *Société Botanique de France* (1).

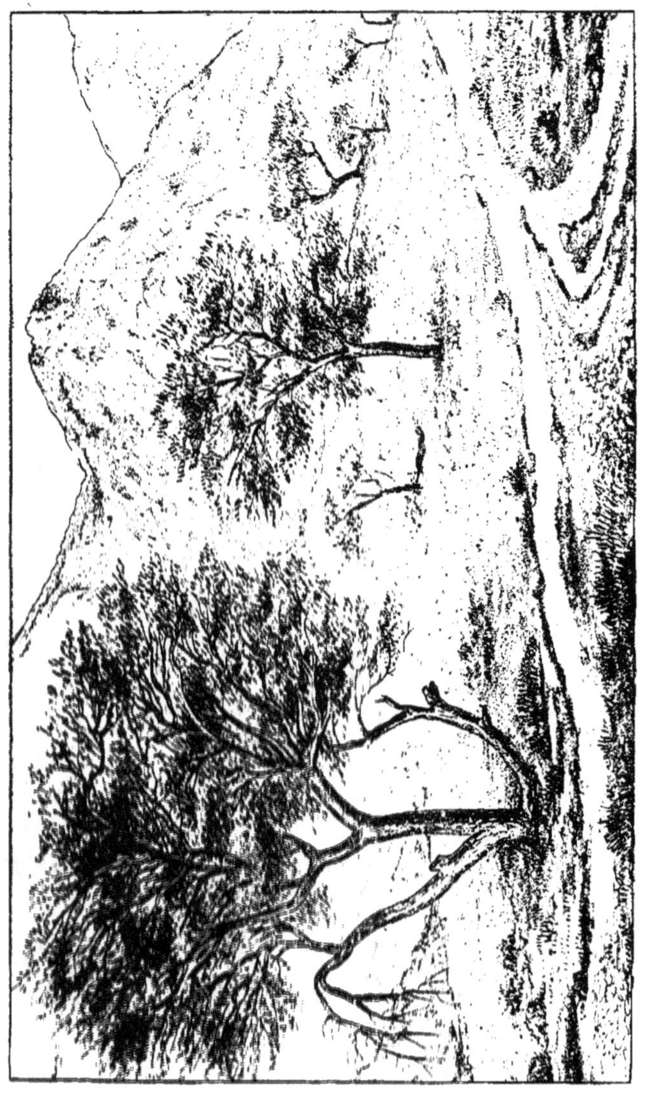

Fig. 193

Forêt d'*Acacia tortilis*, d'après Schweinfurth.

« La forêt de Gommiers du Bled-Tahla constitue l'une des

(1) *Bull. Soc. Bot. de France*, 3e Sér., t. IX, p. 117.

curiosités botaniques du Sud de la Tunisie. La particularité la plus singulière consiste dans la localisation de cet *Acacia* dont l'habitat principal est beaucoup plus équatorial, dans le Bled-Tahla, où existe toute une forêt, si l'on peut appeler de ce nom un terrain où les arbres sont éloignés les uns des autres de 100 mètres en moyenne. »

La figure que nous donnons, d'après Schweinfurth, montre une forêt d'*Acacia tortilis,* semblable, du reste, à toutes les forêts d'*Acacia* gommifères, en général.

« La vallée du Tahla, qui tire son nom de l'arbre lui-même (*Tahla* est le nom Arabe du Gommier), s'étend de l'Est à l'Ouest sur une longueur de 35 kilomètres et sur une largeur de 10, entre deux chaines de montagnes dont l'une porte les noms de Djebel-Bou-Bellel, l'autre de Djebel-Chercherah et de Djebel-Ben-Krayeur.

« Du côté de l'Est, elle est ouverte jusqu'à la mer, ou plutôt jusqu'à la dépression de la Sebkha En-Nouail, et, du côté de l'Ouest, elle est barrée par une chaine transversale de faible hauteur qui se trouve à la longitude du Djebel-Lamamir et qui ne marque pas la véritable naissance de la vallée, car elle donne passage au lit d'un Oued, d'ailleurs à sec, dont la source est beaucoup plus à l'Ouest, près du Bir-Saaad. »

« L'*Acacia tortilis,* observe Cosson, a été scientifiquement observé dans plusieurs autres localités, telles que l'Oued-Leben (*Doumet* et *Bonnet*), la plaine de la Madjoura (*Doumet* et *Bonnet*), les plaines de Cegui et de Mahamla (*Bonnet* et *Letourneux*), le Khanget-Oum-el-Oguel, un des défilés de la partie orientale du Djebel-Cherb (*Letourneux*). L'espèce, entre la station la plus septentrionale où elle a été indiquée par Blanc (Biar-Mta-el-Arneb), vers le 35° 30', et sa station la plus méridionale (Khanget-Oum-el-Oguel), vers le 34° 12', est représentée soit par des groupes, soit par des pieds complètement isolés, sur une longueur du Nord au Sud d'environ 150 kilomètres. »

Suivant Doumet-Adanson, « les Gommiers sont particulièrement beaux aux approches du Redir-el-Tahla ; on en
rencontre un assez grand nombre dont le tronc ne mesure
pas moins de 4 mètres de circonférence ; malheureusement,
beaucoup de ces beaux spécimens ont été détruits depuis
l'occupation Française, malgré la défense faite d'abattre les
Gommiers. »

« Les explorateurs sont unanimes pour déclarer qu'il existe
fort peu de Gommiers dans les localités visitées, cela tient en
partie au pâturage des bestiaux qui détruisent les jeunes
semis, en partie surtout à la rareté des graines fertiles. En
effet, non seulement les Gommiers portent un nombre de
fruits assez restreint, mais, en outre, leurs graines sont
constamment attaquées par un Coléoptère du genre *Bruchus*. »

Nous ne partageons pas cette dernière manière de voir.

Nous avons examiné, en Sénégambie, un nombre considérable de gousses d'*Acacia,* celles de l'*Acacia Nebneb* en particulier, dont chaque article était habité par un petit Coléoptère,
mais, chose remarquable, très peu de ces graines étaient
endommagées.

La larve des *Bruchus* (?) ou autre (car nous n'avons jamais
rencontré l'insecte parfait) se nourrit exclusivement de la

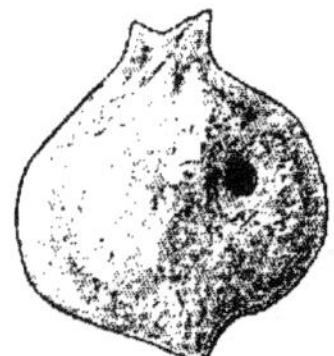 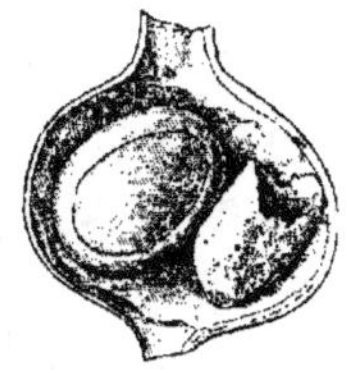

Fig. 194   Fig. 195
Articles de gousse d'*Acacia Neb-neb* attaqués par un Coléoptère.

pulpe qui entoure les graines ; à l'époque de la métamorphose,
elle construit entre la paroi du péricarpe et la graine, *sans
attaquer en quoi que ce soit cette dernière,* un petit cocon ovoïde,
soyeux, de 4 à 5 millimètres de long, sur 1 à 2 millimètres

dans sa plus grande largeur; l'orifice extérieur de sortie de l'insecte correspond au sommet du cocon (fig. 194-195).

L'insecte de l'*Acacia tortilis* ne serait sans doute pas le même que celui de l'*Acacia Nebneb;* en tout cas, ils auraient des mœurs différentes.

Quoi qu'il en soit, la détérioration partielle des graines d'*Acacia tortilis* ne peut être invoquée comme cause de destruction de la plante; nous en trouvons la preuve dans un fait bien connu des Jardiniers : on sait que les graines des petits Pois, le *Pisum sativum*, Lin., sont très fréquemment perforées par le *Bruchus Pisi,* Lin., dont la larve se creuse une loge à l'intérieur où elle vit et opère ses transformations; or, ce sont précisément les graines ainsi attaquées, dont la germination s'effectue avec le plus de facilité et produisent les pieds les plus vigoureux !

Ce phénomène peut sembler étrange, mais il est indéniable; aussi, sans chercher à l'expliquer et jugeant par analogie, nous croyons qu'il en doit être de même pour les graines d'*Acacia tortilis*. Il faut donc chercher une autre raison pour expliquer la disparition de la plante.

« La gomme des *Acacia tortilis,* d'après Blanc, n'est pas exploitée, ni même recueillie par les Arabes. Elle n'est, d'ailleurs, pas exploitable; elle ne se produit qu'en quantités infimes, et il y en aurait de deux sortes : l'une exsude du tronc, sous forme de gouttelettes translucides d'un rouge foncé, d'une saveur brûlante et aromatique; l'autre coule en beaucoup plus grosses masses; elle est jaune, sans odeur et d'une saveur assez fade. »

Contrairement à ces renseignements, Pélissier et Doumet-Adanson ont constaté que l'*Acacia* Tunisien produit une quantité de gomme suffisante pour être l'objet d'une exploitation régulière.

Nous considérons sans aucune hésitation l'*Acacia Raddiana*

de Savi comme identique à l'*Acacia tortilis ;* la description de l'auteur (1), la figure qu'il donne de ses gousses et de sa graine ne laissent aucun doute à ce sujet.

Savi, après avoir décrit cet arbre, s'étend assez longuement sur une singulière production qu'il aurait observée sur ses branches. Cette production porterait en Egypte le nom de *Giokel* et serait due à un *Coccus ;* en outre, sa composition chimique, déterminée par Giuseppe Branchi, présenterait des particularités remarquables.

Nous reviendrons sur ce sujet au chapitre consacré à l'étude des gommes et de la gomme de l'*Acacia tortilis*, en particulier.

Historique. — Les anciens Egyptiens connaissaient l'*Acacia Nilotica*, l'*Acacia Seyal*, très probablement l'*Acacia spirocarpa* et peut-être aussi l'*Acacia Verek*.

« L'*Acacia Nilotica* se nommait *Shant* 𓈙𓏏 ; l'Hébreu שטה *Shett*, par assimilation du N au T, l'Arabe سنط *Sant*, et le Copte ϢΑΝΤ *Shanti*, ϢΟΝΤΕ *Shonté*, désignent également l'*Acacia* et dérivent du nom hiéroglyphique de cet arbre » (2).

Il est encore aujourd'hui désigné en Egypte sous le nom de *Shant, Sont ;* nous établirons plus loin que certains Ἀκανθος des Grecs et *Acanthus* des Romains désignaient également les mêmes *Acacia*.

L'*Acacia Nilotica*, d'après M. Loret (3), est un arbre très ancien sur les bords du Nil ; son nom se trouve dans les textes contemporains des Pyramides. Une brique d'El-Kab, au dire d'Unger, en renfermait quelques fragments ; le musée de Florence possède (n° 3630) plusieurs épines d'*Acacia* trouvées avec des objets de toilette et qui semblent avoir servi d'ai-

____

(1) *Memoriæ sopra alcune Acacie Egiziane*, Pise 1830.
(2) LORET, *Fl. Phar.*, p. 84.
(3) *Loc. cit.*, p. 84.

guilles ; elles ont été attribuées par Migliarini à l'*Acacia vera* ;
les fouilles de Petrie dans les nécropoles de Hawara et de
Kahoun, cette dernière de la XII° Dynastie, ont amené la
découverte d'objets fabriqués en bois d'*Acacia* et de gousses
du même arbre, qui paraissent avoir servi au tannage ; Newberry attribue ces restes à l'*Acacia Arabica* ; enfin Bonastre
rapporte à l'*Acacia heterocarpa* certains fruits du Louvre
(L. 171). »

Ces renseignements nécessitent quelques éclaircissements.
On a vu que diverses formes d'*Acacia* avaient été confondues
sous le nom d'*Acacia vera*, or, attribuer les épines du musée de
Florence à cet arbre équivaut à dire : ce sont les épines d'un
Acacia quelconque?...

Les épines de l'*Acacia Nilotica*, droites, minces, résistantes ;
celles de l'*Acacia Seyal*, à peu près semblables, pouvaient très
bien remplir le rôle d'aiguilles, et certainement les épines
précitées appartiennent à l'un ou l'autres de ces *Acacia*.

L'attribution par Newberry des objets provenant des fouilles
de Hawara et de Kahoun, à l'*Acacia Arabica*, n'est pas plus
admissible ; sans revenir sur la façon d'envisager cette forme,
il suffit de constater que l'*Acacia Nebneb*, type de l'*Arabica* des
auteurs, n'existe pas en Egypte, c'est encore au *Nilotica*, mieux
peut-être au *Seyal,* qu'il faut s'adresser.

Enfin, la détermination des fruits du Louvre, par Bonastre,
est inacceptable. Nous n'avons point vu ces fruits, les vitrines
du Louvre ne sont pas facilement accessibles ; malgré cela
nous affirmons que l'*Acacia heterocarpa* doit être mis hors de
cause.

L'*Acacia heterocarpa* de Delile, en effet, n'appartient même
pas à la Série des *Acaciées*, c'est le *Prosopis Stephaniana* de
Kunth, de la Série des *Adenantherées*, plante de la Mésopotamie
et de l'Afghanistan, trouvée en Egypte par Delile, nous n'en
disconvenons pas, mais inconnue, croyons-nous, des anciens
Egyptiens.

La deuxième forme d'*Acacia* Egyptien est l'*Acacia Seyal*, il est désigné par le mot ⸺◯ *Ash*, c'est le جٮ Arabe, le ⲧⲁⲡⲓⲛⲟⲛ, ⲡ. *Pi-Tarinon* dans les *Scalæ*.

Le mot *Ash* a donné lieu à d'assez nombreuses discussions ; aujourd'hui la question semble définitivement tranchée, grâce au savant mémoire de M. Loret sur les arbres *Ash, Sib.* et *Shent*, mémoire dont nous résumons les principaux arguments (1).

« L'*Ash* ⸺◯, écrit M. Loret, est de tous les arbres Egyptiens celui dont le nom revient le plus souvent dans les inscriptions. On le rencontre partout dans les Papyrus littéraires et médicaux, dans les textes religieux et historiques.

« En 1852, de Rougé, dans son étude sur le *Papyrus d'Orbiney* (2), le traduit par *Acacia*.

« En 1861, Chabas l'étudia et dans un travail inséré dans *La Revue Archéologique* (3) conclut qu'il désignait le *Cèdre* ⌂◯ *Sib.* »

M. Loret n'admet pas cet interprétation.

« Le déterminatif le plus fréquent du mot *Ash*, dit-il, est en effet une gousse ⸙, ou ⸙ , or, ce déterminatif dont les variantes donnent ⸙, ⸙, ⸙ convient à une *Légumineuse* et nullement à un *Conifère* tel que le *Cèdre*.

« En second lieu le mot ⸺◯ *Ash*, se rencontre dans les mêmes textes avec le mot *Cèdre* ⌂◯ *Sib*; les deux arbres étaient donc ainsi parfaitement distingués l'un de l'autre.

(1) *Recueil des travaux relatifs à la Philologie et à l'Archéologie Egyptienne et Assyrienne.* Vol. II, p. 60 et seq.

(2) *Rev. archéol.*, 1er Ser., T. VIII, p. 385.

(3) T. II, p. 45.

« De plus, d'après les textes religieux, l'*Ash* croissait en Egypte et dans les parties montagneuses de l'Asie Occidentale. On lit dans le Livre des Morts (1) : *Point ne poussent les Ash, point ne naissent les Sennu :*

». Quels sont ces *Sennu ?* Evidemment des arbres et peut-être des *Acacia.*

Il nous semble, en effet, voir dans la consonnance des mots *Sennu* et *Shent*, une sorte d'analogie ; si il en était ainsi, l'*Ash* et le *Sennu* ou *Shent* ne seraient-ils pas placés intentionnelle-dans la phrase précédente afin d'établir une comparaison entre deux *Acacia (Seyal* et *Nilotica)* croissant côte à côte dans les mêmes régions ?

Nous émettons cette hypothèse, sous le bénéfice des plus absolues réserves, tout en comptant bientôt nous servir d'in-dications assez concluantes en faveur de notre supposition, indications tirées d'une inscription remontant au règne d'Amasis.

« On tirait de l'*Ash,* poursuit M. Loret (2), une substance souvent citée dans les inscriptions , qui n'était autre, probablement, qu'une dilution de sa gomme dans l'eau. Aucun texte ne parle d'un semblable produit fourni par le Cèdre.

« D'après le Papyrus Ebers (3), différentes parties de l'*Ash* étaient employées en médecine : pour les maux de tête, de ventre, de pieds, pour chasser les dépôts sanguins, amollir les vaisseaux, et remédier aux chutes de la matrice.

« Suivant le même Papyrus, en cela conforme aux ouvrages de Dioscoride, le Cèdre était usité pour guérir des maladies

(1) Ch. CXLV, p. 73.
(2) *Loc. cit.* p. 64.
(3) *Pap. Ebers :* 46-10 ; 52-13 ; 48-11 ; 77-18 ; 76-4 ; 82-22 ; 93-18.

bien différentes, il était presque uniquement employé contre
les Vers (*Tænia*) et une certaine affection des Oreilles. »

Par toutes ces raisons, M. Loret a donc péremptoirement
démontré l'impossibilité de rapporter l'*Ash* au *Cèdre* ; il désigne
un *Acacia* et cet *Acacia* est l'*Acacia Seyal*.

Les Egyptiens connaissaient une troisième forme d'*Acacia* :

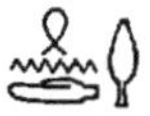

. « Ils donnaient à ses fleurs le nom pittores-

que de *Per-Shen*, 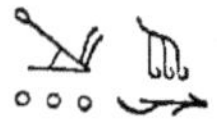   qui signifie *Grains chevelus*. Ces

fleurs étaient souvent employées en médecine et on les
rencontre dans presque toutes les recettes de parfumerie

désignées par un synonyme 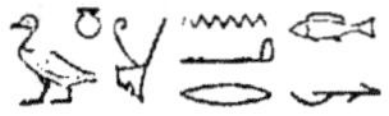   *Sannar*. » (1)

M. Loret, attribua d'abord ces fleurs au *Vachellia Farnesiana*, W. et Arn., mais sur l'observation de Schweinfurth,
que cette Mimosée, d'origine Américaine, fut connue dans
l'ancien continent à partir seulement du XVIIe Siècle de notre
Ère, et que par conséquent elle n'avait pu être cultivée par
les anciens Egyptiens, il crut devoir rapporter les fleurs odorantes *Per-Shen* des textes hiéroglyphiques, à l'*Acacia Spirocarpa*.

Nous acceptons la manière de voir de M. Loret, tout en
rappelant que les fleurs d'*Acacia* en général sont odorantes,
et pourraient être employées en parfumerie. Comme celles
du *Vachellia Farnesiana*, les fleurs des *Acacia Nilotica* et *Seyal*
sont dans ce cas.

Les Egyptiens utilisaient les fleurs d'*Acacia* pour faire des
couronnes et des guirlandes. « Quelques-unes de celles qui
ornaient les momies d'Ahmès Ier et d'Amenophis Ier, Rois de

(1) Loret, *Fl. Phar.*, p. 85-86.

la XVIIIe Dynastie, écrit M. Loret (1), étaient composées de fleurs d'*Acacia Nilotica*. »

Caillaud (2), figure des fragments de guirlandes trouvées dans un hypogée de Gournah, à Thèbes, composées, de fleurs d'*Acacia* et de feuilles d'une autre plante indéterminée, montées sur des tiges de Jonc. Nous donnons le fac-similé de l'échantillon le plus complet.

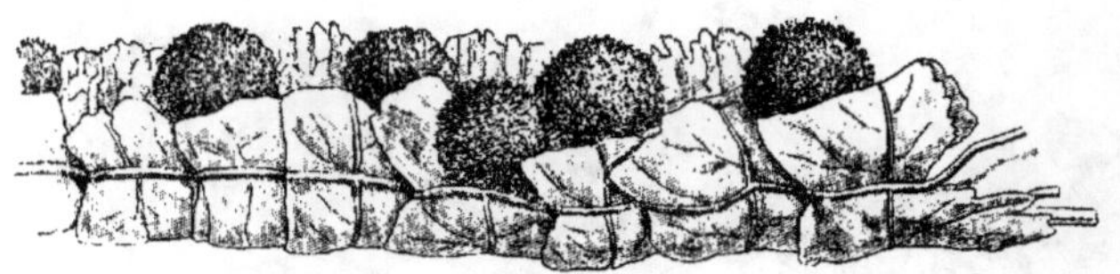

Fig. 196
Guirlande de fleurs d'*Acacia*, d'après Caillaud.

Jomard attribue ces guirlandes au *Vachellia Farnesiana ;* on vient de voir que cet arbre ne pouvait être connu des Egyptiens, l'opinion de Jomard doit donc être rejetée ; c'est incontestablement encore à l'*Acacia Nilotica* que l'on a à faire.

Les fleurs et tous les végétaux en général sont très mal représentés sur les monuments Egyptiens, il est excessivement difficile de les reconnaitre ; quelques-uns cependant font exception : l'*Acacia Nilotica* est de ce nombre comme le montrent les rameaux fleuris de cet arbre, figurés par Champollion (3); nous reproduisons l'image de l'un d'eux sur lequel est perchée une Huppe. Il provient du tombeau de Menephtha Ier, Roi de la XVIIIe Dynastie, à Beni-Hassan. Les feuilles et surtout les fleurs sont d'une scrupuleuse exactitude.

A propos des couronnes d'*Acacia* Egyptiennes, Wilkinson (4) fait allusion au passage suivant d'Athénée (5) :

(1) *Fl. Phar.*, p. 84.
(2) *Voy. à l'Oasis de Thèbes, rédigé par* JOMARD, 2e part., pl. XLII, fig. 4, 6.
(3) *Mon. de l'Égypte, etc.* T. IV, pl. CCCLIII.
(4) *Manu. and Cust. of ancient Egyptians*, Vol. V, Ch. XIV, p. 261.
(5) *Deipnos. Lib. XV, Cap. XXV*, p. 477, T. IV Ed. SCHWEIGHAEUSER.

« Hellanicus parle ainsi, dans ses *Egyptiaques*, des couronnes qui sont toujours fleuries en Egypte : Il existe sur le Nil une ville nommée Tindium ; là se tiennent les assemblées des Dieux ; au milieu de la ville se trouve un grand temple expia-

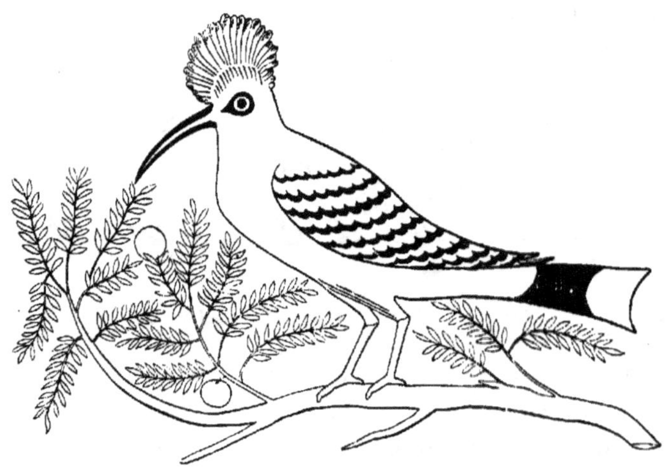

Fig. 197
Branche d'*Acacia* en fleurs, d'après Champollion.

toire, aux portes de pierre, autour du temple croissent des *Acanthes noires* et *blanches* (1). Lorsque l'on place sur leurs branches des couronnes de fleurs d'*Acanthe* et de *Grenadier*, tissées avec des rameaux de *Vigne,* elles restent toujours en fleurs. Les Dieux déposèrent leurs couronnes en Egypte en apprenant que Babys qui est Typhon était devenu roi. Mais Demetrius prétend dans son *Histoire d'Egypte*, que ces *Acanthes* croissent autour de la ville d'Abydos, disant : il y a dans la partie inférieure, une espèce d'*Acanthe* ayant l'aspect d'un arbre, il porte des fleurs globuleuses sur quelques-uns de ses rameaux à forme circulaire : il fleurit au printemps et sa fleur est de couleur resplendissante :

« Περὶ δὲ τῶν ἐν Αἰγύπτῳ ἀεὶ ἀνθούτων ϛεφάνων, Ἑλλάνικος ἐν

(1) Voir plus bas p. 224.

τοῖς Αἰγυπτιακοῖς οὕτω γράφει· « Πολίς ἐπιποταμίη, Τίνδιον ὄνομα.
αὕτη θεῶν ὁμήγυρις, καὶ ἱερον μένα καὶ ἁγνὸν εν μέςῃ τῇ πόλει λίθινον,
καὶ θύμετρα λέθινα. ἔςω τοῦ ἱεροῦ ἄχανθαι πεφύκαςι λευκαὶ καὶ
μέλαιναι. ἐπ᾽ αὐταῖς οἱ ςτέφανοι ἐπιβέβληνται ἄνω, τῆς ἀκάνθου τοῦ
ἄνθους καὶ ῥοιῆς ἄνθους καὶ ἀμπέλου πεπλεγμένοι· καὶ αὐτοι ἀειανθέουςι.
τοὺς ςτεφάνους ἀπέθεντο οἱ θεοὶ εν Αἰγύπτῳ, πυθόμενοι βαςιλεύειν
τὸν Βάθυν, ὅς ἐςτι Τυφῶν. Δημήτριος δ᾽ ἐν τῷ Περὶ τῶν κατ᾽ Αἴγυπτον,
περὶ Ἄθυδον πόλιν τὰς ἀκάνθας ταύτας εἶναί φηςι, γράφων οὕτως.
« Ἔχει δὲ καὶ ὁ κάτω τόπος καὶ ἄκανθάν τινα θένδρον, ὅ τὸν καρπὸν
φέρει ςτρογγύλον ἐπί τινων κλωνίων περιφερῶν. ἀνθεῖ δ᾽ οὗτος ὅταν
ὥρα ᾖ, καὶ ἐςτὶ τῷ χρώματι τὸ ἄνθος καλλιπε/γές. »

Cette histoire de couronnes, observe Wilkinson, semble
indiquer plutôt un respect local pour les *Acacia* de Tindium
qu'une adoration de ces arbres, généralement pratiquée par
les Egyptiens : « *But this seems rather to indicate a local respect
for the* Acanthus *of Tindium, than any adoration generally paid
to those trees by the Egyptians.* »

Puis le savant auteur ajoute : « L'*Acanthe* est le *Mimosa*
(*Acacia*) *Nilotica*, le *Sont* des modernes Egyptiens ; ses fleurs
étaient souvent employées pour faire des couronnes et son
fruit, qui représente une lettre en caractères hiéroglyphiques,
était quelquefois placé parmi les offrandes sur les autels des
Dieux, ce qui ne prouve nullement du reste que l'*Acacia* était
un arbre sacré : « *The* Acanthus, *was the Sont or Mimosa Nilotica, of modern Egypt ; its flowers were frequently used for
chaplets ; and its pods, which represented a letter in hieroglyphics,
was sometimes placed among the offerings on the altary of the
Gods. There is no evidence of its having been sacred.* »

Théophraste donne de précieux renseignements sur les
Acanthes (1) : Ce nom vient, dit-il, de ce que toutes les parties
de l'arbre, excepté le tronc, sont couvertes d'épines :
« Ἡ δὲ ἄκανθα χαλεῖται μὲν διὰ τὸ ἀκανθῶδες ὅλον τὸ θένθρον εἶναι

(1) *Hist. Plant. (Lib. de Causis; Lib. IV, Cap. II,* p. 61. Ed. Didot.

πλὴν τοῦ ϛελεχους· καὶ γάρ ἐπὶ τῶν ἀκρεμόνων καὶ ἐπὶ των βλαϛῶν καὶ ἐπὶ τῶν φύλλων ἔχει. » Il en existe de deux sortes, l'une *blanche*, l'autre *noire*. La blanche est de petite taille et souvent attaquée par la pourriture ; la noire est plus grande et imputrescible : « Διττὸν δὲ τὸ γένος αὐτῆς, ἡ μὲν γάρ ἐϛι λευκὴ ἡ δὲ μέλαινα· καὶ ἡ μὲν λευκὴ ἀϛθενής τε καὶ εὔϛηπτος. ἡ δὲ μέλαινα ἰϛχυροτέρα τε καὶ ἄϛηπτος. » Le fruit est en forme de silique et sert au tannage à l'égal de la noix de Galles, les fleurs d'un aspect agréable servent à faire des couronnes et sont récoltées à cause de leurs propriétés médicales : « Ὁ δὲ καρπὸς ἔλλοβος καθάπερ τῶν χεδροπῶν ᾧ χρῶνται οἱ ἐγχώριοι πρὸς τὰ δέρματα ἀντὶ κηκιδος. τὸ δὲ ἄνθος καὶ τῇ ὄψει καλλὸν ὥϛε καὶ ϛεφάνους ποιεῖν ἐξ αὐτοῦ, καὶ φαρμακῶδες διὸ καὶ ϛυλλέγουϛιν οἱ ἰατροὶ ». Elles sont communes et forment une grande forêt dans les plaines de Thèbes : « πολὺ δὲ τὸ δένδρον ἐϛὶ καὶ δρυμὸς μέγας περὶ τὸν θεβαῖκον νομον. »

Un fait parfaitement établi c'est que l'Ακανϑα μέλαινα est l'*Acacia Nilotica* comme l'a établi Sprengel (1) ; peut-être l'*Acacia Seyal* était-il compris dans cette appellation.

Quant à l'Ακανθα λευκή, Fraas et Fé (2), l'ont indûment attribué au *Vachella Farnesiana ;* il faut incontestablement le rapporter à l'*Acacia Vereck*.

Il est clair, d'après ces données, que les *Acanthes blanches* et *noires* de Tindium étaient des *Acacia Vereck* et *Nilotica*, comme celles d'Abydos, parmi lesquelles Demetrius cite plus particulièrement le *Nilotica*, caractérisé par ses fleurs réunies en capitules. En résumé, nous ne croyons pas être trop affirmatif en disant que les anciens Égyptiens connaissaient *quatre sortes d'Acacia*, à savoir : l'*Acacia Vereck* ou *Acanthe blanche*, dont les textes ne parlent pas d'une façon explicite, du moins à

______

(1) Theophraste. *Index Plantarum*. p. 531. Ed. Didot.
(2) *Loc. Cit.* p. 531. Ed. Didot.

notre connaissance, l'*Acacia Nilotica* ⯑ , et l'*Acacia Seyal* ⯑ , ou *Acanthes noires*, et enfin l'*Acacia spirocarpa* ⯑ .

Ces arbres étaient différemment utilisés dans les arts et dans l'industrie ; l'*Acacia Nilotica*, cependant, aurait été peu en faveur parmi les ouvriers, comme semble le faire supposer cette phrase de M. Loret (1) : « Je ne connais pas de texte Égyptien nous indiquant qu'on faisait des boiseries de monuments avec cet arbre ». En revanche, toujours d'après le même auteur, « il était employé à divers usages religieux mentionnés dans plusieurs inscriptions ».

Avant d'envisager les *Acacia* Égyptiens au point de vue industriel et artistique, il n'est pas sans intérêt de donner quelques exemples relatifs à ces usages.

Comme preuves à l'appui de sa proposition, M. Loret cite : le *Catalogue de Deveria* (2), *une stèle du Louvre* (3), et l'ouvrage de Mariette *sur Dendérah* (4). Contrairement à ses habitudes de précision, M. Loret n'entre dans aucuns détails.

Nous avons inutilement cherché à nous procurer les textes en question ; nous connaissons seulement l'inscription de Mariette, malheureusement la traduction ne paraît pas en avoir été publiée, il est donc sage de ne pas nous en occuper pour l'instant.

En revanche nous signalerons une autre inscription provenant également de Denderah, inscription publiée par Brugsch, auquel nous empruntons le passage suivant.

« La plate-forme du temple de Tentyra (*Dendérah*), écrit le savant Égyptologue (5), est ornée par quelques constructions

(1) *Loc. cit.*, p. 63.
(2) *Loc. cit.*, p. 68.
(3) *Stèle C.* 112, l. 14.
(4) *Loc. cit.*, t. IV, pl. 75, col. 38.
(5) *Recueil de monuments Égyptiens*, 1ʳᵉ partie, p. 28-29, pl. **XV**, col. 11.

de basse époque, dont l'importance est signalée par plusieurs
monuments religieux et astronomiques. Parmi eux, il y a une
muraille décorée d'une longue inscription hiéroglyphique
dont j'ai reproduit la copie sur les deux planches ci-jointes.

« Le texte, composé de trente-deux lignes verticales, se
rapporte aux mystères d'Osiris, célébrés à
Tentyra à divers jours en l'honneur du Dieu,
nous faisant connaitre les cérémonies et
la nature ainsi que le nombre des offrandes
par lesquelles les Égyptiens voulaient ho-
norer la mémoire du Roi des Morts. »

Quatre registres sont consacrés à la liste
des offrandes ; sur l'un on relève les noms
des métaux et des pierres précieuses d'une
richesse remarquable ;

Un autre mentionne les divers liquides ;

Le troisième énumère les sortes d'étoffes
dont les Prêtres avaient besoin pour leurs
cérémonies ;

Un dernier enfin a trait aux plantes. Le
nom de l'*Acacia* y est inscrit plusieurs fois,
et les gousses figurées dénotent tout au
moins que cette partie de l'arbre était comprise parmi les offrandes, comme il a été dit
précédemment.

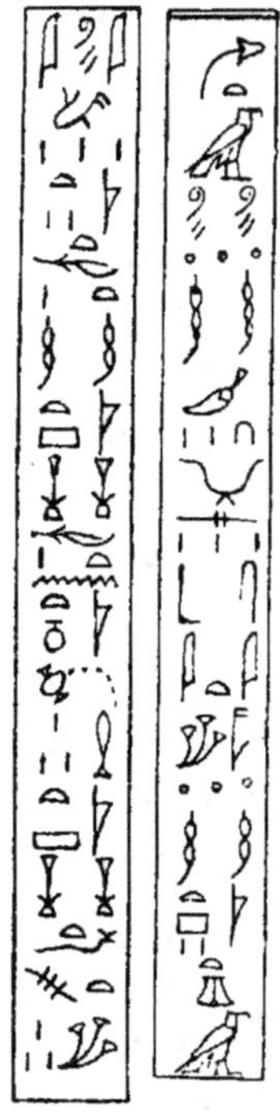

Fig. 198

Registre n° 11, d'une
Inscription du tem-
ple de Dendérah,
d'après Brugsch.

Parmi les autres plantes signalées par
Brugsch, on note : le *Sljit, Arundo* ou *Cala-
mus ?* le *Gajoui,* dont l'auteur fait un *Malum Cydonium,* plante
inconnue des Égyptiens, le *Ketnou, granum Cannabis ;* le
Zalm sorte de *Nasturtium* et le *Peqer* ou *Sesamum.*

Dans les cérémonies funèbres, certains personnages appelés
à y jouer un rôle, étaient souvent porteurs de branches
d'*Acacia.*

En se reportant à la fig. 197 que nous avons donnée comme
type de la représentation exacte de cet arbre, on ne saurait
attribuer à une autre plante les branches figurées sur le
tableau suivant, que nous empruntons à Wilkinson.

Ce tableau, provenant d'une sépulture Thebaine, représente
des femmes suivant un convoi funèbre :

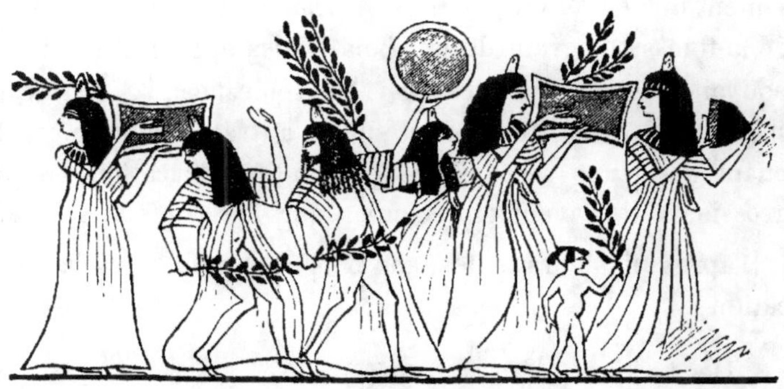

Fig. 199
Femmes avec branches d'*Acacia*, battant du *Darabooka*, d'après Wilkinson.

Les unes se livrent à la danse, d'autres battent d'une sorte
de tambourin, le *Darabooka*. toutes portent à la main de
petites branches d'*Acacia;* un enfant qui les accompagne tient
également une branche semblable.

Au dire de Wilkinson (1), les Égyptiens actuels auraient
conservé cet usage.

« *The same custom may still be traced in the Friday visit to the
cimetery, and in some other funeral ceremonies among the Moslem
peasant of modern Egypt.* »

Ainsi, non seulement comme leurs ancêtres ils portent des
branches d'*Acacia*, mais ils se servent encore du même tambourin.

« *The Darabooka*, dit Wilkinson, *is a sort of Drum still used
in Egypt, where it beare this name.* »

(1) *Loc. cit.*, Vol. II, p. 240, fig. 195.

Autrefois, comme aujourd'hui, l'Égypte produisait peu
d'arbres propres aux travaux de charpenterie et de menui-
serie. Le bois des *Hyphæne Thebaica,* Mart., et des *Phænix-
dactylifera.* Lin., ne pouvait guère servir que pour les
grosses constructions, la nature fibreuse de ce bois le rendait impropre particulièrement à la sculpture ; seuls les
Sycomores (Ficus sycomorus, Lin.), et les *Acacia* étaient fructueu-
sement mis en œuvre (1). Les *Acacia* surtout, à cause même
de la finesse du grain de leur bois, de sa dureté, du poli qu'il
pouvait recevoir, étaient choisis de préférence ; l'*Acacia Seyal,*
suivant les textes, l'emportait sur les autres, et tout en contribuant dans une assez large part à la fabrication d'objets
grossiers, il devenait précieux pour les travaux délicats.

D'après plusieurs textes, son bois était employé à la fabrication :

Des barques, 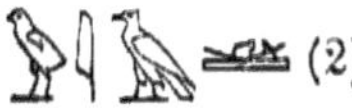 (2).

Des battants de portes, 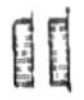 (3).

D'armoires à linge, 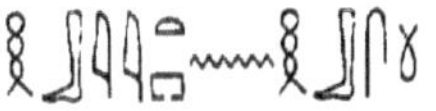 (4).

De naos, 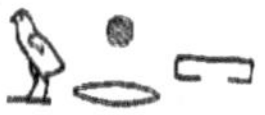 (5).

De cercueils, 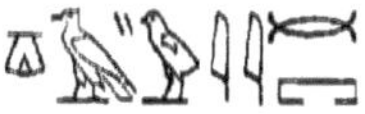 (6).

De statuettes, 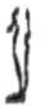 (7).

(1) *Maspero l'Archéol. Egypt.*, p. 260.
(2) *Gd. Papyr.*, HARRIS, XII. b. 10-12.
(3) *L. D.*, III, 210, 6.
(4) *Mariette, Denderah.* IV, pl. 37, col. 71.
(5) *Gd. Papyr.*, HARRIS, XI. 9.
(6) *Louvre Sérapium,* 239
(7) *Todt.*, CXXXIV, 9.

L'*Acacia Seyal*, comme l'*Acacia Nilotica*, rentrent dans la catégorie des Ἄκανθα μέλαινα, or ces *Acanthes noires* servaient à la construction des barques ; Théophraste a soin de dire (1) : l'*Acanthe noire* est grande et imputrescible, aussi sert-elle pour ce motif à façonner les membrures et la coque des navires :

« ἡ δὲ ἄκανθα μέλαινα ἰςχυροτέρα τε καὶ ἄςηπτος δι' ὅ καὶ ἐν ταῖς ναυπηγίαις χρῶνται πρὸς τά ἐγκοίλια αὐτῆ. »

Cette *Acanthe*, observe également Théophraste, est très grande et l'on tire de son bois des poutres de douze coudées de long : « Μεγέθει δε μέγα, καὶ γάρ δωδεκάπηχυς ἐξ αὐτῆς ερέψιμος ὕλη τέμνεται. »

Hérodote (2), expose également : que les vaisseaux de charge des Égyptiens étaient faits avec l'*Acanthe* qui ressemble beaucoup au *Lotos de Cyrène*, et dont il sort une *larme qui se condense en gomme*. Ils tirent de cette *Acanthe* des planches d'environ deux coudées ; ils les arrangent de la même manière qu'on arrange les briques, et les attachent avec des chevilles fortes et longues ; ils placent sur leur surface des solives, sans se servir de varangues ni de courbes, mais ils affermissent en dedans cet assemblage avec des liens de *Biblus* (3) ; ils font ensuite un gouvernail qu'ils passent à travers la carène ; puis un mât avec l'*Acanthe* et des voiles avec le *Biblus* (4) :

« Τὰ δὲ δὴ πλοῖα ςφι, τοῖσι φορτηγέουςι, ἐςτὶ ἐκ τῆς ἀκάνθης ποιεύμενα, τῆς ἡ μορφὴ μέν ἐςτι ομοιο τάτη τῷ Κυρηναίῳ λωτῷ, τὸ δὲ δάκρυον κόμμι ἐςτὶ. Ἐκ ταύτης ὦν τῆς ἀκάνθης κοψάμενοι ξύλα ὅςον τε διπήχεα πλινθηδὸν ςυνθιτεῖςι, ναυπηγεύμενοι τρόπον τοιόνδε· περὶ γόμφους πυκνοὺς καὶ μακροὺς περι είρουςι τὰ διπήχεα ξύλα· ἐπὲην δὲ τῷ τρόπῳ τούτῳ ναυπηγήςωνται ξυγὰ ἐπιπολης τείνουςι αὐτῶν. Νομεῦςι δέ οὐδὲν χρέονται· ἔςωθεν δὲ τὰς ἁρμονιας ἐν ὦν ἐπάκτωςαν τῆ βύβλῳ. Πηδαλίον

<hr>

(1) *Loc. cit.*, Liv. IV, cap. II, p. 61,
(2) *Hist.* EUTERPE. *Lib. II, Cap. XCVI.*
(3) *Le Biblus n'est autre que le Cyperus Papyrus*, Lin.
(4) *Histoire d'Hérodote.*

δὲ ἓν ποιεῦται, καὶ τοῦτο δἰα τῆς τρόπιος διαβύνεται. Ἱστῷ δὲ ἀκανθίνῳ χρέονται, ἱστίοισι δὲ βυβλίνσισι. »

En s'appuyant sur ces passages de Théophraste et d'Hérodote, il nous semble logique de considérer l'*Acacia Nilotica* comme ayant fourni des matériaux aux constructions navales, tout comme l'*Acacia Seyal*, et cela avec d'autant plus de raison que, malgré le silence des textes, il constitue un arbre plus robuste, plus élevé que le *Seyal*, et plus apte, par conséquent, à donner des planches de fortes dimensions.

Comme preuve confirmative de cette explication, il suffit de citer la phrase suivante d'une inscription tracée sur une statue en granit, du rège d'Amasis, appartenant au Musée du Louvre, phrase citée par M. Loret lui-même (1) :

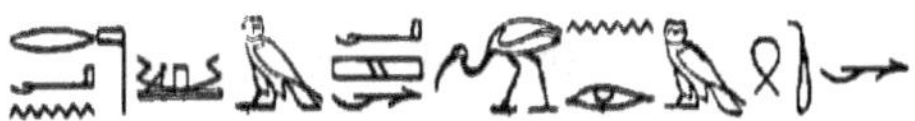

« *J'ai refait en bois d'Ash (Acacia Seyal), une barque divine que j'avais trouvée faite en bois d'Acacia.* (Probablement l'*Acacia Vereck ?*) »

Ici, les deux arbres sont intentionnellement opposés dans le but de montrer que l'un était d'une qualité inférieure à l'autre ; la qualité du bois de l'*Acacia Seyal, Ash,* ne nous semble pas différer outre mesure de celle de l'*Acacia Nilotica, Shant,* aussi, serions-nous porté à voir dans l'*Acacia* de l'inscription : l'*Acacia Vereck*, cette *Acanthe blanche*, ἀκάνθα λευκή, souvent attaquée par la pourriture : ἀσθενής τε καὶ εὔσηπτος.

Avant toutes choses, les *Acacia* étaient débités en billots, en madriers, en planches, destinés à être ultérieurement mis en œuvre.

Une peinture découverte dans le tombeau de Menephta Ier montre des bûcherons occupés à abattre ces arbres à coups de

<hr>

(1) *Recueil, etc. Loc. cit.* p. 63.

hache (1), des Boucs et des Chèvres paissent autour d'eux,
un de ces animaux, debout sur ses pattes de derrière, cherche
à atteindre les branches feuillues.

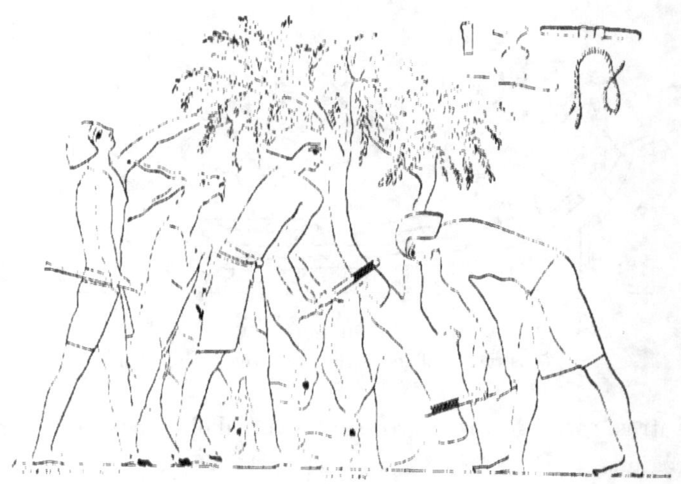

Fig. 200
Bûcherons abattant des *Acacia*, d'après Champollion.

Sur un autre tableau, provenant du même tombeau, des
ouvriers construisent une barque ; on remarque la façon dont
les différentes pièces sont disposées (2), pour ainsi dire dans
l'ordre indiqué par Hérodote.

On a vu que le bois d'*Acacia* était préféré par les artistes
pour l'exécution des travaux de sculpture, de certains meubles
élégants et de divers objets délicats ; nous choisissons quel-

(1) CHAMPOLLION, *Mon. de l'Egypte*, etc. T. IV, pl. CCCLV, fig. 2.
Nous avons fait observer combien il était difficile de déterminer exactement
les plantes figurées sur les monuments Egyptiens, et nous avons cité l'*Acacia*
comme étant, par exception, fidèlement représenté ; prenant comme critérium la
fig. 197, plus haut donnée, nous considérons comme devant être des *Acacia*,
les arbres dont les feuilles sont semblables à celles de cette figure, en agissant
ainsi nous coyons ne pas nous écarter de la vérité.

(2) CHAMPOLLION, *Loc. cit.*, t. IV, pl. CCCLVI, fig. 2.

ques exemples suffisamment variés, pour montrer tout le
parti qu'ils savaient tirer d'une essence bien supérieure aux

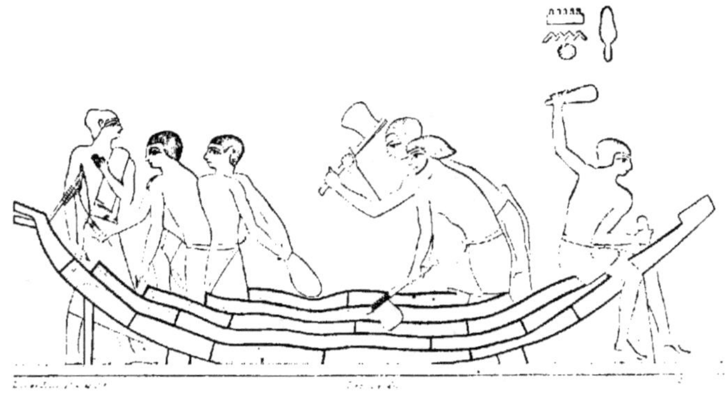

Fig. 201
Construction d'une barque, d'après Champollion.

autres, rares du reste, croissant à côté d'elle, dans les mêmes
régions.

Ces exemples serviront, non seulement, à étayer la thèse
que nous exposons, mais ils auront en outre le mérite de
mettre en évidence le degré de perfection de l'art Égyptien dès
les primitives époques.

Les panneaux en bois trouvés à Saqqarah, dans le tombeau
d'un personnage appelé Hosi, comptent parmi les plus anciennes sculptures connues.

Ces panneaux, très probablement faits en bois d'*Acacia*, car
le bois de *Sycomore* n'aurait pu permettre au ciseau du sculp-
teur de donner aux figures une aussi grande finesse, représentent Ra-Hesi et Pekh-Esi (1), scribes de condition élevée,
favoris du Roi.

Pekh-Esi que nous figurons d'après Perrot et Chipiez (2),
est assis devant une table d'offrandes.

(1) Ces panneaux existent au Musée de Boulaq.
(2) *Hist. de l'Art*, t. Ier *Egypte*, p. 645.

Ces panneaux, suivant Mariette (1), seraient de toute proba-

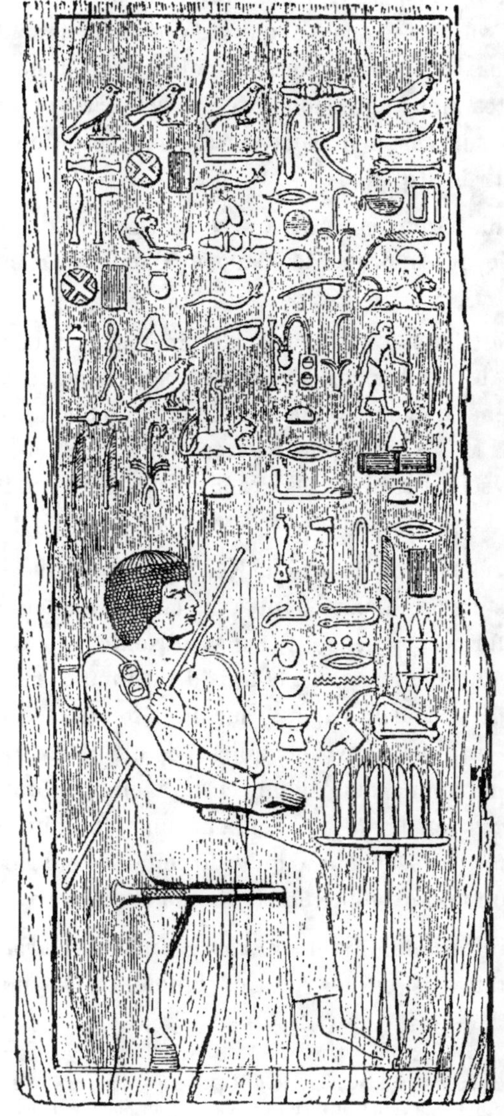

Fig. 202
Paneau de Ra-Hesi, d'après Perrot et Chipiez.

(1) *Teste* MASPERO, *L'Archéol. Egypt.*, p. 202.

bilité antérieurs à Cheops ; ils appartiendraient à la III° Dynastie. M. Maspero (1) pencherait à en placer l'exécution sous la V° Dynastie. Nous n'avons qu'à nous incliner devant l'opinion des deux savants, et, sans opter pour l'une ou l'autre de ces dates, nous ferons observer, avec Perrot et Chipiez, qu'on relève sur ces panneaux certaines dispositions particulièrement remarquables.

Les hiéroglyphes entre autres sont groupés d'une manière inusitée, et les formes de beaucoup d'entre eux sont tout à fait rares.

On attribue à peu près aux mêmes époques, la célèbre statue (le Double) de Ra-em-Ké, surintendant des travaux, plus généralement connu sous le nom de Sheikh-el-Beled (2). D'après M. Maspero (3), ce personnage aurait été un des chefs de corvée qui bâtirent les grandes Pyramides, III° ou IV° Dynastie.

D'après l'image de Ra-em-Ké, déposée au musée de Boulaq, ce personnage appartenant à la classe moyenne, jouissait d'une forte corpulence; il est représenté debout, la jambe gauche dirigée en avant, le bras droit tombe le long du corps, le gauche recourbé s'appuie sur un bâton d'*Acacia*, il regarde devant lui, ses joues rebondies, ses membres trapus, dénotent un homme doué d'un certain embonpoint; les yeux rapportés en émail lui donnent une certaine expression, tout dans sa pose indique qu'il surveille ses ouvriers, avec une attention non exempte de bonhomie et de douceur.

« Malgré la taille souvent très grande des arbres, dont le bois était mis en œuvre, les billots ou les poutres, dont

_____

(1) *Loc. cit.*, p. 202.

(2) « Par un hasard singulier, écrit M. Maspero (*Loc. cit.*, p. 210), la statue de Ra-em-Ké, lors de sa découverte, ressemblait au Sheikh-el-Beled, ou Maire de Saqqarah. Les Fellahs, toujours prompts, à saisir le côté plaisant des choses, l'appelèrent aussitôt : *Sheikh-el-Beled*.

(3) *Loc. cit.*, p. 200.

disposaient les ouvriers, avaient rarement la longueur et la largeur suffisante pour qu'on en tirât des statues d'une seule pièce. Le Sheikh-el-Beled lui-même, dit M. Maspero (1), qui cependant n'est pas de grandeur naturelle est un assemblage de morceaux tenus par des chevilles carrées. On s'accoutuma donc à ramener les sujets, qu'on voulait exécuter en bois, à des proportions telles qu'on put les tailler tout entiers dans un même bloc. Sous les Dynasties Thébaines, les statues d'autrefois sont devenues des statuettes. »

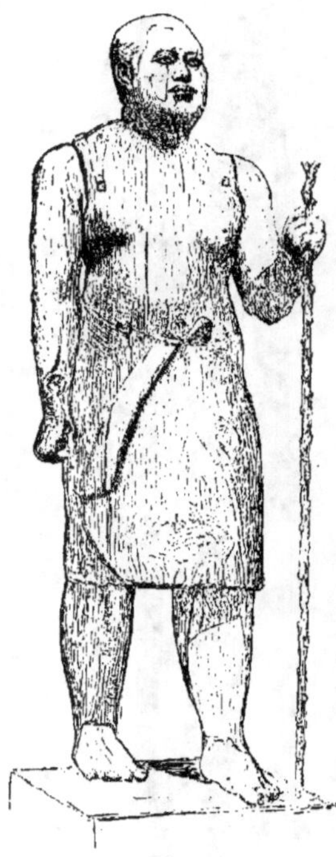

Fig. 203
Statue de Ra-em-Ké, d'après
Erman.

L'opinion de M. Maspero est acceptable, cependant la petitesse supposée des billots et des poutres, petitesse douteuse pour qui connaît le volume des arbres exploités, était-elle bien l'unique cause de la confection des statues à l'aide d'un assemblage de morceaux maintenus par des chevilles?

Nous croyons que ce mode de faire, intentionnel, dans certaines circonstances, avait particulièrement pour but de donner à l'objet fabriqué une plus grande solidité.

On sait qu'en géneral, sous diverses influences, le bois, quelque soit sa bonne qualité, travaille et se fend facilement; or une statue en bois fût-elle de taille médiocre comme celle de Ra-em-Ké, et faite d'un seul morceau, aurait rapidement subi des détériorations, ce qu'il fallait éviter, surtout pour ces supports du Double, faits pour représenter le plus long-

(1) *Loc. cit.* p. 261.

temps possible le mort se reposant de la vie, dans le tombeau image fidèle de sa maison terrestre.

L'assemblage raisonné de plusieurs portions de bois, solidement chevillées, devait forcé- ment entraver le travail des fibres du bois et leur dislocation.

Quoiqu'il en soit, les statuettes des Dynasties Thébaines, taillées dans les bois d'*Acacia*, « sont compa- rables par leur fini aux plus beaux ouvrages de l'ancien Empire. » (1)

Nous citons, parmi les plus remar- quables, une statuette du Musée du Louvre connue sous le nom de la Dame Nâï.

Elle est enveloppée d'une robe col- lante dessinant les formes ; une bande d'étoffe borde l'ouverture de la robe dans toute sa longueur ; le bras droit pend le long du corps, la main fer- mée devait tenir un objet, peut-être un miroir ; le bras gauche est plié sur la poitrine, la main tient une fleur, sans doute un Lotus reposant entre les deux seins ; la coiffure consiste en de lourdes tresses, tombant au niveau des seins et retenues en haut par un large bandeau frontal ; la face large et insignifiante marque plutôt une expression d'étonnement.

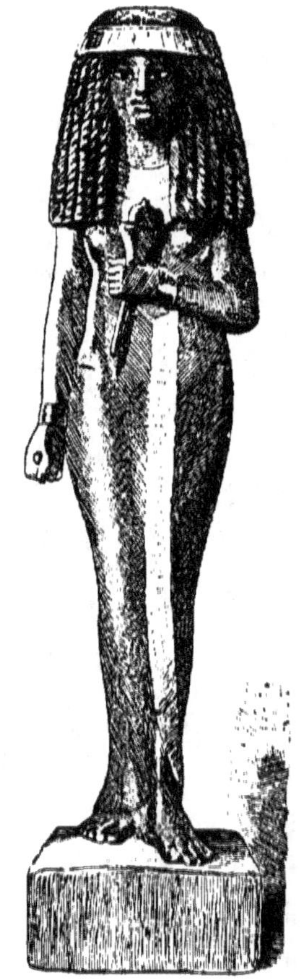

Fig. 204
Statue de la dame Nâï, Musée du Louvre.

C'est dans la confection des meubles de formes variées et dans les innombrables ustensiles de toilette qu'excellaient les fins entailleurs de bois d'*Acacia*.

(1) **Maspero**, *Loc. cit.*, p. 261.

Nous nous bornerons à citer entre mille les **deux cuillers** à parfums ? suivantes.

La première du musée de Boulaq est bien connue, elle représente un Chien lancé au galop et se sauvant en empor-

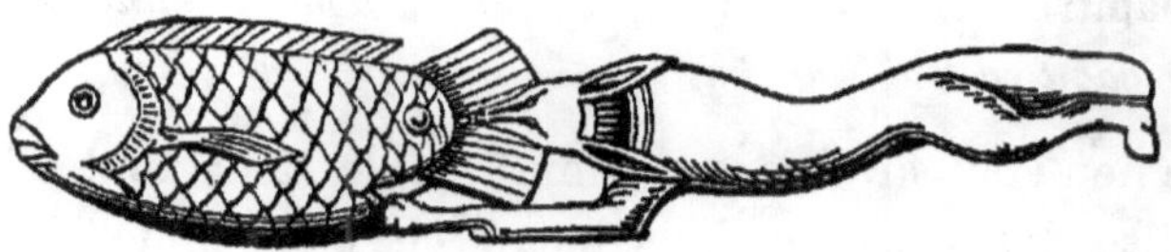

Fig. 205
Cuiller en bois d'*Acacia*, musée de Boulaq.

tant un énorme Poisson, l'animal est saisi par la nageoire caudale, son corps constitue le bol de la cuiller.

La seconde, figure une jeune fille nue ; la taille est liée par une étroite ceinture et le cou orné d'une sorte de collerette,

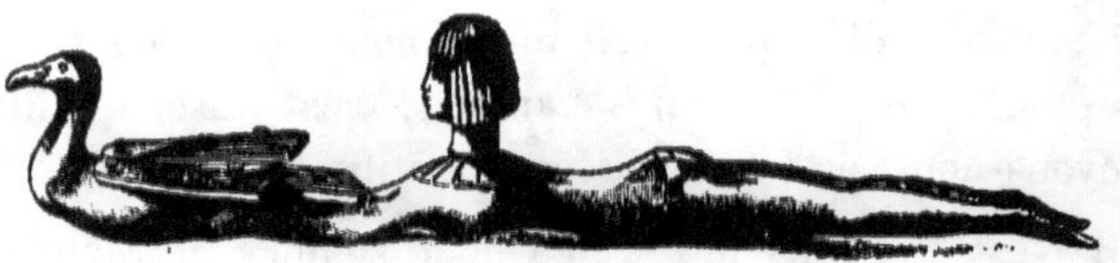

Fig. 206
Boîte à parfums en bois d'*Acacia*, d'après Perrot et Chipiez.

elle nage vigoureusement, la tête très élevée hors de l'eau et pousse devant elle un Canard creusé en boîte, dont les deux ailes s'écartent à volonté et tiennent lieu de couvercle.

On doit incontestablement rapporter à l'*Acacia Nilotica* le שטה *Shett* ou *Schittin* dérivé du *Shant Égyptien*, dont il est si fréquemment parlé dans les livres Bibliques, « *Nullum mihi dubium est,* dit avec raison Salmasius (1), *quin* Schitta *Hebræo-rum idem sit cum* Santon *Arabum, quæ spina est Ægyptia in deserto nascens ; et recte* ἄκανθαν *vertit Theodotion.* »

(1) *Hyles Jatrices,* p. 166.

L'arbre était commun non seulement en Egypte et en Arabie, mais aussi (1) : « *in campestribus Moabitarum, ubi* זהב חישטים *vallis erat Acaciarum*, ainsi que l'établit le Prophète Joel :

Chapitre III, vers. 18 : « ... *et fons de domo Domini egredietur et irrigabit vallem Schittim.* »

Ce lieu était situé dans la campagne de Moab, où les Israélites se livraient au libertinage en compagnie de filles Moabites, comme l'apprend le *Livre des Nombres* :

Chapitre XXV, vers. 1. « *Morabatur autem eo tempore Israel in Schittim, et fornicatus est populus, cum filiabus Moab.* »

La vallée des *Acacia* du Prophète Joel ne serait-elle pas la même que la vallée de l'*Ash* (*Acacia*), très souvent citée dans le Papyrus d'Orbiney, et que M. Loret (2) suppose avoir existé sur les côtes de la Phénicie et de la Palestine ?

Les deux vallées portent le même nom, elles étaient situées presque dans les mêmes parages ; ces raisons militent, croyons-nous, en faveur de leur identification.

Il n'est pas sans intérêt, ce nous semble, de rappeler ici qu'une ville dont le nom Égyptien [hiéroglyphes] , [hiéroglyphes] пі-то, пі-тоуι, Ἄκανθος ou Ἀκανθῶν, *Acanthus*, cité par les anciens Géographes, était située vers le Midi de Memphis, sur la rive gauche du fleuve entre Memphis et la ville de [hiéroglyphes] мі-тᴜм (3).

La stèle de Pi-Anzî rappelle que le petit roi Tafnaht de Saïs avait pris possession de la Basse-Égypte

(1) *Golius Alferganum.* p. 85.
(2) *Recueil, etc., Loc, cit.,* p. 62.
(3) Brugsch, *Dict. Géogr. de l'ancienne Egypte*, p. 983.

, du Lac de Buto, jusqu'à
la place *Acanthus*, du côté occidental du Delta (1).

Brugsch fait observer que la localité   se traduirait

peut-être mieux par : qui participe aux deux pays, c'est-à-dire
de la Haute et de la Basse-Égypte.

Quoi qu'il en soit, on retrouve dans les vieux auteurs la
confirmation de la plupart de ces données : Les *Acacia*, en
effet, tout en croissant abondamment sur le sol de l'Égypte,
auraient été plus particulièrement localisés dans le voisinage
de Memphis, dans les environs immédiats d'Abydos, et dans
toute la Thébaïde.

Strabon (2), notamment, rapporte que de son temps il existait de grands bois *d'Acacia* non loin de Memphis « *at the base
of the low Libyan hills* » écrit Wilkinson (3) qui rapporte le
fait, et Wilkinson lui-même, en allant du Nil vers Abydos,
aurait traversé ces bois *d'Acacia* vus par Strabon, et autrefois consacrés à Apollon : « *once sacred to Apollo* », dit-il.

Le nom d'*Épine Thébaïque*, servant à désigner l'*Acacia*, serait
pour Wilkinson la preuve évidente de sa fréquence dans cette
partie de l'Égypte : « *groves of the same tree may here and there
be traced in others parts of the Thebaïd, from which it obtained
the name of Thebaïc thorn.* »

Mais l'*Acacia* ne croissait pas seulement à l'état spontané
en Égypte, on peut affirmer avec certitude qu'il servait à
l'ornementation des jardins.

Ces jardins, entourant les habitations et les villas des grands
Seigneurs égyptiens, présentaient sans doute des dispositions

(1) Brugsch, *Loc. cit.*, p. 984.
(2) *Lib.* xvii. p. 563.
(3) *Man and cust. of. anc. Egypt.* t. iv, p. 80.

variables dans leur agencement ; mais peuvent être rapportés
à un type dont on trouve l'image dans les tombeaux de la
XVIIIe Dynastie.

Nous empruntons à Wilkinson et à M. Maspero (3) la description d'un jardin et d'une maison Thébaine :

« Un clos carré entouré d'un mur crénelé, et percé sur l'un

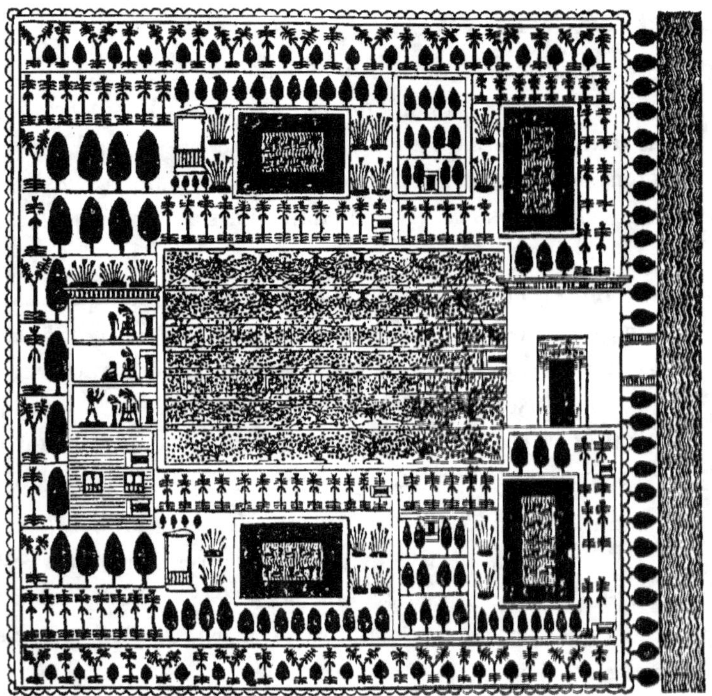

Fig. 207
Plan d'une villa et d'un grand jardin de Thèbes, d'après Wilkinson.

de ses côtés, d'une porte principale s'ouvrant sur une route
bordée d'arbres, qui longe un canal ou un bras du Nil. Le
jardin est divisé en compartiments symétriques par des murs
bas, en pierres sèches ; le centre est occupé par une vaste

(3) WILKINSON *Loc. cit.* t. II, p. 143, et MASPERO *Archéol. Egyp.* p. 15-16.

plantation de Vignes, régulièrement disposées sur des colonnettes ; à droite et à gauche on remarque quatre pièces d'eau, où nagent des Oiseaux aquatiques (Oies et Canards), deux kiosques à jour sont situés à côté des deux pièces d'eau. La maison à deux étages est située dans le fond, des pépinières, des allées d'arbres occupent tout le reste de l'espace.

L'inhabileté bien connue des Égyptiens à représenter les plantes, leur habitude de figurer tous les arbres, à de rares exceptions près, par un signe hiéroglyphique ⚲ , uniformément le même, ne permettent pas la plupart du temps de reconnaitre les diverses essences réunies dans leurs jardins, ou mentionnées sur leurs monuments.

Aussi, à l'exception de certains Palmiers tels que les *Phœnix* et les *Hyphœne*, dessinés d'une façon à peu près exacte, à part les *Sycomores*, les *Grenadiers*, les *Vignes*, les *Cyperus*, les *Lotus*, assez facilement déterminables et souvent cités par les auteurs comme cultivés dans les jardins, les autres végétaux sont passés sous silence.

Heureusement un document authentique est venu combler en partie cette lacune regrettable, ce document a été publié par Brugsch (1), auquel nous empruntons le récit suivant de sa découverte, et les déductions qu'il en tire.

« Lors de notre séjour à Qourna, écrit Brugsch, en étudiant les sculptures et les peintures des tombeaux, nous fûmes assez heureux pour découvrir un précieux texte qui accompagnait les peintures d'un tombeau appartenant anciennement à un certain Anna et à sa femme Aah-Hotp. Selon le texte, ce personnage étant *Erpa-Ha* occupait de son vivant un rang bien élevé à la cour Pharaonique ; il vivait à l'époque du règne de Tothmosis Ier.

____

(1) *Recueil de monuments Egyptiens*, 1re part. p. 48, pl. XXXVI. fig. 1, 1862.

« Ce qui donne une importance toute particulière aux textes hiéroglyphiques du dit tombeau, c'est la présence du tableau n° 1 (Fig. 208). Il offre une liste très exacte d'arbres plantés dans les jardins (appelés *Men* dans le texte latéral), leur nombre étant ajouté à la fin de chaque nom.

« Nous en donnons la traduction autant que cela est possible. »

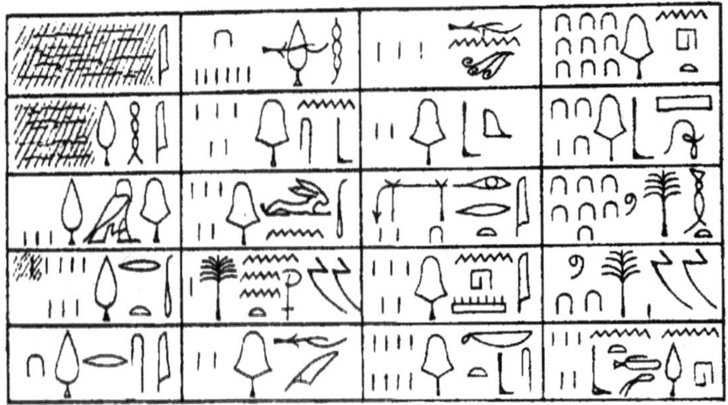

Fig. 208

Inscription du tombeau d'Anna et de Aah-hotp, d'après Brugsch.

Avant de copier textuellement la traduction de Brugsch, nous croyons devoir faire certaines réserves au sujet de quelques-unes des plantes citées ; plusieurs en effet sont purement hypothétiques, d'autres ne paraissent pas avoir été connues des anciens Egyptiens, nous n'en trouvons pas du moins l'indication dans la *Flore pharaonique* de M. Loret, ouvrage des plus complets jusqu'ici en semblable matière.

a. **Neha. t**, XC. *Ficus Sycomorus*, ⲛⲟⲩⲍⲉ, ⲧ

b. **Swab**, XXXI. *Balanites Ægyptiaca*, ϣⲟⲩⲉ   (*Persea*).

c. **Bener. t**, CLXX. *Phœnix dactylifera*, ⲃⲉⲛⲛⲉ, ⲧ (*Palma*).

d. **Mama**, CXX. *Hyphœne cucifera* (1).

(1) C'est l'*Hyphœne Thebaica*, Mart., le *Doum* des Arabes.

e. **Neha nt bed**, V. *Ficus carica*, BHT.

f. **Chet, n sen**, III. *Mimosa Nilotica*, ϢΟΝΤⲈ

g. **Oeb (Beq ?)** II. (ϭΗ *Malum Cidonium ?*) (1).

h. **Arer. t**, XII. *Vitis vinifera*, ⲀⲖΟⲖⲒ (*Uva*).

i. **An-ha-men**, V........?........

k. **Keseb. t**, VIII. ....?........

l. **Nezem**, XVI. (Cf. ΝΟΥΤⲈⲘ, *Mandrogora*) (2).

m. **Nebs**, V. *Sicaminus* (3).

n. **Toun**, V....?... (Cf. ϢⲈΝ-ΟⲒΝΟΝ *Lignum spinonum*) (4)

o. **Mama Xanent**, I. *Hyphœne Argun*.

p. **Chet ses** (ou **Sad**), II. *Bois de*......?

q. **A [-Sdou ?]** *L'Arbre A*......?

r. **Ah**..... *L'Arbre Ah*......? (5).

s. **Am**, III. *L'Arbre Am*......?

t. **Ter. t**, VIII. *Salic*, ⲦⲘⲠⲈ, ΟⲘⲠⲒ

u. **Aser**, X. *Tamarix Africana*, ΟⲤⲒ, ϢⲈ-Ν-ΟⲤⲒ.

En donnant ici *in extenso* la traduction du texte Egyptien précité, nous avons un double but : signaler tout particulièrement à l'attention les passages relatifs aux *Acacia*, et faire connaitre une liste authentique de plantes, sur laquelle nous aurons certainement à revenir dans la suite de cet ouvrage.

Isaïe, dans ses prophéties, attribue une singulière origine à la présence de l'*Acacia Nilotica* dans les régions désertiques ; le Dieu d'Israël s'adressant aux Juifs par la bouche du Prophète, promet de pardonner à ceux qui abandonneront l'idôlatrie :

(1) Nous ne pensons pas que le *Malum cydonium* (Cognassier, *Cydonia vulgaris*, Pers.) fut connu des Egyptiens.

(2) Diffère certainement du type bien connu : le *Mandragora officinarum*, Lin., que nous hésitons à considérer comme plante Egyptienne, malgré Dioscoride, qui lui attribue le nom Egyptien d'*Apemum* (Loc. cit., p. 570).

(3) Plante inconnue. Serait plutôt le *Nebk* ou *Rhamnus spina Christi*, Lin.

(4) Ne peut être qu'un *Acacia*.

(5) C'est sans doute l'*Ash* ou *Acacia Seyal*.

Chapitre XL. vers. 17 : « *Ego Dominus exaudiam eos, Deus Israel non derelinquam eos* » ;

Moi le Seigneur je les exaucerai ; moi, le Dieu d'Israël, je ne les abandonnerai pas ;

Puis il ajoute :

Chapitre XL. vers. 19 : « *Dabo in solitudinem Cedrum et Schittim, et Myrtum et lignum Olivæ : ponam in deserto : Abietem, Ulmum, et Buxum simul.* »

Je ferai croître dans les solitudes le Cèdre, l'Acacia, le Myrte et le bois d'Olivier, je placerai dans le désert ensemble le Sapin, l'Ormeau et le Buis.

Il est à croire que les Juifs ne furent pas séduits par ces belles promesses, car le Cèdre, le Myrte, l'Olivier, le Sapin, l'Ormeau et le Buis n'ont pas encore paru ensemble (*simul*), ni séparément dans les déserts Lybiques ; seul l'Acacia a eu la bonne fortune d'y croître et d'y prospérer.

Si l'on s'en rapporte à l'Exode, il aurait été même excessivement commun dans les solitudes parcourues par les Hébreux après leur sortie d'Egypte, bien qu'en ce moment ils fussent assez adonnés au culte de Belphégor.

Mais, malgré tout, ils durent se conformer aux ordres de Moïse, et ils se mirent à l'œuvre pour fabriquer : l'Arche d'alliance, la Table d'offrandes, l'Autel des Sacrifices, le Tabernacle, l'Atrium, etc., etc.

Tous ces objets furent faits de bois de *Schittim* : « *ex lignis enim Schittim confecta* » écrit Hillerus (1).

Le bois d'*Acacia* était incorruptible : « *Spondebat autem arboris illius incorrupta materia* » ; et ajoute notre auteur : « *Æternam adorantibus coram Arca et in Altari sacrificantibus et in Thymiaterio adolentibus Dei servatoris gratiam.* »

(1) *Hierophyticon*, etc. 1ʳᵉ *part.* Cap. XLVIII. p. 127.

Nous relevons dans l'Exode plusieurs versets relatifs à l'emploi du bois d'*Acacia* pour la construction des monuments précités érigés par les Hébreux.

Chapitre XXV. vers. 10 : « *Arcam de lignis Schittim compingite, cujus longitudo habeat duos et semis cubitus, latitudo cubitum et dimidium ; altitudo cubitum similiter ac semissem* ».

Vers. 13 : « *Facies quoque vectes de lignis Schittim et operies eos auro* ».

Vers. 23 : « *Facies et mensam de lignis Schittim habentem duos cubitos longitudinis, et in latitudine cubitum, et in altitudine cubitum ac semissem* »,

Vers. 28 : « *Ipsos quoque vectes facies de lignis Schittim, et circumdabis auro ad subvehendam mensam* ».

Chapitre XXVI. vers. 15 : « *Facies et tabulas stantes Tabernaculi de lignis Schittim* ».

Vers. 26 : « *Facies et vectes de lignis Schittim quinque ad continendas tabulas in uno latere tabernaculi.* »

Vers. 37 : « *Et quinque columnas deaurabis lignorum Schittim, ante quas ducetur Tentorium : quarum erunt capita aurea, et bases æneæ* ».

Chapitre XXVII, vers. 1 : « *Facies et altare de lignis Schittim quod habebit quinque cubitos in longitudine et totidem in latitudine, id est quadrum, et tres cubitos in altitudine.* »

Vers. 6 : « *Facies et vectes altaris de lignis Schittim, duos quoque aperies laminis æneis.* »

Chapitre XXX, vers. 1 : « *Facies quoque Altare ad adolendum Thymiama, de lignis Schittim.* »

Vers. 5 : « *Ipsos quoque vectes facies de lignis Schittim, et inaurabis* ».

Chapitre XXXVI, vers. 20 : « *Fecit et tabulas tabernaculi de lignis Schittim stantes.* »

Chapitre XXXVII, vers. 1 : « *Fecit autem Beseleel et arcam de lignis Schittim, habentem duos semis cubitos in longitudine......,* »

Vers. 4 : « *Vectes quoque fecit de lignis Schittim quos vestivit auro.* »

Vers. 25 : « *Fecit et altare Thymiamatis de lignis Schittim per quadrum singulos habens cubitos...* »

Chapitre XXXVIII, vers. 1 : « *Fecit et altare holocausti de lignis Schittim, quinque cubitorum per quadrum et trium in attitudine.* »

Ces versets de l'Exode, d'autres encore, ont été l'objet de nombreux commentaires : des historiens, des Juifs, des Talmudistes, des Jésuites acceptant ou semblant accepter sans restrictions les documents Jéhovistes, recueil nous l'avons déjà dit (p. 66) de mythes et de contradictions ethnologiques rédigés par Esdras, se sont évertués à décrire et à figurer les divers objets du culte Hébreux, dont la matière première et fondamentale était le bois d'*Acacia,* de l'*Acacia Nilotica* le *Schittim,* le même que le *Schant* Égyptien.

Ces descriptions et ces figurations, purement hypothétiques, varient suivant les auteurs, tantôt simples, tantôt compliquées, souvent accompagnées d'ornementations d'une époque relativement récente et certainement complètement ignorées des Hébreux.

Malgré ces divagations lancées le plus souvent par les admirateurs de l'Exode, pour des raisons que nous ne voulons pas discuter, nous donnons quelques-unes des descriptions et des figures précitées, car elles sont peu connues et peuvent être instructives pour ceux qu'intéresse l'histoire des Religions.

Scheuchzer (1), auquel nous empruntons la plupart des données suivantes, a résumé d'une manière à peu près complète ce que l'on a dit sur cette question :

____

(1) *Physica sacra,* in-f° 5 vol. 1731.

Suivant Villalpandus (*teste Scheuchzer*) (1), l'Arche d'alliance, consistait en un coffre parallélogrammique, creux à l'intérieur et portant un couvercle (*Propitiatorium*) ; en haut régnait une corniche (*Corona per circulum*), ornée de moulures ; en bas une corniche semblable reposait sur un socle plat également orné de moulures ; les quatre faces de l'arche, planes, portaient dans un encadrement des ornements en forme de rinceaux et de feuilles ; aux deux extrémités de l'arche, deux

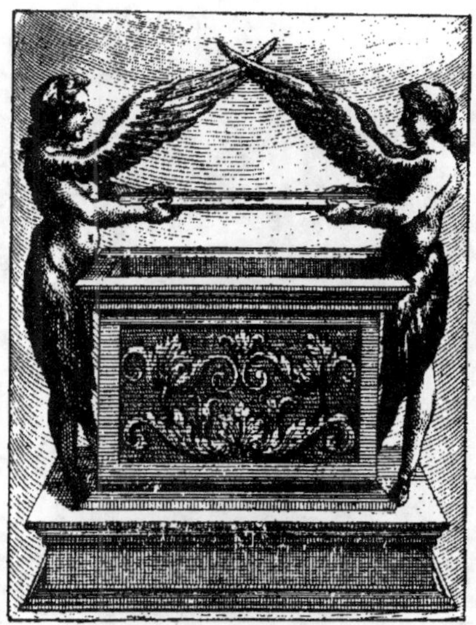

Fig. 209

Arche de Villalpandus, fac-similé de la figure de Scheuchzer.

Chérubins debout, se faisant face, les deux bras étendus en avant, soutenaient le couvercle ; deux ailes allongées dans le sens des bras s'insèrent au dessus d'eux, deux autres ailes partant des hanches sont appliquées sur les cuisses qu'elles couvrent. Les Chérubins ont des pieds de Bouc.

Les Chérubins ne l'oublions pas, étaient parait-il, un accompagnement indispensable de l'Arche et de beaucoup d'autres

(1) *Loc. cit.* t. 1. Tab. CLXXX, fig, **A** p. 206.

objets du culte ; ils devaient être d'or pur et occuper une position déterminée ; un passage de l'Exode pris parmi bien d'autres suffit pour l'établir.

Chapitre XXV, vers. 18 : « *Duos Cherubinos aureos et productiles facies, ex utraque parte oraculi* ».

Vers. 19 : « *Cherubinus unus sit in latere uno, et alter in altero.* »

Vers. 20 : « *Utrum que latus Propitiatoriis tegant expandentes alas, et aperientes oraculum, respiciant que se mutuo, versus vultibus in Propitiatorium que operienda est Arca.* »

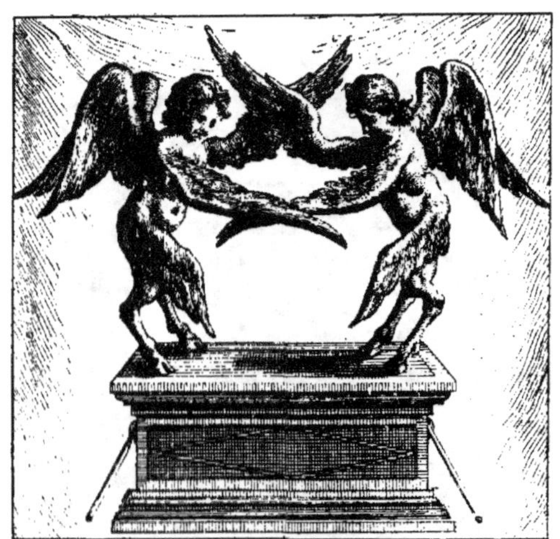

Fig. 210

Arche de Scacchius, fac-similé de la figure de Scheuchzer

L'Arche, d'après Scacchius (1), était un coffre à peu près semblable au précédent ; sur les quatre faces, de simples losanges remplacent les rinceaux ; la cavité était ovale, deux petits Chérubins joufflus, aux pieds de Bouc, sont montés sur l'Arche à ses deux extrémités ; inclinés l'un vers l'autre, leurs bras sont remplacés par deux ailes tendues en avant et se touchant, deux autres ailes partant des épaules sont relevées

(1) *Sacror. Eleuchri em. M proth* II. p. 173. — Teste Scheuchzer *Loc. cit.* t. I, pl. CLXXXI, fig. A. p.] 206.

en demi-vol, enfin, deux autres encore, s'articulent aux hanches et couvrent en partie les cuisses. Au total six ailes pour chaque Chérubin. Deux bâtons (*Vectes*), passés dans des anneaux servaient à transporter l'Arche d'une place à une autre.

La Table d'offrandes est représentée sous des formes beaucoup plus variées que l'Arche. Des deux principaux types, le plus simple suivant Scacchius (1), consistait en une table ordinaire ayant des ornements en rapport avec une de nos tables actuelles du style Empire. Le plateau en carré long est posé sur une plinthe ornée de simples moulures, le tout repose

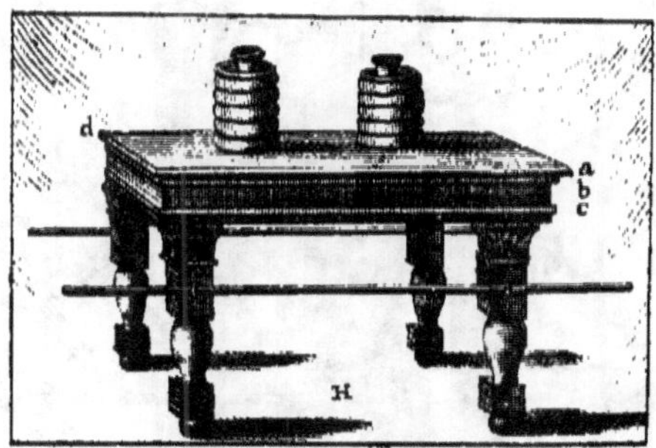

Fig. 211

Table de Scacchius, fac-similé de la figure de Scheuchzer (1).

sur quatre pieds massifs. Ces quatre pieds sont carrés dans leur première moitié et tournés en boule pyriforme à leur base, un cube carré les limite et repose sur une boule touchant le sol. Deux bâtons, maintenus par des anneaux au milieu des pieds sur les côtés les plus longs, servent à transporter la table ; sur le plateau supérieur on voit deux piles de cinq pains surmontés d'un petit vase.

Nous citerons comme second type des plus compliqués, la

(1) SCHEUCHZER, *Loc. cit.* pl. CLXXXV. fig. A. p. 207. — L'auteur indique de la façon suivante les diverses parties de la table H : a. d. — *Limbum.* — b. *Zaphorus* — c. *Cymatium.*

table de Scacchius et de Torniellius (1). Cette table consiste
en un plateau mince entouré d'une galerie ajourée, soutenu
par quatre colonnes carrées en retrait, à chapiteau et à socle
avec moulures ; une boule existe au dessus de chaque chapiteau. La face externe des colonnes en-dessous du plateau est
ornée de feuilles en relief élégamment contournées ; les deux
colonnes de gauches sont reliées entr'elles par cinq barres de
métal droites et minces, celles de droites sont également reliées

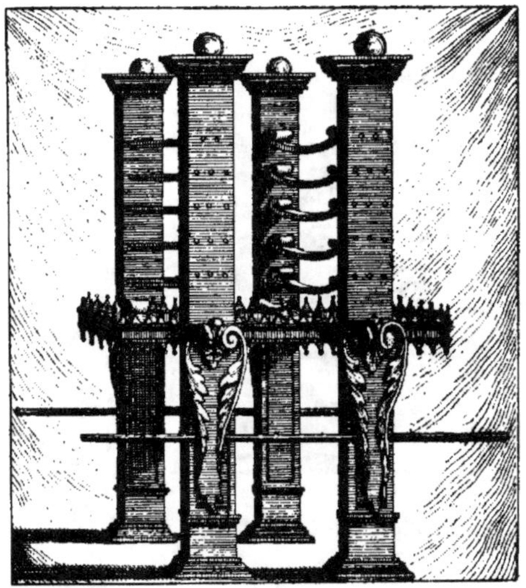

Fig. 212

Table de Scachius et de Torniellius, fac-similé de la figure de Scheuchzer.

par des barres du même métal, plus larges, cintrées et à
extrémités enroulées à leur point d'attache. Sur ces barres,
parait-il, étaient placés les pains de propitiation.

Ces exemples suffisent pour montrer la justesse de nos
allégations au sujet des problématiques objets du culte des
anciens Hébreux ; ajoutons que s'ils ont jamais existé, leur
usage est inconnu à l'heure actuelle ; les sources les plus

(1) SCHEUCHZER, *Loc. cit.*, pl. CLXXXIII. fig. A. p. 207.

autorisées nous permettent d'affirmer que de nos jours rien de semblable n'existe dans les synagogues (1).

La gomme des *Acacia*, le *Qomi* ⌂𓏘𓏘𓏘 en ancien Egyptien, *Kome* ⲕⲟⲙⲏ en copte, devenu κόμμι des Grecs, de même que le bois de l'arbre producteur était fréquemment employée dès les primitives époques Égyptiennes.

Fluckiger et Hanbury (2), relatent : que les Égyptiens rapportaient la gomme de l'Arabie dès le XVIIe siècle avant J.-C.

La connaissance de ce produit remonte certainement à une période plus ancienne. Les Égyptiens, qui travaillaient le bois d'*Acacia* dès la IIIe Dynastie, avaient vu sans nul doute découler la gomme des branches de cet arbre croissant autour d'eux et dont ils faisaient une si grande consommation et, dès ce moment, ils l'avaient recueillie pour s'en servir dans différentes circonstances, comme nous espérons le démontrer.

Une des plus importantes figurations de la gomme se trouverait, paraît-il, à Medinet-Habou dans le trésor de Rhamses III, là, seraient représentés des « arbres à gomme et des tas de gomme ».

Fluckiger et Hanbury, dont on a vanté l'exactitude jusqu'à satiété, et qui rapportent le fait (3), se gardent de citer l'ouvrage dans lequel il serait question de ces représentations. Ils doivent le renseignement disent-ils, au Professeur Dümichen !

Nous avons compulsé aussi minutieusement que possible, les recueils de Champollion, de Lepsius, de Dümichen, de Brugsch, de Mariette, etc. etc.; nous n'avons rien trouvé.

---

(1) M. le Dr Bamberger, Bibliothécaire adjoint au Muséum, très versé dans les questions Juives et Hébraïques, nous a gracieusement donné à ce sujet de précieuses indications.

(2) *Hist. des Drogues d'or. végétale*, Trad. de LANESSAN, t. I. p. 421.

(3) *Loc. cit.*, p. 421.

Avons-nous mal cherché ? peut-être ? dans tous les cas nous avons perdu un temps précieux.

Que de fois il en est ainsi par la faute d'écrivains peu soucieux de donner des indications complètes et partant profitables !

Quoiqu'il en soit, la gomme, dite Arabique, a joué dans la peinture Égyptienne un rôle intéressant à examiner.

Les couleurs dont se servaient les Égyptiens pour leurs peintures, dit Wilkinson (1), contenaient une certaine quantité de gomme, afin de les rendre plus adhésives : « *The Égyptians mixed ther paint with water, and it is probable, that a little portion of gum was sometimes added, to render it more tenacious and adhesive.* »

Un échantillon de couleur rouge, traité par l'eau, contenait de la gomme : « *The red pigment obtained by washing the coloured stone in the tombs of the Kings with a wet sponge, and evaporating the liquid to dryness, when treated with water, évinces the présence of glutinous gummy mater* » (2).

Un autre échantillon de couleur noire, traité par l'huile de pétrole, ne renfermait pas de bitume ; soumis à l'action de l'eau chaude, le liquide noir obtenu contenait de la gomme ou une matière mucilagineuse... la solution additionnée d'ammoniaque, précipitait un abondant dépôt insoluble dans un excès de potasse : « *The black pigment washed of the stone in the same manner with a sponge, is not affected by digestion in rectified petroleum, and contains, therefore, no bitumen. It softens in hot water immediately, and dissolves readily in to a black liquid, which evidentely contains a gummy or mucilaginous matter... when ammonia is dropped into this solution it causes a bulky precipitate, which does not redissolve in excess of solution of potash. These phenomena show*

(1) *Man. and cust. of anc. Égypt.*, t. III. p. 301.

(2) WILKINSON, *Loc. cit.*, p. 302. — L'Auteur a soin de dire que les analyses chimiques ont été faites par son ami le Dr URE.

the pigment in question to be bone black (mixed with a little gum) » (3).

« Les couleurs conservées dans les sachets, écrit M. Maspero (4), était délayées, au fur et à mesure des besoins, avec de l'eau additionnée légèrement de *gomme Adragante*. On l'étalait au moyen d'un calame ou d'une brosse en crin plus ou moins grosse. »

L'intervention de la gomme Adragante, pour fixer les couleurs, ne nous parait pas acceptable. Cette gomme se comporte avec l'eau d'une façon telle, que son emploi en peinture est contre indiqué. En effet, elle ne se dissout pas comme la gomme Arabique, elle se gonfle considérablement en une masse gélatineuse et tremblotante, incapable d'être mélangée avec une poudre impalpable quelconque, plus incapable encore d'être régulièrement étendue sur une surface où elle laisse déposer des grumeaux.

M. Maspero n'apportant aucune preuve en faveur de son opinion, il est prudent de l'accepter sous toutes réserves.

Deux objections capitales, du reste, se présentent :

En premier lieu, dans les analyses chimiques du Dr Ure, rapportées par Wilkinson, les réactions obtenues sont celles de la gomme Arabique ; celles de la gomme Adragante sont tout autres.

D'autre part, aucun auteur, à notre connaissance, ne cite des *Astragalus gommifères*, parmi les plantes connues des anciens Égyptiens ; il faut, si nous ne nous trompons, remonter seulement à Théophraste pour trouver la première mention de la drogue en litige.

On peut donc affirmer, sans crainte d'exagération, que les Égyptiens disssolvaient leurs couleurs dans une solution plus ou moins concentrée de *gomme d'Acacia*.

(3) Wilkinson, *Loc. cit.*, p. 303.
(4) *L'Archéologie Égyptienne*, p. 196.

Lepsius, dans un mémoire intitulé : *Die metalle in dem Ægypten Inschriften* (1) cite un texte hiéroglyphique où la gomme est expressément indiquée comme utilisée dans l'emploi des couleurs ; il s'agit du bleu de Lapis-lazuli, ou du bleu au sulfate de cuivre, le χ*esbet* d'où dérivent, suivant Oppert, les mots Chaldéens et Hébreux חעב χ*ibs* et בעהת χ*asbat*.

Nous reproduisons intégralement le passage suivant de Lepsius :

« Im Todtenbuche (K. 165, 12) wird von einer combinirten Göttergestall gesagt, sein Leib sei

χ*eperer ân em* χ*esteb hi mu en komi*, « ein Skarabäus gemalt in χ*esbet* (aufgelöst, flüssig gemacht, mit Wasser von *Komi* (*Gummi*), also blau gemalt. »

M. Maspero ne rejette cependant pas d'une façon absolue l'emploi de la gomme Arabique en peinture, mais il en fait un vernis.

« Jusqu'à l'époque Thébaine, écrit-il (2), on ne prit aucune précaution pour défendre la peinture contre l'action de l'air et de la lumière. Vers la XXᵉ Dynastie, l'usage se répandit de la recouvrir d'un vernis transparent soluble dans l'eau, probablement *la gomme d'une sorte d'Acacia*. L'emploi n'en était point le même partout ; certains peintres l'étendaient également sur le tableau entier, d'autres se contentaient d'en glacer les ornements et les accessoires, sans toucher aux nus et aux vêtements. Il s'est craquelé sous l'influence du temps, ou a noirci au point de gâter ce qu'il aurait dû protéger. Les

---

(1) *Abandl. d. Koniglich. Akad. d. Wissensch. zu Berlin*, 1872, p. 56.
(2) *Loc. cit.*, p. 196.

Égyptiens reconnurent sans doute les mauvais effets qu'il produisait, car on ne le rencontre plus à partir de la XXe Dynastie ».

Les menuisiers se servaient de gomme en guise de colle, dans divers travaux, dans le placage de certains meubles notamment.

Wilkinson cite un atelier d'ébénisterie représenté dans une sépulture de Thèbes et remontant à Thouthmès III, où l'on suit toutes les phases du travail (1).

A gauche du tableau, un ouvrier assis applique une pièce

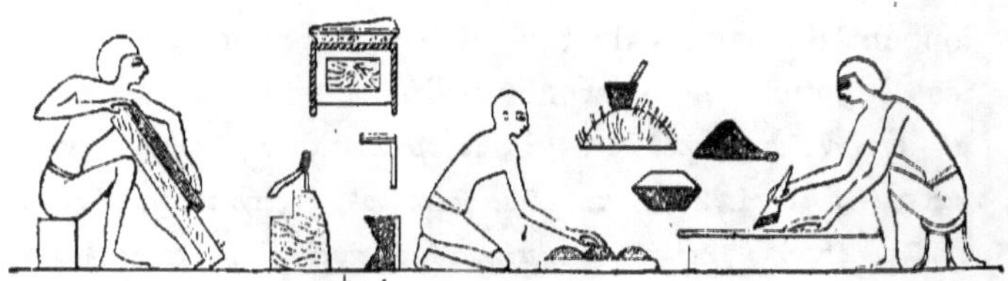

Fig. 213
Atelier d'Ebénisterie, d'après Wilkinson.

de bois précieux, de couleur rouge, sur une autre de bois jaune de qualité inférieure ; en face, sur un billot de ce dernier bois est enfoncée une herminette ; au-dessus, on voit un petit coffre et divers outils ; en avant, un second ouvrier à genoux polit une planche, enfin un troisième étend la colle à l'aide d'un pinceau ; devant lui, un pot à colle chauffe sur le feu.

La colle, dit Wilkinson (2), était aussi employée pour fixer les joints des coffres en bois : « *And several wooden boxes have been found, in which glue was employed to fasten the joints.* »

Cette colle était de la gomme, comme l'ont démontré les expériences faites sur des portions de meubles provenant des hypogiés.

<hr>

(1) *Loc. cit.*, t. III, p. 174, fig. 364.
(1) *Loc. cit.*, t. III, p. 175.

On n'ignore pas qu'une solution de gomme chauffée devient beaucoup plus adhésive que lorsqu'elle est appliquée à froid. Les menuisiers Égyptiens avaient su mettre à profit cette propriété.

N'oublions pas que la colle forte, analogue à celle employée de nos jours et faite avec des fragments de peaux d'animaux, était utilisée conjointement avec la gomme Arabique.

La gomme, d'après Hérodote (1), était utilisée pour la préparation des Momies ; après avoir décrit les premiers temps de cette opération, le célèbre Historien Grec ajoute : « Ces soixante-dix jours écoulés, ils lavent le corps et l'enveloppent de bandes de toile de Coton *enduites de gomme*, dont les Égyptiens se servent ordinairement *comme de colle* : « Ἐπὲαν δὲ παρέλθωσι αἱ ἑβδομήκοντα λούσαντες τὸν νεκρὸν κατειλίσσουσι πᾶν αὐτοῦ τὸ σῶμα σινδόνος βυσσίνης τελαμῶσι κατα τὲ τμημενοισι, ὑπο χρίοντες τῷ κόμμι, τῷ δὴ αὐτὶ κόλλης τὰ παλλὰ χρεόντα Αἰγύπτιοι. »

Wilkinson (2) reproduit ce passage et accepte pour vrai le

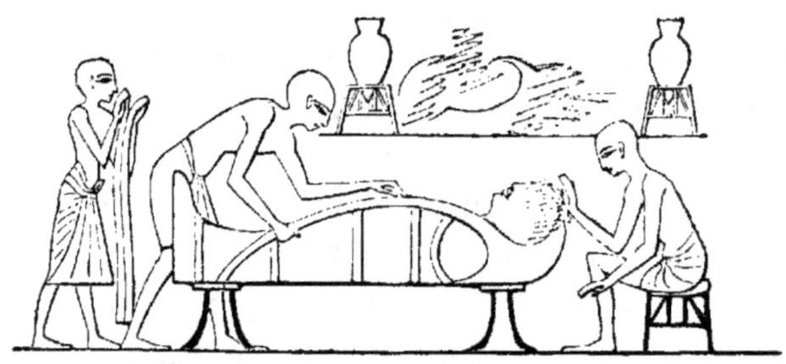

Fig. 214

Scène d'embaumement, d'après Wilkinson.

récit d'Hérodote ; nous donnons, d'après lui, une scène d'embaumement, où l'on voit l'application des bandelettes ; à gauche du tableau, un embaumeur tient des bandes préparées et

(1) *Loc. cit.*, Euterpe, Lib. II, Cap. LXXXVI.
(2) *Loc. cit.*, t. III, p. 183 et t. V, p. 152.

se dirige vers deux autres personnages occupés autour d'une Momie.

Voulant savoir jusqu'à quel point l'assertion des deux auteurs est acceptable, et ayant pu nous procurer des échantillons authentiques de bandes de Momies des époques Pharaoniques (1), nous avons procédé à une minutieuse analyse, et nous sommes en mesure d'affirmer l'exactitude des renseignements fournis par Hérodote.

Une solution aqueuse obtenue par le séjour, pendant vingt-quatre heures, de bandes dans l'eau distillée, nous a présenté toutes les réactions caractéristiques de la gomme Arabique : précipité rapide par l'éther, l'alcool, les sels de sesquioxyde de fer, dépôt cailleboté d'une abondance remarquable, en versant la solution en présence de l'ammoniaque, dans un sel de plomb ; etc.

La gomme Adragante diffère de la gomme Arabique, en ce que : si l'on ajoute 1 partie de gomme à 100 grammes d'eau, on obtient, après filtration, une solution neutre qui donne un abondant précipité quand on la traite par l'acétate de plomb et se mêle, en restant claire, avec une solution concentrée de chlorure ferrique ou de borax.

Rien de semblable, ne s'étant produit dans nos analyses, c'est donc indiscutablement de la gomme Arabique, dont se servaient les Égyptiens.

Remarquons que les bandes gommées, exemptes de toute trace de matières bitumineuses, forment en général l'enveloppe extérieure des Momies.

Il est souvent question de la gomme, dans la description des opérations de l'*Art Sacré*, et dans les *Formules Alchimiques*.

---

(1) Plusieurs échantillons de bandes de Momies Pharaoniques nous ont été généreusement donnés par M. le Dr Hamy, Professeur d'Anthropologie au Muséum, et par son Préparateur M. L. Dedoyart. Nous leur adressons nos plus vifs remerciements.

La collection des *Anciens Alchimistes Grecs* en fournit de nombreux exemples, nous en empruntons quelques-uns au remarquable ouvrage publié à ce sujet par MM. Berthelot et Ruelle (1), en suivant l'ordre adopté par les deux savants.

Nous observerons avant tout, que le mot *Acacia* se trouve dans le *Manuscrit 2327 de la Bibliothèque Nationale,* avec son

signe et sa notation alchimique ἀκάζεα (2).

On lit au *Livre V de Démocrite à Leucippe,* consacré *au blanchiment, au jaunissement et à la cuisson du minerai de cuivre* (3) : « Prenant le cuivre et plaçant dans le mortier la préparation huileuse, mettez le produit dans une boite et faites macérer pendant 31 ou 21 ou 15 jours, principalement dans le crottin de Cheval ; enlevez ensuite et gardez. Délayez à la façon des Médecins, jetant dans la composition du misy, de la couperose en quantité convenable, du Safran, de la Chelidoine, à raison d'une partie de chaque contre quatre partie de rouille macérée. Puis faites fondre, après avoir délayé avec un peu de jaune (bile de Veau) et *attendri avec de la gomme,* le produit amené à un état constant par la macération consciencieusement pratiquée. » — « ...... Ἔπειτα χώνευςον μοςχία ὀλη κόμμι ξανθοῦ μικρὸν, λείου ἀπὸ τῆς ςήψεως τῆς τηρηςάςης τὸ πρᾶγμα ημετάεςῖον. »

Zosime de Panopolis, dans son *Écrit authentique sur l'art sacré et divin de la fabrication de l'or et de l'argent* (*abrégé sommaire*) (4), s'exprime ainsi : « Prenant l'âme du cuivre, qui est au-dessus de l'eau de mercure, fais-en un corps volatil ; car l'âme du cuivre retenue dans la matière en fusion monte en haut ; la partie liquide reste en bas, dans l'appareil à kérotakis, et doit être fixée au moyen de la *gomme,* c'est la fleur d'or, la liqueur d'or, etc. » — « ...... Τό δὲ ὕδωρ μένει κάτω ἐν

(1) *Collect. des anciens Alchimistes Grecs,* 1887-1888.
(2) *Fol. 18 recto, ligne 17, Teste* BERTHELOT, *Loc. cit.,* Livr. I, p. 118.
(3) BERTHELOT, *Loc. cit., Livr. I,* p. 59.
(4) BERTHELOT, *Loc. cit., Livr. II,* p. 148.

τη κηροτακίδε, ἵνα παγῇ μετὰ τοῦ κόμμεως χρυσάνθιον, κρυςοζώμεον καὶ τὰ ἐξῆς. »

« Marie dit, continue Zosime : « Prends de l'eau de soufre et *un peu de gomme*, mets-la sur le bain de cendres, on dit que c'est de cette façon que l'eau est fixée. » — « Καὶ πάλινὴ Μαρία Βάλλων ὕδωρ θειον καὶ κόμμι ὀλίγον, θὲς ἐν θερμοσποδιᾶ· οὕτω γάρ φαςι παρ' αὐτοῖς τὸ ὕδωρ πήγνυςθαι. »

Dans son *Discours à Philarète sur l'exposé détaillé de l'œuvre* (1), Zosime écrit : « Démocrite expose ces choses aux Prophètes Égyptiens de la façon suivante. Voici les espèces employées pour jaunir : la terre Pontique, celle qui est brûlée ; la terre Attique, celle qui fournit le bleu mâle et le bleu femelle... et parmi les plantes, le Ricin et la fleur de Carthame, la Chelidoine... et parmi les *sucs, la gomme*. Il disait au sujet de la *gomme* : les sucs sont aussi employés pour la composition blanche. » — « καὶ ἐν ὁ ποῖς κόμμι· Ἔλεγεν δὲ αὐτί τοῦ κόμμεως, ἑις γάρ τὸ λευκὸν ςὺνθεμα τοὺς ὀποὺς βάλλουςι. »

« Quelques-uns veulent employer au 2° et au 3ᵉ rang, dans l'opération de l'Iosis, les plantes... la racine de Mandragore, celle qui porte de petits tubercules. J'ajouterai que, sans elle, rien n'est teint, et que toutes les espèces sont délayées en même temps qu'elle *avec de la gomme*, dans l'opération de l'Iosis. » — « καὶ τούτη πάντα ςυλλειοῦται ἐν τῇ ἱώςει μετα κόμμεως (2). »

« Mets donc un *peu de gomme* et tu teindras toute sorte de corps. » — « Ἐπίβαλε λοιπὸν καὶ κόμμι μικρον, καὶ πᾶν ςῶμα βάπτεις » ..... « Mais pour que cette amalgamation ait lieu, il ne faut pas délayer les deux compositions avec des blancs d'œufs et de l'eau de *gomme blanche*. » — « Εἰ μὲν οὖν ἀναλήψεται, ϑεῖ μη ὠῶν λευκοῖς καὶ ὑγρῷ κομμίῳ λευκῶ λειοῦςϑαι μετὰ τῶν δύο ςυνθεμάτιον. » (3)

(1) BERTHELOT, *Loc. cit.*, *Livr. II*, p. 159.
(2) BERTHELOT, *Loc. cit.*, *Livr. II*, p. 161.
(3) BERTHELOT, *Loc. cit.*, *Livr. II*. p. 163.

Au chapitre *sur les appareils et les fourneaux*, Zosime, traitant de la préparation de l'eau jaune, dit : « ..... Puis changeant de vase, comme on le fait d'ordinaire, ajoute les plantes et fais cuire quatre ou cinq fois, dans l'appareil. Fais monter l'eau et emploie-la *avec addition de gomme.* » ..... « καὶ ἀνακόμιζε τὸ ὕδωρ καὶ χρῶ μετὰ κόμμεως (1). »

Pour *la fabrication de la teinture de Jamblique*, au chapitre XIX des *procédés de Jamblique* (2), on lit : « ..... Mets dans un matras neuf, en délayant ces matières avec de l'eau de soufre et un *peu de gomme.* » ..... « καὶ ὕδωρ θείον μετα κόμμεως ὀλίγου ϲυλλειώϲας αὐτοῖς. »

M. Berthelot (3) a le soin de faire remarquer que : « le mot *gomme*, pour les Alchimistes, rentre dans la catégorie des noms symboliques de quelques ˷substances minérales. De semblables substances minérales, ajoute-t-il, sont parfois désignées sous le nom de *plantes ;* probablement parce que l'on en tirait des matières colorantes, ou *fleurs* d'apparence analogue aux couleurs végétales et aux fleurs des plantes. »

Il est dit, en effet, dans le *Lexique de la Chrysopée par ordre alphabétique* (4) : « La *gomme* est le jaune de l'œuf : Κ'ομμι εϲτι λέκιθος. »

Il est dit aussi dans le chapitre *sur l'Œuf philosophique* (5) : « Le blanc de l'œuf s'appelle *gomme* : Τὸ δὲ λεὺκον αὐτοῦ φηϲι κόμι. »

Dans ces deux cas, le mot gomme est tour à tour symbolique du jaune et du blanc de l'œuf.

Or, le jaune de l'œuf toujours d'après *l'Œuf philosophique* (6),

(1) BERTHELOT, *Loc. cit., Livr. II*, p. 220.
(2) BERTHELOT, *Loc. cit., Livr. III. Les vieux auteurs*, p. 275.
(3) *Loc. cit., Livr. I*, p. 159, en note.
(4) BERTHELOT, *Loc. cit., Livr. I*, p. 9.
(5) BERTHELOT, *Loc. cit., Livr. II*, p. 19.
(6) BERTHELOT, *Loc. cit., Livr. II*, p. 19.

s'appelle le misy, le cuivre, la couperose de cuivre : « Τὸ δὲ
χρονὸν λεγουςι μίςυ, χαλκὸν, καλακάνθην χαλκοῦ » ; le blanc s'appelle
l'eau d'alun, l'eau de chaux, etc. : « Τὸ δὲ λευκὸν, ὑδωρ
ςτνπτηρίας, ὕδωρ ἀςϐἐςτον. »

Le chapitre consacré à la *Nomenclature de l'Œuf* est non
moins explicite (1) : « on a nommé d'abord le jaune de l'œuf :
ocre Attique, vermillon du Pont, etc. : « Ὅτι πρῶτον ἐκάλεςαν
τόν κρόνον του ὠοῦ, ὤχραν ἀττικὴν, ςινώπην ποντικὴν ; le blanc
délayé avec de l'eau de soufre est le vinaigre, l'eau d'alun,
l'eau de chaux, etc. : « τὸ δὲ λευκὸν, τοῦ θειου ὕδατος ἀπολελυμένον,
ὄξος, ὕδωρ ςτνπτηριχς, ὕδωρ ἀςϐέςτον. »

On peut citer comme preuves confirmatives des vues émises
par M. Berthelot, les figures et les explications suivantes,
tirées de l'*Hortulus hermeticus flosculis Philosophorum cupro
incisis conformatus, et brevissimis versiculis explicatus,* publié
par Daniel Stolcius (2).

Parmi toutes les *Fleurs des Philosophes gravées sur cuivre,*
véritables cachets hermétiques, nous choisissons les deux
suivants :

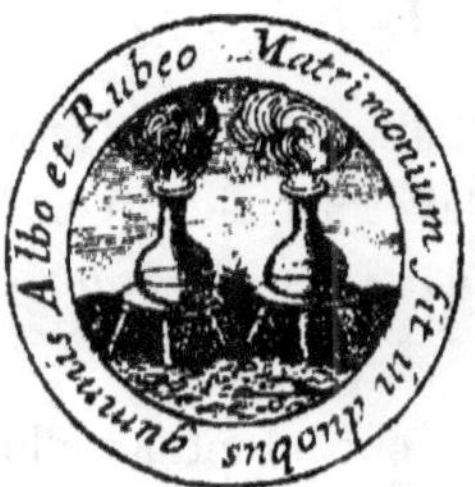

Fig. 215
Taphuntia Fœmina philosophica.

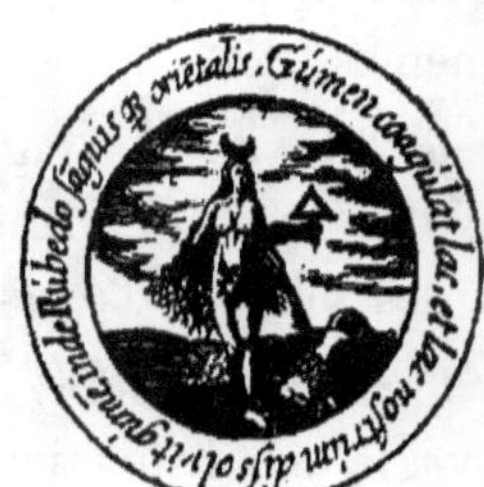

Fig. 216
Rasis philosophus.

A chacun de ces cachets, correspond une poésie dans le
goût de l'époque.

(1) BERTHELOT, *Loc. cit., Livr. II.* p. 22.
(2) Voir MANGET : *Bibliotheca Chemica,* t. II, Lib. III, Sect. III, Subsec. X.
p. 895 et seq. 1702.

THAPHUNTIA FŒMINA PHILOSOPHICA
Tab. VIII, fig. 7

Est geminum Gummi primum cujus color albet
Alterius rubeo sic velut igne micat.
Hæc duo junge simul, Thalami primordia nostri
Adspicies, fætus crescat ut inde bonus.

RASIS PHILOSOPHUS
Tab. IX, fig. 2

Gumen lac cogit, Lac nostrum gumina solvit,
Hinc Orientalis Sanguis in Arte rubet.
Est aquila atque Leo, Solis cum Sulphure Luna.
Auxilium præsens hæc tibi juncta debunt.

Le mot *gomme* est certainement pris encore ici dans un sens symbolique.

Malgré l'authenticité de ces textes, peut-on affirmer qu'il en a été toujours ainsi, et que la gomme dite Arabique, n'a joué aucun rôle en Alchimie ?

Nous ne le pensons pas et nous en demandons la preuve à ces mêmes textes.

Dans l'un des passages plus haut cités, on relève cette phrase : « ..... il ne faut pas délayer les deux compositions avec des blancs d'œufs : ὠῶν λευκοῖς, et *de l'eau de gomme blanche* : καὶ ὑγρῷ κομμίῳ λευκῷ. »

Il y a là une distinction, évidemment intentionnelle, établie entre le blanc de l'œuf et l'eau *de gomme blanche*.

Le blanc de l'œuf désigne sans doute l'eau de chaux ou l'eau d'alun, mais l'eau *de gomme blanche* concerne une toute autre substance ; le qualificatif *blanc* empêche de voir dans cette solu-tion : le cuivre ou la couperose de cuivre, également appelé *gomme* ; c'est donc la véritable *gomme Arabique,* dont il est question dans ce passage.

Mais il y a mieux, le livre intitulé : *La Chimie de Moïse,* dit expressément, Chapitre 33 : *Matière des liqueurs* (1) : « Voici ce que contiennent les liqueurs : le Safran de Cilicie, l'Aristoloche, la fleur de Carthame..... le bleu, la couperose, LA GOMME DE L'ACANTHE ÉGYPTIENNE, le vinaigre, l'urine d'impubère, l'eau de mer, l'eau de chaux, etc..... :

« Τὰ δὲ ἐν ξωμοῖς ἐςτιν ταῦτα· κρόκος κιλίκιος, ἀριστολοχία, κνήκου ἄνθος.... κυανὸς, χάλκανθες, κόμμι ἀκάνίης αἰγυπτίας, ὄξος, οὖρον ἀφθόριον, ὕδωρ θαλάςειον, ὕδωρ ἀςβέςτον.... »

Nous n'avons pas à insister sur la valeur de l'expression *gomme de l'Acanthe Égyptienne,* et nous nous croyons le droit de poser les conclusions suivantes :

1° Dans la majorité des cas le mot *gomme* était pris par les Alchimistes dans un sens symbolique, pour désigner certaines substances minérales.

2° Souvent aussi, la *gomme Arabique,* en solution de préférence, a été employée dans les combinaisons de l'*Art Sacré !*

Pour clore la série de renseignements relatifs à la *gomme Alchimique,* si l'on peut s'exprimer ainsi, nous donnons, d'après M. Maspero, un passage du Papyrus magique de Leyde (A. n° 65).

C'est une formule destinée simplement à évoquer les Dieux, au moyen d'une lampe préparée d'une certaine façon (2) :

xàbes   ûa   anï   Au-ar-ek   xàbes pâ en hnau sûab
lampe   une   apportes   Tu   lampe la de conjuration

---

(1) BERTHELOT, *Loc. cit., Livr. III,* p. 294. — Sous le nom de Moïse, écrit M. Berthelot *Loc. cit.,* p. 287', il existait un grand nombre d'ouvrages apocryphes, cités notamment dans le Papyrus W. de Leyde. Le traité actuel se rattache à la même tradition.

(2) MASPERO, *Études démotiques,* in *Recueil des trav. relat. à la Philol.,* etc.. t. I, p. 27.

pa ar en kï   pa au ro-en en quemaû en
la faire pour formule la est sur elle de Gomme

mû   pers en-di an en
de l'eau frotte pas ne

« *Formule pour la conjuration de la Lampe : Tu prends une Lampe ; tu ne la frotte pas avec de l'eau de* GOMME..... »

Il s'agit encore ici, pour nous, de gomme Arabique.

Les vieux auteurs Grecs et Romains fournissent bien peu de renseignements sur les *Acacia*, aux divers points de vue dont il vient d'être question.

Théophraste, le plus complet, a décrit, on s'en souvient, d'une façon succinte, les *Acanthes blanches* et *noires*, et cite l'emploi de cette dernière dans les constructions navales.

Dioscoride s'est borné à traiter de la matière médicale.

Pline a répété comme toujours ce qu'ont écrit ses devanciers.

Nous ne parlerons pas des interminables commentaires de Bodœus à Stapel, de Matthiole et autres : à force d'érudition, ils ont mélangé les *Acanthes*, les *Épines Égyptiennes*, etc , etc., de telle sorte qu'au lieu d'élucider les questions, ils les ont rendus inextricables.

Indépendamment des Ἀκάνθα ἡ λευκη et Ἀκάνθα ἡ μελαίνα, Théophraste (1), rapporte que dans le voisinage de la Mer Rouge, un peu au-dessus de Coptos, en Arabie, se trouvent de vastes déserts dans lesquels croit un seul arbre, l'*Acanthe* appelée *Dipsas*, c'est-à-dire *Épine altérée* : « Τῆς δὲ ἐρυθρᾶς καλουμένης ἐν τῇ Ἀραβίᾳ μικρὸν ἐπάνω Κόπτου ἐν μὲν τῇ γῇ δένδρον οὐδέν φύεται πλὴν τῆς ἀκάνθης τῆς διψάδος καλουμένης. »

_____

(1) *Loc. cit.*, Lib. IV, Cap. VII, p. 69. Ed. DIDOT.

Delisle (1), faisant allusion à ce passage de Théophraste, considère l'*Epine altérée* des déserts, comme étant l'*Acacia Seyal,* parce que, dit-il, le mot *Seyal* est donné dans les notes manuscrites de Caillaud, comme signifiant *Arbre du désert.*

Cette *Epine altérée* ne serait-elle pas plutôt l'*Acacia Nilotica,* le *Schittim* ou *Sittim* Hébreux ? La consonnance du mot *Sittim* avec *Sitis,* soif, nous semble devoir être prise en considération.

Si laissant les Historiens, etc, nous interrogeons les Poëtes, très peu nous parleront des *Acacia.*

Seul, Virgile, à notre connaissance, fait allusion à ces arbres sous le nom d'*Acanthes.*

Dans ses Géorgiques (2), au livre consacré à l'énumération des végétaux des diverses contrées, Virgile nomme l'Acanthe des Arabes au feuillage toujours vert (3) et aux fleurs globuleuses :

> « *Et baccas semper frondentis Acanthi.* »

Baccas doit être pris ici dans le sens de *capitules,* c'est bien de l'*Acacia Nilotica,* dont le poëte entend parler.

Voulant dépeindre la parure de la terre, le chantre de Mantoue s'adresse à Marcellus et s'écrie : la terre fera naître en abondance le Lierre avec le Nard rustique, et la Colocase avec la brillante Acanthe (4) :

> « *Errantes Hederas passim cum Baccare tellus,*
> *Mixta que rubenti Colocasia fundet Acantho.* »

Au premier livre de l'Enéide (5), lorsque Enée vient assister au banquet donné par Didon, le héros s'aperçoit de l'absence de son fils ; il veut que son fidèle Achate courre le chercher, car :

---

(1) *Voy. à Meroë, Centuries de plantes de* CAILLAUD, t IV, p. 311.
(2) *Lib. II, vers 119.*
(3) Cette erreur poétique ne peut être acceptée par les Botanistes.
(4) *Eglogue IV, vers 20.*
(5) *Loc. cit., vers 650.*

« Il veut que par ses mains soient offerts à la Reine
Les restes somptueux de la grandeur Troyenne ;
Un pompeux vêtement enflé de bosses d'or,
Un riche voile, ou l'art plus magnifique encor
En flexibles rameaux fait serpenter l'Acanthe,
Présent que de Paris, la trop funeste amante,
Tint de Leda, sa mère, et qui parait son sein,
Lorsque Pergame, hélas, vit son fatal hymen. » (1)

« *Munera præterea, Iliacis erepta ruinis,*
Ferre jubet ; pallam signis auroque rigentem,
Et circumtextum croceo velamen Acantho.
Ornatus Argivæ Helenæ, quos illa Mycenis,
Pergama quum peteret inconcessosque hymenæos
Extulerat, matris Ledæ mirabile donum. »

Et plus loin, à ce même banquet, alors que par l'artifice de
Vénus, l'Amour sous la figure d'Ascagne vient séduire Didon
par l'ordre de sa mère, et lui offrir les présents d'Enée ; les
convives ne cessent d'admirer la beauté, le regard brillant du
faux Ascagne, ses paroles mensongères, et le fatal voile brodé
d'Acanthe (2) :

« *Mirantur dona Æneæ ; mirantur Iulum,*
Flagrantes que Dei vultus, simulataque verba,
Pallamque, et pictum croceo velamen Acantho. »

Inutile de dire que pour les commentateurs, l'*Acanthe* de
Virgile, dans ces vers, ne peut être qu'un *Acacia*.

A partir de l'époque Romaine, il faut remonter jusqu'à nos
jours pour retrouver l'emploi dans les art de l'*Acacia* et particulièrement de la *gomme ;* pendant cette longue période, les
auteurs, comme leurs prédécesseurs, se sont uniquement

(1) *Traduction de* DELILLE, *Ed. de* 1804, *in* 8°.
(2) *Loc. cit., vers 713.*

occupés des propriétés médicales des deux produits. Nous aurons bientôt à traiter ce sujet.

En attendant, il nous reste à revenir sur certains points seulement effleurés au cours de ce long historique.

Adanson, nous l'avons dit (p 184), a confondu avec l'*Acacia Sant*, son *Acacia Deb,* que nous avons rattaché à l'*Acacia ataxacantha,* et a donné à ce sujet des raisons inacceptables.

D'après Rauwolf, dit-il, on trouve auprès d'Alep, le long du Tigre en Mésopotamie, et de l'Euphrate en Arabie déserte, une espèce d'*Acacia* appelé *Schack* par les Turcs et *Schamuth* par les Arabes ; c'est un buisson excessivement épineux, ses branches sont cendrées, ses feuilles ailées comme celles du Tragacant ou de la Fougère femelle, si petites et si nombreuses sur le même côté que le pouce seul en paraît couvrir une cinquantaine, ses fleurs sont inconnues, ses gousses sont brunes, plus épaisses et plus arrondies que celles de la Fève, fongueuses intérieurement, et contenant deux à trois graines rouges.

« Peut-on, ajoute Adanson, trouver une plus grande conformité entre le *Schenk* et le *Deb* du Sénégal, et ne serait-on pas autorisé à les regarder comme la même espèce si, son légume n'était pas aussi épais que le dit Rauwolf ? »

En comparant les descriptions de Rauwolf et d'Adanson, nous voyons entre les deux plantes des différences trop grandes pour les réunir. Nous ignorons ce que peut être le *Schack* de Rauwolf, qui, de l'aveu même d'Adanson, « a occasionné des confusions regrettables dans ses publications sur les *Acacia* » ; en tous cas il est complètement étranger au *Deb,* peut-être n'est-ce même pas un *Acacia ?* supposons-le, cependant, comme appartenant à ce genre. Faudra-t-il, dès lors, voir en lui un *Acacia Sant,* parce que ce mot présente quelque analogie avec le nom de *Schenk ?* évidemment non ! Tout l'éloigne du *Sant* qui, on le sait, est l'*Acacia Nilotica,* dont les exemplaires les plus rabougris, les plus buissonneux, et ils sont communs dans les régions arides, n'ont pas le moindre rapport avec la plante de Rauwolf.

« Le *Deb*, continue Adanson, serait encore l'espèce dont parle Pline et qu'il dit avoir le bois blanc, dans le passage suivant :

« *Nec minus spina abbratur in cadem gente dumtaxat nigra, quoniam incorrupta etiam in aquis durat, ob id idilisima navium costis. Candida facile putrescit* (1). »

Adanson a mal interprété cette phrase, reproduction textuelle de celle de Théophraste sur le même sujet.

Pline distingue ici deux *Acanthes* ou *épines*, la noire au bois incorruptible, la blanche de mauvaise qualité et de peu de durée; il entend parler de deux arbres propres à donner des chevrons, des planches. etc., et non d'un arbrisseau incapable par la petitesse de sa taille d'être mis en œuvre, eût-il un bois exceptionnellement résistant.

Les données d'Adanson sur son *Acacia Nebneb* (2), n'ont pas plus de valeur. Après avoir discuté sur les *Acacia mâle* et *femelle* décrits par Prosper Alpin, l'un hérissé d'épines et ne portant jamais de fruits, l'autre fructifère et à épines molles, *Acacia* d'une authenticité douteuse pour Adanson, tout en faisant de son *Nebneb l'Acacia femelle*, le savant explorateur du Sénégal reproduit à nouveau le passage de Pline, insiste sur les *Épines noire et blanche* et en infère que le Naturaliste Romain a désigné le *Nebneb*, comme étant l'*Épine noire*, laquelle en outre, suivant Shaw, est le *Schittim* Hébreux.

Ces raisons ne tiennent pas devant un fait capital : l'*Acacia Nebneb* ne croît et n'a jamais cru en Égypte, Pline et Théophraste n'ont eu en vue que l'*Acacia Nilotica,* quand ils ont parlé de l'*Acanthe noire*, et l'on se rappelle que leur *Acanthe blanche* est l'*Acacia Verek* des auteurs modernes.

(1) PLINE, *Loc. cit., Lib. XIII, Cap. XIX*, p. 42. Ed. PANEKOUCK.
(2) *Loc. cit.*, 1777, p. 4, *et seq.*

Lorsqu'on s'occupe de l'histoire ancienne des plantes, il ne faut pas négliger de consulter le *Chronological history of Plants* de Pickering, ouvrage d'une immense érudition mais bien souvent difficilement compréhensible, pour nous du moins.

Le savant auteur Anglais n'a pas manqué de relater l'observation de Schweinfurth, sur l'*Acacia fistula*, et d'en tirer des conséquences dont l'intérêt nous échappe.

Nous reproduisons fidèlement la note consacrée à cet arbre, par Pickering, les textes auxquels il renvoie, en nous abstenant de toute réflexion (1).

« *Acacia fistula of the Upper Nile. — A Tree called by the Arabs:* Soffar, Flûte, *by the natives of Soudan : whistling tree* : Schweinfurth) ; *and the* ΚΙΘΑΡΑ *plant of Clitonymus, growing on mount Pangaeus from the blood of Orpheus, and emitting the sound of a harp during the Dionysia.* — (Plut. flum. 3. 4), *notwithstanding the different locality may be compared.* »

On lit dans Plutarque (2 : « Γεννᾶται δὲ καὶ ἐν τῶ Παγγαίω ὄρει βοτάνη, κιθάρα καλουμένη, διὰ ταύτην τήν αἰτίαν. Αἰ διας παράξασαι τόν Ὀρφέα τὰ μέλη τὸυ προιερημένου εἰς ποταμὸν· ἔβαλον Ἕβρον· καὶ ἡ μὲν κεφαλὴ τοῦ θνητοῦ· κατὰ προνόιαν θεῶν εἰς δράκοντα μετέβαλε τὴν μορφὴν τοῦ ςέματος· ἡ δὲ λύρακατηςτερίςθη κάτα προαίρεςιν Ἀπέλλοωνος· ἐκ δὲ τοῦ ρευςαντος αἵματος ἀνέφανη βοτάνη κιθάρα καλουμένη. τῶν δὲ Διονυςίων τελουμένων, αὐτη κιθάρας ἀναδιδωςιν ὑχον· οι δέγχώριοι· νεβρίδος περιβεβλημένοι κχὶ ὑὐρςουκρατο ῦντες, ὕμνοναδουςιν·

     Νὴ τότε φρονήςης, ὅταν ἔςυ μάτην φρονιῶν· καθὼς ἱςτορεῖ Κλειτώνομος ἐν τῶ γ' τῶν Θρακεκῶν. »

Amyot (3) traduit ainsi ce passage : « *Il croist aussy en la dicte montaigne de Panyæon, une austre herbe nommée Luth ou Viole, pour une telle occasion : les Baccanthes ayant deschiré en pièces*

---

(1) *Loc. cit.,* p. 322.

(2) PLUTARQUE, *framenta et spuriæ,* p. 32. Ed. DIDOT.

(3) PLUTARQUE, *Traicté touchant les fleuves et les montagnes,* t. 14 *(Œuvres meslées),* p. 562. Éd. de 1784.

Orphœus, jectèrent ses membres en la rivière d'Hèbre : or la teste du mort, et tout le reste du corps feut changé par les Dieux en Dragon : mais son Luth demeura en son entier par la faveur d'Apollon : et du sang qui estoit escoulé de ses playes, nasquit ceste herbe nommée Luth ou Lyre, la quelle lors que l'on faict sacrifice à Bacchus rend un son et harmonie de Viole : et les hasbitants du lieu enveloppez de peaux de Chevreulx, et tenant leur thyrse ou javeline en main, chantent un hymne, le motet duquel ou refrain de basllade estoit :

> *Tu seras saige, alors que ta saigesse*
> *N'apportera ny prouffit, ny liesse.*

Cela est cousché par escript par Clytonimus au troisième Livre de ses Histoires tragiques. »

A la lecture de ces extraits on est en droit de poser deux questions :

1° Pickering a-t-il voulu mettre en parallèle, *à titre de simple curiosité*, l'*Acacia sifleur*, de Schweinfurth, et la *fameuse plante musicale* de Clytonimus ?

2° A-t-il voulu au contraire tenter un réel rapprochement ?

Nous laissons au lecteur, le soin de juger et de répondre.

Pour ne rien négliger, nous terminons l'histoire des *Acacia*, par l'extrait d'un article puisé dans la *Grande Encyclopédie* (1) et signé E. Babelon.

« L'arbrisseau épineux connu sous le nom d'*Acacia*, y est-il dit, passait dans l'antiquité, à cause de ses propriétés curatives, pour repousser le mauvais sort, et être un gage de bonne fortune (2).

« C'est pourquoi on voit figurer allégoriquement une *gousse d'Acacia*, sous la forme de sachet de toile, long et étroit, sur les monnaies Byzantines, à partir de Léon Ier.

---

(1) *Loc. cit.*, t. I.
(2) Nous ne connaissons aucun texte ayant trait à cette croyance.

« L'Empereur est représenté tenant à la main cet objet, symbole de sa sollicitude pour le bonheur de ses sujets. Le petit sac était rempli de cendres et de poussière, pour rappeler au Prince la fragilité de son trône et de sa puissance, et l'exorter à vivre **AKAKIA**, sans mal, sans crimes.

« Il est souvent difficile de distinguer ce petit sachet de la *Mappa* ou d'un simple *Volumen*, que l'Empereur porte aussi quelquefois de la même façon. »

Sabatier (1), a donné sur la *Mappa*, le *Volumen* et l'*Acacia*, quelques explications que nous reproduisons :

« Le *Volumen* apparait pour la première fois sur les monnaies de Léon Ier ; ce symbole ainsi que le *globe crucigère*, adopté plus tard par Justinien Ier sur ses monnaies, sont restés dans l'Empire d'Orient les attributs et les insignes du pouvoir Impérial. Le *Volumen* est un cylindre ou rouleau qu'on voit fréquemment sur les monnaies Byzantines, aux mains de la plupart des Empereurs ; ce symbole est quelquefois pris pour la *Mappa,* que les Empereurs ou les grands personnages, qui donnaient au peuple des jeux publics, lançaient dans le cirque, lorsqu'ils voulaient faire commencer le spectacle. Suivant quelques auteurs, le *Volumen* est aussi un objet de même forme, que les Sénateurs portaient ordinairement à la main comme emblème des décrets et des lois qu'ils étaient appelés à rédiger. Le *Volumen* est également appelé *Acacia,* par Codinus, d'après qui c'est un sachet d'étoffe, contenant du sable et de la poussière, sachet que les Empereurs tenaient sans cesse à la main pour leur rappeler la fragilité de la créature et les engager à se montrer humains et modérés. »

Quoiqu'il en soit, il est bon de donner l'image de quelques

____

(1) *Descript. génér. des Monnaies Byzantines,* t. I, p. 33.

monnaies Byzantines, sur lesquelles on voit le symbole *Mappa*,
Volumen ou *Acacia*, comme on voudra l'appeler.

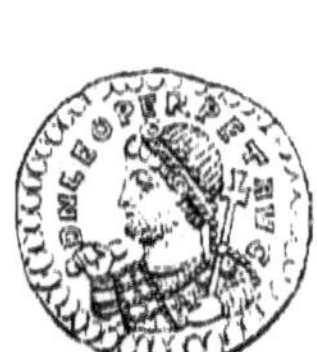

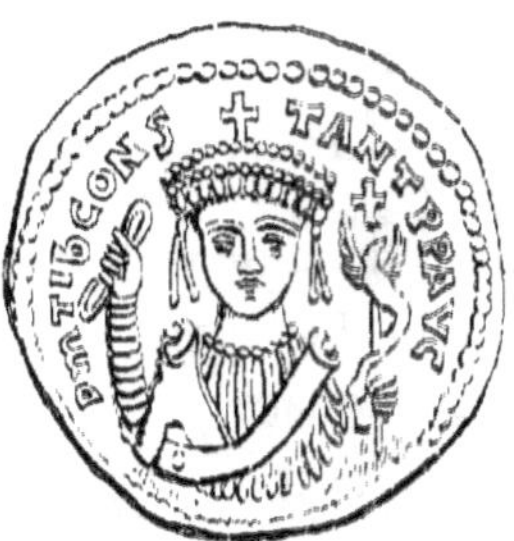

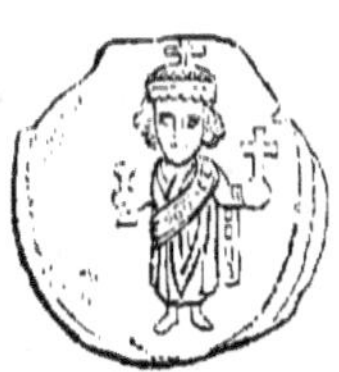

Fig. 217
Léon Ier.

Fig. 218
Tibère Constantin.

Fig. 219
Léon III l'Isaurien.

Léon Ier (457-474). — *Sou d'or.* — DN. LEO. PERPET. AVG. — Buste
diadêmé de Léon, vêtu de la robe à carreaux ornée de perles, et tourné
à gauche. Dans la main droite le *Volumen* ou *Acacia,* dans l'autre une
longue croix (1).

Tibère II Constantin (578-582). — *Monnaie de cuivre.* —
TIB. CONSTANT. PP. AV. — Buste de face et diadêmé de Tibère Constantin,
tenant le *Volumen* ou *Acacia,* et un sceptre surmonté d'un Aigle (2).

Léon III l'Isaurien (716-741). — *Monnaie de cuivre : Follis.*
— Pas de légende, l'Empereur de face, diadêmé et imberbe, tenant le

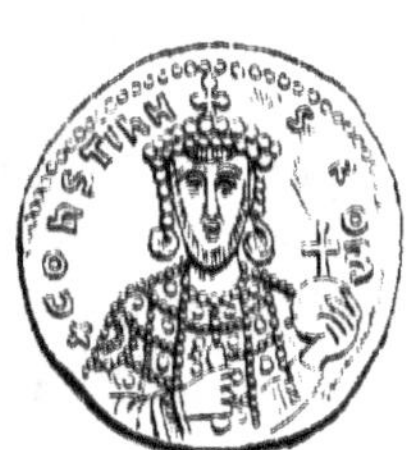

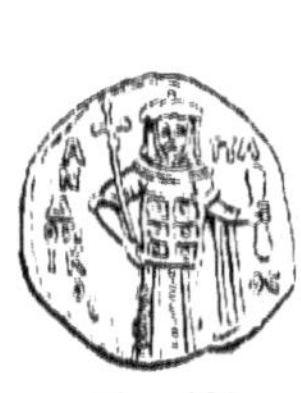

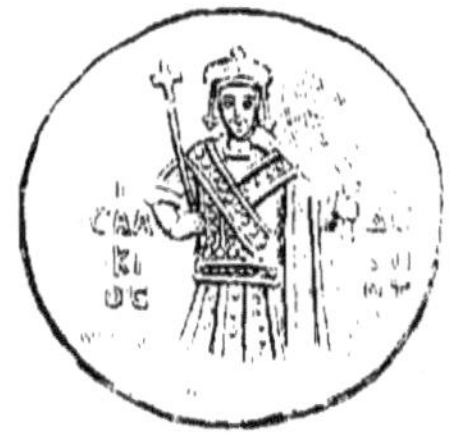

Fig. 220
Constantin XI.

Fig. 221
Andronic III

Fig. 222
Isaac II l'Ange.

Volumen ou *Acacia* dans la main gauche, et le globe crucigère de l'autre
main (3)

(1) Nous figurons seulement l'*avers* des monnaies ; les dates indiquent la durée
du règne. — SABATIER, *Loc. cit.*, *Vol. I*, p. 131, Pl. VI, fig. 19.
(2) SABATIER, *Loc. cit.*, *Vol. I*, p. 234, Pl. XXIII, fig. 13.
(3) SABATIER. *Loc. cit.*, *Vol. II*, p. 48, Pl. XXXIX, fig. 13.

Constantin XI Porphyrogénète (1025-1028). — *Monnaie de cuivre.* — COHSTANTIH... ROM. — Buste de face et diadémé de Constantin, tenant le *Volumen* ou *Acacia*, dans la main droite, et le globe crucigère dans l'autre main ; il est vêtu de la robe à carreaux (1).

Isaac II l'Ange (1185-1195). — *Monnaie de cuivre.* — Légende verticale : ICAAKIOC DECHOT. — L'empereur de face et debout, tenant une croix dans la main droite, et le *Volumen* ou *Acacia* dans l'autre main (2).

Andronic III (1325-1328). — *Monnaie de cuivre.* — ANDRONIKOC OU ANDRONIKO. DECPOTHC. — Andronic III de face et debout, tenant une croix dans la main droite et le *Volumen* ou *Acacia* dans l'autre main (*Monnaie plane*) (3).

L'emploi de la gomme, soit comme drogue, soit dans les arts et l'industrie, fut longtemps ignoré en Europe.

Fluckiger et Hanburg (4), rapportent qu'au Moyen-Age, « une petite quantité de cette marchandise, était apportée par les commerçants Italiens, qui l'achetaient en Egypte et en Turquie. »

Pergolotti (5), dans son livre *sur le commerce* écrit en 1340, parle de la gomme, comme une drogue vendue à Constantinople, à la *livre* et non au *quintal*.

Bonaini (6), apprend que la gomme était soumise, à Pise, à un impôt en 1345, ainsi, que d'autres substances dont il donne la liste.

Dans les *Ordonnances des Roys de France de la troisième race* (7), les lettres patentes de Philippe VI, dit de Valois, datées de Vincennes, le 17 février 1349, « *Lettres portant qu'il sera levé,*

---

(1) SABATIER, *Loc. cit., Vol. II*, p. 150, Pl. XLIX, fig. 1.
(2) SABATIER, *Loc. cit., Vol. II,* p. 224, Pl. LVIII, fig. 1.
(3) SABATIER, *Loc. cit., Vol. II,* p. 258. Pl. LXI, fig. 19.
(4) *Loc. cit.,* t. I, p. 421.
(5) *Della decima e di varie altre gravizze imposte dal commune de Fizenze* 1766, III, 18.
(6) *Statuti inediti della cita de Piza.* III. 106-114.
(7) 2e *Vol. du recueil publié en 1729 par* DE LAURIÈRE, *avocat au Parlement,* p. 316 à 318.

pendant une année, une imposition sur toutes les marchandises et denrées qui seront vendues dans la Ville et les Faux bourgs de Paris », donnent une longue liste de ces marchandises et denrées soumises à l'impôt, parmi lesquelles se trouve mentionnée la gomme.

Nous transcrivons textuellement et en partie, comme présentant un intérêt historique, les lettres patentes en question (1) :

« *Philippes par la Grace de Dieu, Roys de France, à tous ceulz qui ces présentes Lettres verront,* Salut. *Nous ayens fait monstrer et exposer à nos amez les Bourgeois et Habitants de nostre bonne Ville de Paris, les grans et innumerables fraiz, mises et despens qu'il Nous a convenu faire et soustenir, et convient encores de jour en jour, pour le* fait des guèrres *que Nous avons eües et* avons, *pour la* deffension *de nostre Royaume et de tout le* peuple *d'iceluy, contre le Roy d'Engleterre et plusieurs autres qui se sont assamblez et alliez comme Nos ennemis, pour soy efforcier en envair, et meffaire à nostre dit* Royaume *et au dit* peuple, *à tort et sans aucune cause raisonnable, si comme à chascun est et puet estre notoire chose et manifeste. Et eussiens requis et fait requerre à Nos dits Bourgeois et Habitants Nous faire subside et aide pour les fraiz, mises et despens dessus dits supporter.* Sçavoir faisons..... *que par l'espace* d'un an *entièrement* accompli, *soit levée et à nous payée une* imposition *ou* assise, *sur toutes les* marchandises et denrées *qui seront vendues* en Nostre dite Ville de Paris *et ez Forbours en la fourme et manière, et sur les conditions qui s'ensuivent* . . . .

L'Espicerie *sera payée en la manière qui s'ensuit.*

Premièrement. — . . . . —

. . . .

(3) *item.* — Sebestes, Graines de paradis. . . . Muguettes . . . . . Citronal, Garingal. . . . . **Gome** . . . . . Vert

(1) *Ces lettres sont au Mémorial, C.* fol. 64 verso, *de la Chambre des Comptes de Paris.*

de Gris. . . . Vermillon. . . . Encens. . . . Dattes. . . .
etc., etc. . . . .

Toutes ces menues choses et semblables, paieront au fuer de quatre
deniers pour livre. ». . . . .

. . . .

Il est de toute probabilité que, de 1340 à 1349, la gomme
introduite en très petites quantités en Europe, provenant
directement de l'Égypte ainsi que l'établit Pergolotti, était
particulièrement recueillie dans la région orientale du continent Africain ou dans le voisinage immédiat, et constituait
ce que l'on est convenu de désigner sous le nom de *gomme
Arabique.*

Le commerce de cette drogue ne tarda pas à s'étendre et
son apport devint plus considérable à l'époque où furent
créés les premiers établissements sur la côte occidentale ;
dès ce moment, la gomme dite Arabique devint ce qu'elle est
maintenant : la *gomme du Sénégal.*

Les Dieppois, d'après les vieux auteurs, auraient les premiers établis des comptoirs sur les côtes de la Sénégambie,
et leur commerce était déjà florissant en 1364.

Pour le moment, nous n'avons pas à faire l'histoire des
Compagnies dites d'Afrique, plus tard des *Indes Occidentales,* etc.,
qui se sont succédées en vue de l'exploitation de ces parages ;
en parlant de la traite des gommes, nous en exposerons les
phases principales.

Nous aurons également à établir, plus loin, la comparaison
instructive, entre le mouvement commercial de ces époques
et du moment actuel.

Aujourd'hui, les gommes, suivant leurs sortes, reçoivent de
nombreuses applications.

A part leur emploi pharmaceutique, les gommes dites Arabiques et du Sénégal, sont fréquemment utilisées dans la
confiserie, pour la fabrication des bonbons ; dans la distillerie.

Elles servent à apprêter les dentelles, le linge ; elles servent également aux impressions sur tissus, à la préparation de la colle pour étiquettes, timbres-poste, enveloppes ; dans la teinturerie, la chapellerie, etc.

Les industries Françaises, Russes, Anglaises, etc., les emploient pour les apprêts des tissus de laine et de coton. On peut ainsi donner à ces tissus une apperance supérieure, ce qui permet de les vendre à des prix d'un bon marché relatif.

Origine et production de la gomme. — Le mode de formation de la gomme, qu'il s'agisse de la *gomme dite Arabique* ou des *gommes Nostras*, provenant des *Prunées* (1), a été interprété de différentes manières par les auteurs qui s'en sont occupés et nous n'oserions affirmer si, à l'heure actuelle, la question est définitivement tranchée ; toutefois, la présence de la gomme sur un végétal est assez généralement considérée aujourd'hui comme un phénomène pathologique ; ce serait une maladie, désignée sous le nom de *Gommose ;* nous aurons à discuter cette manière de voir.

Prilleux (2), dans un remarquable mémoire sur *La formation de la gomme dans les arbres fruitiers* a résumé l'état des connaissances relatives à ce sujet, publiées avant lui. Lutz (3), au chapitre V, de sa thèse inaugurale *sur les gommes*, reproduit presque *in-extenso* le travail de Prilleux. Devant, à notre tour, reprendre ces renseignements indispensables, nous les emprunterons également à cet auteur, en ayant soin de les placer entre guillemets, afin de nous conformer à cet adage, trop souvent oublié : *Cuique suum !*

Un vieil auteur, le P. Labat (4), qui n'était ni Voyageur, ni

---

(1) Ainsi que nous l'avons établi, t. Ier, p. 865, de cet Ouvrage, nous étudierons comparativement les gommes d'*Acacia* et les gommes des *Prunées*, dans ce chapitre et les suivants.

(2) *Ann. Sc. Nat. Bot.*, 6e Ser., t. 1, p 176 et seq., 1875.

(3) *Ecole sup^{re} de Pharmacie de Paris*, 27 juin 1895.

(4) *Nouv. relat. de l'Afrique Occidentale*, 1728, t. I, p. 243.

Naturaliste, et a su cependant publier des ouvrages généralement estimés, relate dans le passage suivant, la façon
dont la production de la gomme était expliquée de son temps.

« Toutes les gommes qui sortent des arbres, dit-il (il parle
des *Acacia Sénégambiens*), ne sont que des parties surabondantes de la sève qui, se trouvant en trop grande quantité et
mises en un mouvement violent par la chaleur du Soleil, gonflent les fibres des arbres, crèvent ces tuniques imperceptibles
qui les environnent et se font un passage au travers des pores
de l'écorce. C'est ce qui n'arrive pas, quand l'arbre n'a que la
quantité de sève qui luy est nécessaire pour sa conservation
et son accroissement. Alors si on en veut tirer quelque chose,
il faut user de violence et déterminer, par la force des incisions,
les parties de la sève, qui nourrissaient l'arbre et qui le
faisaient croitre, à courir au plus pressé et à consolider les
playes qu'on luy a faites, ce qu'ils ne peuvent exécuter sans
qu'une bonne partie ne s'échappe par les pores qu'on leur a
ouverts ».

Cette explication, donnée plus scientifiquement, eut cours
pendant assez longtemps. Les gommes, en effet, « étaient
considérées, sans contestation, comme un produit de sécrétion, formé à l'intérieur des plantes par certaines cellules,
déposé dans des réservoirs spéciaux » et finissant par faire
issue au dehors pour se concréter sous l'action des agents
atmosphériques.

L'opinion commune fut modifiée, quand Kützing (1) « eut
reconnu que la gomme Adragante n'est pas une substance
amorphe et homogène, comme on le croyait, mais qu'elle présente une organisation et qu'elle est formée de cellules à
parois très épaisses, à l'intérieur desquelles on voit des grains
de fécule. L'idée bizarre, émise par Kützing, qui pour expliquer l'organisation qu'il avait découverte dans la gomme

____

(1) *Grundzüge d. Phil. Bot.*, 203.

Adragante, l'avait considérée comme due à un Champignon développé à l'intérieur des tiges d'*Astragalus*, fut promptement abandonnée ».

« Unger (1) admettait que cette gomme était formée par les couches secondaires des cellules des rayons médullaires et il rapprochait cette production de celle du mucilage qui couvre les graines de Coing et de Lin. »

« Cramer (2), dans un mémoire sur le *mucilage des plantes*, indiquait, en passant, la gomme du Cerisier et la gomme Adragante, comme des produits de sécrétion, tandis qu'il regardait les mucilages des graines de Coing et de Lin, comme dus à des épaississements des parois des cellules ».

H. van Mohl (3), reprenant les études sur la gomme Adragante et ayant lui aussi remarqué dans ce produit la présence de débris cellulaires, constata que les cellules médullaires, ayant dans les jeunes plantes une constitution normale, ne tardent pas à épaissir leurs parois où se montrent un certain nombre de minces couches concentriques ; peu à peu ces couches concentriques s'effacent, les contours cellulaires deviennent de moins en moins distincts et le tout finit par se fondre en une masse mucilagineuse, où se rencontrent de place en place des débris incomplètement résorbés. « La gomme Adragante serait donc due à l'altération des cellules de la moelle et des rayons médullaires de certains *Astragalus*, dont les parois se transforment en gomme. »

« A partir de cette publication, d'assez nombreux travaux ont eu pour objet l'étude de la production de la gomme dans les végétaux de nos pays, *aussi bien chez ceux où cette matière est* UN PRODUIT NORMAL DE LA PLANTE SAINE, *que dans les arbres fruitiers, où la présence de la gomme doit être considérée comme un* PHÉNOMÈNE PATHOLOGIQUE ».

(1) *Anat. u. Phys. d. Pflanz.*, 119, 1855.
(2) *Pflanzphys. Untersuch.*, 3. Heft. CRAMER. 8, 1855.
(3) *Bot. Zeit*, 36 et 55, 1857.

« Karsten (1) a considéré la gomme, de même que la résine, la cire et le mucilage, comme produits par l'altération de la paroi des cellules, exactement comme dans la gomme Adragante ».

« Trecul (2), le premier a fait une étude approfondie de la gomme dans les arbres fruitiers. Il reconnut surtout dans la couche génératrice, mais aussi dans l'aubier, plus anciennement développé, des lacunes remplies de liquide. Ces lacunes, d'abord petites, s'élargissent peu à peu, à mesure que les cellules voisines se désagrègent et se résorbent. Les rayons médullaires sont les parties qui résistent le plus à la résorption et ce n'est, qu'assez longtemps après la formation des lacunes, que la gomme commence à s'y montrer. Si les lacunes sont dans le voisinage de l'écorce, la gomme qui y est secrétée les remplit, puis les rompt, pénètre dans l'écorce, la traverse et arrive au dehors.

« Quant à l'origine de la maladie, Trecul, d'accord en cela avec Meyer (3), l'attribue à diverses causes, qui toutes ont, selon lui, pour effet d'accumuler sur les mêmes points une quantité de sève trop considérable, et il pense qu'elle nait ainsi d'une nutrition trop abondante des nouveaux tissus ; quand ceux-ci reçoivent trop de suc, les jeunes cellules de la couche génératrice se résorbent, et ainsi se forment les lacunes, où plus tard apparait la gomme, qu'il considère encore comme un produit de sécrétion. »

Dans un second mémoire, Trecul (4) « caractérise nettement la formation des lacunes de gomme, qu'il désigne sous le nom de *cavernes de résorption* ; il affirme, en outre, que la gomme ne provient pas seulement d'une transformation de la substance des membranes cellulaires, c'est-à-dire de la

(1) *Bot. Zeit.* 1857.
(2) C. R. Ac. Sc., 1860.. t. LI. 621.
(3) *Pflanz. Pathol.* 1841. 229.
(4) *Soc. Phil. Paris.*, 1862 et *Journ. de l'Instit.*, 1862. 241.

cellulose, mais que le contenu des cellules fibreuses et celui des cellules parenchymateuses concourent à sa génération, et que la substance d'apparence gommeuse, renfermée dans les vaisseaux, n'a pas été formée aux dépens des membranes cellulaires ».

Wigand (1) « attribuait à une modification de la paroi des cellules non seulement la production de toutes les gommes, mais encore celle des *résines*. Selon lui, la gomme est toujours due à une désorganisation, soit des parois des cellules et des vaisseaux, soit des grains de fécule. Il a le premier signalé la production d'amas de parenchyme ligneux dans le bois où se dépose la gomme, et c'est à la désorganisation des cellules qui le composent qu'est due la production de cette substance. Quant à l'écoulement de la gomme, considérée comme phéno-mène pathologique, Wigand le regarde comme peu impor-tant et peu nuisible ; n'admettant pas que cet écoulement résulte d'une élimination d'une partie du suc nutritif, il ne pense pas qu'il y ait là une cause d'appauvrissement pour le végétal ; la gomme se forme par la décomposition des mem-branes cellulaires ; sa production est due à des circonstances qui mettent un terme à la vie des tissus ; son apparition est la conséquence, le symptôme d'une maladie ; elle n'est pas elle-même une maladie. »

Frank (2) a confirmé les observations de Wigand, seule-ment « il ne considère pas toute la gomme comme formée exclusivement par l'altération de la substance des parois cellulaires et vasculaires et il admet : qu'il y a non seulement transformation de ces éléments organiques en gomme, mais encore production d'une certaine quantité de gomme à l'aide des liquides nutritifs ».

Sorauer (3) a confirmé toutes les observations précédentes,

(1) *Peringsh, Jahrb.* 1863, t. III, p. 115.
(2) *Peringsh, Jahrb.* 1866-67, t. V. p. 181.
(3) *Landwirth, Vernisch,* 1872, t. XV, n° 6, p. 454.

mais en ce qui touche la question pathologique, « il considère l'épanchement de la gomme comme le symptôme d'une maladie, dont la cause la plus prochaine doit être cherchée dans une accumulation de matière plastique en certains points, par suite d'un défaut d'équilibre dans la production des nouveaux tissus. »

De cet exposé des travaux antérieurs au sien, Prilleux (1) conclut ainsi : « pour résumer en quelques mots l'état présent de la question, l'opinion commune aux observateurs les plus récents est que la gomme est produite par l'altération des parois, soit des vaisseaux soit des cellules du parenchyme ligneux qui apparaît dans le bois aux points où il se produit de la gomme. Dans le premier cas, l'altération des parois gagne à partir de l'intérieur ; dans le second, au contraire, elle se propage de l'extérieur vers l'intérieur. Il est admis, en outre, que les grains de fécule peuvent se changer de même en gomme ; il n'y a guère que sur les causes du phénomène pathologique qu'il y ait encore contestation. »

Prilleux dans son mémoire sur *la gomme des arbres fruitiers* a cependant trouvé des différences assez considérables, entre les faits qu'il a observés et ceux précédemment décrits ; ses démonstrations reposent sur l'étude de la production de la gomme : dans les vaisseaux, dans les cellules et les fibres, dans les lacunes en dehors des cellules.

« Sur une coupe transversale d'une tige d'arbre atteint de gommose, dit-il, on voit presque toujours un nombre considérable de vaisseaux contenant de la gomme. Parfois, ils sont entièrement comblés ; d'autres fois, la gomme ne les remplit pas entièrement, elle y forme souvent alors un revêtement plus ou moins épais qui assez fréquemment occupe tout le pourtour et ne laisse qu'une lumière assez étroite au milieu.

« Très souvent on voit dans les vaisseaux de petites masses

____

(1) *Loc. cit.*, p. 180.

sphériques qui ne tiennent à la paroi que par un très petit
point ; les auteurs, Sorauer entre autres, étudiant l'action de
l'acide chlorhydrique sur ces petites masses et les ayant
souvent vu se colorer en violet comme la paroi même des
vaisseaux, en ont conclu qu'elles
étaient le résultat de la trans-
mutation des parois vasculaires
en gomme.

« Dans les vaisseaux où la production de la gomme est abondante, cette matière y forme souvent sur une assez grande étendue,
un épais revêtement qui couvre
entièrement la paroi intérieure ;
mais il n'en est pas toujours ainsi :
là, par exemple, où elle ne se
montre qu'en faible quantité, on
la voit apparaitre sous forme de

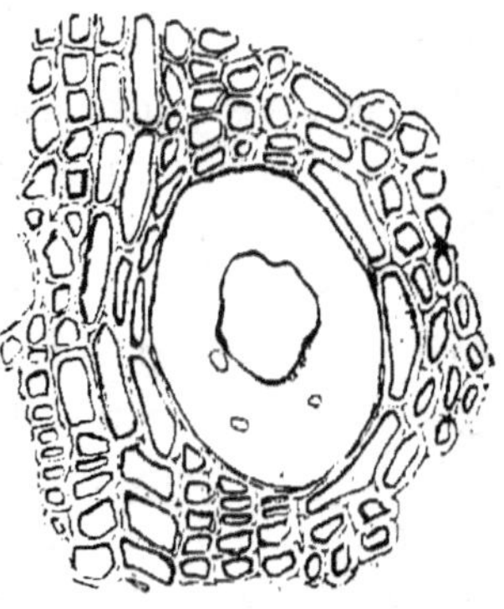

Fig. 223

Coupe transversale d'un vaisseau
contenant un épais revêtement de
gomme, d'après Prilleux.

petites gouttelettes qui ne sont guère plus grosses que
les ponctuations des vaisseaux, et qui paraissent d'ordinaire se déposer précisément sur les points qui correspondent à ces ponctuations. Quand la production de
la gomme est un peu plus abondante, on voit les gouttelettes
plus grosses se confondre souvent par les côtés et former
ainsi de petites masses irrégulières, sinueuses sur les bords.

» Dans les endroits où la gomme est abondante, au lieu de
petites gouttelettes isolées ou confluentes on n'observe plus
qu'une masse unique formant une sorte de couche plus ou
moins épaisse qui tapisse le vaisseau à l'intérieur sur une
certaine étendue. Ce revêtement de gomme a souvent, en
divers points, une grande épaisseur et fait alors très fortement
saillie à l'intérieur, sous forme d'éminences mamelonnées de
dents, de pointes, souvent irrégulières et recourbées. Souvent
encore, le revêtement de gomme qui tapisse l'intérieur des

vaisseaux s'étend, se dilate et devient plus long et plus large que la paroi sur laquelle il s'est déposé ; il s'en détache alors en se contournant et faisant des plis à l'inté-rieur.

« Quand on observe les points où la couche de gomme est ainsi séparée de la paroi, on voit qu'ils sont demeurés intacts en dehors de la masse gommeuse, celle-ci s'est seule-ment moulée sur la paroi et a pris l'em-preinte des dessins dont la surface est marquée.

« Ces observations, conclut Prilleux, dé-montrent que la gomme que contiennent les vaisseaux des arbres fruitiers n'est pas due à une désorganisation de la partie in-terne de la paroi vasculaire, mais qu'elle apparaît à la surface interne de la paroi qui n'est altérée ni dans sa composition, ni dans sa structure, sous forme soit de goutte-lettes, soit de masses mamelonnées plus ou moins étendues et plus ou moins épaisses. »

« La gomme, continue Prilleux, ne se montre pas seulement dans les vaisseaux, mais encore dans les cellules et dans les fibres.

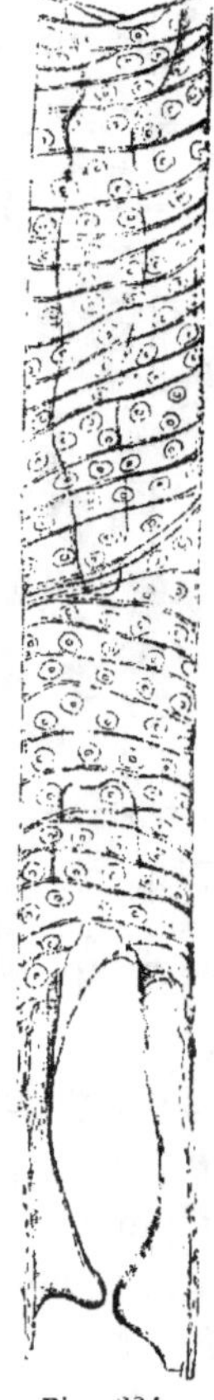

Fig. 224

Coupe longitudi-nale d'un vaisseau contenant un dépôt considérable de gomme, d'après Prilleux.

« Quand elle apparaît à l'intérieur des fibres dont la cavité est très étroite, elle semble les combler entièrement. Du reste, dans les fibres remplies de gomme, les parois paraissent toujours très nettement limitées, vers l'intérieur, et ne montrent pas dans leur aspect, trace de désorganisation. Plusieurs fois seulement l'apparition de la gomme coïncide avec un développement plus considérable de la paroi de la fibre, qui se montre plus large et plus épaisse que les fibres voisines dans lesquelles il n'y a pas de gomme. Ce fait se produit principalement dans les fibres libériennes disposées en faisceaux isolés au milieu du parenchyme cortical, et cela surtout dans les fibres de la périphérie du faisceau dont rien, par suite de leur position, ne gêne le développement.

« Dans les tiges et les rameaux atteints par la gomme, on voit assez communément cette substance se déposer sous forme solide dans les cellules des rayons médullaires, qui, dans l'état ordinaire, sont remplis de fécule.

« Les grains de fécule, contenus dans les cellules où la gomme commence seulement à apparaitre, se montrent amoncelés en petites masses autour desquelles on distingue bientôt une très mince couche de gomme. Puis l'épaisseur de cette

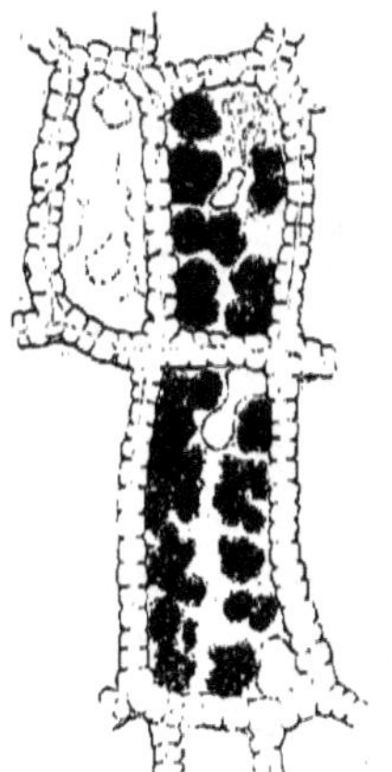

Fig 225
Cellules de rayons médullaire avec graines de fécule entourés de gomme, d'après Prilleux

couche augmente ; souvent, en même temps, on voit aussi de la gomme se déposer non plus seulement autour des groupes de grains de fécule, mais sur divers autres points de la cellule. Peu à peu les amas de fécule englobés dans la gomme diminuent, tandis que la couche de gomme qui les entoure devient plus épaisse ; mais les deux substances traitées par l'iode présentent leurs propriétés spéciales bien tranchées ; la pelote de gomme se colore en jaune, le noyau de fécule qu'elle contient au centre prend une teinte bleue.

« La résorption de la fécule continuant, toute cette matière finit par disparaitre en laissant le plus souvent une place vide au centre de la masse de gomme qui l'entourait.

« Bien que la formation de la gomme corresponde à la disparition de la fécule, et qu'il soit tout naturel d'admettre que les deux phénomènes sont sous la dépendance l'un de l'autre, chaque grain de fécule cependant n'est pas changé directement en une sorte de grain de gomme ; les couches successives de

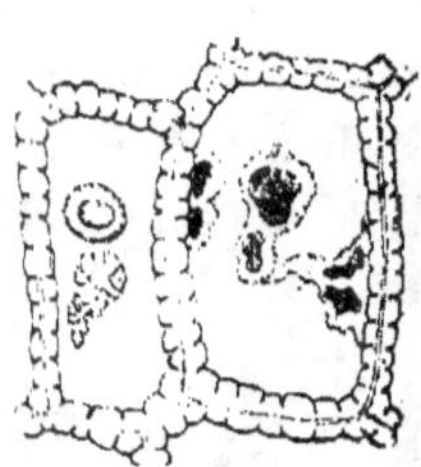

Fig. 226

Cellules de rayon médullaire avec amas de fécule et gomme seule, d'après Prilleux.

chaque grain ne se transforment pas en gomme mais les grains se résorbent et fournissent les éléments nécessaires à la production de la gomme. Quand il se forme au milieu des tissus de grands foyers de production de gomme, on observe, à l'intérieur des cellules qui les avoisinent, une assez grande quantité de fécule qui se résorbe ainsi peu à peu, et il n'est pas douteux qu'ils se transforment en gomme.

« La quantité de gomme que l'on voit à l'intérieur des vaisseaux et des cellules est toujours peu considérable, comparée à celle qui s'accumule dans les lacunes formées au milieu des tissus dont les cellules se désagrègent.

« Quand on coupe une branche atteinte de gommose, on voit parfois perler de petites gouttelettes de gomme disposées régulièrement en cercle autour du bois et en dedans de l'écorce ; la gomme qui apparaît ainsi s'écoule de lacunes creusées dans la dernière couche annuelle formée ; mais en y regardant de plus près, on voit qu'il n'y a pas qu'une seule série de ces réservoirs à gomme, se montrant sous l'aspect de petites places transparentes, assez régulièrement réparties en cercle à une égale distance les unes des autres, rarement sur toute la périphérie, mais très souvent sur une partie étendue du pourtour. On voit souvent plusieurs séries concentriques de lacunes à gomme à des profondeurs différentes à l'intérieur du bois.

« Sur une coupe transversale ces lacunes sont irrégulièrement arrondies et occupent généralement, quand elles ne prennent pas un grand développement, l'intervalle de deux rayons médullaires.

« Etudiées sur une coupe longitudinale, elles s'étendent dans le sens de la longueur de la tige et forment des canaux pleins de gomme, très irrégulièrement limités. Ces réservoirs n'ont rien qui ressemble à des parois propres, cependant ils ne sont pas bordés directement par les éléments normaux du tissu au milieu duquel ils s'étendent. Ce ne sont pas des fibres ligneuses qui les entourent immédiatement, mais un tissu spécial dont la formation coïncide avec l'apparition de la gomme et précède ou accompagne la première apparition des lacunes qui vont se former à son intérieur.

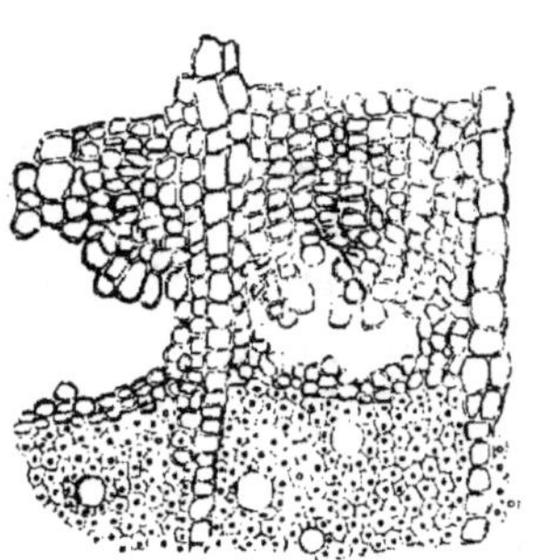

Fig. 227
Jeune lacune à gomme à la limite du bois et de l'écorce, d'après Prilleux.

« Lorsque des lacunes vont se former en un point de la couche annuelle dans la zône d'accroissement, les très jeunes éléments du cambium, au lieu de s'organiser en longues fibres, se divisent transversalement dans la longueur, pour former des cellules qui sont analogues à celles constituant normalement les rayons médullaires ; toutefois elles sont plus allongées, tout en ayant de même des parois assez épaisses et ponctuées, de même aussi elles contiennent de la fécule en quantité considérable.

« Les cellules du parenchyme ligneux sont généralement disposées concentriquement en séries rayonnantes autour de la lacune, et aplaties perpendiculairement à la direction en rayons, comme si elles avaient subi une pression de la masse de gomme qu'elles entourent. Les cellules du parenchyme bordant directement la lacune sont toujours de beaucoup les plus grandes et les plus développées.

« Les cellules du parenchyme ligneux, qui bordent la lacune et se trouvent au contact immédiat de la gomme, présentent des caractères particuliers ; non seulement elles dépassent beaucoup la taille des cellules voisines, mais elles ont une forme différente : elles se gonflent, deviennent globuleuses ou claviformes et pénètrent dans l'intérieur de la lacune. Il n'est pas rare de les voir alors présenter des saillies sur divers points et montrer un commencement de ramification.

« Pendant que la gomme se produit, on observe dans les cellules qui bordent la cavité où elle s'amasse une activité vitale extraordinaire ; elles grandissent, se multiplient, s'épaississent et se remplissent de fécule. Bientôt un phénomène inverse se manifeste : la fécule déposée dans les cellules se résorbe, les cellules elles-mêmes s'altèrent, leurs parois subissent une désorganisation, elles s'exfolient ; les couches successives dont est formée la membrane cellulaire se décollent et se montrent séparées par de la gomme qui s'amasse entre elles

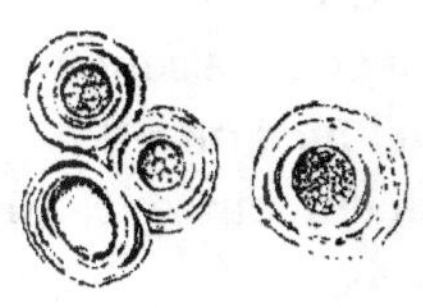

Fig. 228-229
Cellules à parois exfoliées
et remplies de gomme,
d'après Prilleux.

et distend les feuillets les plus extérieurs. Peu à peu les parois ainsi désagrégées en lames d'une extrême ténuité se détruisent et se résorbent ; on en distingue quelquefois nettement les débris au milieu de la gomme des lacunes. »

D'après les travaux de Karsten, de Wigand et de Frank, la gomme des lacunes serait due, comme on l'a vu, à une désorganisation progressive de la paroi des cellules voisines gagnant régulièrement de l'extérieur à l'intérieur. Prilleux n'accepte pas cette manière de voir. « Quand, dit-il, la paroi des cellules est gonflée, et semble très évidemment transformée en gomme, ce n'est pas la partie la plus extérieure qui se montre particulièrement tuméfiée et gélatineuse, mais une couche située plus profondément dans l'intérieur même de la membrane. La limite extérieure de la cellule qui se change en gomme n'est pas toujours indécise et vague, très souvent on voit une pellicule bien nette qui l'arrête ; c'est non pas à la limite extérieure, mais dans la profondeur de la paroi et entre des feuillets, qui présentent les réactions de la cellulose nettement tranchées, que la gomme apparait.

« Les parois des cellules qui bordent les lacunes n'ont pas perdu, comme on l'a supposé, les caractères de la cellulose. En effet, si une mince coupe de bois gommeux bouillie dans la potasse est soumise à l'action de l'iodochlorure de zinc, on voit les parois des cellules, même les plus voisines de la lacune, même celles qui sont gonflées et isolées au milieu de la gomme, se colorer en bleu violet, comme les cellules inaltérées, situées loin de la lacune. La gomme contenue dans la lacune se colore en jaune, ainsi qu'une lame de matière intercellulaire qui apparait très nettement entre les fibres et entre les cellules, grâce à ces colorations.

« Cette substance intercellulaire forme un réseau jaune, dont les mailles sont occupées par les cellules colorées en bleu-violet, et autant la séparation entre la lame intercellulaire et les cellules voisines est marquée, autant elle est indécise et insaisissable entre l'extrémité des lames intercellulaires et la lacune remplie de gomme. Quand les cellules se dissocient, se séparent les unes des autres au voisinage de la lacune, on ne saurait la plupart du temps dire si elles sont séparées par de la gomme ou par une lame plus épaisse de matière intercellulaire.

« C'est au contact immédiat de cette lame, entre elle et la plus extérieure des couches cellulosiques des deux cellules adjacentes, que l'on voit se produire d'abord une mince fissure, les deux cellules voisines se décollent et la lame de matière intercellulaire se trouve isolée entre elles deux. Bientôt les contours de cette lame s'effacent et il devient impossible de la distinguer de la gomme, remplissant tout l'intervalle entre elle et la cellule.

« On est donc amené à admettre que la matière intercellulaire se change en gomme : la gomme apparait d'abord à la limite qui sépare la paroi cellulaire de la lame intercellulaire, puis cette lame disparait et est remplacée par de la gomme. On est en droit de conclure, ou que la gomme se produit à mesure que la lame est resorbée, ou que la matière intercellulaire se modifie et se change directement en gomme.

« Quant à l'origine même de la gomme, soit dans l'intérieur des parois des cellules, soit entre les cellules, s'il est naturel d'admettre que certaines couches de la membrane cellulaire et que la lame intercellulaire y prennent part, il parait probable que la plus grande partie de la gomme accumulée dans les lacunes est formée à l'aide des matériaux fournis par la fécule amassée en quantités considérables, non seulement dans le parenchyme ligneux, mais dans les rayons médullaires, qui sont les magasins où sont mis en réserves, sous forme de grains de fécule, de grands dépôts de principes nutritifs destinés, à l'état normal, à servir d'accroissement au végétal.

« Si d'ordinaire, la gomme contenue dans les lacunes profondes, ne peut se frayer un chemin vers l'extérieur et ne se produit qu'en petite quantité, il n'en est pas de même pour celle amassée dans les lacunes voisines de l'écorce. Là, elle rompt, quand elle est en abondance, la mince lame de tissu limitant la lacune du côté de l'écorce ; celle-ci contient normalement de grandes lacunes ; la gomme s'y répand, les remplit, et finit par s'écouler au dehors à travers des fissures (1) ».

Jusqu'ici, tous les auteurs cités, y compris Prilleux, ont étudié, comme on le voit, la formation de la gomme, exclusivement chez les *Astragalus* et les divers représentants de la tribu des *Prunées*, en négligeant complètement les *Acacia*.

Depuis, quelques naturalistes se sont occupés de ces derniers, au même point de vue.

Nous avons donc à analyser leurs travaux, comme nous

______

(1) Nous répétons que tous ces passages, *entre guillemets*, sont empruntés **au** mémoire de Prilleux, nous les reproduisons textuellement, c'est-à-dire **sans** aucun changement de style et de forme.

venons de le faire pour les premiers ; la comparaison des opinions des uns et des autres, permettra peut-être de résoudre, dans tel ou tel sens, la difficile question de la production des gommes.

Martins (1), tout en tenant compte des observations de Wigand, de Frank, de Sorauer, de Prilleux lui-même, crut pouvoir expliquer la production de la gomme chez l'*Acacia Verek*, par la présence et le développement sur cet arbre, d'une plante parasite, appartenant au genre *Loranthus*, plante pour lui nouvelle qu'il décrivit sous le nom de *Loranthus Senegalensis*.

Cette manière de voir lui avait été suggérée par le Dr Bérenger-Féraud, Médecin en chef de la Marine, qui avait signalé ce fait, dans le *Moniteur du Sénégal* (2).

Grâce à son intermédiaire, il put se procurer des branches d'*Acacia Verek*, présentant des exsudations gommeuses ; ces branches avaient été recueillies par le Dr Brochas, Médecin de Marine, chargé en 1872 du service de santé au poste de Dagana, dans une forêt de Gommier, située entre le fleuve Sénégal et le Lac de Cayor.

« Sur 16 morceaux de bois que j'ai reçus, écrit Martins, il y en a 8 où l'exsudation s'est faite sur les branches, surtout sur des parties non ramifiées ; dans d'autres cas, au niveau d'une bifurcation.

Sur 8 autres branches, on est frappé de voir que la gomme a exsudé près d'un empâtement qui est la base d'une plante parasite, greffée sur l'*Acacia Verek*, et que là elle est plus abondante que sur les branches exemptes de parasite.

« En présence de ces faits, on se demande si le parasite favorise seulement ou s'il détermine la sécrétion de la gomme.

(1) **Sur** un mode particulier d'excrétion de la gomme Arabique, produite par l'*Acacia Verek*, in Dubreuil., *Rev. des Sc. Nat.*, t. III, p. 553, 1874, et *Journ. Pharm. et Chim.*, 4e sér., t. XXI, p. 502. 1875.

(2) *Loc. cit.*, n° du 15 juillet 1873.

Son action est peut-être purement mécanique. Je constate seulement que le parasite semble affaiblir la vitalité de la branche sur laquelle il est implanté. Dans ce cas, l'exsudation de la gomme du Sénégal aurait pour cause un état de souf-

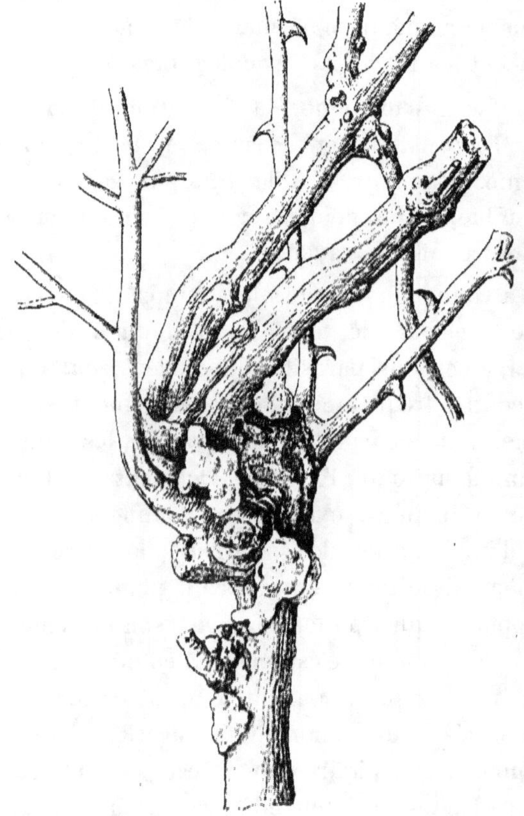

Fig. 230.
Branche d'*Acacia Verek*, avec *Loranthus* et gomme, d'après Martins.
Fac-similé réduit.

france du végétal, analogue à celui de nos Cerisiers, de nos Pruniers, etc., qui secrètent notre *Gomme indigène*, lorsqu'ils sont vieux ou souffreteux ».

« Le *Loranthus* parasite fatigue et épuise l'*Acacia*, aux

dépens duquel il se nourrit, et, au lieu de fibres ligneuses normales, ce sont des cellules remplies de fécule qui se développent ; les cellules se détruisent, la fécule se convertit en gomme, se réunit dans une lacune et finit par se frayer un chemin au dehors. L'accroissement du végétal ne se fait pas non plus d'une manière normale ; des fonctions pathologiques remplacent les fonctions physiologiques. »

Cette façon d'expliquer la formation de la gomme chez l'*Acacia Verek* n'a pas été acceptée, et le Dr Corre, Médecin de Marine, entre autres, à la suite de ses observations en Sénégambie, a pu démontrer que l'action du *Loranthus* ne pouvait être mise en cause.

« On a voulu dans ces derniers temps, dit-il (1), faire jouer un rôle considérable, dans la production des gommes du Sénégal, à certains parasites du genre *Loranthus;* ce parasite se rencontre fréquemment, non seulement sur les arbres Gommiers, mais encore sur le Goyavier, les Palmiers ; etc., il est connu dans toute l'Afrique Occidentale. Jamais je n'ai observé la moindre exsudation gommeuse au milieu des nœuds d'implantation de ce parasite, qui tire toute sève à lui et n'en laisse guère en excès à la plante sur laquelle il se développe. Ce qui a pu faire croire à son influence sur la production de la gomme, c'est qu'on l'a confondu avec les renflements tératologiques, souvent rencontrés sur les *Verek*, renflements liés à une anomalie de nutrition et probablement occasionnés par la piqûre d'un insecte : sur un grand nombre de ces nodosités, j'ai, en effet, remarqué des trajets canaliculaires, qui ne peuvent être attribués qu'au travail d'un insecte. »

Le Dr Corre, dans le même travail, expose le résultat de ses observations sur la production de la gomme de l'*Acacia*

(1) CORRE. *Notes sur les gommes du Sénégal*, in *Journ. de Pharm. et de Chim.*, 4e sér., t. XXIV. p. 322. 1876.

Verek ; elles sont d'un haut intérêt et nous croyons utile de les reproduire.

« Je dois à l'obligeance de l'un de mes collègues, M. Hubert, écrit notre savant comfrère, d'avoir pu étudier le mode de production de la gomme du *Verek*. Cette production a certainement son point de départ dans la zône génératrice. Sur la coupe transversale d'un jeune rameau, on aperçoit d'abord une sorte d'exsudation en nappe, mal délimitée, entre le bois et l'écorce : l'exsudation, devenant plus considérable, soulève l'écorce, puis se fait jour au travers des fissures et des crevasses que présente celle-ci.

« Mais dans la zône génératrice, il y a deux couches distinctes, l'une qui est ligneuse, l'autre cellulaire ; dans laquelle de ces deux couches, la gomme prend-elle origine ? Se forme-t-elle aux dépens de la sève brute qui circule dans les éléments de la couche ligneuse, ou aux dépens de la sève nourricière qui circule dans les éléments de la couche cellulaire ? Je crois que la formation a lieu dans la couche ligneuse et aux dépens de la sève brute, et voici sur quels faits j'appuie mon opinion :

« 1° Sur divers échantillons de *Verek*, j'ai constaté, qu'au niveau de la base des exsudations gommeuses, les faisceaux les plus extérieurs du bois s'écartaient en forme de cupule et offraient les traces d'un travail d'érosion ou de destruction : sur de très jeunes rameaux, on distingue, à l'aide du microscope, ces faisceaux dissociés, déchiquetés, au milieu de la matière gommeuse.

« 2° Les boules de gomme sont fréquemment creusées de cavités très régulières, comparables à celles que produirait, dans une masse visqueuse, l'insufflation de l'air, au moyen d'un tube effilé ; ces cavités ne peuvent être dues à la pénétration d'un gaz venu directement du dehors, car elles regardent en dedans, c'est-à-dire vers la base des exsudations ;

elles n'ont donc pu être produites que par l'air des vaisseaux de l'aubier, rompus et dissociés en même temps que les fibres ligneuses.

« 3° Les éléments minéraux de la gomme appartiennent bien à la sève brute (chaux, etc.).

« La gomme toutefois n'est pas simplement de l'eau chargée de sels ; ce n'est pas même une solution saline à un très haut degré de concentration. C'est un produit qui offre une grande analogie de composition chimique avec le ligneux : faudrait-il donc admettre qu'elle est le résultat d'une sorte de liquéfaction des éléments de l'aubier par la sève brute ? Là est sans doute la vérité.

« Il est incontestable que la formation de la gomme se rattache à une anomalie par excès de nutrition. On observe les productions gommeuses plus particulièrement aux points de bourgeonnement et de bifurcation des rameaux ; on les voit acquérir un remarquable développement sur des nodosités monstrueuses, c'est-à-dire partout où l'acte nutritif offre le plus d'intensité.. Au delà de certaines limites, une telle énergie dans la montée de la sève doit s'accompagner d'un ralentissement de la circulation, puis amener une véritable stagnation du liquide par engorgement des voies conductrices ; de là peut-être l'imbibition, le ramollissement et la liquéfaction des éléments fibreux et vasculaires de l'aubier.

« Dans le phénomène interviennent les vents d'est, dont la température élevée et la sécheresse sont éminemment favorables à l'appel des liquides vers la périphérie. Leur influence ne se borne pas, comme on le répète trop facilement, à provoquer des gerçures dans l'écorce, elle doit aussi se traduire par une aspiration excentrique des liquides, un arrêt circulatoire, dont la conséquence est l'action de la sève sur les parois des éléments qui les contiennent, et finalement l'exsudation de la gomme, ainsi produite au travers des éclats de la couche corticale. »

Au moment où le Dʳ Corre publiait ce mémoire sur les gommes du Sénégal, Louvet, Pharmacien en Chef de la Marine, donnait le résultat de ses voyages dans les forêts de Gommiers (1).

La mission dont il était investi, avait pour but : de déterminer les causes de la diminution constante de la gomme sur les principales escales du fleuve Sénégal, et de rechercher le genre d'influence dû au *Loranthus Senegalensis* de Martins.

Entre temps, il donne ses appréciations personnelles sur le mode de production de la gomme. Nous avons à examiner tout d'abord cette partie de son mémoire, réservant pour le chapitre consacré à la récolte de la gomme les renseignements concernant plus particulièrement cette industrie.

D'après Louvet, la présence des *Loranthus* ne favorise en aucune façon l'excrétion de la gomme, et il donne à ce sujet des renseignements du plus haut intérêt.

« En général, dit-il, le *Tobb*, nom Ouoloff du *Loranthus*, a toujours paru jouer un rôle totalement nul pour la fertilité relative des divers *Acacia*. Le plus souvent la gomme suinte sur les axes primaires et secondaires à une distance telle du parasite, qu'il est bien difficile d'attribuer à celui-ci une influence mécanique ou même physiologique. »

Les considérations qui ont paru à l'auteur le moins favorables à la théorie parasitaire sont les suivantes :

« 1º. — Les Gommiers porteurs de *Tobb* sont en petit nombre vis-à-vis de ceux qui ne sont pas envahis ; des régions entières sont couvertes d'*Acacia Verek* sains et fertiles ;

« 2º. — Les *Loranthus* végètent de préférence sur les *Acacia* très vieux, dont l'accroissement est certainement terminé, et dont la fertilité est très douteuse ;

---

(1) *Études sur le mode de production de la gomme Arabique, pendant plusieurs voyages dans les forêts de Gommiers*, in. *Jour. de Pharm. et de Chim.* 4ᵉ série. t. XXIII. p. 405-471, et seq.

« 3°. — Les *Verek* plus jeunes, qui nourrissent un et même plusieurs *Tobb*, n'ont pas moins bel aspect que les mêmes arbres sains, toutes autres conditions étant égales d'ailleurs ;

« 4°. — Lorsqu'un *Acacia* est souffreteux, envahi, et qu'il y aurait quelque raison d'attribuer au parasite cet état maladif, précisément on n'observe de collection sur aucune de ses branches, mais tout au plus comme un léger vernis par places ;

« 5°. — Tous les Maures interrogés assurent que, dans leur pays, ce sont les *Verek* dépourvus de *Tobb* qui produisent le plus ; ils disent, eux aussi, que le *Loranthus* s'implante sur les vieux *Acacia* déjà malades et épuisés, qu'il ne parait pas modifier leurs conditions d'existence, n'augmente, ne diminue ni ne provoque l'excrétion de la gomme ;

« 6°. — Dans les 11 espèces végétales, sur lesquelles on a vu jusqu'à présent des *Loranthus*, et parmi lesquels le *Verek* seul est gommifère, celui-ci n'occupe qu'un des derniers rangs au point de vue des fréquences de l'invasion ;

« 7°. — Le gonflement hypertrophique, qui sert de base au parasite, est formé par les couches libériennes du sujet ; le tissu ligneux de ce dernier est rarement modifié dans sa structure et le *Loranthus* est rivé à l'axe nourricier plutôt par soudure naturelle que par substitution de ses fibres ligneux à celles du sujet. »

Ces faits établis, Louvet s'étend longuement sur l'état de la végétation des arbres, sur les influences météorologiques auxquelles ils sont soumis et il en déduit que la production de la gomme est sous la dépendance immédiate de ces facteurs.

Il examine : 1°. — *L'époque de la floraison et de la fructification de l'Acacia Verek*, « détail important, dit-il, au point de vue de la végétation générale, par conséquent du rapport entre la composition de la sève et l'apparition de la gomme.

« La floraison des Gommiers a lieu ordinairement en

Janvier, Février et Mars ; le plus grand nombre de sujets portent des fruits déjà secs à la fin de Mars. Dans le Haut fleuve la floraison commence en Novembre et ne se prolonge jamais plus loin que dans les derniers jours de Février. »

2° Il cherche à établir *les mois où l'excrétion de la gomme est en général la plus forte*, et il affirme : « que non seulement l'excrétion mais encore la sécrétion est liée, partiellement du moins, au ralentissement de la végétation, à une sorte de suspension de la circulation, et qu'en résumé, pour s'en tenir aux circonstances normales, quand les grandes pluies de l'hivernage ne dépassent plus le mois de Septembre, l'excrétion commence du 15 Janvier au 15 Février, et le maximum a lieu du 15 Mars au 15 Avril. »

3°. — Il rapporte *l'opinion des Maures sur le rapport entre la quantité annuelle de gomme, et le mode de distribution des pluies et des sécheresses* : « Il faut, prétendent les Maures, que l'hivernage ait été réellement pluvieux et court, c'est-à-dire que la quantité de pluie tombée dans les seuls mois de Juillet, Août et Septembre soit au moins comprise entre 40 et 50 centimètres ; il faut en outre que de fortes séries de vent d'Est se fassent sentir en Décembre et Janvier, sans être coupées par de petites pluies ou même par de trop fortes rosées. »

4°. — Il étudie *l'âge auquel les Verek commencent à produire, le nombre d'années pendant lesquelles ils produisent et la nature des terrains où ils croissent*. Il ne peut fixer qu'approximativement l'âge des arbres, il a toutefois remarqué « que de jeunes *Verek*, dont la section transversale ne présentait pas plus de 7 à 8 zones concentriques, ne portaient ni fleurs, ni fruits, ni traces de fructification, pas plus que de simples perles gommeuses, ni de notables fissures de l'écorce. Par contre, des *Verek* de 40 à 50 centimètres de diamètre à la base, ayant au moins 30 ans d'âge probable, étaient à la fois très vigoureux et très fertiles ; d'où l'on peut admettre que les *Verek* ne commencent pas à couler avant 7 ou 8 ans, coulent plus abondamment de 10 à 40 ans. Selon les Peuls, il existe des endroits où les *Verek* produisent pendant 3 ou 4 années de suite, puis restent stériles pendant une période indéterminée et recommencent ce cycle de phénomènes jusqu'à leur destruction.

.« Les considérations de lieux donnent lieu aux remarques suivantes : plus on s'avance vers l'Est, c'est-à-dire plus on s'engage dans les parages à vents toujours secs et brûlants, plus on rencontre d'arbres richement fertiles ; de là tout le secret de la supériorité de la rive droite du fleuve sur la rive gauche ; de plus, malgré l'immense étendue des forêts de Gommiers sur l'une et l'autre rive, celles de la rive gauche étant composées d'arbres beaucoup plus serrés, les vent secs y pénètrent plus difficilement, de telle sorte que les *Verek* y sont encore verdoyants lorsque depuis longtemps ceux des Maures sont devenus des squelettes ; de plus, les sables de la rive gauche sont durs, ferrugineux, et l'un de ceux qui ont été analysés, celui de Dioubouldou entre autres, ne contenait même pas de chaux. Or, c'est précisément dans cette forêt qu'on a surtout remarqué une coïncidence entre la présence des sables rouges et la disparition de la gomme ».

5°. — Enfin, l'auteur se demande : *quels sont les rapports de l'excrétion avec les axes, et de la sécrétion avec les zones constitutives*, et il examine si la gomme peut être attribuée à un excès momentané de latex ; si elle provient de la dissolution des éléments de la zone génératrice ; si elle consiste en une dégénérescence des fibres ligneuses. « La première proposition pourrait, écrit-il, se soutenir à la rigueur, car en raison de la profonde radication du *Verek*, la marche de la sève subit un ralentissement beaucoup moins notable qu'on pourrait le supposer pendant la saison sèche, et si, par rupture d'équilibre entre la respiration et l'ascension de la sève brute, la nutrition subit une diminution plus ou moins considérable, on pourrait concevoir qu'une accumulation de liquide concentrée dans les vaisseaux laticifères du liber soulevât et fît éclater les

couches les plus extérieures. Cependant dans aucun des
7 mois, de Novembre à Juin, on n'a réussi sur les *Verek* de la
banlieue de Saint-Louis à déterminer la plus petite collection de gomme, en pratiquant des incisions de toutes sortes,
superficielles ou un peu profondes, linéaires et béantes, longitudinales, obliques, transversales, et en choisissant des sujets
dont la décortication sur une légère étendue avait préalablement démontré la richesse en cambium. Ce dernier genre
d'opération a donné lieu à la remarque assez significative que,
dès le mois de Janvier, le bois jeune est fortement lubrifié
d'un liquide visqueux, qui paraît sourdre du centre à la circonférence, à en juger par la simultanéité et la direction des
fines gouttelettes dont s'émaillent immédiatement les plus
larges plaies, tandis que les entailles plus superficielles ne
donnent issue, à la même époque, qu'à du liquide beaucoup
plus rare et plus fluide. »

L'auteur n'a pu se livrer à l'analyse de la sève du *Verek*,
recueillie au milieu de l'hivernage, et dans le cours de la
saison sèche un peu avant la chute des feuilles. Ces analyses,
pourraient, pense-t-il, « fournir de précieux matériaux à l'édification d'une théorie solide sur la formation de la gomme. »

En attendant il se base : sur la fréquence et la profondeur
des solutions de continuité allant du bois à l'écorce et qui sont
souvent remplies de gomme, tantôt liquéfiée, tantôt étirable
en fils ; sur quelques cas observés de moyennes exsudations
par de vrais trous de sortie et non par éclat de l'écorce ; sur
l'intermittence de la sécrétion, probablement corrélative
d'une même intermittence dans les phénomènes d'accroissement ; sur la dilatation et la désorganisation faciles à reconnaître, à un grossissement de 400 diamètres, des faisceaux de
fibres vasculaires de l'aubier le plus externe ; sur l'analogie
bien connue de constitution chimique entre l'*arabine* et le
ligneux qui ne sont autre chose que deux *hydrates consécutifs
du carbone ;* sur la forte proportion de chaux trouvée dans les

cendres de la gomme et qui ne peut provenir que du sol par l'intermédiaire de la sève ascendante, pour exprimer une présomption quelque peu différente de l'opinion de Trécul à savoir que : « la gomme commence à se former dans le bois et continue à se concentrer dans la couche génératrice jusqu'à ce que, la résorption continuant de proche en proche, cette sorte de dissolution ligneuse trouve une issue par le liber lui-même et très aisément ensuite par les très minces couches subéreuse et épidermale. »

De tout cela, Louvet conclut : « En définitive, la nécessité d'une bonne distribution des pluies et des sécheresses s'explique assez facilement de la façon suivante : quand l'hivernage a été normal ; pendant les trois autres mois qui suivent, la sève afflue avec abondance, la nutrition est riche et l'*Acacia* se revêt d'une riche frondaison qui transpire proportionnellement à l'absorption radicale. Mais lorsque les vents d'Est et de Nord-Est viennent s'établir régulièrement en séries, la transpiration marche plus vite que la succion souterraine, l'arbre se fane très rapidement et perd en très peu de temps la plus grande partie de ses feuilles. A partir de ce moment, la végétation tend à s'arrêter, et il ne se produit ni nouveaux tissus, ni gomme. Cependant, chez d'autres sujets, la sève continue à monter, et, ne pouvant plus circuler que très lentement à travers les faisceaux fibro-vasculaires des rares feuilles qui persistent, elle engorge ses propres conduits, dissout d'abord la matière intercellulaire et charrie déjà un grand nombre de cellules dissociées, parmi lesquelles on remarque celles du parenchyme muriforme ; c'est probablement par les lacunes qui se substituent par place aux rayons médullaires, et aussi par la diffusion latérale qui est évidemment favorisée par le dessèchement des tissus périphériques, que la sève brute, chargée maintenant de matières cellulaire et intercellulaire, de menues fibres et de débris de vaisseaux ponctués, arrive à la couche génératrice, dont l'imbibition n'a pas besoin d'être prolongée pour que les éléments vasculaires entrent eux-mêmes en dissolution. La gomme est faite et il ne dépend plus que des circonstances météorologiques, c'est-à-dire d'une forte série de vents d'Est bien secs, pour que l'excrétion s'opère par les voies indiquées.

« Lorsque ces séries sont interrompues, au contraire, par des pluies ou des rosées pouvant en tenir lieu, il est évident que le mouvement ascensionnel reçoit une impulsion, qu'il peut en résulter une nouvelle foliaison suffisante pour rétablir le mouvement circulatoire, que toutes les lacunes sont comblées par de nouvelles formations et que : quand même la gomme ne subirait pas de métamorphose regressive, il n'y a plus d'excrétion possible. »

En 1884, le Dr Beijerinck (1), reprenant l'étude de la gomme plus particulièrement chez les Prunées, publiait un mémoire tendant à démontrer que la formation de cette substance, résultat pour lui d'une maladie : la *Gommose*, pouvait être en quelque sorte produite à volonté et constituait une affection de nature parasitaire.

En introduisant de petits fragments de gomme de Pêcher, au moyen d'incisions, dans les branches d'un Pêcher sain, il provoquait la gommose à chacun de ces points, tandis que des incisions voisines, qui n'avaient reçu que de petits fragments de bois vivant ou mort d'un Pêcher sain, se cicatrisaient promptement sans donner issue à quoi que ce soit.

Inoculé au Prunier, au Cerisier, à l'Abricotier, la gomme du Pêcher y développait la même maladie ; réciproquement, il rendait le Pêcher malade en l'inoculant avec la gomme du Prunier, du Cerisier, de l'Abricotier ; l'Abricotier, en l'inoculant avec la gomme de Cerisier.

---

(1) *Natuurk. Verh. d. Koninkl. Acad. v. Wetensch. Amsterdam*, t. XXIII. 1883, in-4°, 16 p. 2 pl.

Si la gomme inoculée avait été préalablement bouillie, ou soumise à une température de 56°, elle devenait par ce fait inoffensive.

Ces phénomènes amenèrent l'auteur à supposer que cette formation était due à la présence d'un organisme vivant.

L'examen microscopique lui aurait démontré que les parcelles de gomme renfermaient les spores d'un Champignon.

Ce Champignon, appartenant au groupe des Ascomycètes, auxquels le rattache son appareil reproducteur conidien seul connu jusqu'ici, fut étudié par le Dr Oudemans, qui, le considérant comme nouveau, lui donna le nom de *Coryneum Beijerincki*.

Le stroma du Champignon et composé d'un parenchyme brun sur lequel existent de nombreuses conidies à supports

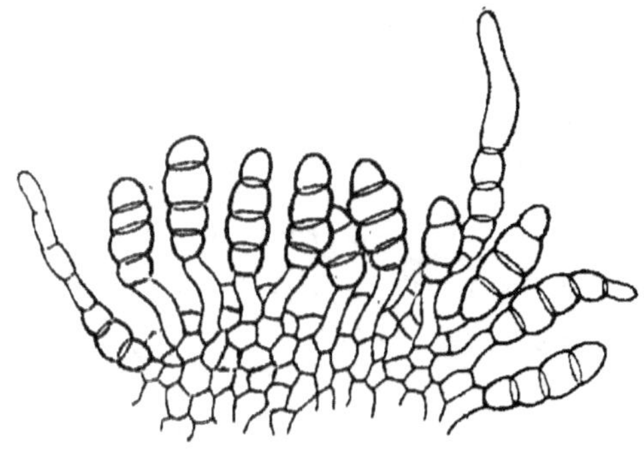

Fig. 231
CORYNEUM BEIJERINCKI, de la gomme d'Amandier, d'après Beijerinck.

incolores, unicellulaires, minces ; ces conidies sont en forme de baril et divisées en 4 cellules dont les deux terminales sont plus longues. De ces cellules naissent des filaments germinatifs d'où se développent des cellules analogues à celles de la dernière. Le premier symptôme de la maladie est l'apparition d'une belle couleur rouge autour de la blessure. Elle serait due à la formation d'un pigment rouge dans une ou plusieurs cellules de l'écorce.

Beijerinck, étudiant surtout la formation de la gomme au point de vue anatomique et physiologique, considère que le *Coryneum* « sécrète une substance soluble qui attaque les membranes cellulaires, les grains d'amidon, sans doute aussi d'autres éléments constitutifs des cellules, et les transforme en gomme ; cette action s'exercerait d'ailleurs tout aussi bien sur le mycelium du parasite lui-même, que sur les tissus environnants.

« Cette substance soluble peut s'introduire dans les cellules vivantes, principalement dans celles de la zone génératrice, se mêler à leur protoplasma et en changer les propriétés, de telle manière que leurs cloisonnements ultérieurs produisent un tissu nouveau, un parenchyme ligneux pathologique. Plus tard ce tissu sécréterait, à son tour, la même substance soluble et se transformerait en gomme. La substance soluble ainsi régénérée peut être ensuite transportée dans les branches saines et y provoquer la même production du tissu pathologique et la même Gommose, en dehors de toute présence du mycelium du *Coryneum* dans ces branches. La voie, par laquelle ce transport a lieu, serait probablement le liber, et la substance qui propage ainsi la maladie serait probablement identique à celle que le *Coryneum* sécrète au début. Dans tous les cas, la croissance du mycelium du *Coryneum* serait la cause prochaine de la maladie. »

Ces faits exposés, passant aux *Acacia,* l'auteur aurait découvert, dans la gomme Arabique, non seulement un mycelium analogue à celui du *Coryneum Beijerincki,* mais encore plusieurs sortes d'organes reproducteurs, notamment des périthèces. Le tout appartiendrait à un *Pleospora,* que le Dr Oudemans a également étudié et qu'il a nommé *Pleospora gummipara;* il va sans dire que la présence d'un mycelium aurait été également ment découverte dans la gomme Adragante, notamment dans celle de l'*Astragalus gummifer.*

Beijerinck, évidemment imbu des idées de Kutzing, sur

l'origine parasitaire de la gomme Adragante, attribue ainsi
dans son mémoire, et d'une façon générale, à un Champignon,
la production de la gomme des *Pruniers* et des *Acacia*.

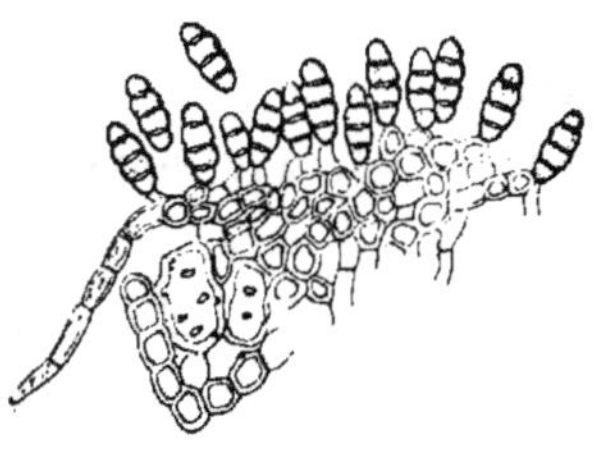

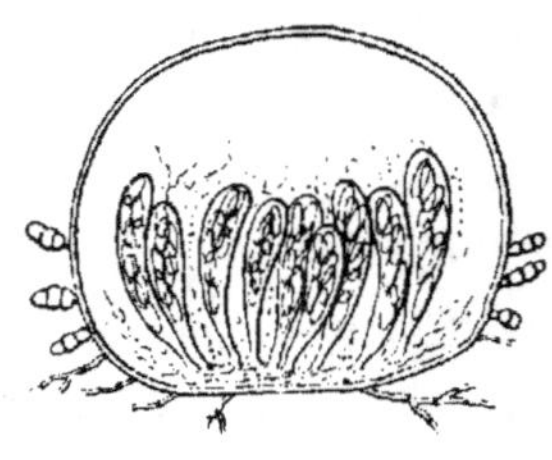

Fig. 232
PLEOSPORA GUMMIPARA.   et   Fig. 233
                                   Perithèces du même.

D'après Beijerinck.

Cette interprétation a été rejetée ; Frank, entre autres
affirme qu'elle n'est pas justifiée, et dans un nouveau travail
sur la formation de la gomme dans le bois et sa signification phy-
siologique (1), il déclare que cette formation est un phénomène
commun, non seulement dans les arbres à noyaux de nos
jardins, mais dans tous les *arbres feuillus*.

D'après cet auteur, si l'on fait une entaille superficielle sur
un rameau de *Cerasus avium*, entre autres, on voit le bois à nu
se colorer en brun : les rayons médullaires s'emplissent de
petits granules bruns, qui tapissent les parois des cellules, ou
enveloppent les grains de fécule ; quand la coloration est très
intense, les grains de fécule ont entièrement disparu et sont
remplacés par la matière brune ; au bout de quatre à cinq
semaines, la coloration a encore augmenté et dans les vaisseaux se voient des masses de gomme qui en bouchent la
lumière ; c'est le premier degré de la Gommose.

De pareilles plaies faites sur des *Gleditschia, Juglans, Quercus*
auraient produit des résultats semblables : coloration du bois,
formation de matière gommeuse brune, dans les rayons

(1) *Berichte d. deutsch. Botan. Gesselsch, Vol. II*, p.321, *Berlin* 1884.

médullaires, et de gouttes de gomme jaune ou brune dans les éléments ligneux, et tout particulièrement dans les vaisseaux.

« Ce qu'il y aurait de particulier pour les Amygdalées et les Mimosées et quelques autres plantes ligneuses, c'est la propriété qu'ont leurs tiges de produire un *parenchyme ligneux anormal*, dont les cellules subissent progressivement la dégénérescence gommeuse et de donner ainsi naissance à des masses volumineuses de gomme, qui sont rejetées à la surface des tiges et des rameaux.

« Les autres arbres ne présenteraient pas ce degré extrême de la Gommose ; chez eux, la production de la gomme est tout-à-fait comparable à la formation de la résine dans les Conifères, elle joue un rôle de protection analogue. On sait que la résine en se répandant sur les plaies met le bois sain à l'abri de l'air et de l'eau. La gomme qui se forme à la suite des blessures dans les arbres feuillus aurait pour principal effet de fermer hermétiquement les vaisseaux et de rendre possible le maintien, à leur intérieur, de la pression négative qui joue un rôle important dans l'ascension de la sève.

« Dans le bois bruni, tous les éléments de corps ligneux, aussi bien les fibres que les vaisseaux, seraient bouchés par la gomme.

« La formation de la gomme, à la suite des blessures du bois contenant des vaisseaux, serait donc un phénomène tout-à-fait général, et qui assurerait le maintien des fonctions des faisceaux ligneux dans les tiges blessées. »

Cette nouvelle interprétation contribue, dans une bien faible mesure, à expliquer les causes de la production de la gomme.

La même année où paraissait le mémoire de Franck, Comes, étudiant la *Gommose des Figuiers dans le Cilento* (1), attribuait cette production à une *Bacterie*. Pour lui, l'apparition de la

---

(1) *Atti del. R. Instit. d'incoragg. alle Scienze... Vol. III, n° 7, 3° sér., d. atti Academici.* 1884.

gomme chez les Figuiers, l'Olivier, l'Oranger, la Vigne, le
Chataignier, les Pruniers, etc., n'aurait pas d'autre cause ; le
Coryneum de Beijerinck, dont il n'a trouvé aucune trace, ne
jouerait aucun rôle, le *Bacterium gummi* serait le seul cou-
pable. Dans ce cas, la Gommose serait contagieuse, car on
pourrait infecter un arbre ou un rameau sain par inoculation;
soit d'un fragment de gomme, soit d'un tissu gommeux.

Il y a plus : la *Pebrine,* maladie des *Vers à soie,* serait due
à ce même *Bacterium gummi,* provenant des feuillles de
Mûrier atteintes de Gommose, ce qui revient à dire que les
corpuscules de Cornalia et le *Bacterium* en question sont une
seule et même chose.

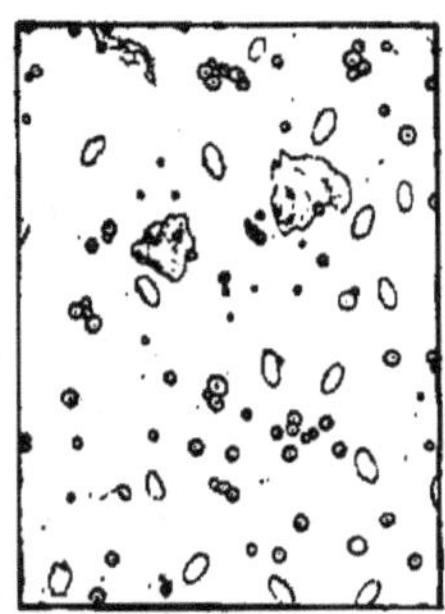
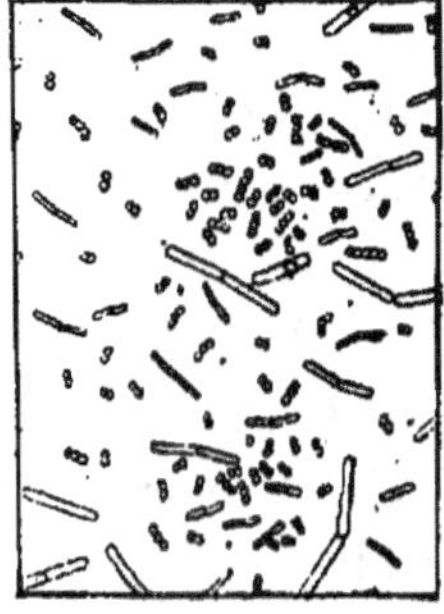

Fig. 234
Corpuscules du Ver à soie.
Fig. 235
Vibrions et Micrococques de la Flacherie.
D'après Duclaux.

Nous n'avons pas à nous occuper ici de la pathologie des
larves du *Bombix Mori,* Fabr. Nous ne pouvons nous dispenser
cependant de chercher à réfuter les hypothétiques données
de Comes.

On sait que les corpuscules de Cornalia, organismes existant non seulement chez les Vers à soie atteints de Pebrine,
mais aussi chez divers Insectes et autres animaux articulés,
chez certains Poissons, inconnus si nous ne nous trompons
chez les Plantes, *ne sont pas des Bacteries.* Ils diffèrent complètement des *Micrococus* et des *Bacterium* et ont reçu le nom

de *Sporospermies* servant à désigner un état particulier de ces êtres, ou ceux de *Sporozoaires*, de *Sarcosporidies*, comme l'ont démontré Cornalia lui-même, Leydig, Balbiani (1), Pasteur, (2), et plus récemment Metschnikoff (3).

Les corpuscules de Cornalia et le *Bacterium gummi* de Comes n'ont donc aucun rapport, par conséquent la Pebrine n'est pas liée au dit *Bacterium*.

En supposant réelle l'existence de ce *Bacterium,* ce qui n'est nullement prouvé, il serait peut-être plus rationnel de lui attribuer de prime abord une autre affection des Vers à Soie : la *Maladie des morts flats* ou *Flacherie,* mais en y regardant de plus près, cela est encore impossible.

Là, en effet, les organismes incriminés sont des *Vibrions* et des *Microcoques* en points doubles ou en chapelets (4), absolument identiques, dit Duclaux, à ceux qui se développent dans les feuilles du Mûrier broyées et mises à fermenter dans un vase en verre. Dans ce cas, comme dans le premier, le *Bacterium* de Comes n'existe pas.

Attribuer la production des gommes en particulier ou en général à ces organismes, comme l'a fait Comes, est donc, jusqu'ici, une supposition purement idéale.

Sans doute, un jour, quelque *illustre* INTELLECTUEL *Microbicole*, en découvrira un, et apportera des preuves décisives de sa découverte ; seulement alors... nous discuterons ces preuves !

Le plus récent travail, à notre connaissance, sur la production de la gomme, qui nous reste à examiner, est la thèse déjà citée de Lutz.

L'auteur déclare : « qu'ayant repris les expériences de

(1) *Teste* DE BARY : *Leçons sur les Bactéries,* p. 312.
(2) *Etudes sur les Maladies des Vers à soie.* 1870. *passim.*
(3) *Wirchow's Arch.,* t. 96, page 178.
(4) DUCLAUX : *le Microbe de la maladie,* p. 213.

Prilleux sur les *Prunées*, et les ayant étendues aux *Acacia*, les résultats qu'il a obtenus ne concordent pas toujours avec ceux de cet observateur. »

Après un exposé détaillé des procédés techniques qu'il a employés, des réactifs dont il s'est servi, etc., chapitre que nous n'avons pas à analyser, Lutz passe à l'étude de la gomme chez l'*Acacia Sénégal*, qui n'est autre que l'*Acacia Verek,* et chez divers *Acacia* Australiens ; il envisage trois phases principales dans la marche du phénomène.

Ces phases sont caractérisées de la façon suivante (1) :

1re Phase. — « Pour bien observer la phase de début, il est nécessaire de s'adresser à des tissus très jeunes, à des tiges âgées seulement de quelques semaines, et de faire des coupes dans les régions voisines du bourgeon terminal. Dans ces conditions, on reconnait qu'il n'y a pas encore de trace de gomme dans les tissus. Dans une tige un peu plus âgée, au début de la différenciation secondaire, on ne voit que très rarement en un point quelconque la trace des éléments gommifères ; mais bientôt ils apparaissent dans le cambium et s'accentuent rapidement.

« La première phase de la sécrétion gommeuse consiste, pour ces raisons, dans une modification chimique des membranes cellulaires de l'assise génératrice. »

2e Phase. — Dans une région plus âgée, on constate que la Gommose gagne à la fois vers l'intérieur et vers l'extérieur, mais qu'elle ne se propage pas dans tous les sens de la même manière, par suite de la composition différente des tissus.

« Pendant la différenciation secondaire, le péricycle s'est lignifié en formant autour de la tige un tissu protecteur ; la gomme, après avoir envahi l'assise génératrice, gagne rapidement le liber ; ce liber, contrairement à l'assise génératrice,

____

(1) **Dans** tout ce qui suit, nous copions Lutz textuellement.

épaissit rapidement les parois d'un certain nombre de ses éléments. Les membranes cellulaires ainsi attaquées se gonflent parfois d'une manière considérable, mais en gardant toujours leurs contours extérieurs nettement délimités. En même temps que le liber devient gommifère, des phénomènes différents se manifestent dans les fibres péricycliques. Ces fibres, qui possédaient jusqu'alors une structure normale, développent dans leur intérieur des couches d'épaississement de nature cellulosique, mais non gummifères.

« En même temps que le liber est envahi, les rayons médullaires éprouvent un commencement de Gommose. Du reste, la nature de ces rayons médullaires permettait de supposer de prime abord qu'ils se montreraient gommifères avant les autres éléments du cylindre central. Les tissus ligneux, en effet, sont beaucoup plus durs et doivent par cela même présenter une résistance plus grande à la formation de la gomme.

« En examinant une série de coupes permettant de suivre la marche du phénomène, on constate que cette marche est progressive ; la gomme atteint les cellules les unes après les autres sans les altérer dans leurs formes et leurs dimensions, laissant ainsi dans l'esprit l'idée d'une propagation par contact.

« Avant que les rayons médullaires soient complétement gummifères, des phénomènes d'un autre ordre apparaissent dans le bois. Quoique se manifestant toujours dans le bois, ce n'est pas dans les éléments touchant le liber que les phénomènes se produisent en premier lieu, mais un peu plus profondément dans l'intérieur des tissus. Un certain nombre de cellules, formant des plages de peu d'épaisseur, développent dans leur intérieur des couches d'épaississement analogues à celles signalées dans les fibres péricycliques. Mais contrairement à ce qui se passe dans le péricycle, les couches d'épaississement des éléments ligneux ne restent que peu de temps uniquement cellulosiques ; quant à la paroi primitive, elle résiste d'ordinaire davantage à la Gommose. Tout en étant gommifères, ces couches d'épaississement manifestent encore les réactions de la cellulose. On est ainsi en présence d'un élément à la fois cellulosique et gommifère, que l'on peut considérer comme une sorte d'intermédiaire entre la gomme et le tissu sain.

« Dès que l'altération des rayons médullaires a gagné le bois âgé, aux environs de la moelle, ce bois manifeste une transformation importante dans sa structure ; on y observe de grandes plages de fibres aux parois très épaissies ; et on peut admettre que ces fibres contiennent dans leur membrane une petite quantité de gomme. La marche de la Gommose s'accentuant, les fibres ligneuses avoisinant le liber épaississent à leur tour leurs parois comme viennent de le faire les fibres du bois âgé. Les plages de cellules possédant les couches d'épaississement interne dont il a été parlé, augmentent d'étendue et arrivent fréquemment à former un anneau complet.

« A une époque un peu ultérieure, on constate dans le bois central, au voisinage des rayons médullaires, l'apparition de petites plages de cellules à épaississement interne analogues à celles signalées dans le jeune bois et qui augmentent rapidement d'étendue. La présence de la gomme dans le lumen de ces fibres se manifeste d'ordinaire de bonne heure. Vers cette période, l'épaississement pur et simple s'observe dans les parois cellulaires des fibres qui entourent les vaisseaux du bois âgé, aux environs des rayons médullaires ; le même phénomène s'observe dans les fibres voisines des plages de bois ancien, à parois déjà épaissies.

« Dans l'écorce, la Gommose fait également des progrès assez rapides. »

5e *Phase*. — « Dans les tiges plus âgées, on voit les altérations signalées plus haut dans le bois s'étendre de plus en plus. Les plages de tissus modifiées finissent par se rejoindre et former un tout présentant les deux formes d'épaississement qui viennent d'être étudiées. La gomme apparait en outre dans un grand nombre de fibres à couches d'épaississement interne. Mais la véritable caractéristique de cette phase est l'apparition de la gomme dans les vaisseaux du bois, et la formation des lacunes.

« A cette époque, en effet, apparaissent dans les vaisseaux du bois, des gouttelettes dont la nature gommeuse ne peut être mise en doute. Ces gouttelettes se forment dans les vaisseaux par le mécanisme décrit par Prilleux. Les contours des fibres restent nettement délimités, même dans les tissus très fortement atteints. Les parois cellulaires ont beau être gonflées considérablement, elles ne sont nullement résorbées et toujours elles présentent des bords bien nets. Cette observation faite sur les *Acacia* vient à l'appui de celle de Prilleux, pour faire admettre que la gomme se produit par le fait d'une modification chimique des membranes, n'entrainant pas la désorganisation des parois vasculaires. »

Lutz, étudiant la formation des lacunes chez l'*Acacia Verek* particulièrement, s'exprime ainsi :

« On a vu que la Gommose se manifestait dans l'écorce par la formation de couches d'épaississement dans les fibres péricycliques et par l'épaississement des parois de certains éléments libériens. A une période plus avancée, certaines cellules du parenchyme cortical subissent la même transformation et leurs parois s'épaississent de la même façon que celles des cellules du liber.

« Au fur et à mesure que la Gommose fait des progrès, on voit ces épaississements augmenter de volume ; par suite, la cavité centrale des cellules et des tubes diminue de plus en plus et finit par disparaître complètement. Comme le phénomène s'étend à un certain nombre de cellules voisines les unes des autres, on observe finalement des plages d'étendue variable dans lesquelles les cellules sont devenues tout à fait indistinctes, et où le parenchyme est transformé en une masse gommeuse. Cet amas gommeux est entouré par des cellules dont la transformation est moins avancée et dont les parois propres sont encore bien délimitées. (Fig. 236).

« Dans les fibres péricycliques, la transformation suit la même marche, mais ici les phénomènes se succèdent moins

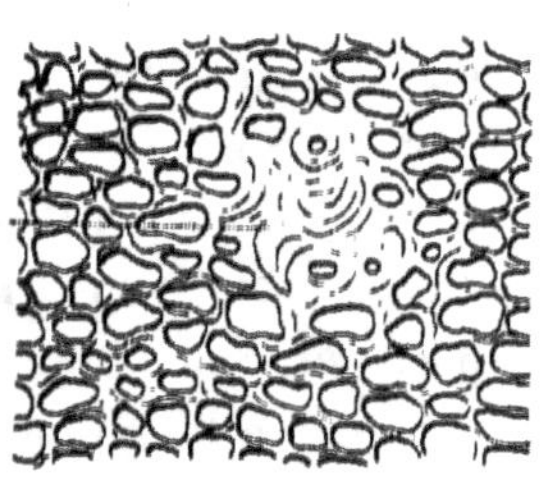

Fig. 236
Formation des lacunes dans l'écorce
de l'Acacia Vereck.

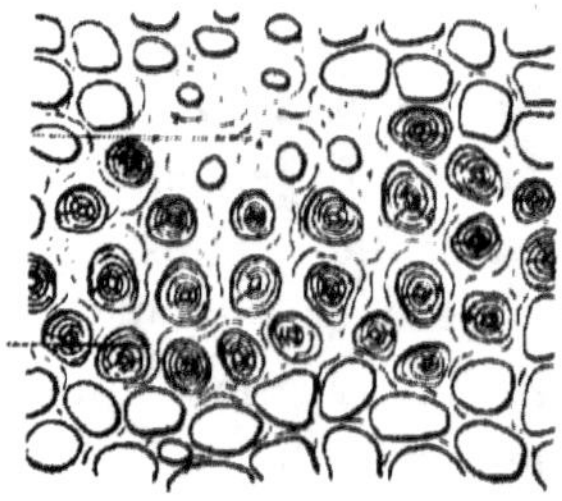

Fig. 237
Formation des lacunes dans le péricycle
de l'Acacia Vereck

D'après Lutz.

rapidement, en raison de la lignification de ces éléments et ce sont les couches d'épaississement qui offrent à la destruction la résistance la plus grande. Au premier abord, les fibres s'imprègnent de gomme qui communique à la plage attaquée une coloration jaune brunâtre. Peu à peu, la paroi primitive de ces fibres se gonfle comme les éléments libériens, de sorte que finalement les fibres se dissocient, laissant apparaître dans la masse gommeuse qui les a remplacés, les couches d'épaississement qui ont résisté à la destruction. Mais peu à peu ces derniers éléments s'imprègnent de plus en plus et finissent par disparaître lentement dans la gomme qui les entoure. Cependant, avant leur entière disparition, on peut les retrouver facilement, car leurs contours restent bien définis et visibles jusqu'à la résorbption complète du tissu (Fig. 237). Les plages des cellules détruites gagnant en étendue finissent par atteindre les couches périsphériques. A ce moment, la gomme s'écoule en dehors et vient se concentrer à l'air. »

« En résumé, termine Lutz, la marche de la gomme chez les *Acacia* est la suivante :

1re *Phase. — Apparition de la gomme dans l'assise génératrice.*

2e *Phase. — Envahissement des divers tissus de la plante avec modifications dans leur structure.*

3e *Phase. — Formation des lacunes, apparition de la gomme dans les vaisseaux et exsudation de cette substance.* »

A la suite de ces conclusions, Lutz a voulu comparer la Gommose chez les *Acacia* et les *Prunées*, et il a établi que la production de la gomme dans ces deux groupes de végétaux présente la plus grande analogie. « Deux points de détail, dit-il, sont cependant à noter.

« D'abord les rayons médullaires, qui s'imprègnent très vite dans les *Acacia*, présentent à la Gommose une très grande résistance dans les arbres fruitiers indigènes (*Prunées*) ; ils manifestent la réaction de la gomme longtemps après que tout le bois présente des modifications profondes.

« D'autre part, les lacunes, qui n'ont été rencontrées que dans l'écorce chez les *Acacia*, prennent également et surtout naissance dans le jeune bois chez les *Prunées*, et elles y apparaissent à une époque peu avancée.

« Ainsi donc, chez les *Acacia*, les lacunes se forment dans l'écorce, tandis que chez les *Prunées* elles se forment exclusivement dans le bois externe. »

Cherchant enfin à savoir de quelle façon on doit interpréter les assertions de Beijerinck au sujet du *Coryneum*, comme agent de production de la gomme, Lutz a institué diverses expériences, et il a pu démontrer la non existence du Champignon incriminé.

« Nous n'avons pas, dit-il, découvert dans nos préparations de spores pouvant être rapportées à un *Coryneum*.

« De plus, nous avons fait un certain nombre de coupes longitudinales dans des branches d'*Acacia* à l'endroit d'une blessure laissant écouler de la gomme, et nous y avons trouvé de nombreux filaments d'un Champignon dont certaines hyphes étaient fertiles et portaient des spores en chapelet. Ce Champignon a été iden-tifié par Patouillard, avec le *Clados-porium herbarum* Link. (1), et nulle part nous n'avons trouvé de *Cory-neum*. Le *Cladosporium* est venu simplement s'établir en Saprophyte ultérieurement à l'exsudation de la gomme. L'action pathogène d'un Champignon dans la production de la gomme, ou tout au moins la na-ture de ce Champignon reste donc encore discutable. »

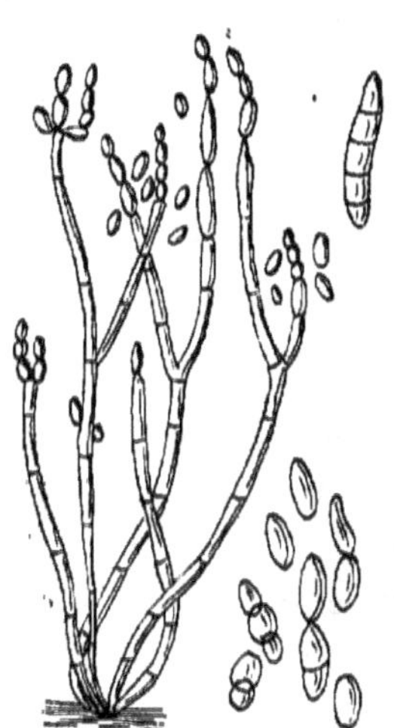

Fig. 238
CLADOSPORIUM HERBARUM, Link
d'après Saccardo.

Des mémoires intéressants, antérieurs à celui de Lutz, ont été publiés dans un autre ordre d'idées ; leurs auteurs ont essayé de mettre la formation de la gomme sous la dépendance de *ferments spéciaux*.

Le premier essai dans cette voie est dû à Wierner (2). Cet observateur signalait, en 1885, l'existence dans les gommes et dans les tissus en voie de métamorphose gommeuse, d'un ferment caractéristique pouvant se rapprocher des ferments diastasiques, mais s'en distinguant en ce que en présence des

_____

(1) Voir SACCARDO, *Fungi Italici autographice delineati*. 1877-1886, pl. 1202.
(2) *Jahresb. d. Charm.* 1885. — *Neb. d. Gummiferment.*

amidons, il donnerait lieu à la production de dextrine et non pas de sucre. Ce ferment opérerait dans les plantes la transformation de la cellulose en gomme.

Pour démontrer la présence de ce ferment, Wierner (1) s'était servi d'une réaction colorée qui consiste en ce que l'orcine et l'acide chlorhydrique bouillant donnent avec le ferment une coloration bleue. Reichl, inventeur de cette réaction, l'attribuait à la gomme tandis que Wierner, on le voit, la transporte de la gomme proprement dite au ferment qu'elle contient.

Reinitzer (2) se basant sur des recherches comparées, paraît avoir élucidé la réaction en question ; d'après lui, Wierner et Reichl se seraient trompés et il faudrait chercher la cause de la réaction dans la formation du furfurol. Pour lui encore, le ferment de la gomme Arabique transformerait l'empois d'amidon non seulement en dextrine, comme l'avançait Wierner, mais en sucre. Quant à la propriété que le même savant lui attribuait, de transformer la cellulose en gomme, elle n'existe pas.

Tel est le résumé un peu long, peut-être, mais nécessaire, des différentes opinions jusqu'ici émises sur la formation de la gomme.

Sans être irréfutablement démontrés, les phénomènes observés dans les tissus des plantes productrices de la gomme, les modifications successives qu'ils subissent, sont acceptables ; car, à part quelques différences de détail, presque tous les auteurs sont arrivés aux mêmes résultats.

Il n'en est pas de même, croyons-nous, quand il s'agit de déterminer l'agent ou les agents producteurs des phénomènes, et l'on pourrait répéter encore aujourd'hui ce que

(1) *Journal de Pharm. et de Chim.* 5ᵉ *sér.,* t. **XXIV**, p. **223**.
(2) *Zeitsh. J. Physiol. u. Chimie,* t. **XXIV**, p. **453**.

Prilleux écrivait en 1875 : « *Ce n'est guère que sur les causes du phénomène pathologique qu'il y ait encore contestation* (1).»

En réfléchissant à cette expression : *phénomène pathologique,* il semble qu'une autre contestation pourrait être soulevée ; il y aurait lieu de se demander, en effet, si la production de la gomme est réellement une maladie : la *Gommose,* ou tout autre chose ?

Prilleux (2) affirme et reconnait deux états distincts dans les végétaux gommifères, quand il écrit : « Différents travaux ont eu pour objet l'étude de la production de la gomme dans les plantes, aussi bien chez celles où cette *matière est un produit normal de la plante saine, que dans les arbres fruitiers où elle doit être considérée comme un phénomène pathologique.* »

Que signifie cette distinction ?

Prilleux ne donne aucune raison démonstrative de ce fait singulier ; comment, dès lors, doit-on différencier les deux états ? comment reconnaitre si la plante est saine ou malade, puisque chez les *Acacia sains* et les *Prunées dites malades,* par exemple, l'exsudation s'opère de la même manière, avec les même modification structurales des tissus ? Prilleux et tous les auteurs sont d'accord sur ce point !

Maintenue dans de telles conditions, la question serait insoluble ; elle devient au contraire facile, si l'on cesse de partager les végétaux gommipares en deux catégories : les sains et les malades. Tous, dans l'espèce, doivent être sans exception l'un ou l'autre.

Dans notre pensée, l'exsudation gommeuse des *Astragale,* des *Acacia,* des *Prunées,* est *un produit normal ;* l'état pathologique doit être écarté.

(1) PRILLEUX, *Loc. cit.* p. 181.
(2) *Loc. cit.* p. 177.

Chez les Prunées, la présence de la gomme est l'argument le plus fort invoqué comme preuve de leur état morbide.

Il suffit de parcourir les vergers, d'examiner un peu les cultures arboricoles, là, les arbres gommifères sont souvent les plus vigoureux, à des rares exceptions près ; les branches, les troncs exsudent le produit sans paraître en souffrir ; bien souvent aussi, on remarque que les fruits les plus beaux portent des larmes de gomme. Telles sont le Pêcher, où l'on voit des amas de cette exsudat disposés par places, formant

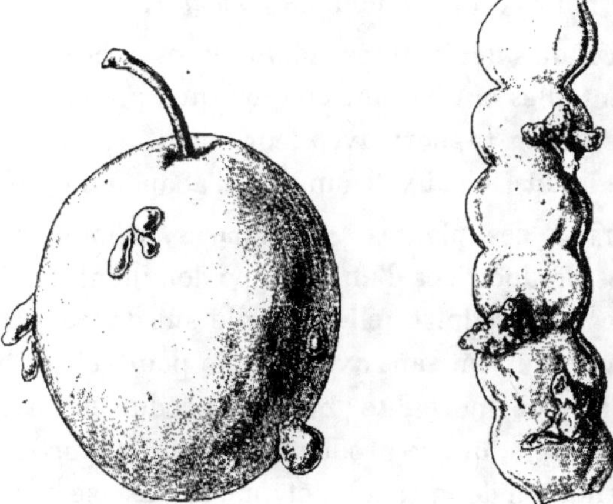

Fig. 239 et 240
Prune et gousse d'Acacia avec gomme.

comme autant de perles brillantes d'un blanc transparent, tranchant sur la coloration rouge des fruits, telles sont encore les *Prunes Monsieur*, *Reine - Claude*, *Sainte-Catherine* etc. ; les fruits des *Pruneliers* (*Prunus spinosa*), sont dans le même cas ; nous avons à maintes reprises constaté des larmes de gommes sur les gousses des *Acacia* gummifères Africains.

C'est que pour les *Prunées* comme pour les *Acacia*, l'apparition de la gomme, son abondance, sont en raison directe : des influences athmosphériques, de la nature, de la composition du sol, de l'exposition, en un mot des causes multiples examinées dans les pages précédentes.

Ces causes, toutefois, ne sont pas déterminantes ; elles sont utiles, nécessaires même, mais accessoires. Pour nous comme pour Lutz, la cause productrice réside *dans la transformation des membranes cellulosiques en gomme, sous la dépendance directe d'un ferment soluble du genre des* DIASTASES.

Cette diastase, sans qu'il soit possible comme pour toutes les diastases en général, de préciser sa nature intime (1), jouirait d'une activité très grande, à l'exemple de l'*Amylase*, de la *Sucrase*, etc., elle serait autonome, et mériterait dans le cas qui nous occupe le nom de *Gommase*.

Les cellules des plantes gommipares secrètent cette diastase dont elles ont besoin, en quantités proportionnées à ces besoins, et en rapport avec leur mode d'alimentation, c'est comme le dit Duclaux (2) un fait d'adaptation physiologique.

Il en est des plantes gommipares, comme de beaucoup d'autres productrices d'un principe dominant, le rôle de leurs tissus est de produire telle ou telle substance, et fatalement elles la produisent sans avoir besoin pour cela d'être dans des conditions de morbidité ; elles la produisent avec d'autant plus d'énergie, que la production est en rapport avec le mode d'alimentation de la cellule, et que, la diastase ayant une température de prédilection, son énergie spécifique se montre plus vive sous l'influence des agents favorables au développement de cette température et au maintien de sa normale.

Ainsi s'explique l'abondance de la gomme des *Acacia* Sénégambiens à une époque plutôt qu'à une autre, ainsi que l'a démontré irréfutablement Louvet ; ainsi doit s'expliquer la production de la gomme des *Prunées*, des *Astragales*, etc., etc.,

Récolte et traite des gommes. — Les Forêts d'*Acacia*, les Oasis comme on les appelle quelquefois, ne sont pas des forêts au sens propre du mot ; là, en effet, les arbes croissent

(1) DUCLAUX, *Le Microbe et la Maladie*, p. 105.
(2) *Loc. cit.* p. 105.

par petits groupes isolés, séparés les uns des autres par des
espaces assez grands, ce sont des bouquets plantés çà et là
sans ordre, les pieds en général sont relativement peu élevés,
bien que les troncs atteignent souvent de fortes dimensions,
grêles pour la pluplart, maigres si l'on peut ainsi dire ; le sol
est aride, sans végétation, couvert de brindilles desséchées ;
il y a loin de là aux forêts véritables du continent Africain,
si puissantes, si pleines de mystères, si touffues, que souvent
l'homme ne peut y pénétrer qu'en se frayant à coups de hache
des sentiers praticables.

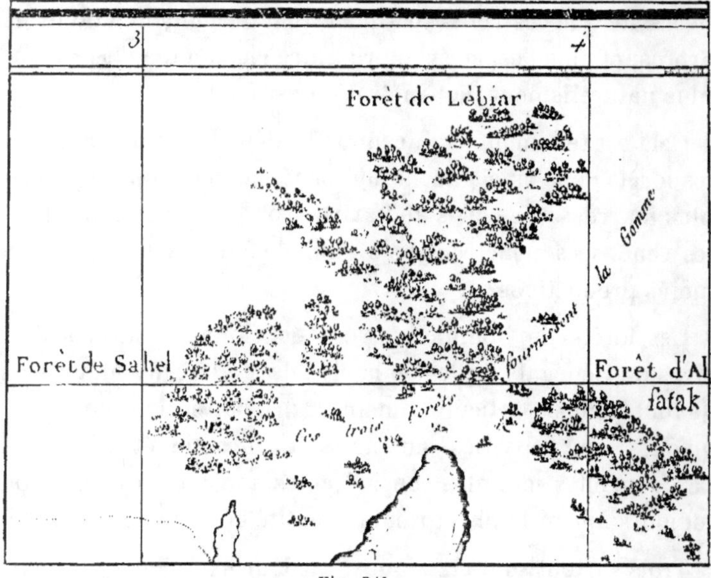

Fig. 241

Vue schematique et position géographique des trois plus anciennes forêts
d'Acacia d'après une carte du voyage de Durand (fac-similé)

Cette disposition propre aux forêts d'*Acacia*, dont notre
figure 193 donne un aspect assez exact, et dont le cro-
quis ci-joint, extrait d'une carte dressée en l'an X (1802), par
Poirson, ingénieur géographe, pour le voyage de Durand (1),

(1) *Voy. au Sénégal*. 1785. publié en 1802.

montre une vue schematique et la position géographique des trois plus anciennes forêts connues, cette disposition, disons-nous, semble être une condition *sine qua non* de la production de la substance en question.

La secrétion de la gomme, on ne l'a pas oublié, s'effectue sous l'influence directe des agents atmosphérique ; il existe un rapport étroit entre la quantité annuelle secrétée et le mode de distribution des pluies et des sécheresses, la récolte est beaucoup plus abondante dans les années où le vent d'Est souffle avec plus de durée et de violence ; il faut de toute nécessité que ces vents secs pénètrent largement autour des arbres, et plus l'espace compris entre chacun d'eux est grand, plus naturellement, la pénétration est facile.

Cela est tellement vrai, comme l'a démontré Louvet (1), que les forêts de la rive gauche du Sénégal, bien plus épaisses, plus fourrées que celles de la rive droite, où par conséquent les vents secs pénètrent trop difficilement, sont infiniment moins productives.

Les forêts de Gommiers, sont échelonnées sur les deux rives du Sénégal ; celles de la rive droite dite des Maures ont de tout temps particulièrement attiré l'attention, non parce qu'elles sont réparties sur une plus grande étendue, non parce qu'elles sont plus considérables, mais parce qu'elles ont toujours fourni la plus grande quantité de gommes.

Trois surtout sont classiques, car leur exploitation date de la fondation des premiers comptoirs Européens sur la côte Occidentale d'Afrique.

Ce sont : la forêt de Sahel, à 80 kilomètres à l'Est de Por-tendik, la forêt d'El-Hiébar ou Lebiar, à 100 kilomètres à l'Ouest de la rivière Saint-Jean, et la forêt d'Alfatak située dans le Sud-Sud-Est, à 40 kilomètres environ de la précédente.

_____

(1) *Loc. cit.*, p. 410.

Il convient d'ajouter à ces trois forêts : celles de Gherouf à 20 kilomètres du lac de Goumel et les forêts de Lakhor et de Kanure dans le Tagannt.

Sur la rive gauche du Sénégal, le Oualo, le Djoloff, le Dimar, le Fouta-Toro, le Diambour possèdent d'immenses forêts, telles sont celles de Djeuleuss, de Dioubouldou, de N'Dombo, de Sanente, de Bokol, de N'Diaien et de Lérabé.

La surface occupée par plusieurs de ces forêts est considérable. « Sur toute la rive gauche, écrit Louvet (1), de Saldé et Richard-Toll au Fouta et au Djoloff, ce n'est qu'une forêt de Gommiers, soit une surface d'au moins 1,500 lieues marines carrées. Admettant, en s'appuyant sur les plus fortes probabilités, que la dixième partie seulement soit couverte en *Vereks, Sourours, Gonakés*, et que tenant compte de l'espace nécessaire on prenne encore le vingtième pour avoir un nombre plus. exact, qui revient, en réalité, à compter un *Acacia* par 200 mètres carrés, on ne trouve pas moins de 200 millions de ces arbres pour le Fouta-Toro, le Dimar et le Djoloff, et il suffirait par conséquent d'une production moyenne de 10 gr. par sujet, pour alimenter notre commerce actuel ».

Nous ne discutons pas cette appréciation de Louvet établie certainement sur des preuves authentiques, seulement il oublie une chose importante, c'est que, à part l'*Acacia Verek*, dont la gomme est réputée excellente, le *Gonaké (Acacia Adansoni)* donne une gomme de mauvaise qualité ; quant aux *Sourours*, qu'il baptise du nom d'*Acacia speciosimissa*, on ne peut en tenir compte, cet arbre étant inconnu, non seulement en Afrique, mais dans le monde entier !

Ce que l'on sait, c'est qu'il existe : 1° Un *Acacia speciosa,* Hort. *ex Steud. nom. ed. II. 1-8,* qui est l'*Albizzia Lophanta,* Benth., arbre de la Nouvelle-Hollande ; 2° Un *Acacia speciosa* Willd., *pl.* IV. 1066, qui est l'*Acacia Lebbeck,* Benth. (2), cette forme

(1) *Loc. cit.,* p. 407.
(2) Voir *Index Kewensis.,* t. I, p. 12.

cultivée à Karthoum est peut être indigène en Gambie, d'après Oliver (1), « *Said to be indigenous on the Gambie, frequenty planted at Karthoum.* », mais n'existe certainement pas dans les forêts de la rive gauche, pas plus que dans celles de la rive droite du Sénégal. L'indication de Louvet est donc erronée.

Il en est de même pour l'*Acacia dealbata*, Benth., forme indiquée par Corre, comme fournissant une certaine quantité de gomme *au Sénégal* (2); l'*Acacia dealbata* est un de ceux qui secrètent la gomme d'Australie son pays d'origine, l'Afrique, ne le connait pas et ne lui demande rien.

Indépendamment des faits précités, il convient d'observer que les Gommiers couvrent toute la région Nord de nos possessions Africaines et le pays entier au nord de Timbouctou.

D'après Schweinfurth (3) les bois d'*Acacia* occupent dans le pays des Chillouks, sur la rive gauche du Nil-Blanc, une aire de plus de 100 milles carrés.

Enfin, de grands bois de Gommiers, s'étendent également sur d'immenses surfaces dans les pays Çomalis et dans les régions voisines.

Nous aurons bientôt à parler plus en détail de ces trois intéressantes régions.

Les populations Sahariennes, nomades, connues sous le nom de Maures, d'origine Arabe et Berbère, qui errent sur la rive droite du Sénégal possèdent les forêts de Gommiers. Elles se divisent en quatre tribus principales : les Trarzas, dont le domaine s'étend de Saint-Louis jusqu'à la hauteur de Dagana, les Braknas échelonnés de Dagana à Podor et Matam, et les Douaich occupant l'espace compris entre Matam et Bakel. D'autres tribus descendant de la même souche : les

<hr>

(1) *Fl Trop Afr.*, t. II, p. 358.
(2) *Journ. de Pharm. et de Chim.*, 4ᵉ sér., t. XXIII, 1876, p. 320.
(3) *Au cœur de l'Afrique.* Trad. Loreau, t. I, p. 91.

Ouled-em-Barek, les Ouled-en-Naceur, les Ouled-Bella, etc.,
habitent aussi les mêmes parages.

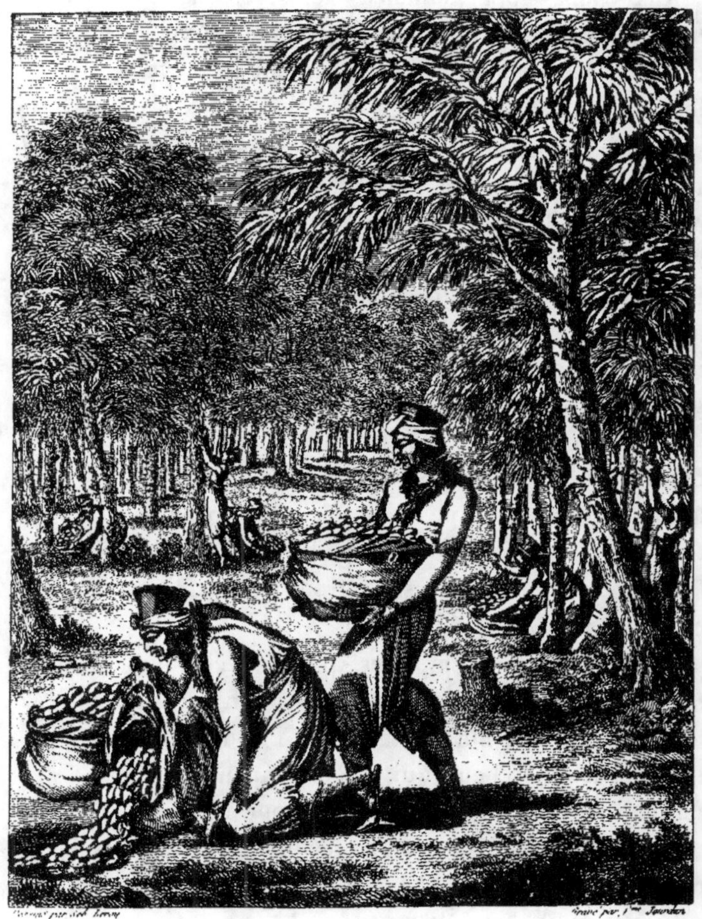

Fig. 243

Récolte de la gomme dans une forêt de Gommiers (d'après une vieille gravure
de Durand)

De tout temps, nous l'avons dit, les Gommiers de la rive
droite du Sénégal ont été exploités par les Maures ; leurs pro-

cédés d'extraction étaient ce qu'ils sont aujourd'hui, seuls les modes de transaction ont subi des fluctuations diverses.

Aux chefs, appartiennent exclusivement les Gommiers, source de fréquentes querelles entre eux ; les captifs et les esclaves seuls, travaillent à la cueillette.

Il existe dans notre colonie du Sénégal deux récoltes et deux traites ; la grande traite d'Avril, à la fin de Juin, celle qui, dit-on, fournit la meilleure gomme, et la traite de Décembre à Février, ou petite traite, comprenant les gommes ayant résisté aux pluies d'Août et de Septembre, moins bonnes et souvent souillées de corps étrangers.

Au moment de la récolte, chaque captif est muni d'un sac en cuir et détache soit à la main soit à l'aide d'une sorte de houlette ou de crochet en fer, monté sur un long manche en bois, les larmes de gomme fixées au tronc et aux branches des *Acacia*.

Le sac, une fois rempli, est porté au chef ou à son représentant, et le plus souvent enfoui dans le sable, dans le but surtout de le soustraire à l'avidité des chercheurs qui, amis ou ennemis, ne se feraient aucun scrupule de se l'approprier.

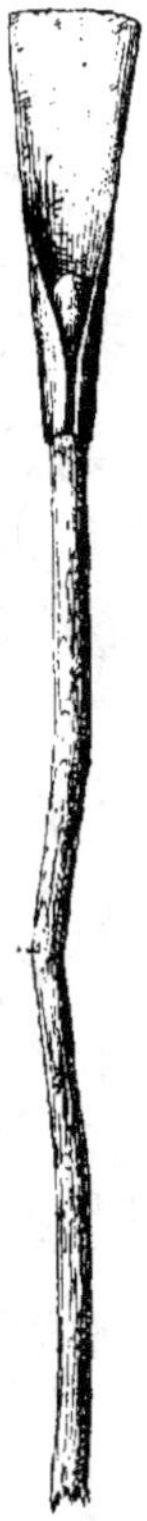

Fig. 241

Houlette des Maures pour la récolte des gommes.

Les sacs restent ensablés jusqu'à ce que la récolte soit suffisante pour en opérer le transport aux escales ou lieux de traite.

Quand la gomme a été récoltée trop fraiche, c'est-à-dire avant d'être suffisamment desséchée, ou quand elle est restée trop longtemps enfouie dans le sable, elle perd un peu de sa valeur.

Swediaur (1) rapporte qu'un homme ayant longtemps vécu

(1) *Bull. soc. Phil. Paris*, p. 64. 1797.

sur la côte d'Angola, lui découvrit « que la manière la plus ordinaire dont on obtient la plus grande quantité de gomme Arabique du commerce est en creusant au pied des vieux arbres, particuliérement des *Acacia Nilotica* et *Sénégal.* On trouve alors de grosses masses de gomme qui ont suinté des

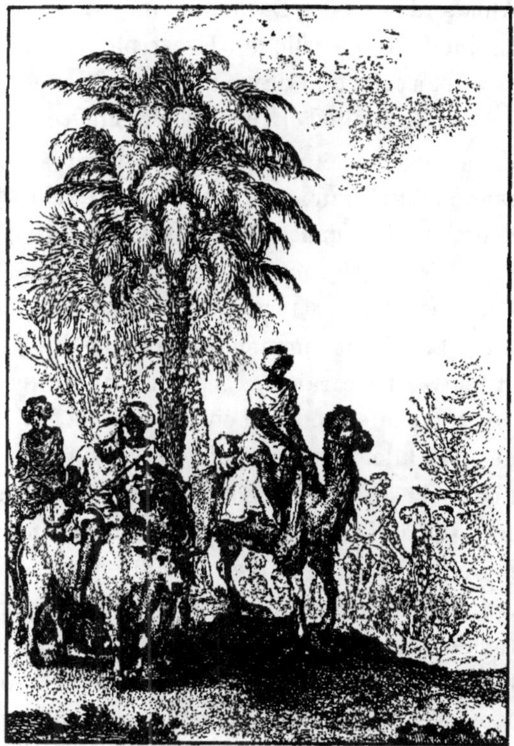

Fig. 214

Caravane de Maures portant la gomme aux escales (d'après une vieille gravure de Prevost.

racines, peut-être pendant plusieurs siècles, et qui sont détachées de la base de l'arbre. »

Inutile de démontrer la fausseté de cette assertion éminemment fantaisiste.

Dans le principe, les gommes étaient transportées aux escales d'Argain et de Portendik, à l'aide de Chameaux, de Bœufs, et autres bêtes de somme, ainsi que par des esclaves, puis, au fur et à mesure de l'établissement des comptoirs sur les rives du fleuve, les lieux d'arrivée furent changés ; en 1856, notamment, la traite ne pouvait s'effectuer qu'aux escales d'Aulad-Aden ou des Darmankours, situées à 96 kilomètres de Saint-Louis, à celle du Désert plus éloigné de 8 à 10 kilomètres, et à celle du Coq ou du Terrier rouge, distante du chef-lieu de la colonie d'environ 200 kilomètres.

En 1893 et à l'époque actuelle, le point d'arrivée des caravanes venant de l'intérieur, souvent après 50 ou 60 jours de marche, commence à Dagana sur le bas du fleuve, à 167 kilomètres de la côte, elle se continue à Podor, 267 kilomètres, à Saldé, 461 kilomètres, et se termine à Matam, 601 kilomètres.

De Matam à Bakel, où commence la gomme dite de Galam, ou du haut fleuve, les caravanes débouchant sur ces points, partent d'un point intermédiaire entre le désert et l'intérieur. Bakel situé à 250 kilomètres de Matam et à 850 kilomètres de Saint-Louis, est l'escale où s'effectue la traite des Galam. Elle se poursuit jusqu'à Médine où la navigation est interrompue par une chute du fleuve de 60 mètres environ, et là se termine la traite, à 1,150 kilomètres de la côte.

Les caravanes des Maures se composent de Chameaux, de Bœufs dits Bœufs à bosse ou Bœufs porteurs, d'Anes et de captifs ou esclaves ; les Chevaux servent de montures aux Chefs.

Celles qui apportent la gomme réputée la meilleure et qui débouchent de Dagana à Matam se composent principalement de Chameaux. Il n'est pas rare de rencontrer des caravanes comptant 2,000 Chameaux, 60 Anes et 200 porteurs.

Le Chameau peut porter jusqu'à 300 kilogrammes, le Bœuf n'est chargé que de 120 à 150 kilogrammes, l'Ane de 80, les esclaves reçoivent un poids variant de 20 à 50 kilogrammes.

Les gommes, a-t-on dit, sont enfermées dans des sacs et arrivent dans cet état aux escales. Les sacs sont en cuir de Bœuf ou de Veau d'une souplesse relative, indiquant que le cuir a subi une sorte de mégissage.

Cotton (1) donne une description exacte de ces sacs. « L'animal, écrit-il, est dépouillé à la manière des Lapins dans nos pays, en renversant la peau ; le poil disparait complètement, soit pendant la préparation que subit le cuir, soit qu'il ait été primitivement rasé ; l'ouverture postérieure est

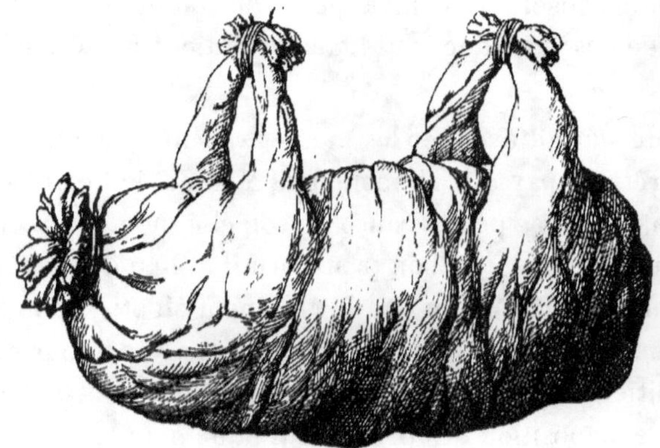

Fig 245
Sac en Cuir des Maures pour la récolte et la traite de la gomme.

solidement cousue avec de fines lanières de cuir servant de fil ; la peau des deux pieds de derrière est reliée en cordeau, de façon à former une anse, celle des jambes de devant est arrangée de la même manière ; l'ouverture formée par la peau du cou reste libre et sert de couloir pour l'introduction de la gomme. Elle est ensuite attachée avec une lanière de cuir.

La disposition de ce sac en rend le maniement facile pour le transport à deux, puisqu'il offre quelque analogie avec une

____

(1) *Traite des gommes*, in **Journ. de Pharm. et de Chim.** 5ᵉ Sér. **T. XXVII.** 1893, p. 601.

corbeille à deux anses, soit pour être fixé sur les Chameaux, soit enfin pour être porté à dos d'homme comme un sac de soldat. Chaque sac contient de 70 à 120 kilogrammes de gomme. »

Malgré leur immense étendue et leurs produits généralement estimés, les forêts de la rive gauche fournissent une faible quantité relative de gomme. Cela tient surtout à l'apathie des nègres du Oualo et du Djoloff, à la négligence des Peuls du Fouta, également aussi aux entraves opposées par les Maures jaloux de conserver le monopole du commerce et d'arrêter l'arrivée des caravanes qui leur porteraient un sérieux préjudice.

On ne saurait évoquer les mêmes raisons pour les produits des forêts du pays de Timbouctou ; Médine, le lieu d'échange, ne contribue pas peu, à cause de son éloignement, à entraver les transactions. « Si l'on transportait le lieu d'échange, écrit le commandant Audry (1), de Médine à Mopti, sinon à Timbouctou même, on diminuerait la distance à parcourir de plus de moitié, et l'on quadruplerait ainsi les moyens de transport mis à la disposition des producteurs de gomme.

« Les bois d'*Acacia* de la région de Chillouk, écrit Schweinfurth (2) méritent au point de vue du commerce une attention particulière ; pendant l'hiver, en une journée, un seul homme recueillerait aisément 100 livres de gomme.

« Les marchands de Karthoum ne parviennent pas à satisfaire toutes les demandes qu'ils reçoivent d'Europe à ce sujet. Malgré cela, je n'ai jamais vu personne s'occuper de la récolte. »

Vaughan (3) a donné en 1852-1853, quelques renseignements intéressants sur les Gommiers et la gomme des pays Çomalis.

(1) *Bull. de l'Expos perman. des Colonies*, 2e année, 1894, p. 121.
(2) *Au cœur de l'Afrique*, trad. LOREAU, t. 1, p. 91
(3) *Pharmaceut. Journ. and Transact.*, vol. XII. 1852-1853, p. 226.

« La récolte, dit-il, en est faite surtout par les Medjourtines et les peuplades qui habitent la région du Cap Gardafui, pendant les mois de Décembre et de Janvier.

« Leur façon d'obtenir la gomme est des plus simple, ils pratiquent de longues incisions sur le tronc et les branches des *Acacia* et quand l'exsudation a acquis le degré de consistance voulu, ils récoltent le produit dans des sacs de peaux de Bouc et la transportent à dos de Chameau au grand marché de Berbera, ou à quelques petits établissements, situés sur la côte ; de là elle est expédiée à Aden où elle est achetée par les Banians, pour être exportée dans l'Inde.

« Macella et Shehr, sur la côte Arabique, fournissent une faible quantité de gomme.

« Les *Acacia* gommifères, très nombreux dans le Yemen et l'Hadramant, sont négligés. Les Çomalis, résidant à Aden, en recueillent quelquefois de petites quantités, à une courte distance dans l'intérieur et la vendent immédiatement dans les bazars. Quant aux naturels de la côte Sud-Est de l'Arabie, entre Aden et Maculla, leurs très minimes récoltes ne sont pas exportées. »

Notre excellent et regretté ami, Georges Revoil (1), a également réuni de précieuses indications sur le commerce de la gomme chez les Çomalis ; nous lui empruntons les passages suivants :

« Les caravanes venant de Karkar, c'est-à-dire du cœur de la Medjourtine, ou du pays Ouarsangueli, se dirigent sur Bender-Gâsem et Lasgoré. C'est sur ce point qu'arrivent celles des Dalbohantes, apportant, entre autres marchandises, la gomme de leurs forêts.

« Les acheteurs stationnent dans tous les marchés ci-dessus. Au moyen de petites barques, ou bien encore par terre,

___

(1) *La vallée du Darror. Voy. aux pays Çomalis*, 1882, p. 374.

ils envoient leurs agents sur les points de moindre importance, leur donnant peu de marchandises à la fois et les tenant toujours au courant du prix auxquels ils achètent les arrivages.

« Makallah et Chiere, Aden, Djeddah, Bombay sont les ports où ils expédient leurs achats ; quelquefois les Çomalis les y portent eux-mêmes, mais bien rarement.

« Les trafiquants opèrent au moyen de pisteurs ; mais en général, comme il y a longtemps que les factoreries sont établies, les caravanes vont droit à leur porte.

« L'Arabe ne va pas au-devant des vendeurs Çomalis, qui habitent les ports du littoral. Il les voit venir, sachant bien que, d'un moment à l'autre, il faudra qu'ils fassent des offres pour se débarrasser de leurs gommes ou autres produits ; il s'attache surtout à la cueillette et aux arrivages, qui lui offrent des opérations plus lucratives. »

Ces faits établis, il serait maintenant instructif de retracer l'histoire du commerce des gommes en Afrique, depuis sa primitive origine, jusqu'à nos jours ; malheureusement le temps et l'espace nous font défaut pour entrer dans les détails que nécessiterait un pareil sujet ; nous nous bornerons donc à en esquisser à grands traits les phases principales, développant suffisamment ainsi les trop courtes indications auxquelles il a été précisément fait allusion.

Comme l'a péremptoirement démontré le R. P. Labat (1), en s'inspirant des annales manuscrites de la ville de Dieppe, il est avéré que des marins Dieppois avaient commencé vers 1360 à explorer les côtes de la Sénégambie. Dès cette époque ils avaient établi des comptoirs, notamment à Ruffisque. Au mois de Septembre 1365, ils associèrent à leurs entreprises des négociants de Rouen, et continuant à étendre leur domaine, ils allaient sans doute accroitre leurs relations fructueuses

____

(1) *Nouv. relat. de l'Afrique Occid.*, t. I, p. 7 et seq., 1718.

avec les indigènes, lorsqu'en 1392 la folie de Charles VI fit éclater la guerre civile, conséquence des luttes de pouvoir entre les princes de sa famille ; les Normands y prirent une part active et le commerce d'Afrique fut complètement abandonné.

La guerre étrangère vint se joindre à la guerre civile et contribua sans doute dans une certaine mesure à faire oublier les premières tentatives de colonisation, mais il faut attribuer une autre cause au dépérissement presque subit du commerce.

La noblesse poussant, comme toujours, l'excès de ses prérogatives, méprisait le commerce, la navigation, les sciences, les arts, etc., et cherchait à déconsidérer tous les ordres de l'état qui n'étaient pas elle ; les négociants enrichis voulurent l'imiter, devenir à leur tour nobles ou s'allier à elle et faire oublier leur origine dont ils rougissaient ; l'ignorance, la morgue, apanage exclusif de la caste privilégiée, remplacèrent chez eux l'ardeur au travail, le désir de conquérir des terres productives, ils se ruinèrent et se déshonorèrent noblement, suivant l'expression si juste de Léonard Durand (1).

Ainsi, les comptoirs d'Afrique devinrent la proie des Portugais, des Hollandais, des Anglais, de l'Espagne.

Les Portugais surtout, enhardis et favorisés par les Papes, furent les plus acharnés spoliateurs des établissements Français. En 1432, Martin V leur accordait, de son autorité privée, le droit de disposer par la force des biens des infidèles ; Eugène IV, Nicolas V, Sixte IV confirmèrent et étendirent ces privilèges.

En 1492, Alexandre VI partagea ses libéralités entre l'Espagne et le Portugal.

L'Angleterre, pendant ce temps, était restée en observation ; sa marche, comme toujours, fut lente et cauteleuse jusque vers le milieu du XVIe Siècle, où elle dirigea ses arme-

____

(1) *Voy. au Sénégal. Discours préliminaire*, p. VIII.

ments contre le Portugal et parvint de succès en succès à détruire peu à peu sa puissance.

Avant cette époque, en 1444, les Portugais, sous le règne d'Alphonse V, avaient découvert l'Ile d'Argain, ils s'y maintinrent et s'y livrèrent au commerce des gommes jusqu'en 1638, où les Hollandais les chassèrent en s'emparant de l'Ile et du fort d'Argain. Cette place fut tour à tour enlevée à ces derniers par les Anglais, en 1665, reprise par les Hollandais en 1666, et enfin définitivement occupée par les Français, qui avaient tant bien que mal conservés de rares comptoirs sur le Sénégal et sortaient de leur léthargie. L'Ile et le fort avec ses dépendances, devint possession Française par le traité de Nimègue, signé entre le Roi et les Etats généraux, le 10 Août 1678.

Les choses restèrent ainsi jusqu'en 1685 ; mais les Hollandais, voyant combien la perte de ce comptoir leur était préjudiciable, ne voulant pas, toutefois, rompre ouvertement le traité de Nimègue, usèrent d'un subterfuge et s'en emparèrent sous pavillon de l'Électeur de Saxe, devenu Roi de Prusse. Ils s'y maintinrent pendant la guerre de 1688, terminée en 1698 par le traité de Riswick.

Devant cette violation flagrante, les agents des comptoirs Français, qui au traité de Riswick n'avaient pu obtenir gain de cause, par suite d'un retard apporté à leurs réclamations, cherchèrent à poursuivre la restitution de leurs biens spoliés par les prétendus sujets du Roi de Prusse, devant la cour de Brandebourg ; mais l'or des Hollandais fit constamment éluder la réponse demandée jusqu'au jour où la guerre de 1701 fut déclarée ; elle se termina par les traités d'Utrech et de Bade, en 1713 et 1714, sans qu'il fut question de la restitution d'Argain.

Dès lors il ne restait plus qu'à agir ! Une escadre, commandée par Perier de Salvert, se rendit dans les eaux d'Argain, l'attaque et la défense furent, de part et d'autre, longues et acharnées, enfin, une capitulation fut signée le 20 Février 1724 et les Hollandais, forcés de renoncer à leurs prétentions, disparurent pour toujours des côtes Africaines.

Toutes ces luttes, suscitées par les nations étrangères, pour se maintenir à Argain et à Portendick, avaient pour but de diviser et de partager le commerce des gommes, que les Français établis sur le Sénégal voulaient y concentrer. Ce commerce des gommes était et est encore aujourd'hui la plus importante opération dans ces parages.

Les comptoirs Français, établis plus ou moins solidement, comme on vient de le voir, sur les rives du Sénégal, furent administrés par dix compagnies commerciales de 1664 à 1738. Il suffit de les énumérer.

La 1re de ces compagnies, dite compagnie des Indes Occidentales, dura de 1664 à 1674.

De 1674 à 1679, une association particulière fut définitivement constituée en compagnie Royale par édit de 1679.

La 2e compagnie, dite d'Afrique, se maintient de 1679 à 1681.

La 3e, dite également d'Afrique, subsiste de 1681 à 1684 ; bientôt démembrée, elle prend par privilège le nom de compagnie du Sénégal, de 1684 à 1692.

La 4e, elle aussi, dite du Sénégal, vécut de 1692 à 1709.

La 5e, encore dite du Sénégal, va de 1709 à 1719.

La 6e, enfin, dite des Indes, exerce son administration de 1719 à 1738.

Malgré leurs efforts, soit par suite d'une mauvaise gestion, soit par l'intolérance et l'humeur guerrière des populations en contact, ces compagnies accumulèrent échecs sur échecs, leurs insuccès furent pour ainsi dire constants.

La seule période quelque peu satisfaisante répond au gouvernement d'André Brue, de 1694 à 1724.

Labat donne à ce sujet des renseignements précieux sur l'état du commerce des gommes à cette époque, et établit une comparaison entre le mode de procéder des Hollandais et des Français.

Le vieil auteur rappelle tout d'abord que « la gomme se mesurait pour la vente, dans un vaisseau cubique nommé *quantar* ou *quintal*, de la grandeur dont on convient entre les Européens et les Maures.

« La mesure des Hollandais, lorsqu'ils étaient en possession d'Argain contenait le poids de 220 livres de Paris, qui leur revenaient à la valeur d'un piastre d'Espagne en marchandises. Les Interlopiers, qui faisaient le commerce à Portendick et dans la baie d'Argain avec la permission du gouverneur Hollandais, avaient une mesure qui contenait environ 700 livres de Paris.

« Il ne sera point inutile, observe Labat, de joindre ici les droits qu'ils payaient aux Hollandais sur les marchandises qu'ils donnaient en échange dans le commerce des gommes, et les présents que le Prince Alischandora (alors chef des Maures) exigeait d'eux, pour 1,000 quintaux du poids qu'on vient d'expliquer.

Droits du gouverneur Hollandais d'Argain pour sa protection et le courtage de 1,000 quintaux, à un demi-piastre le quintal..................................... 3.000 livres.

PRIX DES GOMMES EN MARCHANDISES
Tarif des contrebandiers d'Argain et de Portendick

Mille pièces de drap de laine bleue, nommé *blacukaton*, de 25 aulnes de Hollande (1) à 17 *guillert* (2) ou 21 livres 5 sols par pièces........................... 21.250 livres.
Cinq cents douzaines de petits miroirs, à 7 sols la douzaine. 175 —
Cinq cents douzaines de peignes de bois à 6 sols la douzaine. 150 —
Deux mille cadenats à 5 sols la pièce................. 500 —
Deux mille couteaux de Flandre à 5 sols pièce.......... 500 —

Total..... 25.575 livres.

(1) L'aune de Flandre, employée par les Hollandais, égalait la moitié de celle de Paris, soit : 0.59 centimètres.

(2) Monnaie de Hollande équivalant au Florin.

DROITS DU PRINCE ALISCHANDORA POUR LA CARGAISON
D'UN VAISSEAU

« Ce Prince a longtemps exigé 2,400 piastres en espèces ;
mais il pouvait prendre la moitié de cette somme en
marchandises, c'est-à-dire en 300 pièces de toile bleue,
évaluées à 1,200 piastres, quoiqu'au fond leur valeur
soit de 21 livres 5 sols par pièce, ce qui monte à 9.975
livres... 9.975 livres.

Les présents en différentes sortes de marchandises mon-
tent à.. 2.870 —

Les appointements de l'interprète, pour 100 jours de services à une demi piastre par jour, payables moitié en
espèces, moitié en toile bleue......................... 150 —

Les gages de 20 ouvriers Maures, pour charger le vaisseau,
pendant le même espace de temps, à un quart de piastre
par jour, payables de la même manière que ceux de
l'interprète... 1.418 —

Total...... 14.413 livres.

Cette dernière somme ajoutée à la première de 25.575 livres,
sans y compter les autres frais du vaisseau fait celle de. 39.988 livres.

« Ce qu'il y a de fort remarquable, observe Labat, c'est que
les droits du Prince Alischandora regardaient toutes sortes
de vaisseaux, sans distinction de leur grandeur. Ainsi les
Hollandais, au lieu d'employer des Bâtiments de 3 ou 400
tonneaux, auraient trouvé beaucoup d'avantages à n'en avoir
que de 1,000 ou 1,200.

« En 1715, Brue régla, au nom de la compagnie Française,
un tarif des poids, fort différent, tant au Désert qu'au Terrier
rouge sur le Sénégal ; le quintal des Maures pesait dans ces
deux lieux 500 livres de Paris.

TARIF DES FRANÇAIS RÉGLÉ PAR BRUE EN 1715

Marchandises	Nombre	Quintaux de gomme
Argent en espèces en piastres d'Allemagne à 48 sols pièce...............	4	1
Perles d'argent uni à 5 sols 6 deniers pièce......	24	1
Ambre jaune	6 onces	1
Cadiz ou serge noire et bleue.........	8 aunes	1
Chaudières de cuivre pesant 12 livres..	1	1
Chaudrons de cuivre de 6 livres.......	2	1
Corail.........................	1 once	1
Colliers nommés de Cornalines........	6 onces	1
Drap rouge commun...............	2 aunes	1
Drap bleu......................	2 aunes	1
Barres de fer plates de 8 à 9 pieds....	2	1
Cloux de Girofle...................	80	1
Mains de papier à 20 feuilles la main..	20	1
Pagnes de coton du pays...........	5	1
Revèches rouges ou bleues..........	3 aunes	1
Bassins de cuivre rouge............	4	1
Bastas bleues...................	12 aunes	1
Toile blanche...................	12 aunes	2
Calico en toile des Indes...........	5 aunes 1/2	1
Grains de verre rouge de moyenne grosseur........................	40	1
Grains de verre rayé..............	18	1
Grains de verre jaune.............	600	1
Grains jaunes massifs.............	40	1
Petits grains de différentes couleurs...	2.400	1

Brue, forcé pour des raisons personnelles, de cesser d'occuper les postes de directeur de la 6e compagnie, n'en resta pas moins attaché à l'administration de Paris ; il fit plusieurs voyages en Afrique, et il aurait porté dans ces parages le commerce Français à un haut degré de splendeur, quand la guerre de 1744 vint déjouer toutes les prévisions de cet habile administrateur. La compagnie passa rapidement à un désespérant malaise pour disparaître bientôt ; seule entre toutes, elle eut cependant la gloire de tomber sous les boulets après quarante ans d'existence.

Les Anglais s'étaient emparés du Sénégal en 1758. Les Français le reprenaient par les armes en 1779, et la paix conclue le 3 septembre 1783, entre l'Angleterre et la France, nous assurait définitivement la possession de nos établissements ; les clauses du traité réglaient les droits respectifs des deux nations sur la côte Occidentale d'Afrique, elles fixaient les comptoirs de la France depuis le Cap Blanc jusqu'au Cap Vert, elles lui en garantissaient la propriété exclusive, mais.... elles accordaient aux Anglais la liberté de traiter la gomme depuis la rivière Saint-Jean jusqu'à la baie et au fort de Portendik, avec défense expresse de fonder en ces lieux des établissements permanents.

Après la conclusion de la paix, on s'empressa de créer de nouvelles compagnies ; le 11 Janvier, le Roi accorda à celle dite de la gomme le privilège exclusif de la traite de ce produit ; dès l'année suivante cette compagnie changea son nom en celui de compagnie du Sénégal, elle dura de 1785 à 1791 ; ce fut la dernière, car à partir de cette date un décret de la Constituante supprima les compagnies privilégiées.

En 1785, Léonard Durand avait été nommé directeur de la 8e compagnie à Saint-Louis. Pendant son exercice, voulant donner au commerce de la gomme une réglementation nouvelle et une extension profitable, il passa divers traités avec les Marabouts Darmankour, ainsi qu'avec Hamet-Mocktard, chef des Braknas, et Alikouri chef des Trarzas.

Nous extrayons de ces traités quelques-uns des articles les plus importants (1).

Le traité avec les Marabouts Darmankour portait :

ARTICLE 1er. — Les Marabouts Darmankour, par suite des conditions du premier traité, jurent et promettent de n'avoir jamais, directement ou

____

(1) *Voyage de Durand au Sénégal,* Atlas, p. 5 *et Seq.*

indirectement, aucune communication avec les Anglais ; ils jurent de plus et promettent d'employer tous les moyens praticables pour intercepter et supprimer totalement le commerce que les Anglais pourraient faire à Portendick, soit avec les Marabouts Darmankour, eux-mêmes, soit avec toute autre nation ou particuliers qui passeront pour cet effet dans leur pays.

ART. II. — En conséquence de l'obligation portée dans le précédent article, et en retour des bonnes dispositions des Marabouts Darmankour, le Sieur Durand, Directeur général de la compagnie, s'engage pour elle, et leur promet de leur donner une gratification en sus de la coutume, toutes les fois qu'ils arrêteront la gomme dans le chemin de Portendick et la feront conduire au Désert, de manière que la compagnie puisse être assurée qu'il n'en sera point vendu à Portendick.

ART. III. — Les Marabouts Darmankour promettent et s'engagent de faire tous leurs efforts pour procurer annuellement à la compagnie la traite de gomme la plus abondante possible.

ART. IV. — Les Marabouts Darmankour considérés comme les arbitres du prix de la gomme, et de la mesure du kantar, promettent encore et s'obligent de régler annuellement le paiement dudit kantar, au plus bas prix possible, et de fixer sa mesure conformément au kantar dont la précédente compagnie était en usage de se servir.

. . . .

ART. VII. — L'usage ayant introduit l'habitude de payer aux Marabouts Darmankour une coutume quelconque pour traiter la gomme dans leur pays, et cette coutume ayant varié suivant les circonstances, elle vient d'être fixée d'une manière positive et permanente par l'article suivant :

ART. VIII. — Lorsque les Marabouts Darmankour viendront dans l'Ile Saint-Louis pour visiter le Directeur général de la compagnie, ce qui ne doit être qu'une fois l'année, le Directeur leur fera délivrer pour leurs vivres, chaque jour :

12 moules de mil ; — 6 bouteilles de mélasse ; — 2 bouteilles de vin ; 1 Mouton ou l'équivalent en Bœuf ; — 2 chandelles ; — du bois à brûler en quantité raisonnable.

Lorsqu'ils partiront de l'Ile Saint-Louis pour leur pays, le directeur leur fera donner :

30 pièces de guinée ; — 30 bassins de cuivre ou l'équivalent ; — 30 paires de ciseaux ; — 30 miroirs ; — 30 tabatières pleines de Girofle ; — 30 jambettes ; — 30 peignes ; — 30 cadenas ; — 30 mains de papier ; — 10 barres de verroterie.

Lorsque le bâtiment sera rendu au Désert, le premier kantar de gomme mesuré, on tirera un coup de canon pour saluer et annoncer la traite, et au même instant on paiera aux Marabouts Darmankour :

20 pièces de guinée ; — 5 fusils à deux coups ; 20 fusils fins à un coup ; — 15 aunes de drap écarlate ; — 10 pièces de platille ; — 20 barres de fer de 8 pieds ; — 5 ancres de mélasse ; — 10 barres de verroterie.

Pendant la traite de la gomme, on fournira aux Marabouts Darmankour, pour leurs vivres au Désert, par chaque jour que durera la traite :

40 moules de mil ; — 2 Moutons ; — 6 bouteilles de mélasse. On leur fera présent, en outre, d'une pièce de guinée par chaque huitième de kantar qu'on aura mesuré et conduit à bord.

A la fin de la traite on leur paiera :

30 pièces de guinée ; — 5 turbans de mousseline ou 10 aunes.

Finalement pour les derniers adieux, on tirera un coup de canon et on donnera :

20 pièces de guinée.

Fait quintuple en Français et en Arabe ; le tout arrêté et convenu en présence de M. le Comte de Repentigny, Gouverneur du Sénégal et de onze Marabouts, dans l'Ile Saint-Louis, le 2 Mai 1785.

Signé : DURAND,
Directeur général.

Les traités passés avec les chefs Braknas et Trarzas, calqués sur le précédent, en diffèrent seulement en ce qu'ils spécifient une quantité encore plus considérable de cadeaux offerts par la compagnie à ces Chefs.

En réfléchissant à ces conventions, il en résulte qu'en définitive, tout était réglé à l'avantage des Maures : en échange de multiples et coûteux cadeaux, ils donnaient quoi ? des promesses, trop souvent illusoires comme l'ont trop fréquemment prouvé les évènements.

L'un des effets du décret de la Constituante de 1791, abolissant le privilège de la dernière compagnie, et établissant le commerce libre fut, dit Raffenel (1) : l'élévation du prix des gommes qui passa par une succession rapide de 0.25 centimes à 1 franc la livre.

____

(1) *Nouv. roy. au pays des Nègres*, t. II., p. 89.

La liberté commerciale, ainsi brusquement proclamée, eut pour conséquence d'apauvrir les commerçants Français et d'enrichir à leurs dépens les étrangers et les naturels du pays.

Une guerre que la colonie eut à soutenir, en 1798, contre les Trarzas, et les tentatives réitérées des Anglais pour s'emparer du Sénégal, augmentèrent encore la détresse.

Après la paix d'Amiens, en 1802, le Sénégal agité au dedans et menacé au dehors, sans commerce dès lors possible, se trouvait réduit aux plus dures extrémités ; Gorée, enlevée en 1800 par les Anglais, était restée en leur pouvoir.

La France, forcée de soutenir, de 1804 à 1806, une lutte désespérée avec les Peuls du Fouta, n'eut plus la force de résister aux incessantes attaques des Anglais, qui prenaient possession de Saint-Louis, le 14 juillet 1809.

Les territoires occupés ne pouvaient cependant prospérer entre leurs mains, c'était une conquête précaire, qu'une chance de guerre, un traité de paix, etc. pouvaient leur arracher, et le commerce des gommes, de 3 à 4 millions seulement, était un appoint léger dans la balance où se pesait le commerce de tant d'autres contrées.

Par traité du 30 Mai 1814, le Sénégal fut restitué à la France, mais il ne reçut son exécution que le 25 Janvier 1817.

A partir de ce moment, la colonie, malgré ses efforts, ne fait que végéter jusqu'en 1854.

Vers 1830, toute l'activité commerciale s'était portée et localisée sur la gomme, on parlait hautement d'augmenter l'importance de ce commerce, et si, en 1828, le chiffre des gommes traitées aux escales, des Darmankour, des Trarzas et des Braknas, ainsi qu'au comptoir de Bakel, ne s'élevait qu'à 1,759,317 kilogrammes, il y avait lieu d'espérer que cette quantité serait de beaucoup dépassée par la suite.

Il n'en fut rien.

En effet, l'étude des différents régimes auxquels la traite fut successivement soumise et les fluctuations dans l'évaluation du prix des guinées, monnaie principale d'échange, montre une progression constamment décroissante.

Ainsi, en 1834, sous le régime de l'association privilégiée, 17,900 pièces de guinée sont échangées contre 895,000 kilogrammes de gomme, soit 100 pièces de guinée pour 5,000 kilogrammes de gomme.

En 1837, sous le régime du compromis, 161,000 pièces de guinée sont échangées contre 3,864,000 kilogrammes de gomme, soit 100 pièces de guinée pour 2,400 kilogrammes de gomme.

En 1838, sous le régime de la concurrence, 27,459 pièces de guinée sont échangées contre 4,200,000 kilogrammes de gomme, soit 100 pièces de guinée contre 1,700 kilogrammes de gomme.

Jusqu'en 1854, on l'a dit, les insuccès se sont succédés, presque sans interruption, nous ne reviendrons pas sur cette trop longue période, mais avant de poursuivre, nous nous arrêterons un instant pour parler des escales et des coutumes.

Les escales, ou lieux d'arrivée des caravanes chargées de la vente des gommes, ont sans doute existé de tout temps ; il était, en effet, naturel de convenir de points de réunion fixes, où à des époques coïncidant avec les saisons où se fait la cueillette des gommes, les détenteurs du produit et les acheteurs ou traitants pourraient pratiquer leurs échanges. C'est par exception si, dès le début de l'occupation des rives du Sénégal, les Maures pouvaient porter directement leurs gommes aux magasins des sociétés établies.

L'escale était obligatoire ; il était formellement interdit de traiter en d'autres lieux ; de plus, il existait des défenses expresses de faire la traite à des époques autres que celles fixées par les règlements locaux.

Les escales, en général, étant placées sous la protection d'un petit bâtiment de guerre, monté par un officier portant le titre de commandant de l'escale ; sa mission, toute de surveillance, était de régler les différends qui s'élevaient entre les contractants.

Les escales n'étaient pas des marchés ordinaires ; elles étaient temporaires, ne possédant aucune construction, aucun comptoir, et fréquentées uniquement pendant la durée de la traite.

Les échanges se faisaient contre un certain nombre d'articles, dont le principal était la guinée, espèce de cotonnade bleue, dont les dimensions étaient fixées à 15 mètres de long, sur 80 centimètres de large.

Cet article fut longtemps fabriqué à Pondichéry, puis en Belgique et en Hollande, aujourd'hui la France en produit d'une manière courante.

La pièce de guinée, sorte d'unité monétaire, représente en moyenne une valeur de 15 francs, elle subit néanmoins une cote soumise aux variations de la hausse et de la baisse, avec cette différence toutefois qu'on ne lui assigne pas une valeur en espèces, mais une valeur en livres de gomme.

Les autres articles sont: le corail, l'ambre, la poudre de guerre, les fusils, le sucre, le tabac en feuilles, le mil, diverses étoffes et de menues marchandises, telles que couteaux, miroirs, perles de différentes tailles et couleurs, désignées sous le nom collectif de bagatelles.

Chacun n'était pas libre de commercer aux escales, lorsqu'elles étaient ouvertes.

Par une ordonnance du 15 novembre 1842, pour faire la traite, il faut être traitant patenté, et pour être traitant patenté, il faut : être Nègre ou Mulâtre, être né au Sénégal ou dépendances ; n'être patenté ni comme marchand ni comme négociant, avoir fait, soit pour son propre compte, soit pour le compte d'autrui, des expéditions pour la traite aux escales.

Les traitants se divisent encore aujourd'hui en *gros traitants*, agissant pour leur propre compte, et en *petits traitants*, mandataires ou agents des négociants de l'île, qui souvent sont eux-mêmes les représentants de maisons de la métropole.

Au-dessous des traitants existe une classe nombreuse de patrons de navires et de *Laptots* (mariniers du fleuve), vivant eux aussi de la traite des gommes et du mouvement qu'elle donne à la navigation du fleuve.

Le traitant effectue la traite à bord d'un bâtiment dont il est propriétaire ou affréteur. C'est sur ce bâtiment qu'il a son domicile et ses marchandises. Son équipage, proportionné au tonnage, se compose d'un nombre de Laptots, variant entre 7 et 18. On comptait dans l'Ile, en 1856, 420 bâtiments, jaugeant 4,267 tonneaux et employant plus de 2,000 Laptots (1).

Ce mode tout particulier de trafic donne nécessairement lieu à des frais, généralement évalués à 10 livres de gomme par pièce de guinée, en y comprenant les coutumes et les présents.

« Dans le but d'activer le commerce et d'assurer une protection aux trafiquants, écrit Raffenel (2), la France paie depuis longtemps aux chefs des tribus Maures, sous le nom de *coutumes*, des redevances annuelles, qui ne s'élèvent pas à moins de 40,000 francs. Elles ont surtout pour effet de contenir les chefs Maures dans les bornes d'une réserve convenable, en ce qui touche leurs relations avec nous, et d'éviter qu'ils n'élèvent ou ne laissent élever des conflits qui pourraient avoir pour conséquence d'interrompre la traite. La *coutume* devient alors une sorte de cautionnement qui répond

(1) RAFFENEL. *Loc. cit.* **T.** II, p. 86.
(2) *Loc. cit*, p. 84.

de la conduite du chef. Toutefois cette redevance n'est pas la
seule qui soit payée pour la traite de la gomme ; outre cette
somme de 40,000 francs, une somme au moins égale, représentée par des marchandises de traite est payée par les traitants au prorata du tonnage de leurs bâtiments.

« Ces deux espèces de *coutumes*, qui ne sont pas établis sur
la quantité de gomme conduite à l'escale, s'acquittent en
toutes circonstances ».

Sous ce régime néfaste, la colonie ne fit que végéter, nous
l'avons dit, jusqu'en 1854.

« Réduite à l'Ile Saint-Louis, sans cesse tracassée par les
incursions des populations Maures de la rive droite, qui non
seulement pillaient chaque année les agriculteurs de la rive
gauche, mais encore poussaient leurs incursions jusqu'aux
portes de Saint-Louis, nous étions condamnés au paiement
de tributs annuels, qui nous donnaient, vis-à-vis de tous les
chefs voisins de nos établissements, une attitude plus que
honteuse. Tous les ans, on payait avec un certain cérémonial
à un petit Chef de l'île de Sorres le loyer de l'Ile Saint-Louis.
Quant à nos commerçants, ils étaient soumis à des droits et à
des vexations de toutes sortes ; ils ne pouvaient se livrer au
commerce que dans les escales déterminées par les chefs du
pays où ils payaient, même avant la vente (1), des droits considérables. Les marchandises qu'ils tentaient d'échanger en
dehors des escales, contre les produits du pays, étaient saisies
comme des objets de contrebande, même sur les navires portant le pavillon Français (2) ».

En 1851, les commerçants du Sénégal adressèrent une
pétition au gouverneur pour réclamer la suppression des
escales, dans lesquelles ils étaient soumis aux mille vexations
dont il vient d'être parlé, et leur remplacement par des postes
fortifiés à Dagana et à Podor.

(1) Résultat en partie des traités passés par Durand.
(2) DE LANESSAN, l'*Expansion coloniale*, p. 131.

Le 18 Mars 1854, le Capitaine de vaisseau Protet, gouverneur du Sénégal, s'empare de Podor ou un poste est construit par le Capitaine de génie Faidherbe. Peu de temps après, Faidherbe, nommé Chef de bataillon et Gouverneur du Sénégal, sur la demande des négociants, recevait du Ministre de la Marine Ducos, les instructions suivantes :

« Nous devons dicter nos volontés aux chefs Maures, pour le commerce des gommes. Il faut supprimer les escales et employer la force, si l'on ne peut rien obtenir par la persuation ; il faut supprimer tout tribut payé par nous aux Etats du fleuve, sauf à donner quand il nous plaira quelques preuves de notre munificence aux Chefs, dont nous serons contents ; nous devons être les souverains du fleuve ; il faut émanciper complètement le Oualo en l'arrachant aux Trarzas et protéger en général les populations agricoles de la rive gauche contre les Maures. Enfin, il faut entreprendre l'exécution de ce programme, avec conviction et résolution (1) ».

Le Gouverneur Faidherbe mit toute son énergie et son habileté à l'exécution de ce programme. Après plusieurs campagnes, toutes à notre avantage et qu'il serait trop long d'énumérer, un premier traité était passé le 20 mai 1858 avec Mohamed-El-Habid, chef des Trarzas.

Par ce traité, il reconnaissait, en son nom et au nom de ses successeurs, que les territoires du Oualo, de Gae, de Bokol, de Toubé, de Dialakar, de Gandiole, de Thiong, de Djiaos, de N'Diago, appartenaient à la France... qu'aucun Maure armé ne traverserait le fleuve, sans le consentement préalable du Gouverneur.

La rive gauche était ainsi mise à l'abri des incursions des Maures, que le chef des Trarzas s'engageait d'ailleurs à empêcher.

L'article 4 du traité établissait les lieux dans lesquels pourrait se faire le commerce de la gomme. Il y était dit :

Les Français ne veulent, pour le moment, acheter la gomme que dans leurs établissements de Saint-Louis, Dagana, Podor, Saldé, Bakel, Matam et Medine, et veulent l'acheter toute l'année. Le Roi des Trarzas ne veut pour le moment laisser venir la gomme des Trarzas qu'à Dagana, il est

____

(1) *Annales Sénégalaises.* 1854, p. 5.

le maître. Le Roi des Trarzas et le Gouverneur prendront, chacun de son côté et dans la limite de ses droits, les mesures nécessaires pour faire exécuter leur volonté par leurs sujets et administrés respectifs.

Les gommes des Aïdou-El-Hadj (*Darmankours*) iront avec les autres à Dagana, à moins que le Roi des Trarzas n'autorise leur envoi à Saint-Louis. Le Roi des Trarzas s'engage à assurer la liberté du commerce, mais les commissionnaires qui achèteront la gomme des Trarzas à Dagana, ou peut-être plus tard sur d'autres points, sauront que ce produit est grevé, à sa sortie du pays des Trarzas, d'un droit de 1 pièce de guinée par 500 kilogrammes de gomme, soit environ 3 pour 100 au profit du Roi des Trarzas, et qu'ils auront à verser ce droit entre les mains du Commandant ou de telle autre personne désignée, qui le livrera au Roi des Trarzas, quand celui-ci le désirera.

La pièce de guinée pour 1000 livres de gomme, sera également perçue à Saint-Louis au profit du Roi des Trarzas, quand les caravanes Trarzas en apporteront sur ce point avec son autorisation.

Le traité conclu le 10 Juin 1858 avec le Chef des Braknas, contenait des clauses analogues.

En 1877 et 1879, de nouveaux traités sont intervenus entre la France et les Maures Trarzas. Celui du 2 Avril 1879 avait surtout pour objet de faciliter le commerce des gommes et de remplacer le droit de 3 pour 100 par une indemnité fixe, devant être comptée au Roi des Trarzas, à Dagana. Il est dit :

ARTICLE 1er. — *Le commerce de la gomme est libre comme celui de tous les autres produits des Trarzas ; il se fera librement et partout, soit à terre, soit à bord des embarcations, soit à Dagana, soit à Saint-Louis.*

Par un traité du 5 Juin 1879, avec le Roi des Braknas, le commerce des gommes, jusqu'alors limité aux escales de Podor et de Saldé, était autorisé en tout lieu, comme celui des gommes des Trarzas, et l'ancien droit était remplacé par une indemnité fixe, comptée à Podor au Roi des Braknas.

Les traités conclus par le Gouverneur Faidherbe avec les Maures, ceux qui sont venus plus tard les modifier ont toujours été fidèlement remplis et respectés par les Trarzas et les Braknas, et nous avons vécu en paix avec leurs différentes tribus.

Nous croyons avoir suffisamment exposé et résolu la question de la traite des gommes. Nous ne voyons pas l'absolue nécessité de donner des statistiques commerciales de ce produit dans ces dernières années, il suffit de savoir que la gomme compte pour plus d'un tiers de l'exportation totale du Sénégal, soit 8,000,000 de kilogrammes environ, représentant une valeur de 5 à 6,000,000 de francs ; évaluation, bien entendu, susceptible de quelques variations en plus ou en moins, suivant la richesse ou la pauvreté des récoltes opérées par les naturels.

L'exportation se fait principalement par Saint-Louis. Arrivées au chef-lieu de la colonie, les gommes subissent un premier triage et sont ensuite dirigées sur Bordeaux, centre commercial du produit. Là, il est procédé à un nouveau triage.

Le triage des gommes est une industrie uniquement Bordelaise, créée en 1832 par Adrien Doris ; elle fournit à chacun les qualités appropriées à ses besoins.

La Société des *Importateurs-trieurs*, composée des maisons Maurel, Prom, Buhaut, Tessière, etc., a le monopole presque exclusif du commerce.

Les renseignements sur le commerce extérieur des gommes nous font presque complètement défaut.

Fluckiger et Hanbury (1) nous apprennent, qu'en 1871, le marché de Londres aurait reçu 76,136 quintaux de gomme dite du Sénégal, valant 250,088 livres ; en 1872, il y aurait eu 42,837 quintaux, d'une valeur de 123,080 livres ; mais le pays d'où proviennent les plus grandes quantités est l'Egypte.

La même année, 101,241 livres seraient venues du Cap.

____

(1) *Loc. cit.* p. 127.

Quant à la gomme, dite de Barbarie, la quantité exportée aurait été de 5,100 quintaux, chiffres, disent les auteurs cités, inférieurs à la moyenne.

Enfin, les gommes de Bombay expédiées en Angleterre pendant les années 1872-1873, gommes entièrement produites par l'Afrique, où les Banians viennent l'acheter, ont été de 14,352 quintaux.

Suivant Vaughan (1), les gommes Çomalis achetées à Aden valaient, en 1851, 25 roupies le quintal, sur le marché de Bombay ; 250 tonnes furent enlevées de la côte Orientale d'Afrique.

D'après Bainier (2), les gommes dites de Souakim passent par le Caire et sont en grande partie expédiées à Liverpool, à Marseille, et en faibles quantités à Trieste et en Italie.

Les naturels des pays producteurs de la gomme l'emploient très rarement pour leurs besoins particuliers ; nous en connaissons du moins bien peu d'exemples.

Doumet Adanson (3) a noté que les Arabes de Tunisie récoltent quelquefois la gomme de l'*Acacia tortilis* pour fabriquer leur encre.

De son côté, Vaughan (4) attribue la même habitude aux Arabes de la région des Çomalis. La gomme de leurs *Acacia*, dit-il, qu'ils apprécient peu et dont ils récoltent une faible quantité, constitue pourtant un important ingrédient dans la préparation de leur encre d'écriture, douée d'un brillant que l'on admire dans les vieux manuscrits arabes : « *The gum forms however, an important ingredient in the preparatiom for their writing-ink, to which is gives that glossy appearance so much admired in old Arabian manuscripts* »

(1) *Loc. cit.* p. 226.
(2) *Géographie appliquée à la Marine et au Commerce*, t. II. p. 577. 1878.
(3) *Bull. Soc. Bot. Fr.*, t. XXI, p. 296. 1874.
(4) *Loc. cit.* p. 226.

Nous ignorons si, en dehors de la traite, les Maures usent en quoi que ce soit de la gomme de leurs forêts.

Quant aux Nègres de la rive gauche, ils l'utilisent quelquefois. Les Ouoloffs entre autres, les lettrés, bien entendu, l'emploient eux aussi pour la fabrication de leur encre : *Daā*.

Elle entre également en forte proportion dans la préparation d'une pâte spéciale servant à façonner une sorte de perles dont se composent les énormes colliers connus sous le nom de *Thiajörompoley* (5), que les Négresses portent autour de la ceinture.

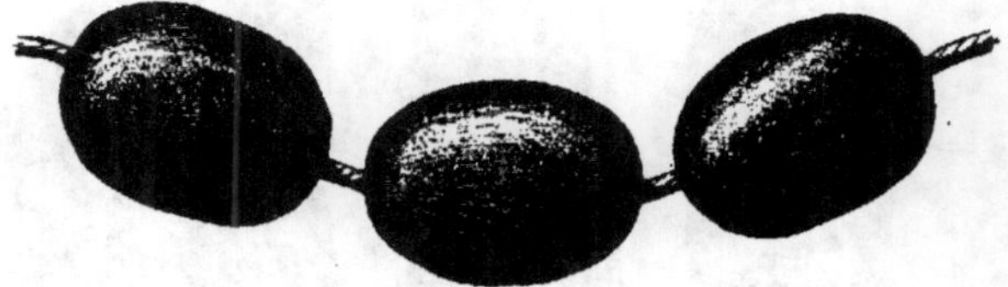

Fig 246
Portion de Thiajörompoley Ouoloff (notre collection)

Les perles de ces colliers, de 2 centimètres de long sur 1 à 1/2 centimètre de diamètre, sont faites d'une pâte épaisse, mélange de poudre de gomme, de bouse de Chameau et de clous de Girofle, pilés. Ces perles, enfilées par une cordelette en coton, quand la pâte est encore malléable, sont ensuite séchées au soleil et prêtes à servir d'ornement. Leur odeur caractéristique n'est nullement désagréable.

Nous rangeons dans la même catégorie certains grigris, ayant appartenu au fameux Samory, et que M. le Dr Hamy, directeur du musée du Trocadéro, nous a gracieusement communiqués.

Ces grigris consistent : l'un en un cylindre de bois, portant à l'une de ses extrémités une grossière chaînette

(5) Le *j* Ouoloff se prononce par un son guttural comme le *Jota* Espagnol.

en fer, à l'autre une corde en fil de coton ; le second est
un morceau de bois figurant une grossière statuette
humaine, le troisième une sorte de navette plate et elliptique également en bois ; tous sont recouverts d'une couche
épaisse de deux à trois millimètres d'une substance noirâtre

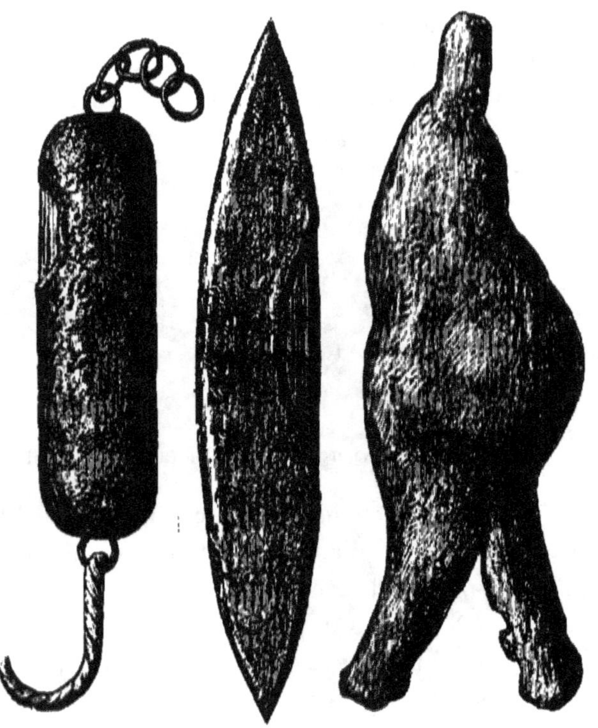

Fig. 247   Fig. 248   Fig. 249
Grigris de Samory, Musée du Trocadéro.

à surface rugueuse. L'analyse d'un fragment de cet enduit
nous a démontré qu'il était fait d'un mélange de sable végétal
noirâtre et d'une très grande quantité de gomme. Ce mélange
doit être porté à une chaleur assez forte, réduit à l'état de
pâte consistante et étendu à chaud sur le bois des grigris.

Les diverses expériences, faites à l'aide de l'échantillon

23

soumis à notre examen, ne laissent aucun doute sur sa composition et sur le procédé de fabrication. Il nous a même été permis de spécifier la gomme employée ; l'amertume prononcée de l'enduit dénote que la *gomme Gonaké* de l'*Acacia Adansoni*, la seule possédant une saveur amère entre toutes les gommes du Sénégal, a été choisie de préférence.

Chimie. — L'étude chimique des gommes est difficile et complexe, de nombreux travaux lui ont été consacrés. Cependant, malgré la haute compétence des auteurs, beaucoup de points ne nous paraissent pas suffisamment élucidés à l'heure actuelle ; pour l'analyse des gommes, comme pour leur mode de production, on se trouve en présence de bien des inconnues.

Nous n'avons nullement la prétention de les résoudre ; tout au plus parviendrons-nous à les faire entrevoir ; notre rôle doit se borner encore, dans ce cas comme dans l'autre, à résumer les différentes opinions émises.

Nous n'avons donc, pour le moment, qu'à examiner les gommes dans leurs caractères généraux, dans leurs fonctions et leurs propriétés chimiques communes.

Les gommes dites *Arabiques*, du *Sénégal* et *Nostras*, considérées sans différenciation autrement tranchée, sont les seules dont nous ayons à nous occuper ; dans un chapitre qui sera consacré à l'examen détaillé de *chaque sorte,* nous nous réservons d'insister sur les multiples différences qu'elles présentent entre elles, de signaler alors les points obscurs sur lesquels l'attention devra à l'avenir se porter plus particulièrement.

Envisagées d'une façon générale, les gommes peuvent être considérées comme des substances incristallisables plus ou moins colorées ; elles sont solubles dans l'eau ; à la température ordinaire, elles se dissolvent très lentement et sans affecter le thermomètre, dans un poids égal d'eau, en formant un liquide épais, glutineux, un peu opalescent, d'une saveur fade et à réaction acide. A une température un peu plus élevée, la dissolution est plus rapide, mais l'eau n'en prend pas une beaucoup plus grande quantité, même à 100° (1).

Les gommes sont insolubles dans l'éther, le chloroforme, les huiles fixes et volatiles.

Leurs solutions se mélangent avec la glycérine, et ce mélange peut être évaporé jusqu'à consistance de gelée, sans qu'il se produise aucune séparation des deux corps. Les gommes solides en morceaux, au contraire, ne sont que peu affectées par la glycérine concentrée (2).

Elles sont également insolubles dans l'alcool, à moins qu'il n'y ait addition d'une grande quantité d'eau. Ainsi (3), 100 parties d'esprit de vin, contenant 22 volumes pour 100 d'alcool, dissolvent 57 parties de gomme ; l'esprit contenant 40 pour 100 d'alcool en dissout 10 parties, et l'esprit contenant 50 pour 100 d'alcool n'en dissout que 4 parties. L'alcool aqueux à 60 pour 100 ne les dissout plus, mais en extrait une petite quantité (1/3 à 1/2 pour 100) de résine, de matière colorante, de glucose, de chlorure de calcium et d'autres sels (3).

L'éther et l'alcool précipitent les gommes de leurs solutions aqueuses ; les sels de sesquioxide de fer les précipitent également, et le précipité est soluble dans l'acide acétique.

Une solution de gomme, versée dans un sel de plomb, en présence de l'ammoniaque, y détermine la formation d'un précipité caillebotté, soluble dans un excès de solution gommeuse, mais précipité de cette solution par l'acide carbonique de l'air (4).

(1) FLUCKIGER et HANBURY, *Hist. des Drogues*, etc. Trad. de LANESSAN, t. I, p. 426.
(2) FLUCKIGER et HANBURY, *Loc. cit.* p. 426.
(3) FLUCKIGER et HANBURY, *Loc. cit* p. 426.
(4) BERZELIUS, *Ann. de Chim. et de Phys.*, t. XCV, p. 78.

Les solutions aqueuses dévient à gauche les rayons de la lumière polarisée, cette propriété les distingue de la dextrine appelée aussi gomme artificielle et qui dévie à droite (1). Cette dernière gomme, sous l'influence de l'acide azotique, ne donne pas d'acide mucique (2).

Les gommes se changent en sucre directement fermentescible sous l'influence des acides. Traitées par la craie et le fromage, elles produisent de l'alcool. Cette fermentation n'est pas précédée par celle d'un sucre fermentescible au contact de la levure de bière. Il ne se forme ni levure, ni mannite, ni glycérine, mais du lactate de chaux (3).

Soumises à l'action de la chaleur, elles se boursouflent, commencent à s'altérer vers 135°, suivant Mulder (4), et se décomposent complètement vers 200°, en donnant des produits empyreumatiques et divers gaz, parmi lesquels on reconnait un carbure d'hydrogène et de l'acide carbonique ; le résidu est un charbon abondant et spongieux ; brûlé, ce charbon donne de 2,7 à 4 pour 100 de cendres, consistant surtout en carbonate de calcium, mais contenant aussi des carbonates de potassium et de magnésium. L'acide phosphorique parait ne jamais exister dans les gommes (5).

Traitées par l'acide nitrique, les gommes donnent naissance à de l'acide mucique $C^6 H^{10} O^8$, isomérique de l'acide saccharique qui, si l'action se continue et si surtout l'on opère à chaud, donne comme produits : de l'acide racemique et de l'acide oxalique, quelquefois de l'acide oxalique seul.

Sous l'influence d'un mélange d'acide sulfurique et d'acide

(1) Cette regle générale compte de nombreuses exceptions, comme on le verra par la suite.

(2) BOUIS, *Dict. Chim.* WURTZ, t. I, 2ᵉ part., p. 1631.

(3) BERTHELOT, *Ann. de Chim. et de Phys.*, t. L, p. 365.

(4) *Journ. f. prakt. Chem.* t. XVI., p. 241.

(5) FLUCKIGER et HANBURY, *Loc. cit.*, p. 427.

azotique, elles peuvent se transformer en un corps nitré doué de propriétés explosives.

Fondues avec la potasse hydratée, elles dégagent de l'hydrogène et le résidu se compose de formiate, d'acétate et de propionate de potasse.

Distillées avec de la chaux, elles donnent de la métacétone ou propione et de l'acétone.

Les gommes représentées d'après Fluckiger et Hanbury (1) par la formule $C^{12} H^{22} O^{11}$, 3HO, ne sont pas des espèces chimiques nettement définies.

Fremy (2) étudiant la gomme dite *Arabique*, considérée comme le type le plus pur des gommes, a montré qu'elles étaient un produit de combinaison d'un acide particulier, l'*acide arabique* ou *gummique*, avec la chaux et la potasse.

Cette combinaison est également connue sous le nom d'*arabine*.

Pour extraire de la gomme l'acide arabique pur : $C^{12} H^{22} O^{11}$, on acidule légèrement par l'acide chlorhydrique une solution aqueuse concentrée de gomme et on précipite par l'alcool ; on redissout le précipité dans l'eau acidulée par l'acide chlorhydrique et on précipite de nouveau par l'alcool ; après plusieurs traitements semblables, l'acide arabique peut être considéré comme pur.

On peut également isoler cet acide par la dialyse ; on sait que les gommes soumises à la dialyse ne traversent le septum colloïdal qu'avec un pouvoir moitié de celui du tanin et 400 fois moindre que celui du chlorure de sodium.

Il suffit, pour obtenir l'acide par ce moyen, d'ajouter à une solution épaisse de gomme 4 à 5 pour 100 d'acide chlorhydrique et de dialyser jusqu'à ce que la solution gommeuse ne précipite plus par l'azotate d'argent ; l'acide arabique qui en résulte,

(1) *Loc. cit.*, p. 426.
(2) *Encycl. chimique* t. IX. 2e *Sect.*, p. 79. 1883.

présente une réaction acide sensible, neutralisée par 2,85 de potasse pour 100 d'acide arabique.

Le gummate de potasse, dialysé à son tour sans addition d'acide, laisse échapper graduellement l'alcali, et la gomme reprend de nouveau sa réaction acide (1).

L'acide arabique est une matière amorphe d'un blanc laiteux lorsqu'elle est humide, d'aspect vitreux à l'état sec.

A l'état humide, il se dissout aisément dans l'eau froide, mais une fois desséché il s'y gonfle sans se dissoudre, si ce n'est en présence d'une base. Ses solutions aqueuses ne sont précipitées par l'addition d'alcool qu'en présence d'un acide ou d'un sel (2).

L'acide arabique est levogyre, mais son pouvoir rotatoire varie d'un échantillon à l'autre, il est même dextrogyre, ce qui tient à ce que les *gommes du commerce sont des mélanges de produits similaires* (3).

Toutes les gommes dites *Arabiques*, contiendraient au moins deux gommes différentes, l'une levogyre et l'autre dextrogyre ; la première fournirait par l'action des acides dilués de l'arabinose, tandis que l'autre donnerait un sucre sirupeux et incristallisable (4).

L'acide arabique chauffé vers 130° perd de l'eau et devient isomérique de l'amidon et de la cellulose.

Chauffé à 150° il se change en acide *métagummique* ou *métarabique*, insoluble dans l'eau. On peut aussi l'obtenir en faisant agir de l'acide sulfurique concentré, sur un hydrate de gomme aussi visqueux que possible, on lave ensuite à l'eau et on dessèche à l'étuve.

---

(1) *Dict. chim.* WURTZ, *Loc cit.*, p. 1630.
(2) NEUBAUER, *Journ prakt. Chem.* t. LXII, p. 193.
(3) L'étude détaillée des gommes montrera l'exactitude de cette affirmation de Scheibler.
(4) SCHEIBLER, *Deutsch. Chim. Gesellsch.* 1873, p. 612.

De même que l'acide arabique, l'acide métagummique est susceptible de former des combinaisons avec les alcalis et les oxydes terreux. Ces combinaisons sont insolubles dans l'eau, mais se dissolvent sous l'influence d'une ébullition prolongée qui détermine leur transformation en gummates.

Les gummates alcalins et alcalino-terreux sont au contraire solubles dans l'eau. Le gummate de potasse forme avec le sulfate de cuivre un composé soluble dans l'eau, ce qui per·mettrait de distinguer la gomme de la dextrine.

Lorsqu'on mélange des solutions d'acide arabique et de gélatine, il se forme des gouttes huileuses qui produisent une gelée presque incolore fusible à 25° ou par la chaleur de la main.

Le gummate de gélatine peut être lavé sans décomposition, mais il se dissout faiblement dans l'eau pure et plus facilement dans une solution de gélatine. La solution de gélatine n'est pas précipitée par la gomme brute, ni par le gummate de potasse (1).

Les métagummates de chaux, de potasse et de magnésie se rencontreraient associés aux gummates de ces mêmes bases dans les gommes dites *Nostras*. Ils constitueraient ce que Guérin-Varry a désigné sous le nom de *Cérasine* ; nous y reviendrons.

Soumises à la distillation sèche, les gommes donnent de l'acétone, des produits empyreumatiques, des gaz de la série méthylique, et une faible proportion de carbures éthyléniques (2).

Les acides agissent sur les gommes de différentes manières ; l'action de l'acide sulfurique se modifie, suivant qu'il est

<hr>

(1) GRAHAM, *Ann. de Chim. et de Phys.* t. LXV. p. 187.
(2) *Ann. de Chim. et de Phys.* t. LIX., p. 5.

étendu ou concentré et que la gomme est dissoute ou en nature.

En traitant une gomme en poudre avec de l'acide sulfurique concentré, on obtient une masse d'abord peu colorée, mais ne tardant pas à brunir à l'air ; le produit repris par l'eau en saturant l'excès d'acide par du carbonate de chaux, on trouve de la dextrine dans le liquide filtré.

On a vu précédemment qu'une solution concentrée de gomme traitée par l'acide sulfurique concentré, donnait lieu à la formation d'acide métagummique ;

Par un mélange d'une solution de gomme et d'acide sulfurique étendu, il se produit au bout d'un temps très court un précipité cristallin formé de fines aiguilles de sulfate de chaux et la liqueur se transforme lentement en *Arabinose*.

On obtient également cette dernière substance, et en outre de la *Galactose*, en traitant par l'ébullition la gomme, avec l'acide sulfurique étendu (1).

Si on fait passer un courant d'acide chlorhydrique gazeux sur de la gomme en poudre, il se forme une substance noire et molle de nature indéterminée ; en opérant de la même manière sur une solution gommeuse, il se produit de l'acide arabique.

Traitée par l'acide oxalique, la gomme ne produit pas d'acide métagummique comme avec l'acide sulfurique, mais on peut réaliser cette transformation en soumettant un mélange des deux corps à une légère torréfaction (2).

Béchamps (3) a étudié l'action de l'acide nitrique concentré sur les gommes : traitées par 3 parties d'acide fumant, elles se convertissent en arabine dinitrique ; traitées par un mé-

(1) Kiliani. *Deutsh. Chim. Gesellsch.* 1881. p. 2.304, et 1882, p. 34.
(2) Lutz. *Thèse, Loc. cit.* p. 30.
(3) C. R. Ac. Sc. t. LI. p. 255.

lange de 5 parties d'acide nitrique fumant et de 3 parties d'acide sulfurique concentré, elles fournissent de l'arabine tétranitrique. Ces deux corps sont amorphes.

Chauffées avec environ 2 parties d'acide acétique anhydre pendant quelques heures à 150°, les gommes se gonflent sans se dissoudre, la masse lavée à l'eau bouillante puis à l'alcool laisse une poudre amorphe blanche, insoluble dans l'eau bouillante et saponifiable par les alcalis avec régénération d'arabine soluble. Ce corps représente l'arabine tetracétique.

En employant un excès d'acide acétique anhydre et en chauffant pendant 5 à 6 heures à 180°, Naudin et Schutzenberger [1] ont obtenu un dérivé hexacétique, semblable au précédent par ses propriétés ; c'est le terme de substitution le plus élevé.

Une réaction colorée, assez récemment signalée, serait caractéristique de l'acide arabique : lorsqu'on fait bouillir une gomme pendant quelque temps avec de l'orcine et de l'acide chlorhydrique concentré, il se produit une coloration d'abord rouge, ensuite violette et à la fin il se sépare une matière colorante bleue. Celle-ci se dissout en bleu verdâtre dans l'alcool ; les alcalis la font virer au violet et donnent à la solution une fluorescence verte. La gomme de Cerisier (*gommes Nostras*) se comporterait de la même manière, tandis que les autres hydrates de carbone donnent des colorations jaune-brun [2].

Beaucoup de Chimistes ont étudié l'action du chlore sur les gommes.

Guérin [3], prétendait avoir obtenu un acide incristallisable en faisant passer pendant plusieurs jours un courant de chlore dans une solution de gomme au 1/4.

(1) C. R. *Ac. Sc.*, t. LXVIII., p. 816.
(2) REICHE, *Zeitschr. Analyt. Chim.* t. XIX., p. 357.
(3) *Ann. de Chim. et de Phys.*, t. XLIX, p. 243.

Vauquelin (1) émit l'opinion que l'acide de Guérin était purement et simplement de l'acide citrique.

En faisant passer, pendant 8 heures, un courant de chlore dans une solution de gomme, Liébig (2), n'obtint que de l'acide carbonique et de l'acide chlorhydrique ; la gomme était à peine attaquée.

Selon Simonin (3), en opérant de même, mais en saturant par de la craie la liqueur obtenue, filtrant et précipitant par l'alcool, on obtient un sel de chaux visqueux ; ce sel est redissout dans l'eau et traité par un excès de chaux. Le précipité formé, décomposé par l'acide sulfurique, donne un acide incristallisable peu soluble dans l'alcool et formant avec l'eau des sels amorphes.

Jolly (4), en faisant passer un courant de chlore dans une solution de gomme assez concentrée, obtenait un précipité floconneux, d'une substance qu'il considérait comme analogue à la bassorine. La liqueur filtrée et traitée par l'alcool, lui donnait un précipité blanc ; ce précipité redissout dans l'eau contenait de l'acide chlorhydrique? et une matière, qui par évaporation de sa solution, se prenait en masse cassante et vitreuse, l'alcool entraînait en outre un principe odorant non défini.

L'action de l'Iode sur les gommes a été différemment interprétée. La plupart des auteurs admettent qu'elle est sans action (5). Il paraitrait cependant que si l'eau iodée et l'iodure de potassium ioduré ne donnent rien immédiatement avec les gommes, on peut, en opérant par la lumière solaire, obtenir un produit gommo-ioduré par substitution de l'iode à l'hydrogène (6).

(1) *Ann. de Chim.*, t. VI, p. 178 ; t. LIV, p. 312, t. LXXX, p. 314, et *Bull. de Pharm.*, t. III, p. 49.
(2) *Ann. de Chim. et de Phys.*, t. LVIII, p. 250.
(3) *Ann. de Chim. et de Phys..* t. IV, p. 319.
(4) *Thèse de Paris*, 1870.
(5) Lutz. *Loc. cit.*, p. 31.
(6) Vée, *Thèse de Paris*, 1870.

Si l'on a opéré en présence d'un alcali ou d'un carbonate alcalin, il n'en est plus de même, et il se produit de l'iodoforme.

Lorsqu'on chauffe en tubes scellés de la gomme avec du brome ou de l'eau, et qu'on traite ensuite le produit de la réaction par l'oxyde d'argent, on obtient de l'acide lactonique (1).

Par l'action de l'iodure d'azote, on obtient un produit de substitution $C^{12}H^{20}I^{2}O^{11}$, et de l'ammoniaque (2).

L'action des sels métalliques sur les gommes est des plus variable.

L'oxalate d'ammoniaque produit, dans une solution de gomme un léger précipité, dû à la présence de la chaux.

Le chlorure de calcium, en liqueur alcoolique, y détermine un abondant précipité (3).

La gomme, sous l'influence de la lumière, devient insoluble par l'action de l'acide chromique uni aux bases. Cette propriété a été mise à profit par Poitevin dans l'impression photographique.

Les persels de fer occasionnent dans les solutions gommeuses, un précipité gélatineux.

Les sels de cuivre forment un gummate soluble dans l'ammoniaque.

Les sels de zinc produisent un léger trouble, dû à la formation d'un gummate, qui se redissout immédiatement dans la liqueur.

Les sels d'argent, le bichlorure de mercure, le biiodure de mercure ioduré ne donnent lieu à aucune réaction appré-

(1) BARTH et HLASIWETZ, *Ann. Chem. Pharm.*, t. CXXII., p. 830.
(2) KILIANI, *Deutsch. Chem. Gesellsch.* 1881, p. 2304, et 1882, p. 31.
(3) *Loc. cit.*, p. 31.
(4) *Ann. de Chim. et Phys.*, t. LXII, p. 199.

ciable, il en est de même pour la baryte, la strontiane, l'ammoniaque.

Lutz, en traitant de la composition chimique des gommes, donne les principales analyses faites avant la soutenance de sa thèse.

Guérin (1), a trouvé comme composition immédiate de la gomme :

Eau..............................	17,60
Cendres...........................	3,00
Arabine....	79,40
TOTAL.....................	100,00

Gay-Lussac et Thenard (2), établissaient une distinction entre la gomme dite Arabique et la gomme du Sénégal, par les chiffres suivants :

	Gomme Arabique.	Gomme du Sénégal.
Eau	13,43	16,10
Cendres...............	2,41	2,41
Arabine...............	84,16	81,10
TOTAUX	100,00	100,00

Frémy considérait la gomme comme comparable à un composé pectique et dérivant d'une substance insoluble, l'acide métagummique (3).

L'analyse élémentaire de cet acide lui a donné pour deux expériences :

	1re Analyse.	2e Analyse.
C....................	41,10	40,81
H....................	5,93	6,10
O....................	52,90	53,08
TOTAUX	100,00	100,00

Heckel et Schlagdenaufen (4), purent étudier en 1890, des échantillons de gomme, provenant d'*Acacia dealbata*, cultivé au jardin de la Villa Thuret, près Antibes, grâce à la bien-

(1) *Ann. de Phys et de Chim.* 3e Sér., t. XLIX.
(2) *Recherches Physico-Chimiques.*
(3) *Encycl. chim. Loc. cit.* p. 82.
(4) *Journ. de Pharm. et de Chim.*, 5e Sér., t. XXII, p. 97.

veillance si connue de Naudin, le savant Directeur de cet établissement ; la composition de cet échantillon était, parait-il, identique à celle d'échantillons tirés directement d'Australie, pays d'origine de l'*Acacia dealbata* :

Eau hygroscopique.....	13,716
Sels fixes.........................	2,173
Tannin	0,230
Gomme Arabique...................	83,881
Total	100,000

« L'analyse immédiate, disent les auteurs, a été faite de la manière suivante : 1° dessication à l'étuve à 120°, pendant trois à quatre heures, et détermination de la différence de poids ; 2° incinération de la substance, pour connaitre le poids des sels fixes. Les nombres fournis par les deux pesées font connaitre le poids total de la matière organique, celui des cendres et de l'eau hygroscopique.

« Cela fait, nous prélevons 5 grammes de matière desséchée et nous traitons dans un appareil à déplacement continu avec l'alcool à 90°. La poudre de gomme d'*Acacia* se laisse épuiser sans difficulté.

« Au bout de trois heures, nous arrêtons l'opération et nous évaporons le liquide rosé tannifère, dont le poids n'est que de 0^{gr}.230 pour 100. La partie insoluble, reprise par l'eau, est constituée par la gomme Arabique, ainsi qu'il est facile de s'en assurer avec les divers réactifs. »

Chlorure ferrique...............	Faible louche.
— *ammoniacal*.....	Précipité brun.
Nitrate d'argent ammoniacal.....	Précipité brun.
Sulfate de cuivre...............	Louche.
Acétate triplombique............	Louche.
Chlorure d'or.................	Précipité blanc.

Lutz (1) déclare : « qu'on doit regarder ces résultats comme

____

(1) *Loc. cit.*, p. 33.

les derniers obtenus pour la composition de la gomme Arabique. »

Nous aurons à contrôler l'exactitude de ces réactions.

Deux ans avant ce dernier travail, Vée, dans sa thèse inaugurale sur les *gommes dites Arabiques* (1), soutenue en 1888, avait fourni des indications d'une certaine importance, auxquelles on ne semble pas avoir accordé toute l'attention qu'elles méritent.

Dans son chapitre IV, consacré à l'action de la chaleur, il rappelle que Gelis (2) a observé que la gomme chauffée à 150° se transforme en une matière mucilagineuse, insoluble dans l'eau froide ; le plus grand soin serait nécessaire pour réussir cette expérience, sans colorer la gomme, qui à cette température brunit facilement. Dans ce cas, le gummate de chaux a donné son isomère, le métagummate insoluble.

Les sortes très pures, étudiées par Vée, lui auraient donné par la calcination, 2,6 pour 100 pour la gomme du Sénégal et 2,4 pour 100 pour la gomme Arabique ; d'après Guérin-Vary (3), elles donnent 2,8 pour 100 ; Fluckiger (4) a obtenu 2,7 à 4 pour 100 de cendres. En thèse générale, la quantité serait faible.

Etudiant le pouvoir rotatoire, Vée déclare que la solution de gomme du Sénégal dévie à gauche le plan de la lumière polarisée : « J'ai trouvé, dit-il, comme valeur de son pouvoir rotatoire (α) j. $= -30°,12$ pour la gomme blanche type. Un échantillon, en gros marrons rouges, m'a donné (α) j. $= -31°,12$. Sauf quelques rares exceptions, la gomme Arabique est également levogyre, et le sens de cette déviation est constant pour les belles sortes. D'après mes expériences, on

<hr>

(1) *Thèse de Paris (Ecole sup. de Pharm.)*.
(2) *Journ. de Pharm. et de Chim.*, 3ᵉ sér., t. XXXI, p. 26.
(3) *Ann. de Phys. et de Chim.*, 2ᵉ sér., t. XLIX.
(4) *Hist. des Drogues av. trad.* DE LAMNAU, t. I , p. 419.

aurait (α) j. $= -25°54$, avec quelques variations, suivant les échantillons, tandis que Béchamps indique (α) j. $= -28°,4$ ».

Nous sommes loin d'être du même avis !

Par contre, Vée établit un fait sur lequel nous appelons l'attention, en ce qu'il détruit la précédente assertion de Heckel.

« Les sels d'argent, écrit-il (1), ne m'ont pas donné de réaction avec la solution aqueuse de gomme, ni en opérant avec l'azotate d'argent, ni avec le chlorure redissous dans un excès d'ammoniaque, mais avec l'azotate d'argent, la présence de l'alcool détermine encore la formation d'un précipité. »

Des diverses réactions des sels métalliques sur les gommes dont Vée parle longuement, nous retenons seulement la suivante : « Si, d'après Roussin (2), écrit-il, la précipitation de la gomme est facile par le perchlorure de fer en liqueur alcoolique, il n'en est pas de même avec ce réactif en liqueur aqueuse. Une solution de 8 gr. de gomme dans 100 centimètres cubes d'eau agitée dans un tube à essai, avec quelques gouttes de la solution officinale de perchlorure du codex, ne m'a pas donnée immédiatement de précipité ; pour l'obtenir, il faut opérer sur une liqueur gommeuse de concentration double. »

Garros en 1894 (3) donnait les résultats de ses observations concernant l'action de l'acide sulfurique sur les acides gummiques.

Lorsqu'on fait agir l'acide sulfurique sur ces acides, il se produit deux matières sucrées : la *galactose* et l'*arabinose*. « On croyait jusqu'ici, dit Garros, que par saccharification au moyen de l'acide sulfurique étendu, on n'obtenait qu'un seul

(1) *Loc. cit.* p. 31.
(2) *Journ. de Pharm. et de Chim.* 3e Sér. T. XXXVIII.
(3) *Thèse de la Facul. des Sc. de Paris,* mai 1894.

sucre, tantôt l'arabinose, tantôt la galactose, suivant les cas. On obtient *à la fois* les deux sucres, arabinose et galactose que l'on peut séparer par le procédé suivant :

« On prend 9 à 10 grammes d'acide gummique, 40 grammes d'eau et un gramme d'acide sulfurique. On chauffe au bain-marie, jusqu'à ce qu'une prise d'essai ne précipite plus par 2/3 de son volume d'alcool ; on neutralise la solution par du carbonate de baryte, on filtre et on évapore en consistance de miel. On fait alors digérer au bain-marie le produit avec de l'alcool absolu dans un ballon muni d'un réfrigérent ascendant. L'arabinose est assez soluble dans l'alcool absolu, tandis que le galactose ne l'est pas sensiblement. La solution alcoolique évaporée donne l'arabinose, qu'on purifie par plusieurs cristallisations. Le résidu bien lavé à l'alcool absolu est dissout dans de l'alcool à 80°, qui l'abandonne par évaporation.

D'autre part, « si l'on prend une solution d'acide gummique à 10 pour 100 et qu'on la mette sur de l'acide sulfurique concentré, il se développe, au niveau de la couche de séparation, une magnifique coloration rouge cramoisi, tandis que la couche non attaquée est verdâtre.

« Ce fait rapproché des colorations obtenues dans les mêmes conditions avec des solutions d'acide gallotannique, cachoutannique etc., rapproché également de la production de pyrocatechine par distillation sèche de l'acide gummique, montre que l'acide gummique est susceptible de fournir, par l'action de l'acide sulfurique concentré, des corps analogues à ceux fournis par les tanins colorant en vert les sels de fer. »

Garros aurait en effet obtenu un acide analogue à ceux produits par le tanin ordinaire et l'acide morintannique, et il lui donne le nom d'*acide rufigummique.*

Pour obtenir ce produit, on prend une solution de 40 grammes d'acide gummique dans 400 gr. d'eau distillée, on la verse dans un ballon contenant 1,000 grammes d'acide sulfurique concentré, en opérant avec précaution, de manière à éviter le mélange. Au bout d'environ une heure, la réaction est terminée, ce que l'on reconnait à la coloration rouge de toute la masse. On étend alors de 10 volumes d'eau. L'acide rufigummique se précipite au bout de quelques heures, on le recueille sur le filtre. Le liquide filtré contient du galactose, le précipité bien lavé à l'eau est desséché dans le vide, sur l'acide sulfurique. On obtient ainsi environ 3 pour 100 de produit.

L'acide rufigummique se montre sous forme de petits grains cristallisés, insolubles dans l'eau, assez solubles dans l'alcool fort et l'éther. Il se dissout dans l'acide sulfurique concentré, en donnant une belle coloration rouge. Dans l'ammoniaque où il se dissout également, il donne une coloration rouge pourpre. Il offre une fluorescence verte en suspension dans l'eau acidulée ; il se détruit en partie à une température de 220° ; enfin il ne teint pas les tissus mordancés et forme, avec l'eau de baryte et l'acétate de plomb, des précipités rouge sale.

Sa composition centésimale est la suivante :

$$
\begin{array}{ll}
C & 64,21 \\
H & 3,77 \\
O & 31,95 \\
\end{array}
$$

« Ces propriétés de l'acide rufigummique, déclare Garros, analogues à celles des acides *rufigallique* et *rufimorique* préparés dans les mêmes conditions que les tanins correspondants, rapprochent déjà *l'acide gummique du tanin.* »

La même année où parut la thèse de Garros, Martina fit paraître un travail : *Sur la composition des gommes solubles* (1).

____

(1) *L'Orosi*, 1891, fasc. I. D'après *Apoth. Zeitung*, p. 295.

Nous empruntons au Journal de Pharmacie et de Chimie (1), l'analyse de ce travail.

« La plupart des gommes, y lisons-nous, sont composées pour la plus grande partie ou quelquefois en totalité, de deux anhydrides de glucose : un anhydride d'hexaglucose et un anhydride de pentaglucose. Cela ressort de ce fait que soumises à l'hydrolyse elles donnent naissance à du galactose (hexaglucose) et à de l'arabinose (pentaglucose). Reste à savoir pourtant si ce que nous désignons comme arabinose correspond à un seul sucre ou constitue un groupe de plusieurs espèces de sucre : la séparation des divers pentaglucoses comporte des difficultés que les méthodes actuellement connues n'ont pas permis encore de surmonter. »

Martina, dans son travail, s'est proposé surtout de rechercher dans quelles proportions relatives, la plupart des gommes solubles connues renferment ces deux sortes d'anhydrides.

Toutes les gommes examinées ont été purifiées par dissolution dans l'eau et précipitation par l'alcool de la solution filtrée.

La purification eût été plus complète, si l'on eût ajouté de l'acide chlorhydrique pour maintenirles bases alcalino-terreuses en dissolution ; mais, comme le fait remarquer l'auteur, cela eût amené de grosses pertes de matière, en raison des lavages nombreux nécessaires pour l'enlèvement des dernières traces d'acide. Une telle purification n'était d'ailleurs pas nécessaire, étant donnés les procédés de recherches utilisés par lui.

Pour évaluer la proportion d'anhydride du galactose que renferme une gomme ou, ce qui revient au même, la proportion de glucose que peut fournir cet anhydride par hydrolyse, Martina s'est appuyé sur la propriété qu'il possède de

____

(1) *Loc. cit.* 5ᵉ Sér. **T. XXX**, p. 25 et seq.

donner une quantité déterminée d'acide mucique, lorsqu'on
le traite par l'acide azotique. De même, pour le dosage d'un
anhydride de pentaglucose, il a utilisé la propriété que présentent ceux-ci de donner une proportion également déterminée de furfurol, lorsqu'on les soumet à la distillation en
présence de l'acide chlorhydrique. Voici d'ailleurs quelques
détails sur chacun de ces dosages :

« Pour le dosage de l'acide mucique, l'opération a porté
sur 5 grammes de gomme. La matière, placée dans un
verre de Bohème et additionnée de 60 centimètres cubes
d'acide azotique (poids spécifique = 1,15), de telle sorte que
la couche liquide ait environ 2 centimètres 5 de hauteur, afin
que l'évaporation ne se fasse pas trop rapidement. On chauffe
au bain-marie, et on évapore à siccité. On laisse refroidir, on
ajoute 10 centimètres cubes d'eau et on laisse reposer au
moins 12 heures. On jette alors sur un filtre pesé, on lave
avec un peu d'eau froide et on dessèche d'abord à une température modérée puis à 100° pendant quelques minutes, et
finalement, on pèse. »

Dans le dosage du furfurol, l'auteur opérait également sur
5 grammes de gomme. On met celle-ci dans un ballon muni
d'un réfrigérant Liebig ; on ajoute 100 centimètres cubes
d'acide chlorydrique (poids spécifique = 1,06) et on distille à
feu nu. Il convient d'ajouter constamment, au moyen d'un
entonnoir, une proportion d'acide chlorydrique égale à celle
du liquide qui distille. On arrête la distillation lorsqu'une
goutte de liquide distillé, neutralisé avec de la soude puis
acidulé de nouveau avec de l'acide acétique, ne se colore plus
en rouge cramoisi par addition d'acétate d'aniline. On neutralise alors le liquide distillé avec de la soude, on acidule
avec de l'acide acétique et on étend à un volume déterminé.

« Il s'agit de doser le furfurol contenu dans ce liquide. On
s'appuie pour cela sur la propriété que possède ce composé

de se combiner à la phénylhydrazine pour donner un phényl-
hydrazone, propriété qui permet de faire un dosage volumé-
trique en utilisant la coloration que donne le furfurol avec
l'acétate d'aniline.

« On commence par préparer une solution de phénylhydrazine à 1 pour 1.000 et une solution de furfurol également à
1 pour 1,000. On met 20 centimètres cubes de cettte dernière
dans un vase de Bohème, on acidule avec de l'acide acétique, on chauffe légèrement et on fait tomber goutte à
goutte, à l'aide d'une burette graduée, la solution de phénylhydrazine. De temps en temps, on prélève, à l'aide d'un
agitateur, une goutte de liquide que l'on essaie avec l'acétate
d'aniline. Tant qu'il se produit une coloration rouge, on
continue de verser la phénylhydrazine ; quand la coloration
ne se produit plus, l'opération est terminée.

« Il est bon de répéter l'essai en ajoutant tout d'abord,
en une seule fois, une quantité de solution de phénylhydrazine presqu'égale à celle trouvée dans la première opération. »

Dans cet essai préliminaire, l'auteur a trouvé qu'il fallait
22 centimètres cubes de solution de phénylhydrazine pour les
20 centimètres cubes de furfurol.

On opère exactement de la même façon avec la solution
de furfurol obtenue par la distillation de la gomme.

« La solution de phénylhydrazine doit être préparée au
moment du besoin, car elle s'altère facilement. D'autre part,
en ce qui concerne la coloration rouge qui sert d'indicateur, il
ne faut en tenir compte que si elle se produit de suite ou au
bout de quelques minutes seulement, car la phénylhydrazine
amène à la longue la formation d'une coloration analogue. »

Outre les deux déterminations dont il vient d'être question, Martina a fait encore celles de la totalité des glucoses
fournis par la gomme sous l'influence de l'acide sulfurique
dilué, du résidu obtenu par incinération, et de la chaux contenue dans ce résidu.

Nous reproduisons dans le tableau suivant la composition des principales gommes d'*Acacia* étudiées par Martina :

SORTES	LIEU D'ORIGINE	CENDRES p. 100	CHAUX p. 100	ACIDE MUCIQUE p. 100	GALACTOSE p. 100	FURFUROL p. 100	ARABINOSE p. 100	TOTALITÉ DES GLUCOSES p. 100
G. Arabique...	Arabie ..	3,60	1,04	22,98	30,66	13,57	27,14	58,03
— ...	Sénégal.	3,25	0,90	19,72	26,29	12,97	25,94	57.58
— ...	Gezireh .	2,75	0,94	12.42	17,89	19,32	36,62	60,66
— ...	Aden ...	3,70	1,33	18,68	21,90	15,26	30,52	56,90
— ...	Mogador	3,50	0,78	18,10	24.13	13,90	27,80	50,31
d'A. Nilotica.	Egypte ..	2,80	1,36	5,91	7,88	21,44	42,88	49,13

Ici l'arabinose est calculé en raison de 1 partie pour 0,5 de furfurol, et le galactose à raison de 1 partie pour 0,75 d'acide mucique.

« On voit, d'après les chiffres du tableau, que les proportions relatives des deux anhydrides varient dans des limites très étendues. C'est là ce qui explique que des expérimentateurs, opérant sur des gommes d'origine incertaine, ont obtenu tantôt du galactose, tantôt de l'arabinose. »

Les notions les plus récentes et les plus complètes, qui nous soient connues sur la constitution intime des gommes, ont été données par le Pr A. Gautier.

« La gomme Arabique, dit-il (1), secrétée par diverses sortes d'*Acacia*, contient une substance en grande partie soluble, précipitable par le sous-acétate de plomb, formée du mélange de deux corps : l'un l'*Arabine* $C^{10} H^{18} O^9$, qu'on pourrait rapprocher de la *Dextrine* $C^{12} H^{20} O^{10}$, l'autre la *Gummine*, répondent à la formule $C^{12} H^{22} O^{11}$, véritable saccharide ; l'un et l'autre sont unis à la chaux.

(1) *Cours de Chimie*, t. II. *Chimie organique*, 1896, p. 226.

« Lorsqu'on chauffe cette gomme au bain-marie, avec $SO^4 H^2$, étendu à 2 pour 100, l'arabine en s'hydratant se change en un sucre particulier l'*Arabinose* $C^5 H^{10} O^5$, tandis que le corps $C^{12} H^{22} O^{11}$ donne du *Galactose* $C^6 H^{12} O^6$. On les sépare en saturant par la baryte et reprenant par l'alcool à 96°. Le résidu de l'évaporation de ce dissolvant repris par l'alcool absolu laisse le galactose, tandis que l'arabinose se dissout et cristallise ensuite par évaporation. La gomme arabique en donne assez peu.

« Le galactose du groupe des *Hexoses* est l'aldéhyde de la dulcite ; les acides étendus, en agissant sur le sucre de lait, hydratent ce sucre en donnant un mélange de lactose et de galactose; on se sert dans ce but d'acide sulfurique étendu, on sature ensuite par la baryte, on filtre, on évapore et on précipite le galactose par l'alcool fort. Le galactose se produit par hydrolyse des gommes, etc.

« Le galactose cristallise facilement dans l'eau en tables hexagonales fusibles à 161°,5 ; il est fermentescible et réductible. L'eau bromée donne avec lui de l'acide galactonique, l'acide nitrique de l'acide mucique. Traité par l'hydrogène naissant, il se change entièrement en dulcite.

« La phenylhydrazine forme avec le galactose un **galactosazone** $(C^6 H^{10} O^4) (Az^2 H.C^6 H^5)^2$, fusible à 193°.

« L'arabinose, du groupe des *Pentoses*, jouit des propriétés générales des aldéhydes, et répond à la constitution CH^2 (OH). $(CH.OH)^3$. CHO. Il est sucré, réduit la solution cuproporassique, mais ne fermente pas. Traité par l'hydrogène naissant, il se change en *arabite* $C^5 H^{12} O^5$ ou CH^2 (OH). $(CH.OH)^3$. CH^2 (OH). Oxydé par le brome, il donne l'acide *arabonique* $C^5 H^{10} O^6$, monobasique et l'acide trioxyglutarique $C^5 H^8 O^7$ ou $CO^2 H (CH.OH)^3 CO^2 H$, bibasique. Par l'action successive de l'acide cyanhydrique et des agents d'hydratation, l'arabinose se transforme en *acides levomannonique* et *levogluconique*.

« L'*arabite* $C^5 H^{12} O^5$, ou $CH^2(OH).(CH.OH)^3.CH^2 OH$ est l'alcool correspondant à l'arabinose. »

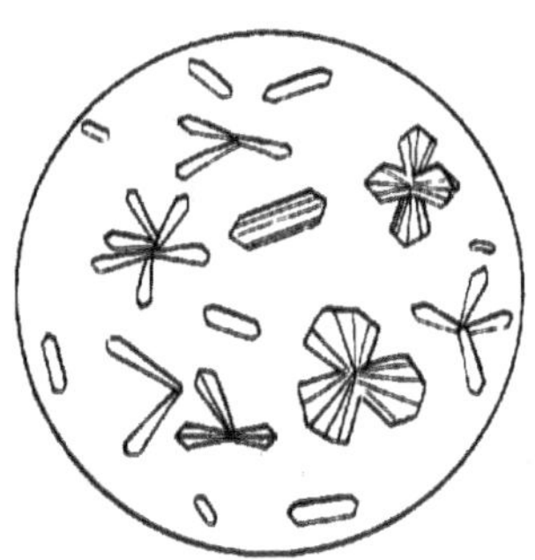

Fig. 250
Cristaux d'Arabinose.

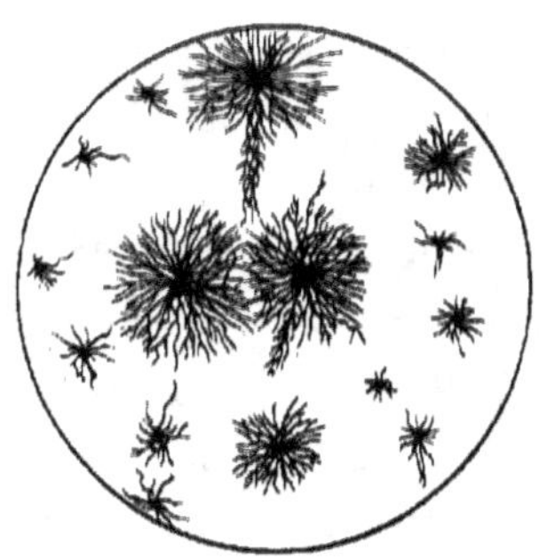

Fig. 251
Cristaux de Galactose.

(Grossissement 120 diamètres). (1)

L'arabinose cristallise en aiguilles fines, incolores brillantes, groupées en général autour d'un point, elles se dissolvent très facilement dans l'eau bouillante.

Une sérieuse étude de l'arabinose a été faite en 1897, par M. Berthelot et G. André (2).

Après avoir rappelé que l'arabinose constitue un type de pentose $C^5 H^{10} O^5$, dérivé de 5 molécules de $CH^2 O$, et que les pentoses d'ailleurs sont caractérisées par leur transformation régulière, sous l'influence des acides étendus en furfurol qui en représente un anhydride $C^6 H^{10} O^5 = C^5 H^4 O^2 + 3H^2 O$, les auteurs font remarquer que l'arabinose et le furfurol sont également représentés dans leur composition par du carbone uni aux éléments de l'eau, constituant des composés endothermiques, mais avec une absorption de chaleur presque identique, car elle est égale à — 86 cal. pour l'arabinose, a — 88 cal. pour le furfurol.

(1) Ces deux produits nous ont été gracieusement donnés par M. le Pʳ **Maquenne**.

(2) *Recherches sur l'Arabinose, Ann. de Chim. et de Phys.* 7ᵉ Sér. t XI, p. 175, 1897.

Etudiant spécialement l'action de l'eau pure et celle des acides diversement concentrés sur l'arabinose et sur le furfurol, soit en tubes scellés, soit par distillation, ils ont recherché et dosé la matière ulmique, le furfurol, l'acide formique, et l'acide carbonique, ces derniers corps se formant en proportion notable avec l'arabinose, aussi bien qu'avec les glucoses, surtout dans les conditions de distillation lente.

La reproduction des expériences démonstratives instituées par les deux savants auteurs nous entraînerait trop loin, nous nous bornons à renvoyer à leur mémoire, nous noterons cependant les deux observations suivantes et nous citerons leurs conclusions.

« La gomme Arabique, disent-ils, mélange de principes divers dont quelques-uns correspondent à l'arabinose, ayant été chauffée à 100° pendant 168 heures avec l'acide chlorhydrique concentré, a fourni beaucoup d'acide carbonique avec une proportion pareille d'acide formique ; soit pour 100 parties :

CO^2 5,3
CO 0,024
$CH^2\ O^2$ 3,3
Furfurol 1,12
Matière noire 27,1
Acides fixes et matières intractives 31,0

« La même gomme, chauffée avec une solution aqueuse, saturée d'acide chlorhydrique, HCl, en tube scellé, à 100°, pendant 24 heures a fourni en centièmes :

CO^2 2,7
CO 1,1
Matière noire 54,7

« Cette réaction répond à celle de l'arabinose et du glucose dans les mêmes conditions.

« En résumé, l'arabinose, soumis à l'influence des acides

étendus, donne lieu à trois ordres de réactions simultanées, savoir :

« 1° La formation du furfurol, par distillation, laquelle différencie, au moins par sa proportion considérable, les pentoses des glucoses proprements dits ;

« 2° La formation de l'acide ulmique, surtout en vases clos, formation presque totale, avec les uns comme avec les autres, en présence des acides concentrés, mais qui le devient avec l'arabinose, bien plus facilement qu'avec les glucoses, même avec des acides plus étendus ;

« 3° La formation lente de l'acide carbonique, surtout marquée par la distillation lente et qui devient alors assez abondante, pour constituer une nouvelle propriété commune aux glucoses proprement dits et aux pentoses ».

Les gommes dites Nostras, produites par les arbres de la série des Prunées, se distinguent de prime abord des gommes des *Acacia*, en ce qu'elles se dissolvent très imparfaitement dans l'eau, la majeure partie se gonfle seulement d'une manière considérable (1).

La liqueur filtrée est peu visqueuse, neutre au papier de tournesol, elle précipite par l'oxalate d'ammoniaque, elle ne précipite pas par le sous acétate de plomb, et très peu avec l'alcool.

Lutz (2) énonce que les propriétés chimiques des gommes Nostras sont identiques à celles de la gomme Arabique ; cependant, ajoute-t-il, les auteurs ne sont pas d'accord au sujet de leur composition. Guérin aurait obtenu les chiffres suivants :

Eau	8,402
Cendres	1,011
Arabine	90,587
Total	100,000

(1) Certaines gommes d'*Acacia* rentrent dans ce cas, comme on l'établira plus loin.

(2) *Loc. cit.*, p. 35.

D'après Wiessner (1), elles renfermeraient 12 à 14 pour 100 d'eau et de 2 à 3 1/2 pour 100 de cendres, contenant de la potasse, de la chaux et du fer (2).

Il existerait, suivant Valenta (3), beaucoup d'arabine dans la gomme de Pêcher.

Les gommes de Cerisier, de Pêcher, de Prunier, ont été étudiées par divers auteurs.

Garros a décrit sous le nom d'*acide Cérabique* ou *Cérabine*, la matière organique de la partie soluble de la gomme de Cerisier. Cet acide serait comparable à l'acide gummique, l'arabine des gommes d'*Acacia;* traité comme ce dernier par l'acide sulfurique dilué, il donne de la *Cerabinose.*

Par un procédé analogue à celui employé pour l'arabine, Garros aurait également obtenu un acide qu'il nomme *acide ruficérabique,* correspondant à l'acide rufigummique ; cette substance se présente sous forme de petits cristaux d'un rouge brun, insolubles dans l'eau et assez solubles dans l'alcool et l'éther. Ses autres propriétés sont analogues à celles de l'acide rufigummique, il serait aussi possible de le rapprocher du tanin, car par le sulfate ferroso-ferrique, on obtient la coloration verte caractéristique des tanins verts.

Dans le cours de ses recherches sur la gomme de Prunier, le même auteur, en la saccharifiant, obtint un sucre auquel il donna le nom de *Prunose,* et qui d'après lui se différencierait nettement des autres pentoses connues.

L'existence de ce produit, en tant qu'espèce chimique nouvelle, est aujourd'hui très contestée, plusieurs auteurs la considèrent comme un arabinose impur.

Nous citerons en passant, et pour mémoire, deux notes de

(1) *Sitzung. d. Wiener Akad. Joli,* 1885.
(2) Schmidt, *Ann. d. Chim. u. Pharm.* Liebig 1841, t. LI, p. 29.
(3) *Die Klebe u. Verdickungsmittel-Kassel,* 1884.

Bauer, publiées en 1888, sur la production du sucre à l'aide de la gomme de Pêcher et de Prunier (1), car elles ne présentent selon nous qu'un intérêt discutable.

En revanche, nous résumons un autre mémoire de Garros : *Sur les matières gommeuses et les matières peptiques et sur un nouveau ferment organisé de la gomme de Cerisier* (2). Il fallait naturellement s'attendre tôt ou tard à voir apparaitre un *Microbe* :

Interventus Microbi suprema lex esto !

« On a cru jusqu'à présent, écrit Garros, que l'arabine des gommes Arabiques était identique à la matière organique de la partie soluble de la gomme de Cerisier, matière s'obtenant par les même procédés que l'arabine.

« Les deux réactions suivantes, suffisent pour démontrer qu'elles sont absolument différentes :

« On dissout l'arabine, avec juste assez d'eau pour qu'elle se détache difficilement du vase qui la contient, puis on verse cette solution sur de l'acide sulfurique pur et aussi concentré que possible ; au bout de quelques heures, elle s'est changée en une matière insoluble, susceptible de se dissoudre seulement à l'aide de bases ou de l'ébullition seule. On opère de la même manière avec la matière organique de la gomme de Cerisier, correspondant à l'arabine, ce composé fournit une matière sucrée. Cette réaction accuse la même différence, si l'on emploie les gommes Arabiques brutes ou la gomme de Cerisier.

« La réaction suivante est tout aussi caractéristique : l'arabine ou les gommes Arabiques précipitent toutes abondamment par le sous-acétate de plomb ; tandis que la cérabine (matière organique de la partie soluble de la gomme du Ceri-

(1) *Versuchs-Stationen*, p. 33 et 215, 1888.
(2) *Journ. de Pharm. et de Chim.*, 5ᵉ sér., t. XXVI, p. 535.

sier), ou la gomme du Cerisier ne donnent pas trace de précipité avec le même réactif.

« En étudiant les propriétés de la cérasine, j'ai remarqué,
continue Garros, que lorsqu'on laisse de la gomme de Cerisier
avec de l'eau dans un flacon bien rempli et bouché avec de la
ouate, au bout d'un mois et demi, cette gomme est complètement dissoute, et qu'il s'est formé au fond du vase un dépôt
ayant toutes les apparences d'un ferment. J'ai pu constater
que ce dépôt était un *nouveau ferment azoté organisé, arbores-
cent quand il est jeune et dont les articles, plus petits que ceux de la
levure de bière, se détachent à l'état adulte et se montrent au microscope : ou isolés, ou groupés par deux, ou un petit nombre.*

« C'est ce ferment qui détermine la dissolution de la gomme ;
en effet, si on en ajoute au préalable à de la gomme de Cerisier mise dans l'eau, la dissolution s'effectue plus rapidement,
de même qu'elle est encore plus rapide, si l'on ajoute en
même temps du tartrate d'ammoniaque et, si l'on chauffe
entre 40 et 45°; l'acide chlorhydrique à 5 pour 100 empêche la
fermentation.

« Ce qui démontre encore la présence de ce ferment dans la
gomme, c'est l'effet de l'ébullition, qui empêche la fermentation de se produire malgré le temps, dans un flacon bouché
avec de la ouate.

« Ne serait-ce pas alors ce ferment qui produirait la gomme
du Cerisier, soluble d'abord lorsqu'elle s'écoule de l'arbre,
aux dépens des matières mucilagineuses contenues dans
l'arbre, et ne serait-ce pas également des ferments à peu près
identiques qui produisent *toutes les gommes ?*

« Les expériences que je vais entreprendre le démontreront
peut-être. »

Attendons ces expériences, car nous ne pensons pas qu'elles
soient encore faites ; du moins, nous ne les connaissons pas.

Martina, dans son travail déjà cité *sur la composition des gommes solubles*, a donné la composition des *gommes Nostras* comparativement avec celle des *Acacia*. Nous reproduisons la partie du tableau qui les concerne.

SORTES	LIEU D'ORIGINE	CENDRES p. 100	CHAUX p. 100	ACIDE MUCIQUE p. 100	GALACTOSE p. 100	FURFUROL p. 100	ARABINOSE p. 100	TOTALITÉ DES GLUCOSES p. 100
G. d'Abricotier		4,20	1,85	9,16	12,21	17.27	31,51	43,48
de Prunier .	Europe.	2,15	1,07	5,19	6,92	31,03	62,06	66,47
de Cerisier .		2.50	1,00	6,13	8,17	23,07	46,24	56,38

En résumé, la gomme de Cerisier, prise comme type des gommes Nostras, d'après le Pr A. Gautier, « comprend deux substances : l'une $C^{12}H^{21}O^{11}$, donne en s'hydratant du galactose, l'autre $C^{10}H^{18}O^9$, est la cérabine ; celle-ci, traitée comme l'arabine, donne par hydrolise de la cerabinose $C^5H^{10}O^5$. 100 parties de gomme de Cerisier en fournissent 45 parties environ.

« La cerabinose donne en s'oxydant l'*acide cerabonique* $C^8H^{10}O^6$, et en s'hydrogenant la *cerabite* $C^5H^{12}O^5$, véritable alcool de ces aldehydes ».

On sait qu'en général les gommes sont plus ou moins colorées ; Bourquelot (1) a cherché à en expliquer les causes ; il est intéressant de faire connaitre sa théorie et les raisons qui l'ont porté à l'édifier.

Dans le chapitre suivant, nous reviendrons sur quelques inexactitudes, relevées dans ce travail d'un réel intérêt du reste.

« On s'est demandé depuis longtemps, dit Bourquelot, comment se produit la coloration des gommes, mais personne

____

(1) *Sur l'origine de la coloration de certaines gommes*, in *Journ. de Pharm. et de Chim.*, 6ᵉ sér., t. V, p. 161 et *Mém. Soc. Biol.*, p. 25, 1897.

jusqu'ici n'a donné du phénomène une explication satisfaisante. Celle que je propose est basée : 1° Sur ce que *toutes
les gommes* contiennent un *ferment oxydant* ; 2° Sur ce que la
gomme encore molle ou ramollie par l'humidité peut se charger, au contact des parties mortifiées de l'écorce qu'elle traverse, d'une faible proportion de substances astringentes qui,
sous l'influence du ferment oxydant, se colorent en brun foncé
et lui communiquent sa couleur. De là cette conséquence :
toutes les fois que la gomme s'échappe en temps humide ou
reste un certain temps dans les fissures de l'écorce, exposée
à l'humidité, le produit est coloré. On s'expliquerait ainsi que
les gommes blanches, pauvres en morceaux colorés, viennent
surtout des régions sèches et les gommes colorées des régions
humides.

« Dans la gomme du haut fleuve en particulier, se rencontrent en grand nombre les morceaux appelés *marrons*, ils sont
particulièrement de couleur brune foncée. Lorsqu'on les traite
par l'eau, ils laissent un résidu de bois rongé, ce qui leur a
fait donner le nom de *gomme lignirode*, par Guibourt (1).

« Les gommes Arabiques et du Sénégal sont riches en
ferment oxydant. J'ai constaté qu'il en est ainsi, non seulement
pour les gommes que fournit couramment le commerce, mais
encore pour les gommes plus rares de provenance certaine,
telles que la *gomme dure de Karthoum* (Levogyre) et la *gomme
de Gézireh* (Dextrogyre) ; les *gommes du Cap* (Dextrogyres),
ainsi que les *gommes de nos pays,* sont également dans le
même cas. »

Beurquelot a essayé l'action des gommes sur un grand
nombre de réactifs ; indépendamment de leur propriété de
colorer en bleu la teinture de Gaïac, quand elles sont en

____

(1) Ce renseignement, comme nous le prouverons, est absolument contraire
à la vérité.

solution aqueuse, propriété depuis longtemps connue (1), il a constaté qu'en versant sur une dissolution aqueuse de créosote une solution de gomme Arabique, on voit se former un précipité jaune rougeâtre ; en opérant de la même manière, il a établi que les gommes oxydent divers composés phénoliques, ainsi le gaïacol précipite en rouge grenat ; le créosol, en jaune rougeâtre ; le naphtol α, en bleu mauve ; la naphtylamine α, en bleu violacé ; la veratrylamine, en rouge violet.

« L'action de la gomme se montre avec non moins d'énergie, sur les extraits astringents ; la gomme du Sénégal manifesterait son action oxydente sur les extraits d'écorce de Quinquina Calisaya, et de racines de Bistorte, par une coloration rouge brunâtre de la solution de ces extraits.

« Bourquelot observe, en passant, que certaines gommes foncées, celles de Geddah, entre autres, renferment un peu de tanin, et il cite une expérience pour montrer qu'il en est de même pour la gomme du Brésil.

« Si, dit-il, on pulvérise cette gomme et qu'on épuise la poudre obtenue avec de l'alcool à 95°, on obtient un liquide qui se colore en vert noirâtre, par addition de perchlorure de fer, réaction caractéristique de certains tanins. Au contraire, et c'est la contre-épreuve, lorsqu'on soumet des morceaux choisis de gomme blanche, au même traitement, le liquide alcoolique que l'on obtient n'est pas coloré par le perchlorure de fer (2).

« Le but pratique de ces observations est de faire connaître aux Médecins et aux Pharmaciens l'incompatibilité des

---

(1) Wiessner *Sitzung. O. K. Akad. d. Wissensch.* t. XCII, p. 40), comme le déclare Bourquelot, a eu tort de donner en 1885 le bleuissement de la teinture de Gaïac par la gomme, comme l'un des caractères d'un ferment spécial qui présiderait à la formation des gommes. Il n'en est absolument rien. On verra plus loin que le bleuissement de la teinture de Gaïac est loin d'être toujours caractéristique.

(2) C'est là encore une des erreurs que nous aurons à démontrer.

gommes chez certaines préparations. « Les Médecins et les pharmacologistes, dit-il, lorsqu'ils associent plusieurs matières médicamenteuses, devraient se préoccuper de la présence possible dans ces matières de substances oxydantes, celles-ci pouvant déterminer peu à peu des altérations dans le mélange. »

Nous reviendrons sur ce point.

La question des ferments solubles oxydants ou *oxydases*, comme on les appelle aujourd'hui, a été magistralement traitée dans ces derniers temps, par G. Bertrand ; ne pouvant le suivre dans cet ordre d'idées, nous renvoyons à son important mémoire sur la *Laccase, nouveau ferment soluble à propriétés oxydantes* (1), où l'on trouvera tous les renseignements désirables.

Bien avant Bourquelot, Garros, auquel il faut toujours avoir recours quand il s'agit des gommes Nostras, s'était occupé des causes de la coloration de certaines gommes (2) et il faisait jouer un rôle assez important au tanin qu'elles contiennent ; il entrait en outre dans quelques considérations sur la solubilité de la gomme du Cerisier et établissait une comparaison entre l'acide gummique et la pectine. Quelques-unes de ces notions méritent d'être résumées.

« En cherchant à obtenir, dit-il, avec la gomme de Cerisier, des solutions visqueuses, adhésives, aussi blanches que possible, j'ai dû renoncer à employer les procédés usités jusqu'ici. Une longue ébullition dans l'eau, l'addition de carbonates alcalins, enlèvent, en effet, aux solutions, une partie de leur viscosité, on voit apparaître, en outre, une coloration foncée, due à la formation de composés ulmiques : l'acide métagallique, par exemple, qui provient du tanin existant dans la gomme, se change sous l'influence de la chaleur et

____

(1) *Ann. de Chim. et de Phys.*, 7ᵉ sér., t. XII, 1897.
(2) *Journ. de Pharm. et de Chim.*, 5ᵉ sér., t. XXIV, p. 97, 1891.

des alcalis, en acide gallique, qui absorbe rapidement l'oxygène de l'air en noircissant.

« J'ai constaté que l'eau faiblement acidulée par quelques gouttes d'acide sulfurique ou chlorhydrique, dissout cette gomme et la décolore au bout de quelques jours. Une douce chaleur active cette dissolution en décoloration ; celle du soleil suffit pour amener rapidement ces deux actions simultanées, mais les conditions les plus avantageuses consistent à chauffer le mélange à l'étuve ou au bain-marie, maintenu à 40 ou 45°, pendant 20 ou 25 minutes, suivant les échantillons de gomme employée.

« La solution ainsi produite est très blanche et visqueuse, elle peut rivaliser de blancheur et de pouvoir adhésif avec celle produite par la gomme Arabique vraie (*g. Turique, g. de Geddah*) et les gommes du Sénégal de la meilleure qualité.

« J'ai remarqué que les menus morceaux de gomme du Cerisier étaient très solubles dans l'eau et presque blancs ; j'ai constaté en outre que la gomme récemment secrétée par le Cerisier est incolore. Il est donc permis de supposer que ces petites larmes de gomme soluble ont été détachées de l'arbre aussitôt après leur sécrétion et alors qu'elles n'ont pas eu le temps de se polymeriser sous l'influence de l'air et de la chaleur solaire et de passer de l'état soluble à l'état d'hydrates de carbone plus condensés (gommes insolubles). La chaleur seule ne modifie pas cette gomme de Cerisier soluble : en la maintenant pendant plusieurs jours à l'étuve chauffée à 35 ou 36°, elle demeure soluble, se fendille et prend un aspect absolument identique à celui de la gomme Arabique vraie.

« La gomme de Cerisier n'est pas colorée, lorsqu'elle s'écoule de l'arbre ; la coloration des gros morceaux de cette matière s'est donc développée sous l'influence de l'air et de la chaleur solaire ; elle disparaît sous l'action de l'eau faiblement acidulée. Si je rapproche ces faits des propriétés du tanin, qui existe dans cette gomme, il m'est permis d'attribuer à celui-ci la coloration foncée de la gomme de notre pays. »

Nous terminerons cette longue revue des travaux publiés sur les gommes, par une note de Liebermann, *sur les caractères analytiques de la gomme Arabique et de la gomme du Sénégal* (1).

L'auteur établit que ces deux gommes se distinguent tout d'abord des autres gommes, telles que la gomme de Cerisier, en ce qu'elles sont parfaitement solubles.

La gomme Arabique et la dextrine, dit-il, chauffées quelque temps avec une solution de soude caustique, donnent des liquides d'un jaune d'ambre, mais la gomme du Sénégal donne à peine une faible couleur jaune.

Deux caractères distingueraient ces gommes de la dextrine : Ainsi une solution aqueuse de gomme Arabique donne avec une solution de potasse caustique et quelques gouttes de sulfate d'oxydule de cuivre, un précipité bleu qui se rassemble et monte à la surface ; la gomme du Sénégal donne un précipité plus foncé qui se répand uniformément à travers le liquide en petites parcelles floconneuses.

Pour distinguer ces gommes en présence de la dextrine, Liebermann précipite leur solution par de la potasse caustique et du sulfate d'oxydule de cuivre, il chauffe pour dissoudre le composé formé par la dextrine, il filtre, il lave le précipité avec de l'eau distillée, et dissout dans l'acide chlorhydrique, puis il précipite la gomme avec un grand excès d'alcool, il laisse reposer pendant 12 ou 24 heures, décante le liquide, lave le précipité avec l'alcool, enfin après avoir évaporé l'alcool retenu par les gommes, il les dissout dans l'eau et les essaye comme il est indiqué plus haut.

(1) *Pharm. Post.*, d'après *Monit. Scient.*, extrait. in *Journ. de Pharm. et de Chim.*, 5ᵉ sér., t. XXVII, p. 561, 1893.

Du reste, ajoute-t-il, l'aspect des gommes donne une première indication, car les parcelles ligneuses insolubles dans l'eau sont généralement rouges pour la gomme Arabique, noires pour la gomme du Sénégal.

Ces *caractères*, soi-disant *analytiques*, présentent un médiocre intérêt, car Liébermann, comme tant d'autres, a compris sous le nom de gomme Arabique et de gomme du Sénégal un mélange de sortes absolument différentes les unes des autres, qui, étudiées séparément, se comportent chacune d'une façon particulière comme nous espérons le démontrer.

Cet exposé de l'histoire chimique des gommes suffira, croyons-nous, à fixer les idées sur l'état actuel de la question, quand même plusieurs mémoires (ce qui malheureusement est probable), auraient échappé à notre attention.

Nous répéterons, toutefois, que pour nous, elle n'est pas encore suffisamment et définitivement élucidée.

Nous n'avons ni la qualité, ni le temps, pour songer à discuter et à éclaircir les points les plus sujets à controverse, nous allons néanmoins essayer, dans l'étude des diverses sortes de gommes, de réunir les faits que nos recherches nous ont permis de constater ; de plus autorisés pourront, peut-être, en tirer un parti profitable.

Il ne nous parait pas nécessaire d'étudier, au point de vue chimique, l'astringence souvent si considérable de certaines parties des *Acacia*, de leurs fruits ou gousses en particulier ; ces organes sont remarquables par les proportions de tanin qu'ils contiennent, mais ce tanin ne présente rien de bien particulier, son examen sera mieux placé dans le chapitre consacré à la Thérapeutique.

Etude des diverses sortes de gomme. — Cette étude repose sur des documents d'une authenticité indiscutable. Nous avons recueilli nous-même, dans leur pays d'origine, la majeure partie de nos produits ; d'autres nous ont été remis par des personnes dont il n'est pas possible de suspecter la bonne foi ; inutile de dire que nos expériences ont été faites avec l'attention la plus scrupuleuse, et soumises à un rigoureux contrôle ; afin de faciliter les comparaisons, nous nous sommes servi des mêmes réactifs que nos prédécesseurs, nous avons suivi leurs méthodes, en les modifiant dans certains cas, en essayant aussi des réactions jusqu'ici négligées ; nous avons cru arriver par ce moyen à des démonstrations tout à fait concluantes ; enfin, les opérations délicates, celles relatives à la polarimétrie notamment ont été exécutées dans le *Laboratoire de Physique végétale du Muséum*, sous la haute direction de M. le Professeur Maquenne et de son Assistant M. Roux, notre sympathique collègue ; nous sommes heureux de les remercier pour leur exceptionnelle bienveillance.

Nous avons ainsi procédé avec toutes les garanties désirables de certitude et de précision (1).

Plusieurs classifications ont été proposées pour les gommes ; Lutz a consacré tout un chapitre à l'historique de cette question et cite entre autres les classifications de Fourcroy, celle de Thomson, où ces auteurs se bornent à diviser les gommes, en *gommes Arabiques*, du *Sénégal* et *Nostras*.

Celle de Guibourt, les partageant en cinq groupes : le groupe des *gommes solubles* (Arabiques et Sénégal), le groupe des *gommes des Prunées*, et le groupe des *gommes insolubles* (Sénégal et Prunées).

Il cite également une classification d'origine Allemande, établissant deux groupes : l'un des *gommes contenant de l'acide arabique* (Arabiques et Sénégal), l'autre des *gommes contenant de l'acide métarabique* (Nostras).

Pour Lutz, les gommes rentrent dans trois divisions : les

____

(1) Toutes nos réactions ont été faites sur des liquides contenant 5 gr. de gomme pour 100 gr. d'eau distillée. La température constante du Laboratoire a été de 18° centigrades.

gommes Arabiques vraies, les *gommes du Sénégal* et les *gommes Nostras*, acceptant ainsi le système de Fourcroy et de Thomson.

Ces classifications n'ont qu'un seul défaut, celui d'être incomplètes.

Il ne saurait en être autrement, car il est impossible de trouver chez les gommes des caractères capables de permettre de les disposer dans un ordre méthodique.

Nous ne voyons pas, au surplus, quels services pourrait rendre une classification des gommes ; à notre sens, ce serait vouloir apporter un nouvel élément de confusion à une étude difficile et passablement embrouillée ; il est donc préférable de s'abstenir.

Le seul moyen logique d'éviter les causes d'erreur c'est de les présenter dans l'ordre adopté dans notre revision des *Acacia gommifères Africains* ; de cette façon, leur origine, comme leurs rapports et leurs différences, se montreront plus clairs et plus évidents.

Avant d'examiner chaque sorte de gomme en particulier, il est bon de donner des renseignements généralement peu connus sur la façon dont les gommes du Sénégal sont distinguées dans le commerce. Le Dr Corre a publié à ce sujet une intéressante note dans le *Journal de Pharmacie et de Chimie* (1), nous la reproduisons en partie.

« Dans le commerce, dit-il, on distingue les gommes d'après leur provenance de telle ou telle région, et des escales où elles se traitent. Il y a : 1° Les **gommes bas-du-fleuve** Dagana, Podor, Désert de Bounoun, pays des Braknas, etc.) ; 2° les **gommes de Galam** ou **haut-du-fleuve** (Galam, Podor, Bakel, Médine). Ces gommes soigneusement triées, fournissent des produits très distincts que l'on peut classer de la manière suivante :

(1) *Loc. cit.*, 4e Sér. t. XXIII., p. 318. 1876.

« Un premier groupe comprend les *gommes en boules*, ainsi dénommées à cause de leur forme ; les subdivisions de ce groupe sont établies d'après le degré de consistance et de résistance, le volume et la couleur des boules.

« A. — **Gommes dures**, de consistance ferme, à cassure large, nette brillante : 1° **grosse blanche** (boules grosses ou moyennes, entières blanches ou blanc jaunâtre) ; 2° **petite blanche** (boules petites, entières ou fragmentées, en général de coloration plus blanche que les précédentes) ; 3° **grosse blonde** (boules grosses ou moyennes, entières, jaunâtres ou jaune rougeâtre) ; 4° **petite blonde** (boules petites, entières ou fragmentées, jaunâtres ou jaune rougeâtre) ; 5° **deuxième blonde** (boules plus ou moins volumineuses, entières ou fragmentées, de couleur rougeâtre) ; 6° **fabrique** (boules plus ou moins volumineuses, entières ou fragmentées, de couleur rougeâtre ou bleuâtre, médiocrement limpides, grumeleuses ou larmeuses à leur surface, à cassure souvent résinoïde, inégale, peu brillante).

« B. — **Gommes molles ou friables** : 7° **blanche** ; 8° **blonde** ; 9° **fabrique** ; 10° **larmeuse** (en masses mamelonnées ou ondulées, d'un blond clair, lisses et brillantes à leur surface, nettes dans leur cassure, fermes) ; 11° **vermicellée** (d'un blanc un peu terne, à surface ridée, à cassure assez nette et brillante, friable ; cette gomme est remarquable par sa forme contournée qui rappelle en effet celle du vermicelle. »

« C. — **Gommes en grabeaux et poussières** (débris et résidus de celles qui précèdent) ; 12° **gros grabeaux** ; 13° **moyens grabeaux** ; 14° **menus grabeaux** ; 15° **grabeaux triés** ; 16° **grabeaux fabrique** ; 17° **poussière**.

« D. — **Gomme en marrons et bois** : 18° gomme grossière, d'aspect souvent résinoïde, blonde ou brunâtre, mélangée ou adhérente à des fragments d'écorce ».

Une notice insérée au *Catalogue des produits des Colonies Françaises* (1) donne, au sujet des gommes du Sénégal, des renseignements encore plus complets.

(1) Exposition universelle, 1878, p. 133.

« Le triage, y est-il dit, comprend les catégories suivantes (1) :

1° *Gomme blanche*, pour droguerie, pharmacie, distillerie, confiserie,
apprêts fins, dentelles et lingerie ; 2° *Gomme petite blanche,* pour droguerie, pharmacie, confiserie, distillerie, apprêts fins, dentelles et lingeries ;
3° *Gomme blonde*, pour droguerie, pharmacie, confiserie, distillerie,
apprêts fins, impressions sur tissus ; 4° *Gomme petite blonde*, pour droguerie, pharmacie, confiserie, distillerie, apprêts ordinaires, impressions
sur tissus, collage d'étiquettes, d'enveloppes, allumettes ; 5° *Gomme
2° blonde*, pour droguerie, pharmacie, confiserie, apprêts, impressions
sur tissus, collage, allumettes ; 6° *Gommes gros grabeaux*, pour droguerie, confiserie, apprêts ordinaires de tissus de coton, collage d'enveloppes, d'étiquettes ; 7° *Gommes moyens grabeaux*, pour droguerie,
confiserie, apprêts ordinaires, collage d'étiquettes, d'enveloppes ; 8°
Gomme menus grabeaux, pour droguerie, confiserie, apprêts ordinaires,
collages d'étiquettes, d'enveloppes, encre ; 9° *Gomme fabrique*, employée
en grande partie par l'industrie Russe pour apprêts de tissus laine et
coton ; 10° *Gomme grabeaux triés 1/2 blancs*, pour droguerie, pharmacie, confiserie, distillerie ; 11° *Gomme friable blanche*, pour droguerie,
pharmacie, confiserie distillerie ; 12° *Gomme friable blonde*, pour droguerie, pharmacie, confiserie, distillerie ; 13° *Gomme petite fabrique*,
pour apprêts ordinaires de tissus de coton, collage ; 14° *Gomme poussière*, pour apprêts communs, impressions de tissus communs, encre,
cirage ; 15° *Gomme marrons et bois*, pour collage, encre, cirage ; 16°
Gomme boules naturelles, pour droguerie, pharmacie, apprêts de soieries
de Lyon. »

Plusieurs de ces sortes proviennent d'une même forme
d'*Acacia*, d'autres sont sécrétées par des formes différentes ;
nous aurons à établir l'origine réelle du plus grand nombre.

Cette classification des gommes du Sénégal, nous le répétons, est purement commerciale ; malgré les soins exces-
sifs apportés au triage, il serait presque impossible de reconnaître de quels *Acacia* elles proviennent, si l'on ne possédait
pas déjà les données nécessaires.

(1) Ces catégories concernent les gommes du haut et du bas du fleuve, sans
distinction.

Par suite d'une longue habitude, les trieurs parviennent seulement à les différencier et à les classer par catégories propres à satisfaire aux besoins des diverses industries, dans lesquelles ces substances sont si souvent employées, comme on vient de le voir par l'énoncé précédent.

Envisageant les gommes à un autre point de vue, nous allons essayer de les décrire et de les faire connaître d'une façon peu usitée jusqu'ici, tout en ayant soin de tenir compte de ce qui a pu être dit avant nous sur chacune d'elles.

1° Gomme du Sénégal, type. — *Gomme bas du fleuve ; grosse blanche ; petite blanche ; friable blanche.*— Secrétée par l'*Acacia Vereck*, à l'exclusion de tous autres *Acacia*.

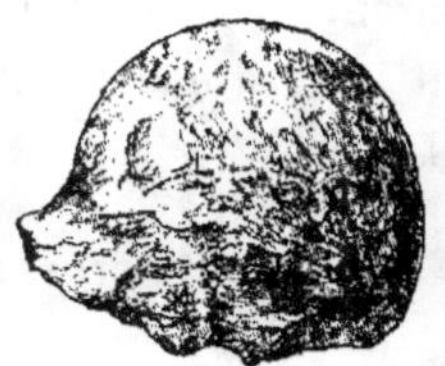

Fig 252.
Gomme du Sénégal, type.
G. N.

Larmes arrondies, rarement ovoïdes ; à surface d'un blanc brillant, ternes par petites places, finement craquelées, à craquelures polygonales ; cassure à peine conchoïdale, aspect hyalin, faiblement bleuté par transparence ; de 2 1/2 à 4 centimètres dans les deux diamètres.

Densité = 1,52 ; — *Pouvoir rotatoire* = + 23°,5 ; — *Brûle* en boursouflant modérément avec forte crépitation ; — *Charbon* très spongieux, friable, tendre, terne ; — *Cendres*, blanches 4,02 pour 100.

Fond entièrement sans laisser aucun résidu ; — *Solution* limpide, transparente, sirupeuse ; — *Papier de tournesol*, franchement rouge.— Donne les réactions suivantes :

Sous acétate de plomb	Fort dépôt blanc cailleboté.
Sulfate de cuivre.............	Faiblement louche.
Azotate d'argent ammoniacal....	Louche un peu cailleboté.
Chlorure d'or	Verdâtre très pâle.
Teinture de Gaïac...........	Louche un peu bleuté,
Gaïacol	Rien.
Naphtol α.................	Fortement bleuté opalin.
Naphtylamine α............	Violacé opalin.

Methylaniline................	Bleu pâle, opalin.
Créosol	Blanc jaunâtre.
Phénol	Vaguement bleuté.
Extrait de Quinquina Calisaya.	Précipité jaune.
Extr. de racines de Bistorte	Précipité chamois pâle.
Perchlorure de fer...........	A peine louche.
Sulfate de fer	Louche.
Ferricyanure de potassium	Dépôt nuageux olivâtre (1).

Cette sorte de gomme provient uniquement des forêts de la rive droite du Sénégal. C'est la plus pure et la plus estimée de la région et elle constitue la plus forte part des gommes exportées. Souvent les vendeurs la mélangent de sortes de qualités inférieures, qui, toutefois, sont minutieusement triées et mises à part à leur arrivée à Bordeaux.

2° GOMME DU SÉNÉGAL, 2ᵉ SORTE. — *Gomme bas du fleuve ; grosse blonde ; petite blonde ; deuxième blonde ; friable blonde.* — Provient de l'*Acacia ataxacanta*.

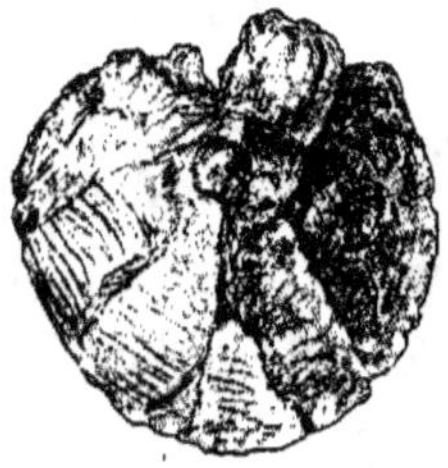

Larmes subarrondies et irrégulières, de couleur ambrée, à surface généralement terne, craquelée et assez profondément striée dans le sens de la plus grande largeur ; plus friable que la sorte précédente ; cassure conchoïdale, hyaline, jaunâtre par transparence ; de 3 à 4 centimètres de long, sur 2 de large, en moyenne.

Fig. 253.
Gomme du Sénégal, 2ᵉ sorte
G. N.

Densité = 1,53 ; — *Pouvoir rotatoire* = — 24,2 ; — *Brûle* en boursouflant sans crépitation ; — *Charbon* spongieux, friable, assez dur, terne ; — *Cendres* blanches, 4,06 pour 100.

Fond en laissant un résidu insignifiant ; — *Solution* limpide, un peu

(1) Nous répétons que ces réactifs sont ceux employés par Bourquelot, Lutz, Hœkel, etc. — Le signe -+- indique la déviation à droite *(dextrogyre)*, le signe — la déviation à gauche *(levogyre)*.

ambrée, sirupeuse ; — *Papier de tournesol*, rosé. — Donne les réactions suivantes :

Sous-acétate de plomb	Dépôt caillebolé blanc abondant.
Sulfate de cuivre	Louche.
Azotate d'argent ammoniacal	Rien.
Chlorure d'or	Jaunàtre pâle.
Teinture de Gaïac	Louche.
Gaïocol	Rien.
Naphtol x	Un peu bleuté.
Naphtylamine x	Bleuté.
Methylaniline	Bleuté.
Créosol	Jaunàtre pâle.
Phénol	Rien.
Extr. de Quinquina Calisaya	Précipité brun.
Extr. de racines de Bistorte	Précipité fauve.
Perchlorure de fer	Rien.
Sulfate de fer	Louche bleuté.
Ferricyanure de potassium	Dépôt vert foncé abondant.

Comme la sorte précédente, cette gomme provient des forêts de la rive droite du fleuve, elle se trouve naturellement mélangée avec elle, puisqu'elle est récoltée sur l'*Acacia ataxacanta,* le *deb* d'Adanson, croissant avec l'*Acacia Vereck,* dont il est du reste très voisin. Ainsi s'explique la faible différence existant entre les deux gommes ; leurs qualités, à part la coloration de celle-ci, peuvent être mises en parallèle, leur valeur commerciale doit être considérée comme identique.

3° GOMME ARABIQUE, TYPE. — *Gomme Turique* des anciens auteurs ; *Gomme friable du Kordofan ; Gomme Hasabi ; Piked Turkey Gum ; White Sennaar Gum,* des droguistes Anglais. — Récoltée sur l'*Acacia glaucophylla.*

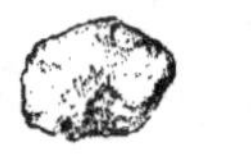

Fig. 254
Gomme Arabique
type G. N.

Fragments anguleux d'un beau blanc brillant ; surface craquelée, craquelures anguleuses, cassure conchoïdale, hyaline par transparence : de 1 demi-centimètre en tous sens.

Densité = 1,43 — *Pouvoir rotatoire* = + 25,51 ; — *Brûle* en boursouflant modérément avec très fort crépitement ; — *Charbon friable*, très spongieux, tendre ; *Cendres* grisâtres, 2,02 pour 100.

Fond sans laisser de résidu ; — *Solution* blanche, opaline limpide ; — *Papier de tournesol*, rouge. — Donne les réactions suivantes :

Sous-acétate de plomb	Dépôt cailleboté blanc.
Sulfate de cuivre.............	Rien.
Azotate d'argent ammoniacal....	Faiblement louche.
Chlorure d'or...............	Gris verdâtre.
Teinture de Gaïac...........	Fortement louche bleuté.
Gaïacol	Rien.
Naphtol α	A peine bleuté.
Naphtylamine α.............	Rouge vineux pâle.
Methylaniline..............	Bleuté.
Créosol...................	Laiteux légèrement rosé.
Phénol	Opalin.
Extr. de Quinquina Calisaga....	Fort précipité rougeâtre.
Ext. de racines de Bistorte......	Précipité brun pâle.
Perchlorure de fer...........	Rien.
Sulfate de fer..............	Louche ambré.
Ferricyanure de potassium......	Dépôt vert olive foncé.

D'après de Lanessan (1), cette gomme récoltée dans la province de Dejara, dans le Kordofan, est expédiée vers le nord de Bara et d'El-Obeid, à Dabbeh, sur le Nil, et de là vers la côte d'Egypte, où elle gagne le Nil Blanc à Mandjara. Le marché se tient au Caire et est entre les mains des Juifs. Les expéditions se font par Alexandrie, pour Trieste, Marseille et l'Angleterre. On a faussement attribué la gomme Arabique type à l'*Acacia Vereck*. Elle diffère physiquement et chimiquement de la gomme de cet *Acacia*, comme on peut le voir en comparant les descriptions de l'une et de l'autre.

4° GOMME DE NIORO. — *Gomme du Sénégal, Haut du fleuve.* — Provient de l'*Acacia erubescens*.

____

(1) *Les Plantes utiles des Colonies Françaises*, p. 60.

Très gros fragments irréguliers, extrêmement brillants, fortement craquelés en tous sens, d'un blanc hyalin à l'intérieur, se brise en larges et épaisses lames irrégulières conchoïdales ; longueur maxima, 7 à 8 centimètres, largeur 4 à 5 centimètres.

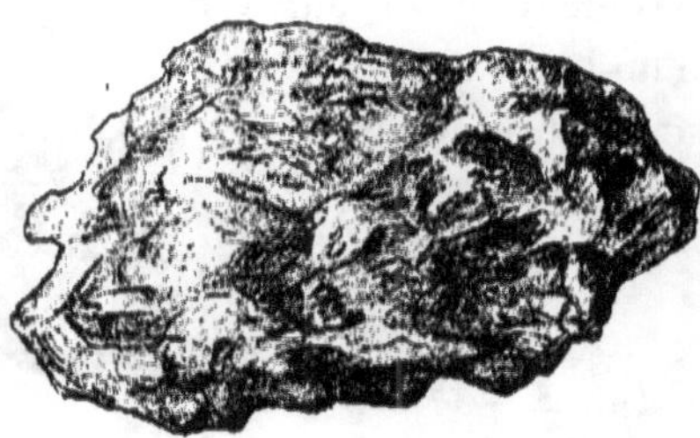

Fig. 255
Gomme de Nioro, G. N.

Densité = 1,67 ;— *Pouvoir rotatoire* = + 24,27 ; — *Brûle* en boursouflant fortement, sans crépitation ; — *Charbon* léger, tendre, brillant ; — *Cendres* grises, excessivement adhérentes à la capsule de platine, où est opérée l'incinération, 3,05 pour 100.

Fond entièrement sans laisser de résidu ; — *Solution* limpide ; — *Papier de tournesol*, d'un beau rose. — Donne les réactions suivantes :

Sous-acétate de plomb	Très fort précipité caillebouté
Sulfate de cuivre	A peine louche. [bleuâtre].
Azotate d'argent ammoniacal	Rien.
Chlorure d'or	Marron foncé.
Teinture de Gaïac	Louche.
Gaïacol	Rien.
Naphtol α	Bleuté pâle.
Naphtylamine α	Vineux.
Méthylaniline	Violacé sale.
Créosol	Blanc jaunâtre.
Phénol	Louche.
Extr. de Quinquina Calisaya . . .	Dépôt chamois.
Extr. de racines de Bistorte	Dépôt brun pâle.
Perchlorure de fer	Précipité jaunâtre.
Sulfate de fer	Louche jaunâtre.
Ferricyanure de potassium	Précipité olive clair.

La gomme de Nioro est, jusqu'ici, croyons-nous, inconnue dans le Commerce, elle constitue une des meilleures gommes du Sénégal dites haut du fleuve. Nos échantillons ont été recueillis dans les environs même de Nioro, par le Colonel Archinard, à l'époque où il s'empara de cette place en 1891.

5° GOMME DE SOUAKIM. — *Gomme Talha*, d'après Flukiger (1).
— Provient des *Acacia læta* et *melliflera*.

Larmes arrondies, légèrement plates suivant leur épaisseur ; d'un blanc terne ou d'un jaune opalin
très pâle ; fragiles, se brisant en fragments
vitreux, brillants et anguleux ; 2 à 3 centimètres de long, sur 1/2 à 1 centimètre
de large et d'épaisseur.

Densité= 1,48 ;— *Pouvoir rotatoire* = + 17,20;
— *Brûle* en boursouflant avec une faible crépitation ; — *Charbon* dur, compact, terne ; — *Cendres* grisâtres, 3 pour 100.

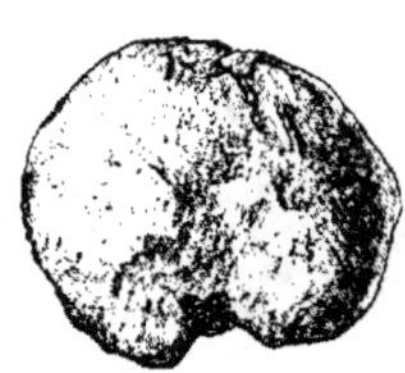

Fig. 256
Gomme de Souakim
G. N.

Fond en laissant un très faible résidu insoluble ; — *Solution* limpide,
transparente, un peu sirupeuse ; — *Papier de tournesol*, d'un rosé gris. —
Donne les réactions suivantes :

Sous-acétate de plomb	Epais dépôt blanc cailleboté.
Sulfate de cuivre	Louche.
Azotate d'argent ammoniacal	Faiblement louche.
Chlorure d'or	Verdâtre pâle.
Teinture de Gaïac	Jaune opalin.
Gaïacol	Rien.
Naphtol α	Rien.
Naphtylamine α	Rose vineux.
Methylaniline	Rien.
Créosol	Dépôt blanc jaunâtre sale.
Phénol	Rien.
Extr. de Quinquina Calisaya	Fort précipité foncé.
Extr. de racines de Bistorte	Précipité chamois.
Perchlorure de fer	Louche.
Sulfate de fer	Louche ambré.
Ferricyanure de potassium	Dépôt épais vert pré.

La gomme de Souakim est récoltée au Sud de la Nubie et
de l'Abyssinie, dit de Lanessan (1), sur les plateaux de Takka,
situés entre les affluents orientaux du Nil Bleu, l'Atbara et le
Mareb, ainsi que sur le pays des Arabes Bisharrins entre

(1) *Loc. cit.*, p. 61.
(1) *Loc. cit.*, t. I, p. 424.

Khartoum et la mer Rouge. Cette gomme est transportée par
la voie de Khartoum ou d'El-Mekheis, ou par Souakim, sur la
mer Rouge, d'où lui vient son nom. C'est à tort que Fluckiger
et Hambury attribuent cette gomme aux *Acacia stenocarpa*
et *fistula*, au *Stenocarpa,* surtout, parce qu'il porte en Arabe le
nom de *Talha, Tale, Takka;* ces noms sont donnés à d'autres
Acacia, mais, dans l'espèce, il s'agit plutôt des plateaux de
Takka où croisssent les *Accacia læta* et *mellifera*, les véritables
producteurs de la *gomme Talha*.

6° GOMME SALABREDA. — *Gomme vermicellée ; Gomme à dentelles :* produite par l'*Acacia albida*.

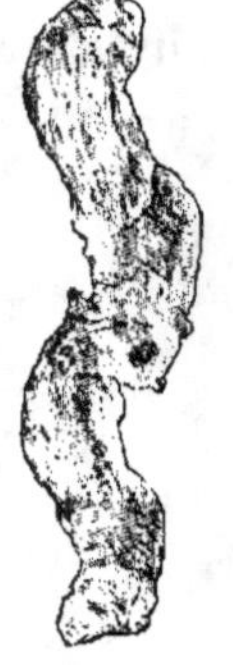

Fig. 257
Gomme Salabreda
G. N.

Larmes vermicellées, de la grosseur d'une
plume d'Oie, plus ou moins ondulées, extérieurement d'un blanc faiblement jaunâtre, à
surface finement craquelée en petits cubes ;
cassure vitreuse, brillante, blanche par transparence.

Densité = 1,43 ; — *Pouvoir rotatoire* = + 26°40 ;
— *Brûle* en boursoufflant considérablement ; — *Charbon*
très spongieux, léger, brillant, tendre; — *Cendres* d'un
blanc pur, 2,05 pour 100.

Fond sans laisser aucun résidu; — *Solution* limpide ;
— *Papier de tournesol,* rose pâle; — donne les réactions suivantes :

Sous-acétate de plomb..........	Précipité blanc laiteux
Sulfate de cuivre.............	Fortement louche.
Azotate d'argent ammoniacal...	Un peu louche bleuté.
Chlorure d'or...............	Gris verdâtre pâle.
Teinture de Gaïac...........	Pâle bleuté.
Gaïacol...................	Opalin.
Naphtol x.................	Bleu grisâtre.
Naphtylamine x.............	Rose violacé.
Methylaniline..............	Bleu pâle.
Créosol..................	Dépôt blanc jaunâtre.
Phénol..................	Opalin.
Extr. de Quinquina Calisaya...	Abondant précipité brun.

Extr. de racines de Bistorte....	Coloration chamois pâle.
Perchlorure de fer..........	Précipité ambré pâle.
Sulfate de fer..............	Louche brunâtre.
Ferricyanure de potassium....	Épais préc. vert bleuâtre brillant.

Divers auteurs ont certainement confondu cette gomme avec la précédente. Soubeiran a judicieusement observé qu'elle provenait de l'*Acacia albida* ; le nom de *Salabreda* viendrait de celui de l'arbre nommé, dit-il, par les Arabes *Sadrabeida* ou *Arbre blanc*. Par contre, il a commis une grosse erreur en divisant, sur la foi de Raffenel et d'Audibert, les gommes du Sénégal, en *gommes dures de Galam* ou *bas du fleuve* et en *gommes friables* ou *Salabeida*. On sait que les gommes dites de Galam, loin d'être *bas du fleuve*, caractérisent au contraire celles *haut-du-fleuve* ; quant à la *Salabeida* il n'en a jamais été cueilli une larme en Sénégambie !

7° GOMME DURE DE GALAM. — *Gomme du Sénégal ; — Gomme haut du fleuve.* — Secrétée par l'*Acacia Nebneb.*

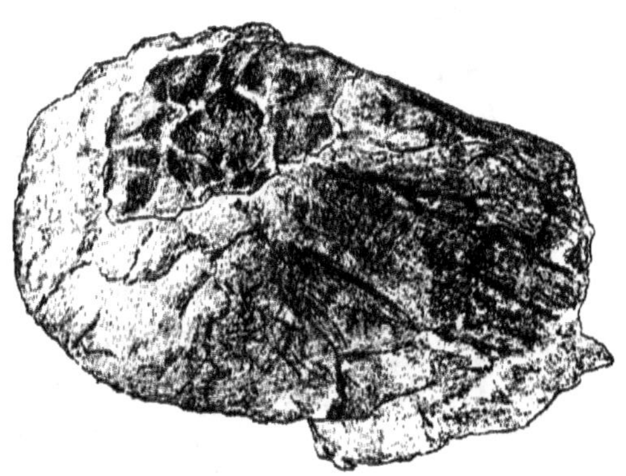

Fig. 258
Gomme dure de Galam, G. N.

Larmes souvent très grosses, égalant parfois la grosseur d'un œuf, irrégulières, craquelées, à craquelures quadrangulaires ; surface le plus généralement terne ; cassure résinoïde, brillante ; d'un bel ambre rougeâtre ou jaunâtre ; de 8 à 10 centimètres de long, sur 5,7 centimètres de large.

Densité = 1,37 ; — *Pouvoir rotatoire* = — 25°,8 ; — *Brûle* en boursouflant avec forte crépitation ; — *Charbon* poreux, tendre, brillant ; — *Cendres* grisâtres, 4 pour 100.

Fond en laissant un très faible résidu insoluble ; — *Solution* limpide, ambrée, jaunâtre, très adhésive ; — *Papier de Tournesol*, rougeâtre. — Donne les réactions suivantes :

Sous-acétate de plomb	Dépôt blanc cailleboté.
Sulfate de cuivre	Louche.
Azotate d'argent ammoniacal ...	Faible cailleboté blanchâtre.
Chlorure d'or	Légèrement verdâtre.
Teinture de Gaïac	Opalin bleuté.
Gaïacol	Rien.
Naphtol α	Beau bleu pâle.
Naphtylamine α	Violet opalin.
Methylaniline	Bleu.
Créosol	Dépôt laiteux jaunâtre.
Phénol	Un peu bleuté.
Extr. de Quinquina Calisaya ..	Précipité brun.
Extr. de racines de Bistorte ...	Précipité chamois.
Perchlorure de fer	Cailleboté jaunâtre.
Sulfate de fer	Brunâtre louche.
Ferricyanure de potassium	Dépôt vert jaunâtre.

La gomme dure de Galam, type de la gomme du Sénégal, dite *haut du fleuve*, est après la gomme de l'*Acacia Vereck*, la meilleure sorte de la région et constitue avec cette dernière tout le commerce du Sénégal.

8° GOMME DU NIL. — Est produite par l'*Acacia Nilotica.* Grosses larmes irrégulières, transparentes, d'aspect résinoïde ; de couleur ambrée, rougeâtres, brillantes, fortement craquelées, à craquelures cubiques ; de 3-4 centimètres de long, sur 2-3 de large.

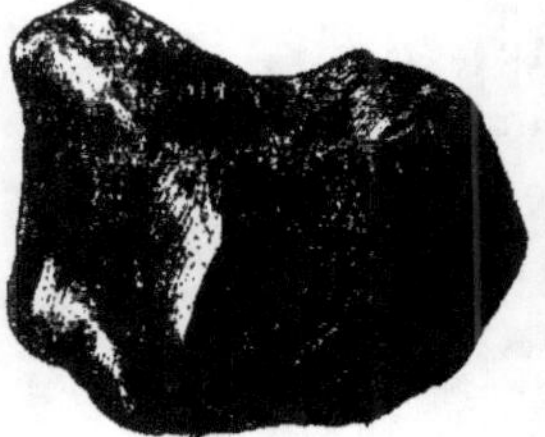

Fig. 259
Gomme du Nil, G. L.

Densité = 1,43 ; — *Pouvoir rotatoire* = — 18° ; — *Brûle* en boursouflant et en crépitant fortement ; — *Charbon* très spongieux, friable, onctueux ; — *Cendres* d'un gris blanchâtre, 6,04 pour 100.

Fond en laissant un résidu peu abondant, quelquefois avec fragments très petits d'écorce ; — *Solution* ambrée légèrement trouble ; — *Papier de tournesol*, rosé. — Donne les réactions suivantes :

Sous-acétate de plomb	Forte masse caillebotée blanche.
Sulfate de cuivre	A peine louche.
Azotate d'argent ammoniacal ...	Dépôt blanc filamenteux (à chaud).
Chlorure d'or	Rien.
Teinture de Gaïac	Opalin.
Gaïacol	Rien.
Naphtol α	Bleu opalin.
Naphtylamine α	Violet opalin.
Methylaniline	Bleu laiteux pâle.
Créosol	Chamois pâle.
Phénol	Louche bleuté.
Extr. de Quinquina Calisaya ...	Précipité rouge.
Extr. de racines de Bistorte	Précipité chamois.
Perchlorure de fer	Léger caillebotté gris.
Sulfate de fer	Fort dépôt noir intense.
Ferricyanure de potassium	Dépôt beau vert bleu.

L'*Acacia Nilotica* fournit une petite quantité de gomme de qualité médiocre, recueillie par les naturels du pays, mais ne constituant pas réellement un article de commerce.

9° GOMME DU CAP VRAIE, TYPE. — Provient de l'*Acacia Benthami*.

Larmes très irrégulières, souvent contournées, anguleuses, à surface comme farineuse ; cassure presque plane, à aspect résineux d'un jaune ambré brunâtre, de 3 centimètres de long, sur 2 centimètres de large en moyenne.

Densité = 1,50 ; — *Pouvoir rotatoire* = — 19°,7 ; — *Brûle* avec fort boursouflement, sans crépitation ; — *Charbon* spongieux, dur, brillant ; — *Cendres* grises, 6,4 pour 100.

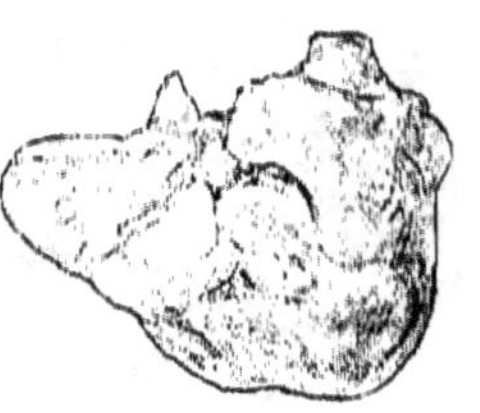

Fig. 260
Gomme du Cap, type G. N.

Fond en laissant un résidu peu abondant ; — *Solution* jaunâtre ambrée ;
— *Papier de tournesol* rose pâle ; — Donne les réactions suivantes :

Sous-acétate de plomb.........	Dépôt cailleboté blanc grisâtre.
Sulfate de cuivre.............	Louche.
Azotate d'argent ammoniacal...	Très faible dépôt blanchâtre.
Chlorure d'or...............	Rien.
Teinture de Gaïac...........	Louche.
Gaïacol...................	Rien.
Napthol α................	Bleuté pâle.
Naphtylamine α............	Violacé pâle.
Méthylaniline.............	Louche bleuté.
Créosol..................	Jaunâtre pâle.
Phénol..................	Rien.
Extr. de Quinquina Calisaya..	Précipité roux.
Extr. de racines de Bistorte...	Précipité jaunâtre
Perchlorure de fer..........	Louche.
Sulfate de fer.............	Dépôt gris foncé.
Ferricyanure de potassium....	Dépôt vert Poireau.

La gomme type du Cap ne diffère pas sensiblement des
gommes produites par l'*Acacia Nebneb*, et surtout par l'*Acacia
Nilotica*, ses propriétés paraissent être les mêmes, toutefois
elle ne peut être estimée à l'égal des gommes du Sénégal.

10° GOMME BLACK-WALE ; *Gomme du Cap (proparte)*. —
récoltée sur l'*Acacia robusta*.

Masses anguleuses, à cassure plane, d'aspect vitreux, d'un
brun orangé foncé, rouge cerise
brillant par transparence ; 4, 5
centimètres de diamètre dans la
plus grande largeur, 3 dans la
plus petite.

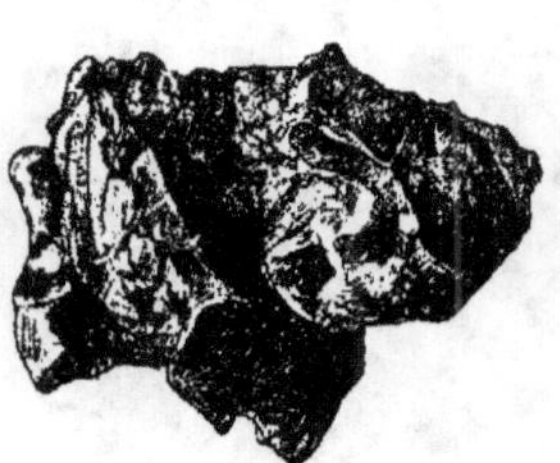

Fig. 261
Gomme Black-Wale, G. N.

Densité = 1,50 ; — *Pouvoir rotatoire* = — 14° ; — *Brûle* en boursouflant très faiblement et sans crépitation
aucune ; — *Charbon* spongieux, très dur,
brillant ; — *Cendres* noirâtres, fortement adhérentes à la capsule de platine servant à l'incinération, 7,01 pour 100. — Contiennent 12 pour 100
de silice.

Fond très difficilement en se gonflant, les 2/3 du poids total, forment un dépôt épais, gélatineux ; — *Solution* nuageuse, opaque ; — *Papier de tournesol*, violacé foncé ; — Donne les réactions suivantes :

Sous-acétate de plomb	Faible dépôt cailleboté.
Sulfate de cuivre	A peine louche.
Azotate d'argent ammoniacal...	Louche cailleboté gris.
Chlorure d'or	Verdâtre.
Teinture de Gaïac	Bleuté pâle.
Gaïacol	Rien.
Naphtol α	Bleuté.
Naphtylamine α	Rien.
Methylaniline	Rose violacé très pâle.
Créosol	Gris jaunâtre.
Phénol	Rien.
Extr. de Quinquina Calisaya ..	Faible précipité chamois.
Extr. de racines de Bistorte ...	Faible précipité brunâtre.
Perchlorure de fer	Cailleboté jaune d'or.
Sulfate de fer	Louche.
Ferricyanure de potassium	Fort dépôt cailleboté olive.

Cette sorte de gomme du Cap n'offre, comme on le voit, aucun rapport avec la précédente ; elle doit être reléguée parmi les gommes de qualités tout à fait inférieures.

11° Gomme Gonaké ; *Gonakié, Gonatié* ; — Exclusivement propre à l'*Acacia Adansoni*.

Grosses larmes irrégulières, souvent brisées, à surface fendillée, terne, et comme farineuse par places, à cassure conchoïdale, faiblement vitreuse, d'un brun ambré, de 5 centimètres sur 4 en moyenne.

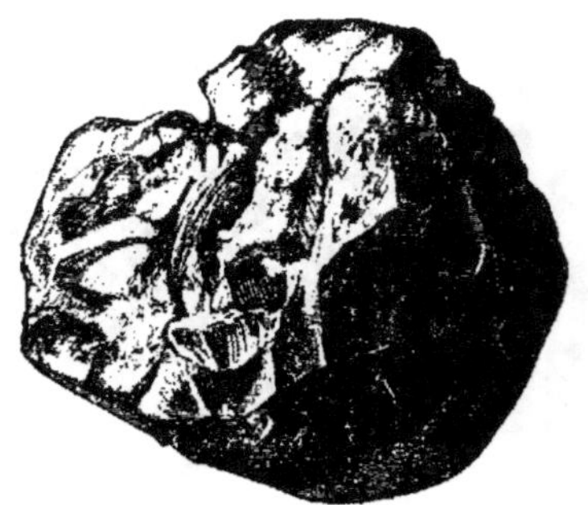

Fi6. 262
Gomme Gonaké, type G. N.

Densité = 1,78 ; — *Pouvoir rotatoire* = + 19,7 ; — *Brûle* en boursouflant sans crépitation bien appréciable ; — *Charbon* spongieux, dur, brillant ; — *Cendres* d'un gris jaunâtre, 6,05 pour 100.

Fond en laissant un résidu assez abondant ; — *Solution* jaunâtre, trouble ; — *Papier de tournesol*, rose violacé ; — Donne les réactions suivantes :

Sous-acétate de plomb.........	Dépôt cailleboté jaunâtre.
Sulfate de cuivre............	Louche.
Azotate d'argent ammoniacal...	Rien.
Chlorure d'or..............	Verdâtre.
Teinture de Gaïac..........	Louche bleuté.
Gaïacol..................	Louche bleuté.
Naphtol α.................	Bleu.
Naphtylamine α.............	Rose.
Créosol..................	Jaunâtre.
Phénol...................	Rien.
Extr. de Quinquina Calisaya....	Dépôt brun.
Extr. de racines de Bistorte....	Dépôt marron.
Perchlorure de fer..........	Rien.
Sulfate de fer.............	Louche brunâtre.
Ferricyanure de potassium......	Précipité vert foncé bleuté.

Cette gomme, quelquefois mélangée avec la vraie gomme du Sénégal, en est soigneusement écartée au triage, et se trouve difficilement dans le commerce. Seule, de toutes les gommes qui nous sont connues, elle présente au goût une certaine amertume.

12° GOMME DURE DE KHARTOUM. — Provient de l'*Acacia Etbaica.*

Petites larmes blanches, brillantes, finement craquelées, dures et très peu friables ; cassure conchoïdale, hyaline par transparence, de 1 centimètre au maximum en tous sens.

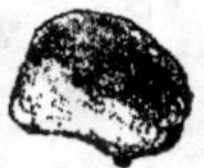

Fig. 263
Gomme dure
de Khartoum.
G. N.

Densité = 1,40 ; — *Pouvoir rotatoire* = + 25,55 ; — *Brûle* avec fort boursouflement et forte crépitation ; — *Charbon* spongieux, assez dur, brillant ; — *Cendres* faiblement grisâtres, 2,10 pour 100.

Fond sans laisser aucun résidu ; — *Solution* limpide, opaline ; — *Papier de tournesol*, rouge pâle ; — Donne les réactions suivantes :

Sous-acétate de Plomb.........	Dépôt cailleboté blanc.
Sulfate de cuivre...........	Très faiblement louche.
Azotate d'argent ammoniacal....	Rien.
Chlorure d'or..............	Grisâtre pâle.
Teinture de Gaïac..........	Louche blouté.
Gaïcol...................	Rien.
Napthol α...............	Bleuté.
Naphtylamine α............	Bleuté.
Methylaniline	Bleuté.
Créosol.................	Rosé.
Phénol.................	Rien.
Extr. de Quinquina Calisaya...	Précipité rougeâtre.
Extr. de racines de Bistorte....	Précipité chamois.
Perchlorure de fer..........	Rien.
Sulfate de fer.............	Louche.
Ferricyanure de potassium.....	Dépôt verdâtre.

Bien que secrétée par une forme d'*Acacia* tout à fait différente de celle d'où provient la gomme Arabique type, la
gomme dure de Khartoum rentre dans la catégorie des
gommes dites Arabiques, elle en présente toutes les qualités
et doit être considérée comme une des meilleures de ces
sortes estimées, rares aujourd'hui dans le commerce.

13º GOMME BABUL, *Babur, Kikar ;* — Recueillie sur l'*Acacia
verugera.*

Fragments cubiques, anguleux, d'un brun rouge foncé,
cassure à plans droits cubiques bril-
lants, rouges par transparence, de
4 centimètres de long sur 3 centimètres
de large.

Densité = 1,08 ; — *Pouvoir rotatoire* =
— 17º ; — *Brûle* en boursouflant peu, mais
en crépitant fortement ; — *Charbon* spongieux,
tendre, très brillant ; — *Cendres* blanches, granuleuses 3,12 pour 100, contenant 15 pour 100 de silice.

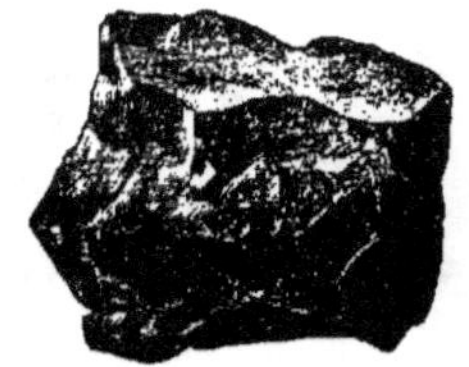

Fig. 264
Gomme Babul, G. N.

Fond en partie, laissant un fort dépôt, 1/2 environ du poids total, très gonflé d'un brun rouge ; — *Solution* épaisse, laiteuse ; — *Papier de tournesol*, violet pâle ; — Donne les réactions suivantes :

Sous-acétate de plomb.........	Blanc louche, pas de dépôt cail-
Sulfate de cuivre...........	Louche bleuté. [leboté.
Azotate d'argent ammoniacal...	Rien.
Chlorure d'or...............	Louche verdâtre.
Teinture de Gaïac	Bleuté pâle.
Gaïacol...................	Bleuté.
Naphtol x................	Laiteux bleuté.
Naphtylamine x............	Vineux.
Méthylaniline..............	Rosé trouble.
Créosol...................	Jaunâtre sale.
Phénol...................	Louche.
Extr. de Quinquina Calisaya..	Dépôt jaunâtre.
Extr. de racines de Bistorte...	Dépôt brun.
Perchlorure de fer..........	Précipité jaune gris.
Sulfate de fer.............	Louche jaunâtre.
Ferricyanure de potassium....	Précipité vert jaunâtre.

Cette gomme, de qualité inférieure, est une de celles qui expédiées de Bombay, sont recueillies d'abord dans la région Orientale d'Afrique, importées dans l'Inde, et retournées en Europe, comme ayant une origine Indienne. La véritable gomme de l'Inde, est entièrement différente.

14° GOMME SENNARI, *Gomme de Sennaar*. — Est produite par les *Acacia Seyal* et *Acacia fistula*.

Gros mamelons irréguliers, anguleux, ayant l'aspect de résine d'un jaune brun ambré ; à cassure anguleuse, irrégulière, brillante, jaune par transparence ; souvent accompagnés de minces fragments d'écorce ; longueur 5 centimètres sur 3 d'épaisseur.

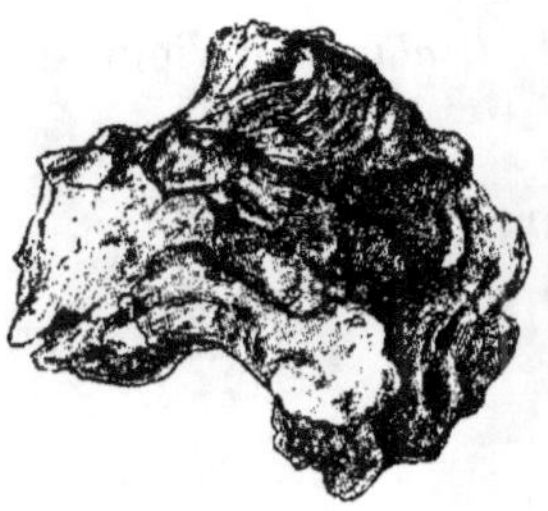

Fig. 265
Gomme Sennari, G. N.

Densité = 1,37 ; — *Pouvoir rotatoire* = — 17°, 50 . — *Brûle* en boursouflant très peu, avec crépitation forte ; — *Charbon* très dur, compact, brillant ; — *Cendres*, gris foncé, granuleuses,

2,18 pour 100 adhérentes à la capsule de platine servant à l'incinération, 10 pour 100 de silice.

Fond laissant un abondant résidu poisseux, mélangé de débris d'écorce ; *Solution* ambrée, pâle, filante ; — *Papier de tournesol*, gris violacé ; — Donne les réactions suivantes :

Sous-acétate de plomb	Précipité blanc laiteux.
Sulfate de cuivre	Louche faiblement.
Azotate d'argent ammoniacal	Rien.
Chlorure d'or	Verdâtre pâle.
Teinture de Gaïac	Louche bleuté.
Gaïacol	Rien.
Naphtol α	Rien.
Naphtylamine α	Bleuté.
Methylaniline	Rose vineux.
Créosol	Dépôt laiteux jaunâtre.
Phénol	Rien.
Extr. de Quinquina Calisaya	Précipité brun.
Extr. de racines de Bistorte	Précipité jaune.
Perchlorure de fer	Précipité ambré.
Sulfate de fer	Dépôt verdâtre pâle.
Ferricyanure de potassium	Dépôt volumineux olive.

La gomme de Sennaar est de qualité inférieure ; en partie insoluble, donnant un liquide poisseux. Elle peut même être classée parmi les plus mauvaises sortes. Peu employée, du reste, elle sert surtout à sophistiquer les autres gommes de la région.

15° GOMME DE DJEDDAH, *Gomme de Gildah*, provient de l'*Acacia Ehrenbergi*.

Larmes bosselées, irrégulières, d'un blanc hyalin, fortement craquelées, très transparentes, de 2 à 3 centimètres en tous sens.

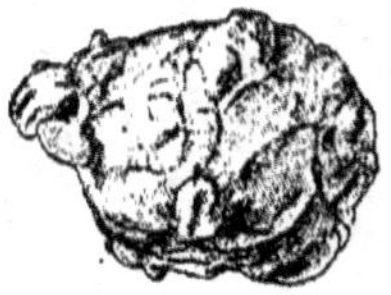

Fig. 266

Gomme de Djeddah, G. N.

Densité = 1,50 ; — *Pouvoir rotatoire* +16,17 ; — *Brûle* en boursouflant avec assez fort crépitement ; — *Charbon* compacte, brillant, assez résistant ; — *Cendres* blanchâtres, 2 1/2 pour 100.

Fond sans aucun résidu ; — *Solution* limpide très transparente ; — *Papier de tournesol*, rosé ; — Donne les réactions suivantes :

Sous-acétate de plomb...........	Dépôt cailleboté gris.
Sulfate de cuivre.............	A peine louche.
Azotate d'argent ammoniacal....	A peine louche.
Chlorure d'or................	Rien.
Teinture de Gaïac............	Jaunâtre.
Gaïacol....................	Rien.
Naphtol α.................	Bleuté.
Naphtylamine α..............	Rosé pâle.
Methylaniline................	Rien.
Créosol	Dépôt blanchâtre.
Phénol.....................	Rien.
Extr. de Quinquina Calisaya ...	Précipité brunâtre.
Extr. de racines de Bistorte....	Précipité jaune.
Perchlorure de fer............	Louche.
Sulfate de fer..............	Ambré.
Ferricyanure de potassium	Epais dépôt vert.

Cette gomme passe avec raison pour être plus estimée que la gomme de Souakim avec laquelle elle présente cependant quelques rapports.

Expédiée de Massaoua, elle gagne l'Egypte par la voie de Djeddah, d'où elle tire son nom.

16° GOMME DE GEZIREH, *Gomme de Berbera, Zeila Gum, Berbeira Gum* ; produite par l'*Acacia stenocarpa*.

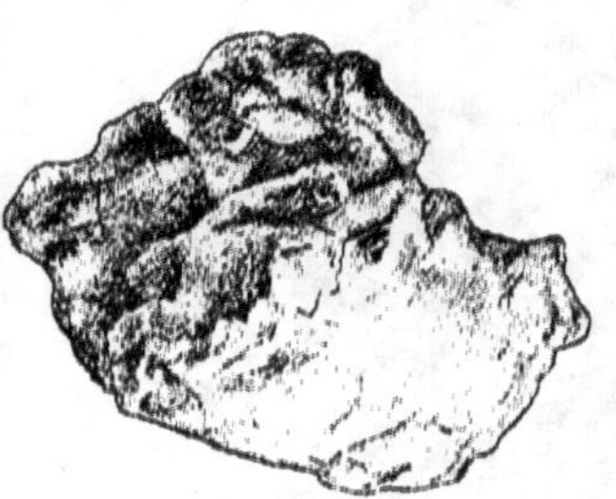

Fig. 267
Gomme de Gezireh, G. N.

Grosses larmes mamelonnées, ternes, couleur d'ambre roux ; cassure vitreuse conchoïde, d'un beau rouge ambré par transparence ; de 5, 6 centimètres de long, sur 3, 3 1/2 de large.

Densité = 1,43 ; — *Pouvoir rotatoire* = + 16°,22. — *Brûle* en boursouflant faiblement ; — *Charbon*, dur, brillant, peu spongieux ; — *Cendres*, blanches, un peu grisâtres, 4,10 pour 100.

Fond en laissant un très faible résidu ; — *Solution* fortement ambrée, plus ou moins visqueuse ; — *Papier de tournesol*, lilas pâle ; — Donne les réactions suivantes :

Sous-acétate de plomb..........	Précipité blanchâtre non cailleb.
Sulfate de cuivre............	Louche.
Azotate d'argent ammoniacal....	Louche.
Chlorure d'or	Verdâtre pâle.
Teinture de Gaïac......	Rien.
Gaïacol	Opalin.
Naphtol α.....	Faiblement bleuté.
Naphtylamine α.............	Beau rose violacé.
Methylaniline...............	Violacé.
Créosol	Dépôt jaune sale.
Phénol....................	Bleuté.
Extr. de Quinquina Calisaya.,..	Fort précipité brun rouge.
Extr. de racines de Bistorte....	Précipité brun pâle.
Perchlorure de fer..........	Abondant précipité brun.
Sulfate de fer...............	Précipité ambré.
Ferricyanure de potassium.....	Epais précipité vert olive foncé.

Nos échantillons, que nous affirmons authentiques, ne ressemblent pas à ceux décrits sous le même nom par Lutz (1). C'est avec raison que Vée (2) considère cette gomme comme impropre aux usages médicaux. Nous ne lui supposons pas même de qualités propres à la faire rechercher par l'industrie.

17° GOMME EN MARRONS, *Marrons de Galam, Gomme en boules* ; — Secrétée par l'*Acacia Sieberiana.*

Très grosses larmes plus ou moins arrondies ou ovales, à surface excessivement rugueuse, semblant formée de cristaux en

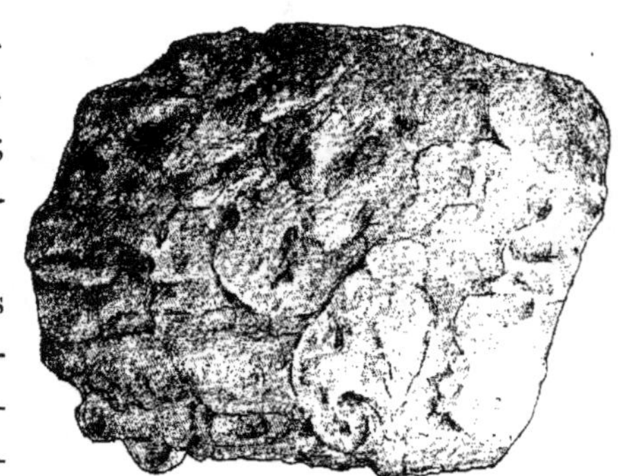

Fig. 268
Gomme en marrons, G. N.

pyramides courtes, fortement craquelées en tous sens,

(1) *Loc. cit.* p. 13.
(2) *Loc. cit.* p. 43.

ambré rougeâtre, très transparentes, alors d'un jaune vitreux par transparence ; cassure conchoïdale ; de 5 centimètres de long sur 4 de large, dans les échantillons moyens.

Densité = 1,71 ; — *Pouvoir rotatoire* = — 17°,8. — *Brûle* en boursouflant et en crépitant énormément : — *Charbon* fortement spongieux, léger, tendre, brillant ; — *Cendres* grises, 5,04 pour 100.

Fond entièrement sans laisser de résidu ; — *Solution* limpide, jaunâtre ; — *Papier de tournesol*, rose violacé ; — Donne les réactions suivantes :

Sous-acétate de plomb	Fort caillebotté blanc.
Sulfate de cuivre	Rien.
Azotate d'argent ammoniacal	Rien.
Chlorure d'or	Verdâtre très pâle.
Teinture de Gaïac	Louche.
Gaïacol	Louche.
Naphtol α..................	Bleu pâle.
Naphtylamine α..............	Rose violacé pâle.
Methylaniline................	Laiteux bleuté.
Créosol...................	Jaunâtre pâle.
Phénol...................	Bleuté pâle.
Extr. de Quinquina Calisaya...	Dépôt saumon.
Extr. de racines de Bistorte	Dépôt brun.
Perchlorure de fer...........	Précipité chamois pâle.
Sulfate de fer..............	Jaunâtre louche.
Ferricyanure de potassium	Précipité beau vert.

Guibourt (1) s'est mépris, quand en décrivant sa *gomme lignirode*, il affirme qu'elle porte dans le commerce le nom de *Marrons*. Les auteurs qui l'ont suivi sont tombés dans la même erreur.

La gomme en *Marrons de Galam* n'a aucun rapport avec celle du savant Professeur à l'École de Pharmacie de Paris ; elle fait partie des gommes haut du fleuve et possède des propriétés égales, sinon supérieures, à celles de la gomme dure de Galam, par exemple.

La gomme lignirode est tout autre chose, elle ne compte

____

(1) *Hist. Nat. des Drogues simples*, t. III, p. 410. 4° Edit. 1850.

pas parmi les sortes commerciales et est à juste titre rejetée comme impureté.

Guibourt l'a très exactement décrite, comme nous avons pu en juger par un échantillon type provenant de son droguier et que nous figurons (1).

« Elle est, dit-il, quelquefois jaunâtre, mais généralement d'une couleur brune, foncée et noirâtre ; elle est assez terne dans son aspect, opaque et raboteuse à la surface. Traitée par l'eau elle lui cède de la gomme soluble semblable à la gomme Arabique, et laisse un résidu de *bois rongé*. Or, en examinant ces marrons, j'ai observé dans la plupart une large cellule ovoïde, qui avait servi de demeure à la larve d'un In-secte ; d'où j'ai conclu que cette sorte

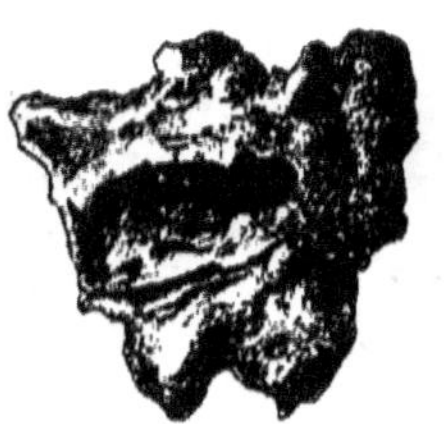
Fig. 269
Gomme lignirode, type de Guibourt, G. N.

de mastic avait été pétri par l'Insecte lui-même, comme on sait que le font plusieurs espèces des ordres des Névrop-tères et des Hyménoptères. »

Nous laissons à Guibourt la responsabilité de cette compa-raison, nous constatons seulement que sa gomme lignirode est bien l'enveloppe d'une larve, mais de quel insecte, nous l'ignorons.

18° GOMME DU CAP, *Deuxième sorte ;* pro-vient de l'*Acacia horrida*.

Larmes irrégulières, mamelonées, de cou-leur ambrée, très brillantes en général, par-fois ternes sur certains échantillons ; cassure conchoïdale, jaune ambrée par transparence, de 2 centimètres sur 1 à 1/2 en moyenne.

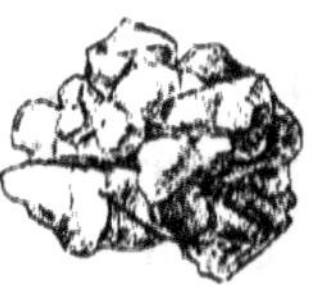
Fig. 270
Gomme du Cap, G.N.

Densité = 1,48 ; — Pouvoir rotatoire = — 16°,40 ; — Brûle on

(1) L'accueil bienveillant réservé aux travailleurs dans le Droguier de l'Ecole supérieure de Pharmacie de Paris, est au-dessus de tout éloge.

boursouflant modérément et en crépitant ; — *Charbon*, très friable, terne ;
— *Cendres* très blanches, 5,40 pour 100.

Fond en laissant un abondant résidu insoluble, mêlé de débris d'écorce ;
— *Solution* épaisse, ambrée, filante ; — *Papier de tournesol*, rose ; —
Donne les réactions suivantes :

Sous-acétate de plomb.........	Enorme dépôt cailleboté blanc.
Sulfate de cuivre.............	Fortement louche.
Azotate d'argent ammoniacal...	Très peu louche.
Chlorure d'or...............	Verdâtre pâle.
Teinture de Gaïac...........	Bleuté.
Naphtol α.................	Bleu, laiteux, pâle.
Naphtylamine α.............	Dépôt bleuâtre.
Methylaniline..............	Violet rose foncé.
Créosol...................	Dépôt gris jaunâtre.
Phénol...................	Opalin.
Extr. de Quinquina Calisaya...	Fort précipité marron.
Extr. de racines de Bistorte...	Précipité chamois.
Perchlorure de fer..........	Dépôt abondant brun cailleboté.
Sulfate de fer..............	Dépôt brun ambré.
Ferricyanure de potassium.....	Épais dépôt vert bleu.

Fluckiger et Hanbury disent que l'*Acacia horrida* « est
incontestablement la source de la plus grande partie de la
gomme du Sud de l'Afrique ». Nous ne partageons pas cette
manière de voir, sa gomme est de mauvaise qualité ; la véritable gomme du Cap provient de l'*Acacia Benthami*.

19° GOMME FALMY ; *Gomme des Çomalis* ; *Felick gum* ; secrétée
par les *Acacia spirocarpa* et *gum-
mifera*.

Mamelons irréguliers se brisant
facilement, ternes par places, de
couleur ambrée, pâle ; cassure
très brillante, vitreuse, d'un
jaune rosé par transparence ;
de 3 à 4 centimètres, sur 2 à

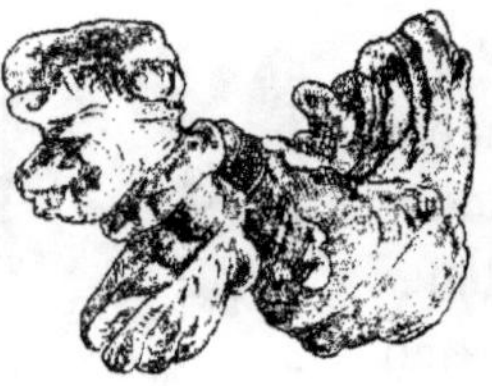

Fig. 271
Gomme Falmy, G. N.

2 1/2 dans les deux diamètres.

Densité = 1,44 ; — *Pouvoir rotatoire* = — 25°,65 ; — *Brûle* en boursouflant modérément, sans crépitation ; — *Charbon* très dur, lourd, brillant ; — *Cendres* grisâtres 5 pour 100.

Fond entièrement sans laisser aucun résidu ; — *Solution* transparente, faiblement ambrée ; — *Papier de tournesol*, rosé ; — Donne les réactions suivantes :

Sous-acétate de plomb.........	Dépôt blanc cailleboté.
Sulfate de cuivre............	Louche.
Azotate d'argent ammoniacal...	Blanc louche.
Chlorure d'or..............	Gris verdâtre sale.
Teinture de Gaïac...........	Bleuté opalin.
Naphtol α..................	Rien.
Naphtylamine α.............	Rosé pâle.
Methylaniline..............	Violacé.
Créosol..................	Dépôt blanc jaunâtre.
Phénol...................	Rien.
Extr. de Quinquina Calisaya...	Précipité marron.
Extr. de racines de Bistorte....	Précipité brunâtre.
Perchlorure de fer..........	Dépôt brun pâle.
Sulfate de fer..............	Dépôt brun jaunâtre.
Ferricyanure de potassium.....	Abondant dépôt vert émeraude.

Cette gomme est récoltée plus particulièrement dans le pays des Çomalis Medjourtines ; c'est elle dont parle Révoil sous les noms de *Haback-euddé Haback-golalla* ; en Çomali, gomme se dit *Haback* ou *Ankokib*.

Elle compte parmi les gommes dites Arabiques passant par l'Inde ; c'est une sorte de médiocre qualité.

20° GOMME DE MOGADOR ; *Gomme brune de Barbarie ; Gomme de Tunisie* ; secrétée par l'*Acacia tortilis*.

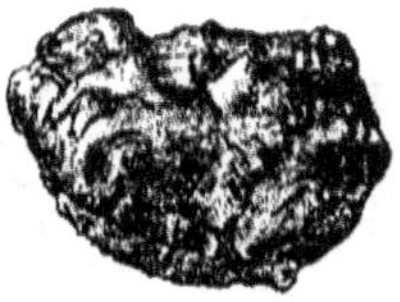

Masses irrégulières de volume variable, très mamelonnées, à mamelons petits, très friables, d'un blanc jaunâtre mélangé de brun et de roux, de 2, 3 centimètres sur 1 à 1/2 dans les deux diamètres.

Fig. 272
Gomme de Mogador, G.N.

Densité = 1,35 ; — *Pouvoir rotatoire* = — 15°,55 ; — *Brûle*, en boursouflant faiblement et sans crépiter ; — *Charbon* dur, terne, peu poreux ; — *Cendres* gris noirâtre 4,04 pour 100.

Fond en laissant un abondant dépôt insoluble 1/2 environ du poids total, mélangé de débris d'écorce ; — *Solution* trouble ; — *Papier de tournesol*, violacé ; — Donne les réactions suivantes :

Sous-acétate de plomb	Louche.
Sulfate de cuivre	Louche.
Azotate d'argent ammoniacal . . .	Louche.
Chlorure d'or	Verdâtre.
Teinture de Gaïac	Opalin.
Naphtol α	Rien.
Naphtylamine α	Violacé pâle.
Methylaniline	Grisâtre.
Créosol	Dépôt gris jaune.
Phénol	Bleuté.
Extr. de Quinquina Calisaya . . .	Précipité brun.
Extr. de racines de Bistorte . . .	Précipité Chamois.
Perchlorure de fer	Louche.
Sulfate de fer	Dépôt brun clair.
Ferricyanure de potassium	Dépôt cailleboté vert jaunâtre.

La parfaite solubilité de cette gomme, indiquée par Fluckiger et Hanbury, est purement imaginaire, si l'on s'en rapporte à nos échantillons des plus authentiques, recueillis par Doumet-Adanson lui-même. Nous la considérons comme une sorte de la plus mauvaise qualité.

Nous avons rappelé, page 219, que Savi, au sujet de son *Acacia Raddiana* qui n'est autre que l'*Acacia tortillis*, avait décrit une production particulière recueillie sur ses branches, production portant en Égypte le nom de *Giokel*, et due selon lui à un *Coccus*.

Baillon, dans son *Adansonia* (1), cite ce fait sans commentaires ; plus tard, dans son *Histoire des Plantes* (2), en parlant de l'astringence des péricarpes d'*Acacia*, il établit qu'elle se retrouve « dans des productions morbides *analogues aux Bede-*

(1) *Loc. cit., Rev. des Acacia médicinaux*, t. IV. p. 120. 1861.
(2) *Loc. cit.*, t. IV. p. 57. 1860.

gar et qu'un Gallinsecte produit en Égypte sur les branches de l'*Acacia Raddiana*. »

Baillon, dans cette circonstance, parle par ouï dire, il n'a pas évidemment connu le travail de Savi, car il n'aurait pas établi aussi à la légère une comparaison tout à fait fausse.

Pour pouvoir juger en connaissance de cause, nous donnons la traduction textuelle du mémoire de Savi.

« Plusieurs fragments de rameaux accompagnés de feuilles permettant de les attribuer avec certitude à l'*Acacia Raddiana*, existent dans ma collection ; ils sont entourés de distance en distance par des excroissances de couleur blanc jaunâtre sale, fragiles, se détachant facilement de la surface des rameaux, laissant sur l'épiderme de ceux-ci une tache de couleur foncée; quand les excroissances sont en place, elles ont une forme à peu près sphérique, mais détachées et réunies plusieurs ensemble elles sont irrégulières, par suite d'une compression réciproque. Leur diamètre vertical est de 4,86 millimètres sur 9,72, leur surface n'est pas lisse mais toujours rugueuse.

« En grattant délicatement la surface (*patine*) externe d'un jaune sale, elle apparait blanche en dessous; coupée verticalement et horizontalement, on voit que l'excroissance est formée d'une croûte également blanche d'une épaisseur de 2,43 millimètres, circonscrivant une cavité subsphérique ou elliptique, tapissée d'une membrane noirâtre. En opérant avec la pointe d'un canif, j'ai pu séparer cette membrane de la croûte et constater qu'elle était très mince et brillante dans sa partie convexe et marquée, dans cette région, d'une suture transversale. Il est donc évident que cette membrane constitue le tégument d'un Gallinsecte d'une espèce du genre *Coccus*.

Cela est d'autant plus vrai, que j'ai trouvé sur les rameaux, entre les excroissances, de très petits *Coccus,* semblables aux Poux de notre Figuier commun (*Coccus Ficus Caricæ*), et sur quelques-uns commençaient à apparaître des croûtes semblables à celles que je viens de décrire.

« Il existe, dans ma collection, quelques paquets contenant des excroissances détachées des rameaux et étiquetées sous

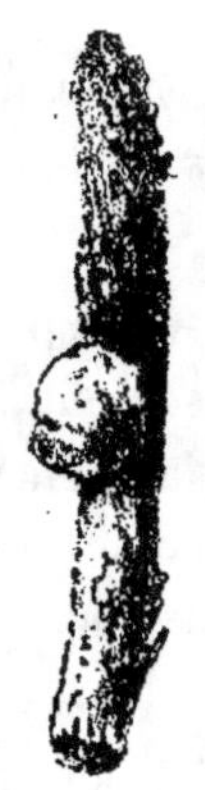

le nom de *Giokel*; la note suivante les accompagne: *Giokel ; espèce d'Insecte recouvert d'une substance cireuse ou gommeuse blanche, trouvée sur le tronc et les rameaux de divers Acacia, et que l'on donne à mâcher contre les maux de dents.*

« Ce *Giokel* n'existe pas seulement sur les rameaux de l'*Acacia Raddiana*, j'en ai vu sur ceux des *Acacia albida, Seyal, Vera*; il est vrai que ces arbres ne portent que de petites excroissances, mais les taches qui les accompagnent indiquent qu'il en existait également de grosses.

Fig. 273
GIOKEL,
d'après Savi

« Désireux de connaître quelle était la composition de la croûte du *Giokel*, j'en ai remis à mon excellent ami, le savant Chimiste Professeur Branchi, qui a bien voulu les soumettre à l'analyse que je joins à ce mémoire. »

Suit l'analyse de Branchi :

« Le *Giokel* soumis à mon examen, dit-il, est plus ou moins jaunâtre avec taches blanches, sans fragments d'écorce, de telle sorte qu'il ressemble d'une certaine manière à de la manne récente.

« Il n'a pas d'odeur.

« Il est rayé plus ou moins facilement avec l'ongle, il cède sous la pression des doigts et se ramollit à la chaleur de la main.

« Tenu quelque temps dans la bouche, il ne se dissout pas; en le mâchant, il semble contenir de la cire et laisse sur la langue une saveur amère.

« Placé dans un creuset d'argent, il produit d'abord un charbon rouge, puis boursoufle en donnant une épaisse fumée blanche d'odeur assez agréable, de nature végétale, puis laisse un charbon spongieux.

« Il est plus léger que l'eau, toutefois il tombe en partie au fond du vase, ne se dissout pas et n'est même pas ramolli sensiblement au bout de 24 heures.

« Par l'ébullition, il ne perd pas sa forme et ne devient pas liquide. J'ai remarqué seulement, qu'après refroidissement, il surnageait une mince couche de substance solide, j'ai pensé que c'était de la cire ; le liquide ne rougit pas le papier de tournesol ; je n'ai pas trouvé de matière gommeuse après évaporation.

« Son poids spécifique est plus fort que celui de l'alcool. Il est insoluble dans l'alcool froid et bouillant ; ce liquide, cependant, devient jaunâtre ; j'ai essayé d'en séparer, par le refroidissement, une très petite quantité de matière blanche.

« L'expérience suivante m'a confirmé dans la pensée que la cire entrait dans sa composition.

« Un fragment fondu, déposé sur du papier buvard, a produit une large tache d'aspect onctueux ; j'ai remarqué au milieu de cette tache des traces d'une matière brillante me paraissant de nature résineuse.

« Il résulte clairement de tout ce qui précède que le *Giokel* n'est pas une substance gommeuse, mais qu'elle semble particulièrement formée d'une cire et d'une résine.

« Pour vérifier cette donnée, j'ai fait bouillir le *Giokel* dans de l'alcool à 35° ; la solution jaunâtre est devenue blanche opaque, par addition de l'eau ; décantée dans un verre, elle a abandonné par refroidissement, au bout de quelques heures, une matière blanche floconeuse non cristallisée ; le *Giokel* restant dans le matras était considérablement diminué de volume.

« La matière blanche séparée de la liqueur par filtration puis lavée avec de l'alcool froid et placée sur une plaque de verre, a perdu par dessication un peu de sa blancheur et est devenue jaunâtre par places, ce qui prouve qu'elle n'est autre que de la cire.

« Elle est plus légère que l'eau ; elle se gonfle mais ne se dissout pas dans l'eau bouillante ; peu soluble dans l'alcool à la température de l'atmosphère, elle se dissout entièrement dans l'alcool bouillant. Sa consistance ressemble à de la cire d'Abeilles et, comme elle, devient plus molle à la chaleur de la main ou frottée avec un couteau sur un morceau de bois.

« Elle produit un certain bruit quand on la frappe avec du liège sur une tablette de bois de Noyer, de Cerisier ou de tout autre bois compacte, elle se laisse polir quand on la frotte avec une étoffe de laine ; elle tache le papier à filtrer ; elle rend un fil de Coton propre à brûler longtemps avec une grande flamme.

« Mélangée à une douce chaleur avec de l'huile fixe comme celle d'Olives ou avec de l'huile volatile comme celle de La·vande, elle forme une pommade plus ou moins consistante.

« Traitée par l'ammoniaque et par la lessive de potasse caustique, elle donne à chaud, un composé savonneux.

« L'alcool dans lequel s'est montrée la cire, par refroidissement, a conservé la propriété de devenir blanc et opaque par addition de l'eau.

« Ayant soumis ce liquide à l'évaporation, sous l'influence des rayons solaires, j'ai vu se déposer au fond du vase une petite quantité de matière dense et visqueuse, conservant une certaine mollesse à la température de 15°. Cette matière, qui par sa couleur se rapproche de la résine blanche, démontre qu'elle est de nature résineuse.

« Elle est complètement insoluble dans l'alcool, sa solution dans l'eau devient laiteuse, elle ramène au bleu le papier

rouge de tournesol, elle est inflammable, enfin elle donne
en brûlant une fumée blanche d'odeur agréable et se réduit
en charbon léger.

« Le *Giokel* semble donc être une substance particulière
élaborée par un Insecte ; il ne peut être classé parmi les
Galles proprement dites puisqu'il n'offre aucune trace d'organisation ; mais quel est l'Insecte contribuant à former cette
production non organisée ? »

Cette longue élucubration du savant Chimiste Branchi est
peu faite, on en conviendra, pour élucider la question du
Giokel, et à cause même de sa singulière analyse, reproduite
in extenso, on est en droit de se demander qu'est-ce que le
Giokel ?

N'ayant jamais vu cette substance, nous ignorons, de plus,
si elle a été étudiée depuis Branchi ; nos recherches à ce sujet
ont été infructueuses, cependant, en s'appuyant sur quelques
précédents, ne serait-il pas possible d'émettre une hypothèse
plausible ?

Le *Giokel*, admettons-le, est produit par un Insecte et il
contient d'après Branchi : une cire et une résine. Or, il existe
une substance également produite par un Insecte, contenant
parmi ses divers principes constituants : une cire et une
résine.

Cette substance est la gomme laque (laque en bâtons, en
grappes, en grains, etc.), recueillie sur les *Anona squamosa*,
Lin. ; *Ficus religiosa*, Lin. ; *Ficus Indica*, Lin. ; *Butea frondosa*,
Roxb. ; *Zizyphus Jujuba*, Lamck. ; *Schleichera trijuga*, Willd. ;
Croton Lacciferum, Lin. ;

La laque est due à un petit Hémiptère du genre *Carteria*,
le *Cartirea lacca*, Signor. Elle se rencontre aussi d'après
Fluckiger et Hanbury (1), sur l'*Acacia Indica*, Benth., dans

(1) *Loc. cit.*, t. I, p. 420.

les districts du Sind et du Cuzerat (Inde Centrale), où elle est appelée *laque d'Insectes*.

D'autre part, dans sa remarquable thèse sur les *Coccidés utiles*, notre excellent ami le Pr Raphaël Blanchard (1), nous apprend que l'*Acacia cinerea*, Lin., produit des amas de laque attribués au *Carteria Mexicana*, Comsk.

Dans ces conditions, ne serait-il pas logique de considérer le *Giokel* comme le produit d'une forme, peut-être non encore décrite, de *Carteria*, comme une *laque Africaine,* non-seulement propre à l'*Acacia tortilis*, mais également aux *Acacia albida*, *Seyal* et *Verek*, sur lesquels l'a vu Savi ?

Si, en second lieu, on songeait à comparer le *Giokel* à la *gomme lignirode* de Guibourt, la cavité larvaire contenue dans cette dernière amènerait sans doute un semblant de rapprochement ; toutefois, sa nature essentiellement gommeuse doit la différencier du *Giokel*.

Dans tous les cas, si le *Giokel* est *une laque,* il n'est certainement pas un *Bedegar* !

En terminant l'étude des gommes dites Arabiques et du Sénégal, nous nous abstiendrons de parler de certaines prétendues sortes n'offrant qu'un intérêt de curiosité ; telles sont les *gommes pelliculée, verte, luisante* et *mamelonnée* de Guibourt (2), mélange de gomme de provenances incertaines et sans caractères importants.

Nous passerons également sous silence d'autres gommes citées par Vée (3, comme par exemple les *gommes Amrad* et de la *Mecque* à odeur *des plus désagréables,* l'*Aden gum Scented* à odeur d'*Encens*, la gomme de *Bombay* à odeur d'*Oliban*, etc.

Nous ne connaissons pas ces gommes, mais leur qualificatif *d'odorantes* nous met en méfiance et nous engage à les consi-

(1) *Thèse d'agrégation*, p. 51. 1883.
(2, *Loc. cit.*, t. III, p. 410.
(3; *Loc. cit.*, p. 45 et seq.

dérer, jusqu'à nouvel ordre, comme tout-à-fait étrangères aux *véritables gommes*.

Il nous reste à examiner, en dernier lieu, les gommes *dites Nostras*. Sécrétées par des arbres de la série des Prunées, dont il a été longuement parlé précédemment, elles diffèrent peu les une des autres par leurs caractères extérieurs, par leur constitution chimique elles sont semblables, aussi nous ne voyons pas la nécessité de les étudier une à une.

En conséquence, nous les comprendrons sous le nom collectif de *gomme des Pruniers,* tout en ayant soin, si le besoin l'exige, de signaler en passant les particularités que quelques-unes d'entre elles viendraient à présenter.

21° GOMMES DES PRUNIERS ; *Gommes Nostras, Gommes de Prunier, de Cerisier, d'Amandier, de l'écher, Gomme de Sicile, Gomme de Perse.*

Grosses larmes irrégulières, plus ou moins colorées, toujours lisses, ternes ou à peine transparentes, quelquefois craquelées en gros cubes, constamment accompagnées de fragments d'écorce.

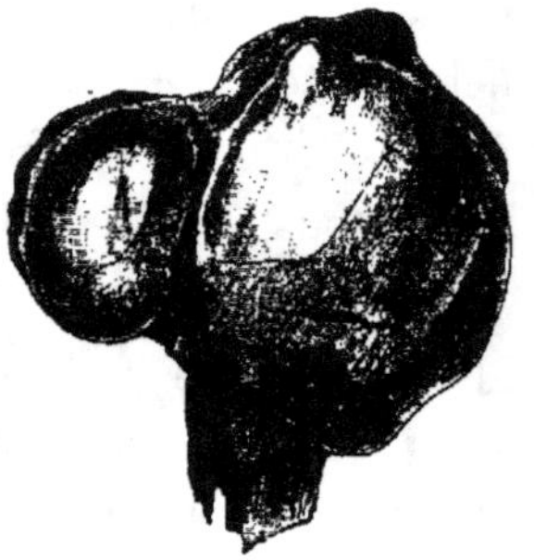

Fig. 271
Gomme de Pruniers, G. N.

Densité = 1,80; — *Pouvoir rotatoire* = + 69,6 ; — *Brûle* en boursouflant à peine, mais avec un fort crépitement ; — *Charbon* dur, terne, très peu friable ; — *Cendres* d'un blanc crayeux, très pur, 10 pour 100.

Fond à peine, se gonfle énormément ; — *Solution* jaune ambrée ; — *Teinture de tournesol,* neutre ; — Donne les réactions suivantes :

Sous-acétate de plomb	Faible louche.
Sulfate de cuivre	Rien.
Azotate d'argent	Couleur vieux rhum.
Chlorure d'or	Rien.
Teinture de Gaïac	Rien.

Gaïacol	Louche jaunâtre.
Naphtol χ	Rien.
Naphtylamine α	Violet vineux pâle.
Méthylaniline	Bleuté.
Créosol	Rien.
Phénol	Rien.
Ext. de Quinquina Calisaya	Rien.
Extr. de racines de Bistorte	Rien.
Perchlorure de fer	Dépôt olivâtre jaune.
Sulfate de fer	Dépôt noir.
Ferricyanure de potassium	Dépôt marron.

Nous avons dit que les gommes Nostras, quelque soit l'arbre producteur, étaient chimiquement les mêmes, et qu'elles différaient seulement par leur aspect extérieur.

Les gommes de Pêcher et d'Amandier, par exemple, se montrent généralement en petites larmes plus ou moins contournées, blanches, transparentes, tandis que celles des Cerisiers et des Pruniers, surtout celles-ci, sont en grosses larmes irrégulières, généralement larges, épaisses, et fortement colorées.

Cette coloration varie en raison de la provenance, et dans ce cas elle dépend plutôt du climat que de l'arbre d'où elles exsudent ; ainsi les gommes de Prunier de France sont ordinairement colorées en rouge foncé, tirant sur le rouge groseille, celles d'Allemagne sont d'un brun noirâtre.

Au moment de l'exsudation, toutes, comme l'a observé Lutz, sont habituellement incolores ; la coloration se manifeste seulement quand les larmes sont desséchées.

Garros suppose que cette transformation est le fait d'une polymérisation, qui serait sous la dépendance de l'air et de la lumière, et surtout du tanin existant dans la plante et par suite dans la gomme. Cette polymérisation aurait pour effet de faire passer la gomme soluble à l'état d'hydrate de carbone plus condensé (gommes insolubles).

Parmi les gommes Nostras commerciales, indépendamment de celles recueillies en France et en Allemagne, notamment, on compte les *gommes de Sicile* et les *gommes de Perse*.

Les gommes de Sicile sont en petites larmes agglutinées ensemble, peu colorées ; elles se divisent dans l'eau en fragments anguleux, s'y gonflent beaucoup. Le liquide filtré ne contient que des traces de gomme.

Les gommes de Perse proviendraient, suivant Lutz, des *Prunus Bopkarensis*, Roxb., qui n'est autre que le *Prunus insititia*, Lin., et le *Prunus Puddum*, Royle. Elles sont insolubles dans l'eau. Les unes et les autres servent à falsifier les gommes Arabiques et du Sénégal.

L'étude détaillée des gommes, telle que nous venons de la donner, montre les différences tranchées existant entre les diverses sortes.

Dans plusieurs cas, nos réactions ne ressemblent pas à celles des auteurs que nous avons cités, bien que nous ayons tenu à employer les mêmes réactifs. Cela tient, on ne saurait trop le répéter, à ce que dans la majorité des cas, l'authenticité des échantillons analysés n'a pu être suffisamment établie, de là des confusions et des erreurs inévitables dont ces observateurs ne peuvent être rendus responsables.

Ayant opéré sur des matériaux de provenance certaine, sans considérer notre travail comme impeccable, nous espérons qu'on pourra en tirer quelque profit.

Le soin que nous avons donné à nos analyses, la description et la figure exacte de nos *sortes de gommes types*, permettront de contrôler nos données ; de cette façon, les erreurs inévitables que nous avons pu commettre seront facilement rectifiées.

Notre seule prétention est d'avoir aplani une voie difficile à parcourir, en donnant des documents propres à élucider la question des gommes, si embrouillée et si incertaine.

En terminant, nous appelons l'attention sur certaines réactions qui, pour nous, sont caractéristiques et invariables ; nous sommes convaincu, notamment, qu'en soumettant une solution filtrée d'une gomme quelconque, à l'action d'une solution aqueuse de ferricyanure de potassium, il est possible de déterminer avec une précision absolue, non seulement la sorte de gomme soumise à la réaction, mais encore la forme d'*Acacia* qui a sécrété cette gomme.

Cette manière nouvelle d'*essayer les gommes* (c'est le mot le plus propre à traduire notre pensée) présente, au point de vue pharmacologique, surtout, un intérêt considérable que tout le monde comprendra.

Physiologie. — Labat (1) si nous ne nous trompons, est le premier auteur qui ait parlé de la gomme comme servant à la nourriture, et à la nourriture exclusive, dans certains cas, des Maures et des Nègres d'Afrique.

« Entre autres bonnes qualités que l'on remarque dans la gomme, dit-il, elle a encore celle de servir de nourriture à quantité de Nègres qui demeurent aux environs du Niger (Sénégal), et des endroits où on la recueille, et aux Maures qui l'apportent aux Escales, qui ne prennent point d'autres provisions de bouche que la gomme même qu'ils viennent traiter, et c'est ce que je ne sçache point qu'aucun auteur ait encore rapporté. Qu'on ne croie pourtant pas que les Nègres ne la mangent que lorsqu'étant extrêmement pressés de la faim, ils n'ont point autre chose à manger. La chose ne serait pas fort surprenante ; tout est bon dans une pareille nécessité. Mais il n'en est pas ainsi de la gomme, les Nègres la mangent avec plaisir et la croquent comme du sucre, ou bien ils la font un peu ramolir dans de l'eau et l'avalent, s'en trouvent très bien et la regardent comme une nourriture que sa

____

(1) *Loc. cit.*, t. I p. 239.

simplicité et ses autres qualités rendent excellente. Je n'avance rien icy que je ne sçache de science certaine, et par des gens d'honneur qui ont fait un long séjour dans le païs, et par des Nègres qui en ont usé une infinité de fois. J'oubliais de marquer qu'elle est insipide, mais ce deffaut (si c'en est un) la rend plus susceptible des gouts des choses que l'on y veut mesler »

Walkener (1), dans sa *Relation du Troisième Voyage de Brue au Sénégal*, ne manque pas de s'exprimer ainsi : « Ce qui est certain, c'est qu'un grand nombre de Nègres qui recueillent la gomme et les Maures qui l'apportent au Marché n'ont pas d'autre nourriture ; ils n'y sont pas réduits par nécessité faute d'autres alimens, mais parce que leur goût les y porte, et qu'ils la trouvent délicieuse. Ils n'y employent pas d'autre art que de l'adoucir par le mélange d'un peu d'eau. Elle leur donne la force et la santé. Il parait étrange que ceux qui l'apportent de plus de trois cens mille dans l'intérieur des terres, n'ayent aucune provision de reste lorsqu'ils arrivent au marché ; mais il est bien plus surprenant qu'ils n'en ayent pas eu d'autre que leur gomme, et qu'elle ait été leur unique subsistance dans une si longue route. Cependant, c'est un fait qui ne peut être contesté, et sur lequel on a le témoignage de tous ceux qui ont passé quelque temps au Sénégal. Brue, qui avait goûté souvent de la gomme, la trouvait agréable. Les pièces les plus fraiches, c'est-à-dire celles qui ont été recueillies nouvellement, *s'ouvrent en deux comme un Abricot mûr*. Le dedans en est tendre, *et ressemble assez à l'Abricot par le goût*. »

Cette singulière appréciation n'est pas la seule émise sur les gommes par les vieux auteurs, il faut dire aussi par beaucoup de nouveaux.

Hasselquist (2), très chaud partisan de la vertu nutritive de

(1) *Hist. gén. des Voyages*, Ed. in-12. T. VIII. p. 404 et seq. 1749.
(2) *Voyage dans le Levant, Trad. Franç.* par M***. 2ᵉ part. p. 97. 1769.

la gomme Arabique, apporte comme preuve l'anecdote suivante :

« Les Abyssyniens se rendent tous les ans au Caire pour y
vendre des esclaves, de l'or, des Éléphans, des drogues, des
Singes, et des Perroquets. Ils traversent des déserts affreux,
et comme leur voyage dépend du temps, ils sçavent aussi peu
que les marins combien de temps ils resteront en route, ce
qui les expose souvent à manquer de vivres. C'est ce qui
arriva en 1750 à la caravane d'Abyssinie, elle resta deux mois
en chemin et les provisions lui manquèrent. Dans cette extrémité, ils eurent recours à la gomme Arabique dont ils avaient
quantité avec eux et elle servit à nourrir plus de 1,000 hommes
pendant deux mois.

« Cette gomme est gélatineuse et contient vraisemblable-
ment quelques particules nourrissantes. Mais ne les cons-
tipa-t-elle point ? Elle aurait dû produire cet effet, mais c'est
ce que je n'ai pu savoir. J'ai appris seulement que la caravane
arriva saine et sauve au Caire, sans avoir perdu beaucoup de
monde. »

Golberry (1), de son côté, affirme que « la gomme du Sénégal est une nourriture très substantielle et très saine.

« Quand les Maures quittent leurs Oasis et vont établir leurs
camps autour des forêts de Gommiers du Zaarha, pendant
tout le temps de la récolte et dans leurs voyages sur les bords
du Sénégal, et pendant la durée de la traite et de retour à leurs
résidences principales, les classes moyennes et pauvres de ces
sauvages ne se nourrissent presque que de gomme et l'expérience leur a prouvé que 6 onces de cette matière suffisent à
la nourriture d'un homme pendant 24 heures.

« Les plus sobres et les plus pauvres s'en nourrissent en la
laissant simplement fondre dans la bouche, d'autres la font

---

(1) *Fragments d'un Voy. en Afrique*, t. I, chap. VI, p. 255.

dissoudre dans du lait. Ils fabriquent aussi avec cette matière et des jus ou des sucs de viande de Chameau, de Bœuf et même de Cheval, des tablettes qui ressemblent beaucoup à de la grossière colle à bouche et qui se conservent sans se corrompre pendant près d'un an.

« Enfin les Maures font des préparations de gomme mêlée avec des farines de Mil ou de Maïs, et s'en servent dans de certaines circonstances pour leurs Chameaux et leurs Chevaux. »

Adanson écrivait en 1757 (1) : « Le lait de Chameau, de Vache, de Chèvre et de Brebis avec le Mil fait la nourriture ordinaire des Maures, et souvent la gomme *seule avec le lait* leur tient lieu de tout autre mets et de boisson ».

Presque tous les voyageurs citent des faits semblables, aussi est-il de notoriété publique que la gomme sert de nourriture à certaines populations Africaines.

Nous admettons, jusqu'à un certain point, que des explorateurs trop souvent amis du merveilleux, que des historiens de voyages aient répété et répètent encore de nos jours de pareilles assertions, ils croient ce qu'ils ont lu, ce qu'on leur a dit, sans se soucier de vérifier, par eux-mêmes, si la chose est réelle, si elle est possible ; mais ce qui nous surprend par-dessus tout, c'est de voir des Médecins déclarer ces données exactes, et chercher à les expliquer scientifiquement.

Cullerier (2) entre autres, invoquant le récit d'Hasselquist, ne craint pas de dire :

« La gomme Arabique a une propriété alimentaire, elle est susceptible d'être digérée, convertie en chyle, il serait facile d'accumuler les faits en faveur de sa propriété nourrissante. Hasselquist, dans l'*Histoire de son voyage au Levant*, rapporte

(1) *Relation d'un voy. fait au Sénégal,* p. 38, in-4° 1757.
(2) *Dict. Sc. Méd.* t. XVIII, art. gomme, p. 579, 1817.

qu'une caravane qui allait d'Ethiopie en Égypte, ayant consommé toutes ses provisions, ne subsista pendant deux mois que de gomme Arabique dissoute dans l'eau.

« Lend ajoute que la gomme nourrit des villes entières de Nègres, quand il survient une disette, et que les Arabes qui, deux fois l'an, ramassent cette gomme dans les forêts de l'intérieur du pays, n'ont pas d'autre aliment pendant deux mois » (1).

Merat et De Lens (2), acceptant la version de Golberry, écrivent : « Ce n'est guère que dans les lieux où on récolte la gomme, qu'on s'en sert comme aliment, et surtout faute de nourriture plus savoureuse. Les Arabes, les Nègres, les Hottentots, dans les déserts de l'Afrique, mangent de la gomme, ce qui est d'autant plus commode pour eux qu'elle est produite dans les contrées qu'ils traversent, qu'elle se conserve toujours sans s'altérer et que *sous un petit volume elle contient beaucoup de substances alibiles.*

« Six onces de gomme suffisent pour nourrir un Arabe pendant 24 heures d'après Golberry. On la mange sèche ou, lorsque les circonstances le permettent, dans du lait, du bouillon. *Comme elle contient dit-on un peu d'azote,* elle nourrit plus que le sucre et autres matières non azotées. Les Africains vivent plusieurs mois avec la seule gomme et traversent en tous sens cette vaste contrée ayant cette substance pour toute nourriture.

« On en donne aux Chameaux, aux Chevaux ; les Singes en sont très friands. »

Bien avant, à l'article *aliment*, les mêmes auteurs (3), avaient établi des comparaisons dont le bien fondé échappe absolument.

(1) *Malad des Européens dans les pays chauds.* Teste CULLERIER.
(2) *Dict. univ. d'Hist. nat.*, t. III, p. 397.
(3) MERAT et DE LENS, *Loc. cit.*, t. II, p. 170.

« La puissance assimilatrice, disent-ils, sait trouver dans un seul aliment et élaborer tous les principes réparateurs dont le corps a besoin. Effectivement l'expérience le prouve :

« Les Arabes qui vivent quelquefois fort longtemps avec de la gomme, les paysans qui ne mangent souvent que du pain et des Pommes de terre, les Turcs qui ne se nourrissent presque que de Riz ; les enfants à la mamelle qui ne sucent que le lait (1), démontrent qu'avec un seul aliment, la vie est entretenue et même tous les tissus réparés. »

Rien n'est plus faux ; cependant malgré l'étrangeté de ces idées on pourrait encore à la rigueur plaider les circonstances atténuantes en faveur de ceux qui les ont émises, du temps de Cullerier, de Merat et De Lens, etc., les gommes, entre autres, étaient en effet peu connues au point de vue chimique et il ne faudrait pas s'étonner outre mesure si leur action a été méconnue ou faussement interprétée.

Il n'en est plus de même à l'heure présente, aussi reste-t-on confondu à la lecture de l'article *gomme* du *Dictionnaire de Thérapeutique etc.*, *de Dujardin-Beaumetz*, où l'auteur *anonyme* accorde à la gomme une certaine valeur nutritive, par la raison que les Nègres qui la récoltent n'absorbent pas d'autre aliment !

L'article au surplus est ainsi conçu : (2)

« A part ses effets adoucissants locaux et ses propriétés isolantes, la gomme Arabique *est dépourvue de toute action sur les animaux.*

« Cette substance se gonfle comme toutes les gommes et tous les mucilages dans les sucs digestifs, elle s'y dissout

---

(1) **Ces** comparaisons ne sont pas heureuses : le lait est un aliment complet , il n'en est pas de même du pain, des Pommes de terre et du Riz, aliments amylacés et féculents, dont l'emploi exclusif serait nuisible. Heureusement, les paysans et les Turcs savent remédier à cet inconvénient !

(2) *Loc. cit.*, t. II, p. 835.

même en partie. Voit a démontré que dans une solution acide de suc gastrique, surtout en présence de la pepsine, ainsi que dans le suc intestinal alcoolisé en présence de la pancréatine, les gommes se *transformaient vite et partiellement en sucre.....*
... que les gommes ainsi que leurs produits de décomposition étaient ensuite absorbés. Il résulte de là que les gommes ne seraient pas *sans avoir une certaine valeur nutritive*, ce que l'expérience des Nègres qui font en Afrique la récolte de la gomme et *qui n'ont d'autre aliment que cette substance pouvait déjà faire prévoir.*

« Hauber a vu chez le Chien, que la gomme ingérée disparaissait dans la proportion de 46 pour 100. » (1)

L'auteur (*anonyme*, nous le répétons), a soin de dire avant tout : « La gomme Arabique est une matière ternaire $C^{12} H^{10} O^{10}$, uniquement formée par l'*arabine*, matière gommeuse, soluble dans l'eau froide, avec de l'eau et des cendres en petites proportions. »

Cet article nécessite certains éclaircissements et soulève diverses questions. Il exige tout d'abord une définition nette et précise du mot *aliment.*

Qu'est-ce donc qu'un aliment ? ou, si l'on aime mieux, quelles conditions doit remplir une substance quelconque pour constituer un aliment ?

Le Dictionnaire précité de Dujardin-Beaumetz auquel nous nous adressons *intentionnellement*, répond à ce *desideratum.*

« On donne le nom d'aliment, y est-il dit (2), à toute substance de quelque origine qu'elle soit, qui, introduite dans l'organisme vivant, peut fournir à celui-ci les matériaux suffisants pour réparer ses pertes continuelles, entretenir le jeu de ses fonctions et assurer sa conservation.

(2) *Zeitschr. f. Biolog.*, 1874.
(1) *Loc. cit.*, p. 115.

« Pour comprendre comment les aliments fournissent aux différents tissus les éléments qui leur sont propres en même temps qu'ils entretiennent la chaleur animale, il faut admettre que leurs divers principes primordiaux subissent dans le tube digestif d'abord, puis dans la circulation et dans le tissu lui-même, une succession de métamorphoses chimiques, qui permettent à tel ou tel principe nutritif d'être utilisé, en fournissant des éléments soit de *réparation*, soit de *combustion*. (1)

Cette définition ainsi exactement donnée, il faut rappeler que les aliments ont été classés en trois groupes : les aliments à principes azotés, les aliments à principes non azotés, les aliments à principes inorganiques et sels. (2).

Il faut également rappeler que : « l'homme ne peut entretenir sa vie pendant longtemps en faisant *exclusivement* usage soit de principes azotés, soit de principes non azotés. En d'autres termes le *régime exclusif* ne lui convient pas ; il est obligé pour se nourrir de consommer à la fois des aliments riches en carbone et en principes azotés ; ces éléments : azote et carbone doivent, de plus, se trouver en proportions variables dans le régime, parce que la ration d'entretien, c'est-à-dire la balance entre les recettes et les dépenses journalières, change suivant les conditions de la vie. (3).

« Toutes les fois que le rapport entre les albuminoïdes, les hydrates de carbone et les graisses ne sera pas gardé dans la ration d'entretien, ou la ration de travail, l'alimentation sera *insuffisante*. Les conséquences inévitables de l'alimentation insuffisante seront : la diminution des forces et de la chaleur, l'amaigrissement, l'atrophie musculaire, la chlorose et l'état cachectique ; si enfin l'alimentation devient non seulement

(1) *Loc. cit.*, p. 116.
(2) *Loc. cit.*, p. 116.
(3) *Loc. cit.*, p. 136.

insuffisante, mais *nulle*, on voit alors survenir tous les phénomènes de l'*inanition* (1). »

De tout ce qui précède, il résulte : que l'usage exclusif d'un aliment quelconque entraîne des désordres profonds. La mort survient quand l'homme ou l'animal ont perdu de 40 à 45 centièmes de leur poids (2).

Et maintenant, la gomme répond-elle à toutes ces considérations ? Est-elle apte à fournir à l'organisme vivant des matériaux capables *de réparer ses pertes constantes, d'entretenir le jeu de ses fonctions et d'assurer sa conservation ?* Constitue-t-elle, en un mot, *un aliment complet,* comparable au lait, par exemple, comme le voulaient Merat et De Lens ?

Suivant Golbery, dont certains acceptent, on l'a vu, la manière de voir, la gomme serait bien supérieure à un aliment complet.

Si en effet : 6 onces de gomme suffisent à la nourriture d'un Nègre pendant 24 heures ; l'once valant 28 grammes 34 centigrammes, les 6 onces ou 170 grammes 0,04 centigrammes constituent une ration journalière.

Or, la durée moyenne de cette alimentation étant de 2 mois ou 60 jours, il en résulte qu'un Nègre consommera pendant ce laps de temps : 1,020 grammes 24 centigrammes, soit 1 kilogramme 20 grammes 24 centigrammes de gomme.

Mais, comme d'après Hauber, la gomme disparait chez le Chien dans la proportion de 46 pour 100, il en résulte que chez le Nègre, si on le compare au Chien, la ration d'entretien par homme, pendant 2 mois est de 460 grammes 48 centigrammes de gomme.

Que l'on décuple, si l'on veut, cette quantité, il n'en est pas moins vrai qu'aucune substance alimentaire connue

(1) *Loc. cit.* p. 137.
(2) *Loc. cit.* p. 138.

n'a possédé jusqu'ici des propriétés nutritives aussi puissantes ; et l'on se demande, sans parti pris, s'il est permis de raisonner d'une semblable façon et de tomber plus bas dans l'absurde ?

Voit aurait démontré, a-t-on dit, que dans une solution de suc gastrique en présence de la pepsine, ainsi que dans le suc intestinal alcoolisé, en présence de la pancréatine, la gomme se transformait *vite et partiellement en sucre*. On en a conclu que la gomme était à cause de cela nutritive.

En admettant pour vraie cette transformation partielle, la quantité de sucre obtenue serait trop faible pour remplir efficacement le but qu'on lui suppose, fût-elle même énorme, cela ne prouverait rien, puisque l'usage exclusif du sucre, tout le monde est d'accord sur ce point, entraine fatalement la mort.

Cependant, la transformation même partielle de la gomme en sucre est-elle démontrée ?

Voit l'affirme ; nous ne l'avons pas constaté dans nos expériences :

26° Expérience. — On introduit dans un tube à essai 2 grammes de gomme, 5 centigrammes de pepsine et 15 centimètres cubes d'eau distillée, acidulée avec l'acide chlorydrique à 1 millième. Le tube bouché au liège est mis à l'étuve à la température constante de 37° centigrades ; après 5 heures de séjour dans l'étuve, la gomme était entièrement dissoute ; le liquide obtenu avait un aspect d'un blanc laiteux, grisâtre, filant.

Soumis à l'action de la liqueur de Fehling, aucune réaction ne s'est produite.

Nous en avons conclu que le suc gastrique artificiel (*in vitro*) ne convertissait pas, même partiellement, la gomme en glycose.

27° Expérience. — Une solution concentrée de 2 grammes de gomme, dans 5 centigrammes d'eau distillée, est introduite dans l'estomac d'un Cobaye du poids de 415 grammes, préalablement soumis à un jeûne de 24 heures ; après 12 heures, l'animal est tué à l'aide du chloroforme. L'es-

tomac ouvert contenait un liquide épais, grisâtre, filant, qui n'est autre
que la solution de gomme légèrement modifiée. La quantité recueillie est
de 1 gramme 12 centigrammes. Traitée par la liqueur de Fehling, on ne
constate aucun dépôt d'oxyde de cuivre.

Nous en avons encore conclu que le suc gastrique physiologique (*normal*) ne convertissait pas, même partiellement la
gomme en glycose.

28ᵉ Expérience. — La gomme mise en présence du suc intestinal alcoolisé et de la pancréatine (*in vitro*), ou dans le tube digestif d'un Cobaye,
nous a donné les mêmes résultats, c'est-à-dire absence complète de réaction avec la liqueur de Fehling et diminution faible de la quantité de gomme
ingérée.

Ces expériences concordent dans une certaine mesure avec
celles faites sur la femme observée par Busch (1), chez laquelle
lorsqu'on lui faisait avaler de la gomme, cette substance
s'écoulait par la fistule de l'intestin grêle, presque en totalité.

On ne peut nier, néanmoins, que la gomme est en partie
digérée, qu'elle donne un chyme d'un aspect particulier et
qu'elle fournit un chyle, mais alors transparent, opalin et
aqueux, ainsi que l'avait déclaré Magendie (2).

« Après avoir fait manger de la gomme à des Chiens, dit-il, je les ai
ouverts ; j'ai constaté que cette substance était réduite en chyme particulier dans l'estomac, et qu'elle fournissait un chyle, mais transparent,
opalin et aqueux.

« Il est donc évident que si cette substance ne nourrit point, on ne doit
pas l'attribuer à ce qu'elle n'est pas digérée. »

Plus tard, Leuret et Lassaigne (3), s'étant posé la question

____

(1) « Busch, rapporte Béclard (*Tr. élém. de Physiol. hum.*, 6ᵉ Ed. 1870, p. 132)
a observé une femme qui, à la suite d'un coup de corne dans le ventre, avait
conservé une fistule à l'intestin grêle un peu au-dessous du duodenum. Le
contenu de l'estomac et du duodenum s'écoulait au dehors, rien ne s'engageait
dans le bout inférieur de l'intestin.

(2) *Précis élém. de Physiologie*, t. II. p. 394. 1816.

(3) *Recherches Physiol. et Chim. pour servir à l'Hist. de la Digestion*. p. 194.
1825.

suivante : *Lorsque pendant plusieurs jours un animal n'avait fait usage que de substances non azotées, trouvait-on du chyle dans les vaisseaux du mésanthère et le canal thoracique ?* ils la résolurent affirmativement.

« Nous avons recueilli du chyle, rapportent-ils, sur une vingtaine de chiens et de chats auxquels nous avions administré de la *gomme Arabique*, après les avoir tenus à jeun pendant deux jours au moins. Constamment, alors *le chyle était en petite quantité, limpide, et ne prenant jamais qu'une teinte rosée par le refroidissement.* Nous ne saurions expliquer ce phénomène que par la décomposition d'une partie des mucosités sécrétées dans le tube digestif et leur mélange avec la substance ingérée.

« Lorsque les principes immédiats non azotés sont unis à des corps qui contiennent de l'azote, ils se digèrent très bien et fournissent un chyle abondant. Nous avons constaté ce résultat avec la *gomme que nous avons fait prendre en même temps que des tendons et des cartilages.*

« Ces substances qui *seules* ne nous ont donné qu'un chyle *clair et peu abondant,* en ont fourni *en très grande quantité,* qui était tout semblable à celui des meilleures digestions.

« Ce fait doit servir à expliquer *ce qu'a dit Adanson sur l'usage que les Maures font de la gomme Arabique.* »

Leuret et Lassaigne appuient leur raisonnement par les deux expériences suivantes (1) :

1° Chien. — *Gomme pure.* — Durée de l'expérience, 12 heures.

Propriétés physiques du chyle. — Liquide transparent, odeur fade, saveur salée, sérum clair.

Propriétés chimiques et composition. — Albumine, fibrine, traces de graisse, soude, chlorure de sodium, phosphates.

Matières contenues dans l'estomac. — Mucosités, gomme, acide lactique, sels.

Matières contenues dans la 1re partie de l'intestin. — Mucosités colorées, gommes, acides, sels.

Matières contenues dans la 2e partie de l'intestin. — Mucosités colorées, gomme.

Matières contenues dans le colon. — Mucosités plus solides et gomme.

Poids du chyle soumis à l'examen	9,330
Quantité de fibrine sèche obtenue	0,040
Quantité de fibrine calculée sur 1,000 parties	4,030

(1) *Loc. cit.,* p. 229.

2° Chien. — *Gomme avec tendons et cartilages.* — Durée de l'expérience deux jours.

Propriétés physiques du chyle. — Couleur blanche, odeur fade, sérum laiteux, opaque.

Matières contenues dans l'estomac. — Gomme en morceaux, mucosités, acide lactique, chlorure de sodium.

Matières contenues dans la 1re partie de l'intestin. — Gomme dissoute, beaucoup de mucosités colorées, acides.

Matières contenues dans la 2e partie de l'intestin. — Gommes et mucosités colorées par la bile.

Matières contenues dans le colon. — Gomme et mucosités colorées par la bile.

Poids du chyle soumis à l'examen	13,800
Quantité de fibrine sèche obtenue	0,050
Quantité de fibrine calculée sur 1000 parties	3,062

Ces deux expériences démontrent-elles la proposition de Leuret et Lassaigne, prouvent-elles que la gomme, comme d'autres principes non azotés, mélangée à des principes azotés donne un chyle *en tout semblable à celui des meilleures digestions* ?

Nous ne le pensons pas.

Dans l'un et l'autre cas, en effet, on a retrouvé la gomme en nature ou très peu modifiée, dans toute la longueur du tube digestif.

Avec la gomme seule, le chyle était opalin, transparent et aqueux, comme l'a justement constaté Magendie.

Avec le mélange de gommes et de tendons, le chyle était semblable à celui des meilleures digestions.

Cela prouve, si nous ne nous trompons, que cette dernière qualité était uniquement due à la digestion des tendons, et que la gomme n'avait joué aucun rôle.

Soumise à l'action des sucs digestifs, la gomme se transforme en partie en un chyme particulier ; ce chyme particulier de Magendie se montre sous l'aspect d'un liquide épais, grisâtre, filant, comme le montre notre 27e *expérience ;* il se convertit bientôt en un chyle transparent, opalin et aqueux, par conséquent privé d'éléments nutritifs ; ce fait indéniable réduit toute objection à néant.

Leuret et Lassaigne trouvent dans le résultat de leur mélange de gomme et de tendons l'explication de ce qu'a dit Adanson de l'usage de la gomme par les Maures.

Cette manière de voir n'est pas acceptable.

De ce que la gomme est mélangée de lait, s'ensuit-il que le lait facilite l'absorption de la gomme ? Nullement !

Dans le mélange de lait et de gomme, il se manifeste un phénomène particulier n'ayant aucun rapport avec la digestion.

29° *Expérience*. — Si, dans un tube à expérience, on met en présence 4 grammes de gomme légèrement concassée et 20 centimètres cubes de lait de bonne qualité, au bout de 24 heures la gomme est fondue et le lait entièrement coagulé.

Cette coagulation ne peut être attribuée, sans doute, qu'à l'acide contenu dans la gomme, acide tout autre que l'acide gummique, que l'on a soupçonné, mais non encore déterminé chimiquement.

Quant à la portion de gomme réellement absorbée, portion variable, puisque Hauber l'évalue chez le Chien à 46 pour 100, et que nous l'avons trouvée de 4 pour 100 chez le Cobaye, elle ne contribue en rien à l'alimentation.

La gomme est en résumé, comme l'a démontré Fremy (1), le résultat d'une combinaison de chaux avec un acide très faible soluble dans l'eau : l'acide gummique, principes peu aptes à servir à l'alimentation et à entretenir la vie.

Il suffit, du reste, de rappeler comme démonstration ultime, les expériences classiques de Magendie, de F. Tiedeman et L. Gmelin.

« La gomme, a dit Magendie (2), est une substance qui ne

(1) *Loc. cit.*, p. 84.
(2) *Loc. cit.*, t. II, p. 390 et seq.

contient pas d'azote et qui passe pour être nourrissante. On pouvait présumer qu'elle agirait comme le sucre et l'huile, mais il fallait s'en assurer directement. Dans cette vue, j'ai nourri plusieurs Chiens avec de la gomme, les phénomènes que j'ai observé sont les suivants :

« J'ai mis un petit chien âgé de 3 ans, gras et bien portant, à l'usage de la gomme pour tout aliment et de l'eau distillée pour boisson ; il avait de l'une et de l'autre à discrétion.

Les 7 ou 8 premiers jours, il parut se bien porter de ce genre de vie ; il commença à maigrir dans la 2ᵉ semaine, quoique son appétit fut toujours fort bon et qu'il mangea 6 à 8 onces (170 grammes 4 centigrammes à 226 grammes 72 centigrammes) de gomme en 24 heures. Ses excrétions alvines n'étaient ni fréquentes ni copieuses, en revanche celle de l'urine était assez abondante.

« La maigreur augmenta dans la 3ᵉ semaine, les forces diminuèrent, l'animal perdit la gaîté, l'appétit ne fut plus aussi vif, l'amaigrissement allait toujours croissant, les forces se perdirent, et quoique l'animal mangeât de 3 à 4 onces (85 grammes 2 centigrammes à 113 grammes 36 centigrammes) de gomme par jour, la faiblesse devint telle qu'il ne pouvait ni marcher ni avaler, à plus forte raison tout mouvement était impossible. Il expira le 32ᵉ jour de l'expérience.

« Je l'ouvris avec toutes les précautions convenables. J'y reconnus une absence totale de graisse, les muscles étaient réduits de plus des 5 sixièmes de leur volume ordinaire, l'estomac et l'intestin étaient aussi très diminués de volume et fortement contractés. La vésicule du fiel et la vessie urinaire étaient distendues par les fluides qui leur sont propres. Je priai M. Chevreul de vouloir bien les examiner ; il leur trouva presque tous les caractères qui appartiennent à l'urine et à la bile des animaux herbivores, c'est-à-dire que l'urine au lieu d'être acide, comme elle l'est chez les carnivores, était sensiblement alcaline, et n'offrait aucune trace d'acide urique et de phosphates, la bile contenait une proportion considérable de picromel (taurocholate et glycocholate), caractère particulier de la bile de Bœuf et en général de celle des herbivores. Les excréments, examinés aussi par M. Chevreul, contenaient très peu d'azote, tandis qu'ils en présentent ordinairement beaucoup. »

F. Tiedeman et L. Gmelin (1), ne sont pas moins précis

(1) *Recherches expérimentales sur la digestion.* Trad. L. JOURDAN, 1827.
. (2) TIEDEMAN et GMELIN, *Loc. cit.*, t. II, 2ᵉ Partie, p. 215 et seq.

dans leur XXV⁰ expérience *sur la digestion et les qualités alibiles de la gomme.*

« Le 15 novembre 1823, écrivent ces auteurs, une Oie qui pesait 5 livres 12 onces (environ 2 kilogrammes 840 grammes), fut placée dans une cage. On lui donnait le matin vers 8 heures 1 once (28 grammes 34 centigrammes) de gomme Arabique choisie et sèche, qu'on lui faisait avaler par petits morceaux après lui avoir ouvert le bec. La cage contenait un pot d'eau et un autre plein de cailloux lavés. Aussitôt que l'animal eut été contraint d'avaler une ration de gomme, il but beaucoup d'eau. Vers deux heures de l'après-midi, on lui donna une autre ration de gomme égale à celle du matin qui fut répétée à 6 heures du soir. Chaque fois, il but beaucoup d'eau. Les excréments rendus dans l'après-midi étaient aqueux et teints en vert par de la bile. Les jours suivants, l'Oie reçut des portions de gomme pareilles et aux mêmes heures, elle continua à boire beaucoup ; les excréments demeurèrent liquides et mêlés de bile, ils filaient entre les doigts comme de la gomme ; l'animal était du reste bien portant.

« Le 23, on le pesa ; son poids était de 5 livres et 6 onces (environ 2 kilogrammes 420 grammes), de sorte que dans l'espace de 8 jours, il avait diminué de 6 onces (170 grammes), on continua le même régime. La grande soif persista ainsi que l'évacuation d'aliments liquides et verts, on apercevait rarement des traces d'urine blanche. Les forces de l'Oie commencèrent à diminuer, elle se couchait souvent.

« Le 30 novembre, elle pesait 4 livres et 12 onces (2 kilogrammes 348 grammes), elle avait perdu 10 onces (283 grammes) de son poids en 8 jours, elle était extrêmement faible et ne pouvait plus se soutenir sur ses pattes, le soir à 9 heures elle expira.

« Ainsi dans l'espace de 16 jours elle était devenue plus légère de plus d'une livre entière (500 grammes), quoiqu'elle eut pris 2 livres (1 kilogr.) de gomme.

« A l'ouverture du corps on trouva encore une assez grande quantité de graisse, tant sous la peau que dans le mésanthère, mais les muscles étaient entièrement amaigris, très pâles et mous. Les parois même du cœur, les muscles de l'estomac, et la tunique musculeuse du canal intestinal étaient plus minces qu'à l'ordinaire ; il n'y avait que fort peu de sang, et nulle part ce liquide n'était coagulé ; il était coulant, d'un rouge pâle et principalement dépourvu de fibrine, celui qu'on tira des veines jugulaires, des veines caves, des cavités droites du cœur, et qu'on laissa exposé à l'air, se prit en une masse molle d'une consistance semblable à celle de la gelée de viande.

« L'Œsophage et l'estomac contenaient 31 grammes d'un liquide muqueux, jaune verdâtre, mêlé de bile épanchée, qui rougissait le tournesol et contenait de la gomme liquéfiée.

« Dans la première moitié de l'intestin grêle, il y avait 31 grammes d'un mucus peu coulant, et d'un jaune orangé.

« La deuxième moitié de l'intestin grêle fournit 8 grammes d'un mucus jaunâtre qui rougissait le tournesol.

« Les cœcums étaient remplis d'un liquide un peu épais et trouble et d'un jaune verdâtre sale dont la quantité s'élevait à 125 grammes. Ce contenu rougissait le tournesol.

« On trouva dans le rectum 4 grammes d'un liquide muqueux, jaune pâle, avec de grands flocons muqueux blancs, et un peu de matière urinaire blanche. La vésicule du fiel regorgeait de bile d'un vert clair. »

Ces expériences sont trop concluantes pour qu'il soit utile d'insister ; nous en avons institué quelques-unes tout aussi démonstratives.

30e Expérience. — Le 8 janvier, on donne pour toute nourriture à un Cobaye, du poids de 399 grammes, ayant préalablement subi un jeûne de 14 heures, 20 grammes de gomme choisie et concassée.

L'auge dans laquelle est contenue la gomme est laissée entièrement à sa disposition.

Le 9, 4 grammes de gomme ont été absorbés, les selles sont peu abondantes, les urines blanches, épaisses, acides.

Le 10, une nouvelle quantité de 1 gramme 50 centigrammes de gomme a été ingérée par l'animal ; pas de selles, pas d'émission d'urine.

Les 12, 13, 14, la gomme ne paraît pas avoir été touchée ; le Cobaye pèse 277 grammes, il a donc perdu 122 grammes de son poids initial, il est considérablement amaigri, les selles très rares sont blanchâtres ; il marche avec difficulté ; allure titubante.

Le 15, même état, seulement plus accentué.

Le 16, impossibilité de se mouvoir.

A partir de ce moment, les symptômes de l'inanition : respiration lente, puis précipitée enfin haletante, circulation soumise aux mêmes phases, pouls filiforme, abaissement graduel de la température, se succèdent avec rapidité. Mort dans la matinée du 17.

A l'autopsie, on constate une absence complète de graisse, les muscles ont considérablement diminué de volume, l'estomac et tout le tube intestinal sont rétractés et contiennent de la gomme dissoute en proportion notable ; le sang est d'un rouge pâle filant ; la vessie est remplie d'un liquide blanc laiteux épais, la vésicule du fiel est distendue par la bile d'un vert jaunâtre ; les poumons sont affaissés, d'un blanc grisâtre, les reins diminués de moitié.

Il est essentiel d'observer que l'ingestion exclusive de la gomme amène l'*anurie*, comme l'ont établi Moutard-Martin et Ch. Richet (1).

Par ces observations, par beaucoup d'autres semblables, il est surabondamment démontré que, dans aucun cas, la gomme ne peut servir à l'alimentation et que son usage exclusif, même momentané provoquerait des désordres capables, tout au moins, de compromettre gravement l'existence.

C'est conséquemment la négation absolue des histoires fantaisistes, racontées par certains voyageurs et propagées sans réflexion par ceux-là mêmes auxquels incombait le devoir d'en divulguer la fausseté.

Le Maure, le Nègre, pas plus que l'Européen, pas plus que le Chien, le Chat, le Cobaye, l'Oie, etc., ne peuvent se nourrir exclusivement de gomme, même pendant deux mois.

Qu'ils en mangent quelquefois pour apaiser momentanément la faim, cela peut être, et, à ce compte, la gomme n'a pas une valeur nutritive plus grande que les *terres dites comestibles,* mangées par les *tribus géophages,* en Amérique, en Asie, également aussi en Afrique, à la Côte d'Or par exemple et dans la région du Kameroun (2).

Que les Maures mélangent la gomme au lait de leurs troupeaux, c'est possible encore ; dans ce cas ils ont probablement pour but de provoquer la coagulation du lait, comme nous en avons apporté un exemple, quoiqu'il en soit, le lait seul est l'aliment.

---

(1) C. R. *Acad. Sc.* 12 Janvier 1880.

(2) Winwood Read et L. Distant : *Journ. of the Anthr. Inst. of Great Britain and Ireland.* Vol. X, p. 461. — Voir aussi Hamy, *Les Géophages du Tonkin, in Bull. du Mus. d'Hist. Nat.* année 1899, n° 2. p. 64.

Il en est de même quand ils la mélangent avec les farines de Mil ou de Maïs, uniquement pour donner à ces substances une consistance, une liaison, si l'on peut s'exprimer ainsi, plus favorable à leur absorption.

Quant aux tablettes de gomme et de sucs de viande (Bœuf, Chameau, Cheval), dont parle Golberry, nous n'en avons pas vu, nous n'en avons jamais entendu parler, nous n'y croirons donc pas, jusqu'au jour, bien problématique, où il sera irréfutablement prouvé que les Maures Trarzas, Baknas et autres, sont réellement les précurseurs des fabricants de sucs, de tablettes et de poudre de viande, dont les réclames s'étalent à la quatrième page des journaux.

Ce serait une profonde erreur de croire que les Maures et leurs captifs ou esclaves noirs, chargés de la récolte des gommes, sont soumis aux plus dures privations ; l'apitoiement sur leur sort est de rigueur, cela fait bien dans les livres ; mais quand on les a vu d'un peu près, on s'aperçoit sans peine, que le Mil, le lait de leurs troupeaux, la viande de leurs Moutons et celle de leurs chasses, suffisent amplement à leurs besoins.

Les caravanes, pas plus que les cueilleurs de gomme, n'éprouvent dans aucun cas un besoin urgent de consommer les produits récoltés, et, lorsque pendant leur marche, les vivres viennent, par hasard, à manquer, elles trouvent les moyens de s'en procurer, moyens souvent un peu vifs, il est vrai, mais d'un usage courant dans les régions parcourues.

En terminant ce chapitre, nous tenons à dire qu'en le traitant aussi longuement, nous avions un quadruple but à atteindre :

1° Affirmer une fois de plus que la gomme est impropre à l'alimentation ;

2° Démontrer la fausseté des renseignements fournis par les voyageurs ;

3° Mettre en garde les explorateurs, au cas où, trop crédules, ils voudraient suivre certains régimes dont ils auraient à se repentir ;

4° Enfin, confirmer notre première assertion, à savoir : que la gomme, tout en *n'étant pas toxique*, son emploi *alimentaire exclusif* entraîne *fatalement la mort*, qu'en conséquence elle devait rentrer dans le cadre de nos études.

Thérapeutique. — Nous avons dit précédemment (p. 222), que d'après un Papyrus conservé à Leipzig, et généralement connu sous le nom de *Papyrus Ebers*, différentes parties de l'*Acacia* ou des *Acacia* étaient employées en médécine.

Ce Papyrus, suivant Ebers lui-même serait probablement antérieur au Papyrus médical de Berlin (1) ; ce dernier aurait été rédigé sous Ousaphoïdos, Roi de la Ire Dynastie, ou Sethénès, Roi de la IIe, peut-être en partie sous Béchorès, Roi de la IVe ; du moins est-il souvent question de ces trois Pharaons dans les traités de Leipzig et de Berlin (2).

Il s'ensuit que les formules du Papyrus Ebers remontent à la plus haute antiquité (3). L'intérêt qu'elles présentent est donc considérable.

Avant de les passer en revue, il est nécessaire d'entrer dans quelques considérations suggérées par la lecture et l'interprétation des textes, afin de compléter les données, relatives aux arbres *As* ou *Ash* et *Persen*, sur lesquelles les opinions de M. Loret, déjà exposées et celles de Brusch, Lepsius et Ebers sont en désaccord.

La solution de la question relative à l'emploi soit médical, soit tout autre des *Acacia* égyptiens, réside donc toute entière

(1) *Zeitschr. f. Ägypt. sprache etc.* p. 42. 1873.

(2) LORET. *L'Égypte au temps des Pharaons.* p. 220.

(3) Suivant E. Naville (*Zeitschr. Loc. cit.*, p. 114. 1876), dans son étude sur le *Cartouche du Papyrus Ebers*, ce Papyrus remonterait à une époque contemporaine de Chéops, c'est-à-dire de la construction de la *grande Pyramide*.

dans la signification exacte de ces deux mots et de certains autres.

Rappelons que pour M. Loret, *As* ou *Ash* s'exprime par [hiéroglyphes] ; *Per-Shen* par [hiéroglyphes], dont le synonyme est *Sennar*, [hiéroglyphes] ; et Cèdre, *Sib*, par [hiéroglyphes].

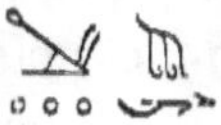

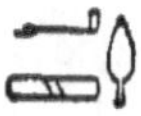

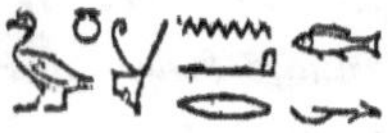

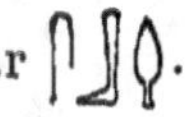

Ebers, dans la seconde partie de son mémoire sur le Papyrus Ebers (1), entre dans de longues considérations pour exposer la façon dont on doit comprendre les deux expressions *prt* [hiéroglyphes] *sen* [hiéroglyphes] et *as* [hiéroglyphes].

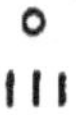

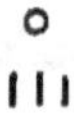

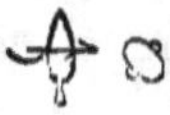

Il commence par reproduire d'une façon un peu inexacte une inscription du temple d'Edfou, dans la grande oasis, inscription publiée par Brugsch (2).

L'argumentation d'Ebers reposant presqu'uniquement sur ce document, il est important de le donner ici, tel que l'a transcrit Brugsch.

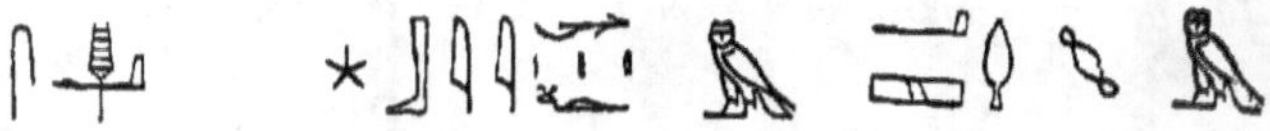

[hiéroglyphes]

| **Saha** | **Sebi-u-f** | **em** | **as** | **em** |

« *Aufgestellt wurden seine Thüren in Akazienholz von*

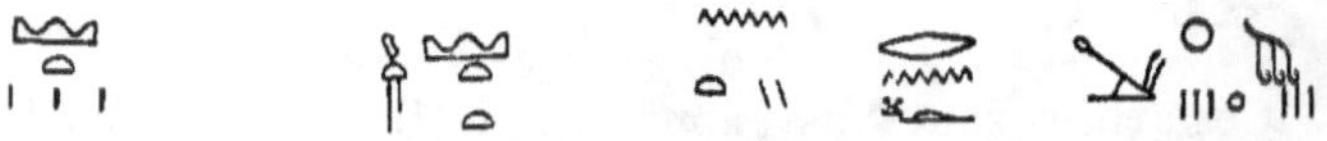

[hiéroglyphes]

(Setu?)   **amentet**   **enti ran-f Pir-u-sen.** »
den Gegenden des Westens (Lybia) welches sein name Pirusen. »

« *Ses portes (du temple) étaient faites en bois d'Acacia des contrées occidentales (Libye), dont le nom était* Pirusen. »

(1) *Abhandl. d. Philolog. Histor. cl. d. König. sachsis. Gesellsch. d. Wissens.* p. 210. 1890.

(2) *Zeitschr. Loc. cit.* p. 123. 1875.

« Les Cèdres (1), observe Brugsch, ne croissent pas dans les
Oasis des déserts de Libye, mais bien les *Acacias* (des fragments du bois de ces arbres ont été trouvés dans le temple
par le Professeur Ascherson), et notamment une espèce particulière d'*Acacia* qui portait le nom mentionné ci-dessus :
« *Cedern wachsen eben nicht in den Oasen der Libyschen Wuste,
wohl aber Akazien (Reste des Holzes dieser Baumgattung fand Prof.
Ascherson in einen Tempel verbant vor) und zwar eine besondere Art
der Acacia Nilotica, welche den obigen Namen fuhrte.* »

Ce nom, du reste, continue Brugsch, sert à désigner une
substance entrant dans la préparation du Kyphi, substance
que l'on a considérée comme le *Genévrier,* opinion qui certainement doit être modifiée : « *Der letzter kehrt ubrigens zur
Bizeichunng einer Ingredienz bei der Bereitung des Kyphi wieder in der Herr Prof. Ebers, den* Wachholder, *wiedererkennt*
(s. Zeitschr. 1874. S. 108) ; *diese Auffassung bedarf indefs Sicher-
lich der Berichtigung.* »

Les variantes du nom de ces arbres, dont il est question
dans la formule du Kyphi, sont les suivantes : « *Die Varianten
für den Namen dieses Baumes sind in den Kyphi-Recepten haup-
tsächlich folgende :* 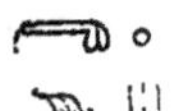

Ces arbres sont aussi appelés *Nal.* Il est dit dans la formule du Kyphi : la Plante aux œufs de Poisson est ligneuse,
elle ressemble aussi au *Pirsen-Acacia :* « *Ein zweiter Name
dieses Baumes lautete nach densenlben Recepten*

(1) On a vu que *as* ou *ash* (p. 222) avait été considéré comme désignant le
Cèdre. Il en sera encore question plus loin.

mennu-en-nar (mennu-nal) tet er pir sen. » *Nal Fisch-Eer Holz, so heifst die Pirsen-Akazie.* »

Ebers n'accepte pas ces interprétations. Pour lui, *As* doit désigner le Cèdre ou le Cyprès, mieux encore le Genèvrier, *Juniperus Phœnicea. Wachholder;* les raisons qu'il invoque comme péremptoires nous semblent inadmissibles. Nous allons les examiner une à une.

« Pendant bien longtemps, écrit Ebers, *As* ou ont été considérés comme devant désigner le *Cèdre.* Si avec Lepsius (1), on voulait les traduire par *Acacia,* on serait conduit à voir dans *pr sn* les graines d'une espèce d'*Acacia;* cette proposition ne peut être acceptée, parce que le signe seul ou avec son complément *ntm*, de même que le Copte ноуʏтм signifie : agréable, doux, *angenhem suss,* et venant après *as* ou *as* , il peut tout aussi bien indiquer le *parfum du Cèdre,* le désignant les *plantes odorantes* ou importées dans notre Papyrus : *wird weder* as, *noch* arte *die Bohne, fur die doch Schoten charakteristich sind mit , determiniert.* »

Cette manière de voir ne peut être sérieuse. En effet, M. Loret a démontré, on s'en souvient, que le déterminatif le plus fréquent du mot *as* était , gousse, et que ce déterminatif accompagnait souvent les noms des Légumineuses,

(1) *Zeitschr. Loc. cit.,* p. 73. 1871.

mais cela n'implique nullement qu'il doit être joint invariablement au nom de tous les représentants de cette famille.

La Fève, *Bohne*, citée ici en est un exemple, car si nous ne
nous trompons, son nom Égyptien est [hieroglyphes] *Aour* ou
Wour, qui répond à l'Hébreu פּוֹל *Poul*, à l'Arabe فول *Foul*,
et dans les Scalæ, au Copte ⲫⲉⲃⲁ, ⲡ *Pi-phaba*, ⲁⲗⲓ, ⲡ
Pi-ali, ⲫⲉⲗ *Pi-phel*, ⲟⲩⲣⲱ, ⲡ *Pi-Ourô* (1) : le déterminatif
gousse fait défaut, cela est incontestable, mais ce n'est pas une
raison pour que *as* veuille dire *Cèdre* plutôt qu'*Acacia*.

Le déterminatif gousse appliqué à un Conifère constitue-
rait, on l'a vu, un non-sens absolu. Ebers tourne la difficulté
en le traduisant par *doux* et *agréable*. Nous voulons bien que

⚭ ou ◎ puissent dans certains cas signifier *doux, agréable*,

voire même *parfum*, mais le *Cèdre*, que nous sachions, n'est
pas le *seul arbre à odeur agréable*, et ce déterminatif peut tout
aussi bien, sinon mieux, s'appliquer aux *Acacia*, dont *les fleurs
odorantes* fournissent une huile essentielle des plus estimées.

La faiblesse de la première objection d'Ebers nous semble,
de ce fait, assez évidente.

« Brugsch et Lepsius, continue Ebers, prétendent que les
Cèdres ne croissent pas dans les Oasis des déserts de Libye,
mais on ne peut aucunement considérer l'arbre *as* comme
poussant dans ces mêmes déserts, ni comme étant l'*Acacia
Nilotica*. Cet *Acacia* ne prospère que depuis le Sénégal jusqu'à
l'Égypte, témoin Leunis (2), tandis que notre *prt sen* qui lui
est comparé doit provenir de *Kpnë*, ville qui se trouvait assu-
rément en Phénicie et qui, selon toute probabilité, est l'an-

(1) Loret, Fl. Phar. p. 94.
(2) *Botan.* p. 367, *Par.* 274.

cienne Byblos : « *Unser* prt ⊙ sen ⊙ *aber, das ihr gleichge-*

setzt wird, aus Kpnë ⌣ *bezogen werden soll, einer Stadt, die*

sicher in Phœnizien gelegen war und wahrscheinlich das alte Byblos
(Gebal) ist.

De plus, l'inscription précitée de l'Oasis, signalant *as* semblable à *prt sen*, comme originaire du pays de l'Ouest, il s'en
suit que *as*, sans définition plus précise, étant assimilé au
Mimosa vera ou *Nilotica*, on serait forcé de reconnaître dans
celui originaire de Libye une espèce particulière d'*Acacia* (des
fragments de ce dernier, comme nous l'avons dit, ont été trouvés par le Professeur Ascherson), mais on serait aussi, alors,
autorisé à se demander si les Egyptiens étaient capables de
saisir les caractères différentiels existant entre le *Mimosa vera*
de l'Oasis et celui qui croit sur les bords du Nil : « *Die Oasen-*

inschrift bezeichnet das as ⟨⟩ , *das dem* prt ⊙ sen ⊙ *gleich*

sein soll, als das aus dem Westlande; wäre also as ⟨⟩ *ohne nä-*
here Bestimmung gleich der Mimosa vera oder Nilotica, müsste man
doch in der ars Libyen eine besandere Aut der Akazie erkenner,
Von einer, solchen fand Prof. Ascherson, wie oben erwähut ward,
Holzreste, doch fragt es sich, ob die Ægypter im Stande waren, die
feinen Divergenzen aufzufassen, welche die Mimosa vera der Oase
von der, die am Nil wachst, unterscheiden. »

Cette seconde objection est encore moins sérieuse que la
première.

Il faut bien le dire, Ebers ne connaissait nullement les *Acacia*,
constamment il les confond les uns avec les autres, aussi peut-
il affirmer que l'*Acacia Nilotica*, par exemple, prospère seulement depuis le Sénégal jusqu'à l'Egypte, quand on sait qu'il
croit aussi dans l'Arabie Pétrée (1); peut-il également déclarer

____
(1) BOISSIER. *Fl. or.*

qu'il n'existe pas d'*Acacia* en Phénicie, quand on sait que l'*Acacia Seyal* se trouve en Arabie heureuse, l'*Acacia Spirocarpa* dans les déserts de l'Egypte supérieure, l'*Acacia tortilis* dans les déserts Libyques.

Dans ses affirmations, Ebers oublie ou tout au moins ne tient aucun compte ni de cette *Vallée des Acacia, Vallem Schittim,* du pays des Moabites, située au Sud-Est de la Palestine, ni de cette autre *Vallée des Acacia,* peut-être la même que la première, dont il est si souvent parlé dans le Papyrus d'Orbiney, située, suivant M. Loret, sur les côtes de la Phénicie et de la Palestine.

Il ne tient pas compte non plus de ce passage du Livre des Morts, où *as* est indiqué comme croissant en Egypte et dans les parties montagneuses de l'Asie Occidentale, tout à la fois :

De ce que le *prt* sen d'Ebers, provenant de l'ancienne Byblos, ne saurait être, d'après ce savant, l'*Acacia Nilotica,* il ne s'en suit donc pas que d'autres *Acacia* doivent être écartés ; et, malgré son étonnement, on peut affirmer que l'*Acacia* des déserts Libyens est certainement aussi bien une forme particulière (très probablement l'*Acacia tortilis*) que l'*Acacia Nilotica* lui-même.

L'étonnement grandit quand on voit Ebers invoquer l'incapacité des Egyptiens à distinguer entre eux les *Acacia* de leurs contrées. C'est vouloir accuser d'ignorance un peuple dont l'intelligence supérieure est universellement reconnue, et cela dans le but de défendre une mauvaise cause.

Les Egyptiens étaient si peu capables de différencier leurs *Acacia,* qu'ils en connaissaient au moins trois désignés par des noms différents, tels que les , et par exemple, et que ces *Acacia* étaient choisis pour servir à tel ou tel usage, en raison des qualités que chacun possédait en particulier.

On peut invoquer comme preuve l'inscription déjà citée (p. 233), de la statue du Louvre, remontant au règne d'Amasis :

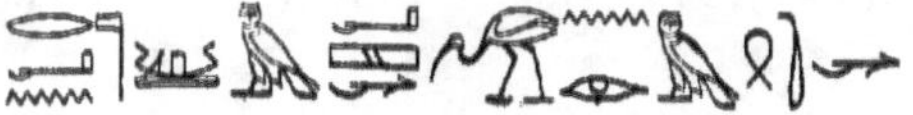

Tout en exhortant ses collègues à perdre l'habitude de traduire *as* ⚘ par *Acacia*, parce qu'il indique véritablement le *Cèdre* : « *Die Collegen aufforden zu sollen, von der Gepflogenheit zürückzutreten* as *die Akazie zu übersetzen* », Ebers manifeste quelques hésitations relativement à ce Cèdre.

Tantôt c'est le Cèdre du Liban, dont l'immense hauteur du tronc « *hochragende Stamm* », le rendait on ne peut plus propre à la construction des portes des temples. Quand on parle, dit-il, de belles portes, elles sont généralement faites en bois d'*as* ; « *Wenn die Thore als « schon » bezeichnet werden, müssen sie gewöhnlich von as Holz sein.* ▮▮ *seine schönen Thore von as Holz* (Zeitsch, 1875. Taf. II. Z. 35) *kehrt in zahlreichen ähnlichen Schreibungen wieder* ».

Tantôt c'est le Cyprès, et, à ce propos, Ebers enseigne que les flèches de l'Amour étaient taillées dans ce bois : « *Amor soll aus Cypressenholz seine Pfeile geschnitz haben, und es war auch von besonderer Schönheit, Festigkeit und leicht polierbar* » renseignement dont nous ne sentons pas suffisamment l'utilité dans l'espèce.

Tantôt, enfin, c'est le Genévrier, *Juniperus Phœnicea*, et alors Ebers adopte définitivement cette dernière version, attendu que le Cèdre et le Genévrier peuvent être pris l'un pour l'autre, parce que Dioscoride appelle les *Juniperus* :

____

(1) Le mot κέδρος servait aussi à désigner d'autres Conifères.

λιβιούμ, et que Springel a montré que le κέδρος des anciens était également le *Juniperus Phœnicea.* »

Dès lors Ebers cherche à multiplier les preuves en faveur de sa thèse, nous citons en entier celle qu'il considère comme une des plus concluantes.

Personne ne niera, dit-il, que le nom d'*Arbre aux œufs de Poisson* convient mieux au *Genévrier à baies rouges* qu'à l'*Acacia porteur de graines oblongues renfermées dans des gousses* : « *wird niemand leugnen ; dass man weit eher den* Wachholder *mit seinen runden Beeren, als die* Nilakazie *mit den* langlichen Kernen in den Schalen Fischirerbaum *nennen konnte* » ; et quiconque a vu les baies du *Juniperus Phœnicea* reconnaîtra qu'elles ressemblent infiniment plus à des œufs de Poisson que les graines du *Mimosa Nilotica* ou *vera* : « *Wer die Beeren des Juniperus Phœnicea gesehen hat, der wird zugeben, dass sie den* Eiern *eines grossen Fisches so gleich sehen, wie dies keinesweys von den* Kernen der Mimosa Nilotica *oder* vera *ausgesagt werden kann* ».

Si maintenant, dit encore Ebers, nous examinons la recette du Kyphi, donnée dans notre Papyrus, nous ne trouvons ni dans les recettes des autres textes Egyptiens, ni dans celles données par les Grecs, aucune drogue que l'on soit autorisé à considérer comme provenant de l'*Acacia,* tandis que les uns et et les autres citent les *baies de Genévrier,* si l'on tient *pert sen* pour telles. Nous remarquerons en outre que *pert,* qu'il corresponde ou non au Copte, doit toujours être traduit par *graines* ou *baies,* et que *sn,* qui s'écrit toujours avec une *boucle* dans les vieux textes Egyptiens de toutes les époques, signifie *boucle, cheveu.* Or, pour qui connaît le *buisson de Genévrier* (1), il est évident qu'il convient parfaitement de l'appeler suivant l'expression poétique allemande : le *genévrier frisé* : « *Prufen wir nun die Kyphirecepte, von denen auch unser Papyrus eins*

____

(1) Le Genévrier est ici un *buisson,* après avoir été un *arbre de haute futaie.* Voir Ebers, *loc. cit.* p. 213.

enthalt (Behandelt und übersetzt von uns Zeitschr. 1874. S. 106. f. f.), *so finden wir weder in den Verordnungen, welche die Ægyptischen Texte, noch in denen, welche die Griechen aufbewahrten, eine Drogue erwähnt, die man fur Akazientheile halten durfte, wohl aber bei diesen wich jenen Wachholderbeeren, wenn man* prt 𓏥 *sen* 𓏥 *fur solche halten darf. Dazu bemerken wir, dass* perl 𓏥 *mag es dem Kopt* ⲥⲃⲣⲁ, *Plur.* ⲥⲃⲣⲏⲩⲉ, *Beeren entz prechen (?) oder nicht Jeden falls samen oder Beeren zu ubersetzen ist, und* sn, *das immer mit der Locke* 𓏞 *geschrieben wird, in Altagyptischen Texten aus jeder Zeit das Haar, die Locke und das Krause bedeutet. Wer Wachholderstraucher kennt, der wird gern zugeben, dass es wohl angehen wurde, sie auf deutsh in poetischer Sprache : Krausen Wachhholder zu nennen.* »

Il est facile de réfuter ces données, et, tout d'abord, en quoi et pourquoi, le nom *d'arbre aux œufs de Poisson* convient-il au *Genévrier* et nullement à l'*Acacia* ?

On ne voit pas clairement à quels œufs de Poisson ressemblent les baies de *Juniperus Phœnicea,* pas plus que les graines d'*Acacia,* bien entendu, mais ici on n'a pas à faire aux graines de cet arbre.

En consultant le mémoire souvent cité de M. Loret, Ebers aurait vu que le *Per-Shen* de cet auteur, identique à son *prt sen, pr sn, pr sen,* comme on voudra, et signifiant *grains chevelus,* concerne les *fleurs* des *Acacia* et *nullement* leurs *graines.*

Pour qui connait l'inflorescence des *Acacia,* l'expression grains chevelus est en effet d'une exactitude mathématique ; les capitules jaunes ou blanchâtres constituant leurs inflorescences, capitules réellement chevelus, par le fait même des filets des étamines s'irradiant, s'emmêlant entre eux en tous sens, montrent, comme le dit M. Loret, le *pittoresque* du nom qui leur était donné.

Il y a plus, et la qualification d'*arbre aux œufs de Poisson* est tout aussi exacte.

Quand on considère un capitule d'*Acacia* avant l'épanouissement des fleurs, la ressemblance avec les paquets d'œufs de certains Poissons est parfaite.

Le Poisson auquel il faut s'adresser dans ce cas et que les Egyptiens, sans nul doute, avaient en vue, est le *Mormyrus oxyrhynchus* V. C., commun dans le Nil, célèbre dans l'histoire de la vieille Egypte et objet d'une vénération particulière.

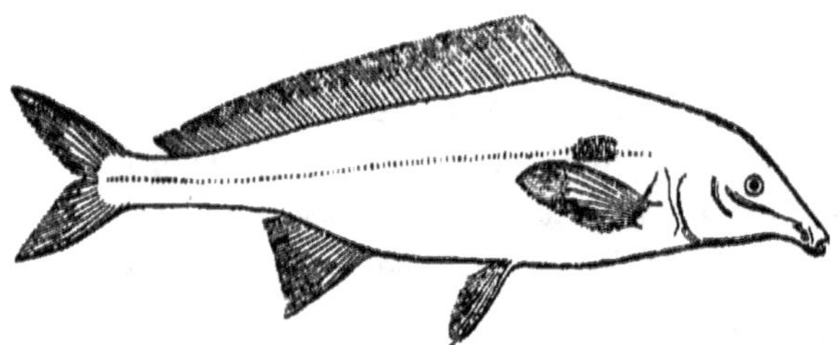

Fig. 276
Mormyrus oxyrhynchus, d'après Gunther.

L'Oxyrhynchus, en effet, de concert avec le *Phagrus*, ce dernier considéré par Wilkinson (1) comme désignant l'*Anguille?*, et le *Lepidotus*, du groupe des *Cynodontidæ*, fut un des Poissons qui dévorèrent les parties génitales d'Osiris, et qu'Isis ne put retrouver, quand elle parvint à réunir les membres de son divin époux, dispersés par Typhon.

L'Oxyrhynchus, le *Mizdeh* des Egyptiens modernes, est représenté sur les monuments; on en connait plusieurs petits bronzes découverts dans les hypogées, l'un, entre autres, porte sur son dos l'emblème (cornes et globe) d'Athor.

Très souvent, ce Poisson figure également dans l'écriture hiéroglyphique et hiératique; suivant Champollion (2), on le

(1) *Loc. cit.*, t. V ,p. 251.
(2) *Dict. Egypt.* p. 171.

reconnaît sous les formes ci-jointes ; dans ce cas, il sert à exprimer les consonnes *ch.*, *sch.*

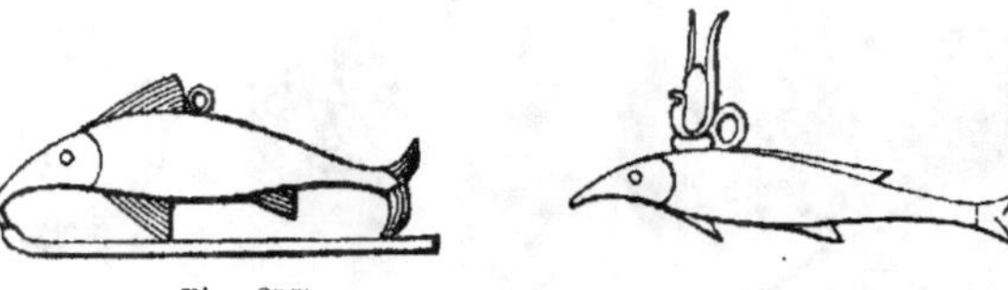

Fig. 277   Fig. 278
Statuettes d'Oxyrhychus en bronze, d'après Wilkinson

Comme plusieurs autres Poissons, l'Oxyrhynchus dépose ses œufs, d'un faible diamètre, en petits paquets, assimilables, a-t-il été dit, aux capitules non épanouis d'*Acacia*.

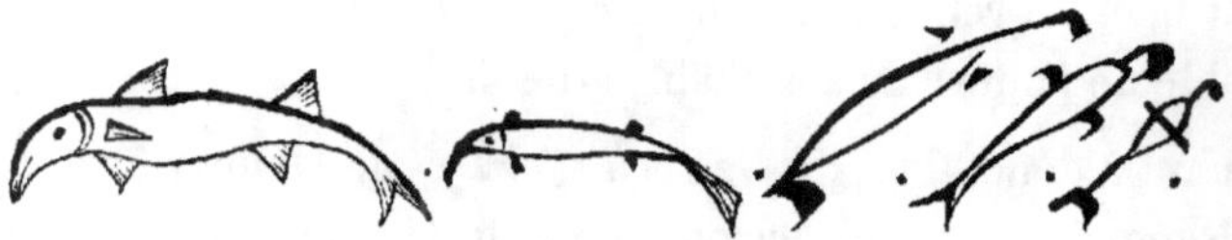

Cette ressemblance avait frappé les Égyptiens, et, coïncidence des plus heureuses, l'Oxyrhynchus est figuré dans le temple de la Grande Oasis, d'où justement provient l'inscription de Brugsch, plus haut donnée, où il est question de *l'arbre aux œufs de Poisson*.

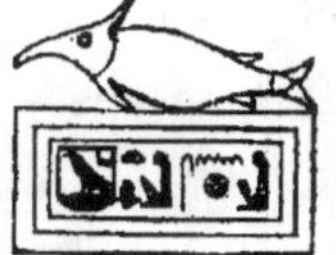

Fig. 279
Cartouche du Temple
de la grande Oasis,
d'après Wilkinson.

Là, l'Oxyrhinchus surmonte le cartouche où est inscrit le nom d'une divinité, dont il est certainement l'emblème (1).

Ainsi tout contribue à démontrer qu'il s'agit bien de l'*Acacia* et non du *Juniperus Phœnicea*.

Nous donnons du reste comparativement : l'image d'un capitule d'*Acacia* en bouton, du même épanoui, d'un paquet d'œufs d'Oxyrhinchus, et d'un fruit de *Juniperus Phœnicea*, per-

---

(1) *Loc. cit.* t. V. p. 251. — Cette figuration, fait remarquer Wilkinson, est des plus remarquable ; elle rappelle que Vénus se changea en Poisson, quand les Dieux revêtirent la forme de divers animaux, pour échapper aux poursuites de Typhon.

mettant d'établir sans plus de commentaires les rapports et
les différences entre les objets en litige.

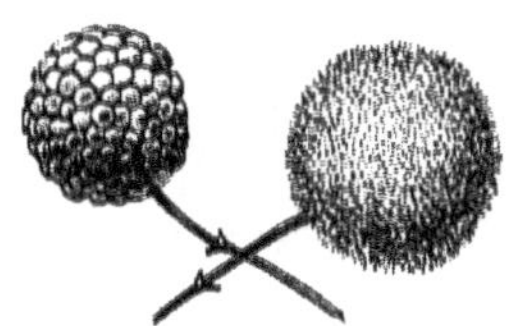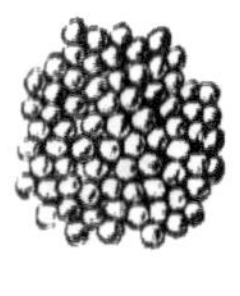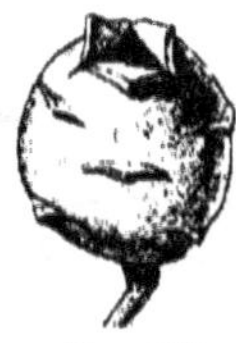

Fig. 280   Fig. 281   Fig. 282   Fig. 283
Capitule d'Acacia Capitule du même   Paquet d'œufs Fruit de Juniperus
en bouton.   av.fleurs épanouies.   d'Oxyrhynchus.   Phœnicea.

Les quatre figures sont de grandeur naturelle ; nous appelons tout particulièrement l'attention sur le fruit du *Juniperus*.
Il est bien regrettable qu'Ebers n'ait pas déterminé le Poisson
capable de pondre de semblables œufs.

Quant à dénommer : « *Genévrier frisé* », un Genévrier, fût-il
de Phénicie, nous déclarons ne pouvoir nous y résoudre,
malgré tout ce que peut avoir de poétique l'expression Allemande : « *Krausen Wachholder* » !

Les raisons tirées du Kyphi ne sont pas plus acceptables.

Les formules de ce parfum, qui nous ont été transmises
par les auteurs grecs : Dioscoride (1), Plutarque (2), et
Galien (3) ne parlent pas, en effet, de l'*Acacia* comme ingrédient, mais il est inexact de dire que les recettes Égyptiennes
n'en font pas mention.

Dans celle du Papyrus Ebers, notamment, on lit :

Pert-sen qu'Ebers traduit par *Wachholdbeeren*, *grains de Gené-*

vrier (4). Ce mot est tellement voisin du   , *Per-Shen*,

(1) *Mat. méd. Lib. I. Cap.* XXIV. P. 38. Ed. SPRENGEL.
(2) *De Iside et Osiride,* § 80.
(3) *De Antidotis. Lib.* 2. P. 2.
(4) *Zeischr.* 1874, p. 108, *ligne* 10.

grains chevelus de M. Loret, que nous croyons devoir les considérer comme équivalents.

On connait, en outre, trois inscriptions de l'époque Ptolémaïque, où le *Genévrier* et l'*Acacia* sont associés dans la recette du Kyphi.

Des textes hiéroglyphiques où se trouvent mentionnées les recettes des parfums Egyptiens, deux existent à Edfou et sont datés du règne de Ptolémée VII, le troisième, de Phile, également de l'époque Ptolémaïque, ne porte aucun nom de souverain.

Nous nous bornons à citer le second texte d'Edfou, en l'empruntant à M. Loret (1), ainsi que les renseignements qui précèdent.

Ce texte, contenant la deuxième section de la recette du Kyphi, a pour but de désigner quatre ingrédients avec l'indication de leur volume en *hin* et de leur poids en *ten*.

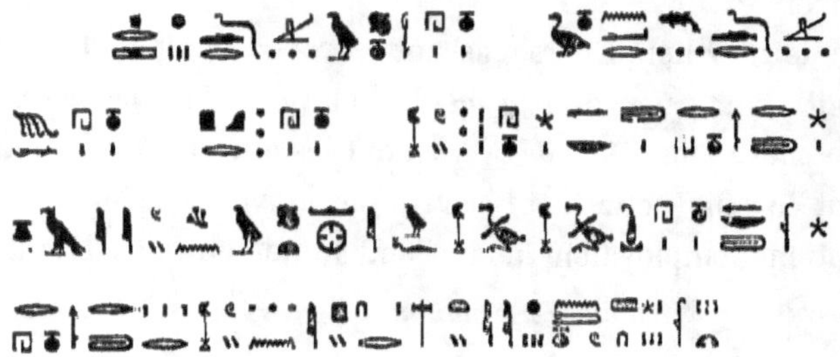

M. Loret traduit ce texte de la façon suivante :

« *Persh,* autrement dit *Grains d'Udn : hin* 2. — *Sannar,* autrement dit *Graines chevelues: hin* 2. — *Pequer : hin* 2. — *Aromates,* 6 *hin.* — Chaque *hin* pesant 1 *ten,* le poids total est de 6 *ten,* — *Qaïoui* d'Oasis concassé : *hin* 2. — Chaque *hin* de cette substance pesant *ten* 1,5, le poids en est de *ten* 3. »

Les quatre substances en question sont : le *Juniperus Phœnicea,* Lin. ; l'*Acacia Seyal* ou *Spirocarpa ;* le *Lawsonia inermis,* Lin., et le *Cyperus longus,* Lin.

____

(1) *Journal Asiatique,* 8ᵉ sér., t, X. 1887. p. 96.

On remarquera, qu'ici, *Persh* désigne les *baies de Genévrier*, et que *Sannar* concerne les *fleurs d'Acacia.*

Le nom de Genévrier, *Juniperus Phœnicea*, ou l'arbre *Ouan*, est écrit dans les textes de différentes manières, ainsi on trouve :

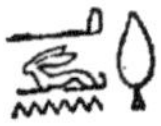

[hiéroglyphes]   *Aoun*,   [hiéroglyphes]   *Ouar*,   [hiéroglyphes]

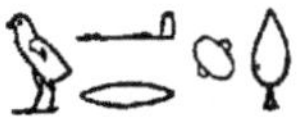

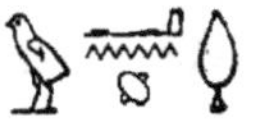

et   [hiéroglyphes]   *Ouan.*

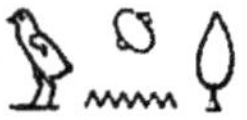

Ces noms, on le voit, n'ont aucun rapport avec ceux de l'*Acacia*, ajoutons que M. Loret, dans son mémoire sur le Kyphi, a soin de s'en rapporter au document de Brugsch, tant discuté par Ebers, et de dire que le [hiéroglyphes] est une espèce d'*Acacia*, le *as* ou *ash* [hiéroglyphes], comme nous venons de le démontrer.

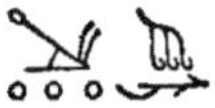

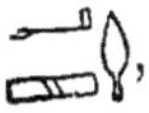

En dernier lieu, Ebers, passant en revue l'emploi de l'arbre *as*, fait remarquer que le *ad* de celui-ci, n'est *probablement* autre chose que l'*huile de Cèdre*, dont les anciens, dit-il, enduisaient le bois pour le préserver de la vermine et que les Égyptiens employaient pour l'embaumement des Momies :

« *Uberblicken wir diese Verwendung des* as [hiéroglyphes] *baumes, so mussen wir zunächst bemerken, dass das* ad [hiéroglyphes] *dessselben wahrscheinlichjenes Cedernöl ist, womit schon die Alten Holz, um es gegen Wurmfrass zu schutzen und das von den Aegyptern zum Zweck der Balsamierung der Mumien fleissig benutzt ward.* »

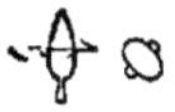

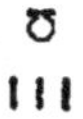

On ne trouve pas d'huile d'*Acacia* dans les Momies ; ce que le Pharmacien tire de l'*Acacia Vera* ou *Nilotica* n'est autre chose que de la *gomme* ou un *mucilage gommeux* ; de même le suc de l'*Acacia Vera* est un extrait tonifiant et astringent préparé avec ses fruits non mûrs, et ne pouvant pas être appelé *graisse*

d'Acacia. Il est tout aussi difficile de se figurer des *copeaux* *d'Acacia*, employés comme médicament : « *Acazienhöl hat sich nirgends in balsamierten Leichen gefunden. Was der Pharmaceut von der Mimosa vera oder Nilotica benutzt, ist nur das Gummi und der Gummischleim (Mucilago gummi Mimosæ) sowie der succus Acaciae verae, ein aus den un reifen Fruchten bereiteter, tonisch adstringierender Extract, der aber nie und nimmer Akazienfett genannt werden konnte. Ebensowenig lassen sich Akazienspähne als Medizin denken.* »

Mais outre ces produits du Cèdre, nous rencontrons encore (dans les nombreuses offrandes) l'huile de Cèdre que l'on classait parmi *les plus précieux produits de la nature*, on l'appelait *Œil d'Horus* et on l'offrait aux Dieux (1) : « *Ausser diesen Theilen oder Producten der Céder begegnet uns auch das* [hiéroglyphes] *hatt nt as oder Cédernöl (auf zahlreichen Opferlisten), das zu den hochgeschätzten Naturproducten gehörte, die man das Auge des Horus, mannte und den Gottern darbrachte.* »

On peut ce nous semble opposer quelques objections à ces dires :

Évidemment pour Ebers, absolument persuadé que l'arbre *as* est un Cèdre, le *ad* de cet arbre devait être forcément de l'huile. Mais pourquoi cette fois de l'huile de *Cèdre du Liban*, et non plus de *Genévrier*, quand lui Ebers a mis le dit Cèdre du Liban hors de cause ? et pourquoi *ad* n'indiquerait-il pas *tout aussi probablement* de la gomme, que de l'huile, surtout si l'on remarque que [hiéroglyphes], substance souvent présentée dans les offrandes et baptisée huile de Cèdre par

____

(1) Par quelle singulière circonstance, l'huile de Cèdre, qui, tout à l'heure, servait à badigeonner le bois pour le préserver de la vermine (Ebers, *Loc. cit.*), usage assez vulgaire : qui d'après HÉRODOTE (*Liv.* II, *Chap.* LXXXVII, p. 68. *Éd.* 1802) était choisie par ceux qui, pour l'embaumement de leurs proches, voulaient éviter la dépense, ce qui montre le peu d'estime dont elle jouissait, devient tout à coup un des plus précieux produits de la nature, un produit digne d'être offert aux Dieux ?

Ebers, a unè bien grande analogie avec une autre substance

très souvent citée dans les textes, et que M.

Loret suppose être une solution de gomme dans l'eau (*voir plus haut*, p. 222).

Observons en passant, que la qualification : *Œil d'Horus*, attribuée à l'*huile de Cèdre*, est une des *dénominations mystiques* du *Vin* et du *Miel*, produits quelque peu différents de l'*Huile*.

Rien ne prouve jusqu'à présent, ajouterons-nous, que le *suc* de l'*Acacia* n'est pas l'*Akazienfett* ; ce suc, sans idée préconçue, ressemblerait plutôt à un corps gras, qu'à un liquide huileux.

Enfin on peut se figurer l'emploi des copeaux de bois d'*Acacia* en médecine, tout aussi bien que celui des copeaux de *Genévrier* ou de tout autre arbre, et on verra bientôt que le bois d'*Acacia* était réellement utilisé comme un remède. Ebers, lui-même, ne manque pas de l'affirmer.

Par cette longue réfutation des idées d'Ebers, nous avons eu uniquement pour but de démontrer que certains remèdes indiqués dans le Papyrus, sont empruntés à l'*Acacia* et non au *Genévrier*.

A ceux qui malgré tout accepteraient les conclusions d'Ebers, nous n'opposerons pas la manière de voir de M. Loret, ni celles de Bergsch et de Lepsius dont l'autortité ne saurait cependant être méconnue, nous ne leur dirons pas que si, dans les discussions de la nature de celle qui nous occupe, il est avant tout essentiel d'être Egyptologue consommé, certaines notions de Botanique sont loin d'être négligeables et viennent donner un sérieux appui aux assimilations des végétaux de l'ancienne Egypte ; mais nous leur apporterons une nouvelle preuve, cette fois indéniable, tirée des remèdes eux-mêmes, affirmée en outre par Dioscoride.

Parmi les maladies pour le traitement desquelles, différentes parties de l'arbre *as* étaient employées, le Papyrus Ebers compte : les maux de tête, le gonflement des glandes du cou, très probablement la blenorrhagie, les ulcérations des pieds, les affectations du ventre, les dépôts sanguins, l'induration des vaisseaux, la gale et les chutes de matrice.

Nous reproduisons textuellement le passage du mémoire d'Ebers où ces diverses maladies sont énumérées, c'est le seul document que nous connaissons, et à l'aide duquel il nous est possible de raisonner (1).

« *Der Verfasser des Pap. Ebers verschreibt vom* as   *baum*

das ad   *(Fett oder Harz) fur den Kopf* XLVIII, 12 *und die*

Drusen am Halse LII, 14. *Die*   Xp n as *werden verord-*

net XLVI, 13-14 *gegen die böse* aca   *krankheit in einem Mittel, das der Gott Ra fur sich selbst bereitet, und* LXXVII, 21 *gegen kranke Zehen; und sie bedeuten wohl* « *Feilspühne* » *S.* 225, (93). *Das Holz des* as *baumes hilft mit Milch zerrieben gegen Schorf, nachdem er abgefallen ist; das* ust   *oder*

des as   *baumes, d. s. die Spühne, die man durch Sagen oder Feiben seines Holzes gewinnt werden* LXXVI, 6 *gegen Blutbeulen (Nest des Blutes);* LXXXIII, 1 *in einer complicierten Salbe zur Einreibung eines Gefasses (Nerv, Ader etc.),* XCIII, 19 *gegen pro-*

lapsus Uteri verordnet. Das θς   LXXIV, 13 *des as bau-*

mes wird wie das Holz desselben gegen Schorfe verwendet und bedeutet, dem Koptischen: hoch sein, etc. un dem ursprungli-

<hr>

(1) *Abhand. Loc. cit.,* p. 249.

chen Werthe der Wurzel θς entsprechend, sich erheben, die Erhebung und Spitze. Der so genannt Theil eines Baumes kann, als Medicament verordnet, schwerlich sein Gipfel sein, wahrscheinlich dagegem die Spitze der zweige. »

En nous appuyant sur ce passage, et en mettant de côté le Cèdre du Liban, écarté en dernier lieu par Ebers lui-même, comme il a été dit, il reste l'*Acacia* et le *Genévrier*, dont il s'agit de déterminer les propriétés médicales.

Dioscoride (1) va nous fournir les renseignements les plus circonstanciés.

Nous n'avons pas à nous inquiéter, pour le moment, de ce que peut bien être le Genévrier : Αρκευθος de Dioscoride, ni à chercher à différencier les deux formes μεγάλα et μικρά dont il parle, nous y reviendrons probablement plus tard, en attendant, bornons-nous à l'accepter, tel que l'a donné l'auteur , Grec, et tel que l'a interprété Ebers.

Or, voici ce que dit Dioscoride : « Ἄρκευθος ἡ μέν τίς ἐς τι μεγάλη, ἡ δὲ μικρά....... Δριμεῖαι δὲ ἀμφότεραι διουρητικαὶ καὶ θερμαντικαὶ, θυμιώμεναί τε θηρια διώκουσιν....... θερμαντικὸς μετρίως καὶ στυπτικὸς, εὐστόμαχος· — ποιῶν πρὸς τὰ ἐν θώρακι καὶ βῆχας καὶ πνευματώσεις καὶ στρόφους καὶ θηρία πινομενος. ἔστι δὲ καὶ οὐρητικὸς ὅθεν καὶ σπάσμασι καὶ ῥήγμασι καὶ ὑστηρικαῖς πνιγομέναις ἁρμόζει. »

Nous traduisons dans le style de du Pinet (2) : « *Il y a deux sortes de Genèvre, l'un est grand, l'autre est petit ; le Genèvre échauffe et provoque l'urine et chasse les Serpents par son parfum ; . . . . . . les grains sont médiocrement chauds et astringeans : et sont bons à l'estomach ; pris en breuage ils servent grandement aux faiblessse de l'estomach, à la toux, aux ventositez et tranchées, et aux morsures des Serpents. Ils provoquent l'urine et servent aux hernies, aux convulsions, et aux suffocations de matrice.* »

---

(1) *Loc. cit. Lib.* I. *Cap.* CIII. p. 103 et *Cap.* CXXXIII, p. 127 Ed. **Sprengel**.
(2) *Commentaires de Matthiole.* Ed. 1680.

Toujours d'après Dioscoride, les propriétés de l'*Acacia* sont les suivantes : « ..... Δύναμιν δὲ ἔχει ςυπτικήν, ψυκτικήν· ἁρμόζει δὲ ὁ χυλὸς προς τὰ ὀφθαλμικὰ καὶ ἐρουσιπέλατα, ἕρπετας, χίμεθλα, πτερυγια, τὰ ἐν τῷ ςτόματι ἕλκη· καὶ προπτώςεις δὲ ὀφθαλμῶν καθιςτησιν· ἐπεχει δὲ καὶ ῥοῦν γυναικεῖον, καὶ τὰς προπτώςεις δὲ τῆς ὑςτέρας ςτελλεῖ, κοιλίαν δὲ ῥέουσαν ἐπέχει πινόμενος καὶ ἐγκλυζόμενος. μελαίνει δὲ καὶ τρίχας· πλύνεται δὲ καὶ εἰς τὰ ὀφθαλμικὰ τριβόμενος μεθ'ὑδατος, ἀποχεόμενον τοῦ ἐπιπάγου, ἄχρις ἂν καθαρὸν ἐφιςτῆται τὸ ὕδωρ, καὶ οὕτως ἀναλαμβάλεται εἰς τροχίςκους· καίεται δὲ ἐν ὠμῇ χύτρα [μετὰ κεράμου]. ἐν καμίνῳ· ὀπτᾶται δὲ ἐπ' ἀνθράκων ἐμφυςωμένη το δὲ τῆς ἀκάνθης ἕψημα καταντλούμενον ἄρθρα λελυμένα ἵςτηςιν. Τὸ δὲ κόμμι...... δύναμιν δέ ἔχει παρεμπλαςτικὴν αμβλυντικὴν δριμέων φαρμάκων, οἷς μίγνυται. πυρίκαυςτα δὲ οὐκ ἐᾶ φλυκταινοῦςθαι καταχριόμενον μετ'ὠοῦ. »

« *Le jus de l'Acacia est fort bon aux médicamens préparez pour les yeux, au feu St-Antoine, aux ulcères chancreux et corrosifs, aux mules des talons, aux maladies qui font tomber la peau des ongles des doigts, aux ulcères de la bouche. Il fortifie les yeux qui sortent hors, et arrête la trop grande abondance des fleurs aux femmes : et ressère la matrice déplacée et relâchée. Pris en brevage ou clystérizé, il resserre le flux de ventre, et noircit les cheveux. On le pulvérise et on le lave en eau pour les médecines des yeux, et après l'avoir bien broyé avec l'eau, il faut rechanger l'eau en tant de vaisseaux, qu'elle demeure claire : de la résidence on en fait des trochisques. On le brûle en un pot de terre cruë, le mettant en la fournaise, et on l'y laisse jusqu'à ce que le pot soit cuit : aussi on peut le brûler sur des charbons vifs soufflant continuellement le feu. La décoction de l'arbre, appliquée par manière d'étuve, ou fomentation, replace les jointures relachées. Sa gomme ..... ressère les pores de la chair, et rebouche et tempère l'acuité des médicaments où elle est mise et mêlée. Appliquée avec un œuf, elle empéche les vessies des brûlures.* »

Si l'on compare maintenant, ces deux citations de Dioscoride avec le passage du mémoire d'Ebers, on verra que les remèdes portés au Papyrus sont identiques à ceux fournis par l'*Acacia*, et n'ont aucun rapport avec le *Genévrier*.

Il serait superflu d'insister plus longtemps, la question parait suffisamment résolue.

En résumé, de par le Papyrus, les *Acacia Nilotica*, *Spirocarpa*, ou tout autre, étaient administrés par les anciens Égyptiens, dans les maladies sus-énoncées, et les *fleurs*, le *bois*, le *suc* et la *gomme*, entraient dans la composition des médicaments.

Il existe, dans le Papyrus Ebers, plusieurs autres formules ou l'*Acacia* (accepté cette fois par Ebers), joue un certain rôle dans la composition des remèdes pour les maladies des yeux.

Nous donnons quelques-unes de ces formules copiées dans le mémoire précité d'Ebers, nous contentant de les reproduire telles qu'elles, sans entrer dans aucune considération sur leur mode de notation, etc.

Ces formules du mémoire d'Ebers sont données sous le titre général : Légendes, revision et commentaires des chapitres (*Papyrus de* LV, 20 *à* LXIV, 13) relatifs aux maladies des yeux : *Das Kapitel über die Augenkrankheiten, Umschrift, Ubersetzung und Commentar*. (1).

REMÈDE CONTRE LES AFFECTIONS DE L'IRIS, LES INFILTRATIONS DE LA CORNÉE, LE COMMENCEMENT ET LA FORMATION DE LA CATARACTE (2).

aeu ⦿ Samen ?... **I** Ro. — Graine de Plante indéterminée.

uetu ⦿ Kieselkupfersalbe... **I** Ro. — Pommade au .. de cuivre ?

ntr sntr ⦿ Weihrauch... **I** Ro. — Encens.

apt hdn Kop foder spitze der Byblos oder Papyruspflanze... **I** Ro. — Souche ou extrémités de Papyrus.

(1) *Abhandl. Loc. cit.*, p. 210.
(2) *Abhandl. Loc. cit.* p. 268.

ps ⚱ zu kochen... — Faire bouillir.

adn sndt ⚓ Harz der Mimosa oder Acacia Nilotica...
I Ro. — Bois d'Acacia Nilotica.

msdmt ⦙ Stibium.... **I** Ro. — Antimoine.

Ces substances traitées par l'eau, le produit obtenu est instillé dans les yeux.

REMÈDE DANS LE TRAITEMENT DE L'ECTROPION ET DE L'EUTROPION (1)

adn n sndt ⚓ Harz der Akacie.... **I** Ro. — Bois d'Acacia.

nagu ⦙ *n t'ert* ⦙ Pulver der Zwiebel... **I** R. — Poudre d'Oignon.

met ▭ Glaskopfstein oder Haematit... **I** R. — Oxyde de fer ?

nt ⎣ *ut* ⎣ *mrte* 👁👁 *hr s.*

Broyer ces substances et les appliquer sur l'œil malade.

REMÈDE POUR DISSIPER LES ROUGEURS DES YEUX ET LES BROUILLARDS (TYPHONISCHEN BOSEN). (2).

tert ⦙ Zwiebeln. — Frotter avec de l'Oignon.

adn n sndt ⚱ Harz der Nilakazie. — Bois d'Acacia Nilotica.

REMÈDE CONTRE LES INFLAMMATIONS DES YEUX (3)

χt *aue* ⦙ Holzpulver... **I** Ro. — Poudre de bois.

<hr>

(1) *Abhandl. Loc. cit.,* p. 270.
(2) *Abhandl. Loc. cit..* p. 288.
(3) *Abhland. Loc. cit.,* p. 291.

uetu ⦿ Kieserkupfersalbe… **I** Ro. Pommade au…. de cuivre.

nagu ⦿ *n tert* ⦿ Pulverisierte (zerstossene ?) Zwiebeln ?… **I** Ro. — Oignon pulvérisé (concassé) ?

adn n sndt Harz ? der Nilakazie…**I** Ro. — Bois d'Acacia Nilotica.

Xpe ○ *n hbne* Feils pähne ? von Ebenholz… **I** Ro. — Râpure ? de bois d'Ébène.

mu *nu qbu* ⦿ Saft der Guillandina moringa (Behenol)… **I** Ro. — Suc de Guillandina moringa.

Ces substances doivent être directement appliquées sur les yeux.

L'emploi de l'*Acacia* dans la médication Égyptienne, que Dioscoride initié à cette médication a fait connaitre, a été suivi par ses successeurs immédiats ; l'extrait des fruits est assez souvent recommandé dans les recettes, la gomme est plus fréquemment préconisée.

Dioscoride décrit succintement cet extrait ; on l'exprime, dit-il, du fruit de l'*Acacia*, et on le fait sécher à l'ombre ; il est noir lorsqu'il est retiré des fruits mûrs, jaunâtre quand il provient des jeunes fruits ; il faut choisir de préférence celui qui est fauve et odorant ; quelques-uns le préparent en mélangeant les feuilles et les fruits : « ἐξ ου καὶ ἔκθλιβεται τὸ ἐγχύλισμα ξηραινόμενον ἐν ϲκιᾷ, μέλαν μὲν ἐκ τοῦ πεπείρου καρποῦ, ὑπόκιρρον δὲ ἐκ τοῦ ὠμοῦ. Ἐκλέγου δὲ τὸ ἠρέμα ἔγκιρρον εὐῶδες, ὡς ἐν ἀκακια. χυλίζουϲι δὲ τινες καὶ τα φύλλα ϲὺν τῷ καρπῳ. »

Galien (1) parle également de l'*Acacia*, le traducteur des commentaires de Matthiole, résume de la manière suivante

____

(1) *Simplonidic. Lib.* VI.

le chapitre consacré à cet arbre : « La *plante d'Acacia, et son fruit et son jus sont âpres : toutefois son jus étant lavé perd de sa mordacité et n'est pas si violent car il se dépouille de son acrimonie naturelle, que si on l'applique sur quelque partie du corps que ce soit, pourvu qu'elle soit saine, il la retire subitement et la dessèche, sans toutefois donner aucun sentiment de chaleur ny de froideur. En quoi il se connoit estre de qualité froide et terrestre conjoint à quelque humidité. Et de faict on peut bien voir qu'il n'est égal en ses parties ; mais à ses parties subtiles et chaudes qui se séparent quand il est lavé ; il est sec au 3ᵉ degré et froid au 2ᵉ, pourvu qu'il soit lavé, mais n'étant lavé, il est froid au 1ᵉʳ.* »

Dans certains auteurs Grecs, il est fait mention de la gomme comme ingrédient associé à quelques compositions et en particulier à la Thériaque.

Ainsi dans les Ιατρικων ποιημᾰτων τα λειψᾰνᾰ (1), la gomme est citée dans la formule d'une Thériaque due à un Médecin inconnu : «.......,αῦ τις ἐπ'αὐτοῖς Κομμι τὲκαὶ ναρδος.. .. »

Elle est également citée comme faisant partie d'une Thériaqe dont il est fait mention dans les fragments des œuvres de Servilius Démocratus (2) : «..... Χαμαίδρύος τε καὶ ςτυράκος καὶ Κομμεως..... »

Enfin dans la composition d'un antidote du même auteur (3), on lit : «...... Νάρδου καϑαμᾶς ὅἐκελτικῆς, καὶ Κόμμεως.... »

Matthiole, au début de ses commentaires (4), donne une liste des *Simples* décrits par Dioscoride et par lui, divisée en sections, et où il relate les différents emploi de l'*Acacia* ; elle mérite d'être reproduite, car elle complète l'état des connaissances des anciens relatives à l'arbre en question :

---

(1) *Fragm. Poemat. rer. Nat. vel Médicin.* in *Coll.* DIDOT, 1851. vol. XXII, p. 91.
(2) *Coll.* DIDOT, *Loc. cit.* p. 121.
(3) *Coll.* DIDOT, *Loc. cit.* p. 122.
(4) *Loc. cit.*, p. VIII et seq.

Contre les chancres et ulcères corrosifs, ulcères de la bouche. — Jus d'Acacia mis en bouche.

Contre le flux du sang, flux du ventre, dysenterie. — Jus d'Acacia pris en breuvage et clystérisé.

Pour réprimer l'abondance des fleurs. — Acacia pris en breuvage et appliqué.

Contre les chutes et relâchements de la matrice. — Acacia en suppositoires.

Contre les ulcères qui vont aux extrémités des doigts. — Acacia enduite.

Contre les tumeurs qui se font de fluxions bileuses meslées parmi de sang chaud. — Ius d'Acacia appliqué.

Pour noircir les cheveux. — Ius d'Acacia mis dessus.

Contre la gale. — Ius d'Acacia enduite.

Contre les éblouissements, nuées et fumées des yeux. — Gomme d'Acacia mise en dessus.

Contre les cataractes et les yeux qui sortent dehors. — Ius d'Acacia distillé es-yeux.

Contre les jointures relâchées et dislocation. — Décoction de bois d'Acacia appliquée.

Contre les brûlures. — Gomme d'Acacia appliquée es-œufs.

Matthiole n'oublie pas de parler des gommes Nostras et il indique :

Pour ceux qui crachent et vomissent le sang. — Gomme de Peschier büe en eau de Plantain ou de Pourpier.

Contre la toux. — Gomme de Cerisier bue en vin et eau ; Gomme d'Amandier amère, bue en vin et eau ; Gomme de Peschier bue en eau miellée ou de Tussilage.

Contre les âpretés de la poitrine. — Gomme de Peschier prise en breuvage, en eau miellée ou de Tussilage.

Pour rompre les pierres dans la vessie. — Gomme de Cerisier, prise en breuvage.

Pline (1), entre dans quelques détails plus complets sur la

(1). *Loc. cit. Lib.* XXV. *Cap.* LXVII, p. 86. Ed. PANCKOUK.

manière de préparer le suc d'*Acacia*, mais il l'indique comme traitement pour les mêmes maladies que Dioscoride :

« On ramasse la graine et la gousse dans l'automne ; recueillies plus tôt, elles ont trop de force. On laisse d'abord épaissir le suc des gousses qu'on a mis détremper dans l'eau de pluie. On l'exprime ensuite au moyen d'une presse, après avoir pilé ces mêmes gousses, et on le reçoit dans des vases appropriés puis on le fait sécher au soleil en forme de trochisques. On tire aussi des feuilles un suc qui a moins de vertus. Les graines remplacent la Noix de galle pour la préparation des cuirs. On n'estime ni le suc tiré des feuilles, ni l'*Acacia* noir de Galatie, ni celui qui est d'un roux foncé. Ces sucs sont spécialement utiles pour les médicaments des yeux. Pour cet usage, on fait dissoudre ou l'on brûle les trochisques. On s'en sert pour teindre les cheveux.

« Ils guérissent les érysipèles, les ulcères rongeants ou humides, les abcès, les contusions des jointures, les engelures et les ptérygies ; de plus, ils arrêtent le flux immodéré des règles, la chute du fondement et de la matrice, et enfin guérissent les maladies des yeux et des parties de la génération. »

« ..... *Colligitur automno : ante collectum nimio validius, Spissatur succus ex folliculis aqua cœlesti perfusis : mox in pila tusis exprimitur organis : tunc densatur in sole mortariis in pistillos. Fit et ex foliis minus efficax, ad coria perficienda semine pro galla utuntur. Foliarum succus et Galaticæ Acaciæ nigerrimus improbatur : item qui valde rufus. Oculorun medicamentis ante alias utiles, Lavantur in eos usus pastilli ab aliis, torrentur ab aliis, capillum tingunt.*

« *Sanant ignem sacrum, ulcera quæ serpunt et humida vitia corporis, collestiones, articulos contusos, permiones, ptreygia. Abundantiam mensium in feminis sistunt, vulvamque et sedem procidentes. Item oculos, oris vitia et genitalium.* »

Au sujet de ce dernier mot, Fée (1) pose cette question :
« Par *morbus genitalium*, Pline entendrait-il parler des affections syphilitiques, contre lesquelles le suc d'*Acacia* ne peut
être d'aucun secours ? »

Si, comme le pense Fée, le suc d'*Acacia* n'était d'aucune
utilité pour le traitement de la syphilis, sa qualité de puissant astringent n'indiquerait-elle pas le bien fondé de son
administration pour la blennorrhagie ? Dès lors le *morbus
genitalium* de Pline serait expliqué.

On pourrait en demander la preuve au passage du Papyrus
Ebers (*voir plus haut, page 460*) où il est question d'un remède
composé par le Dieu Ra, *pour lui-même*, contre une *maladie
de mauvaise nature…* « *Die bose* aca *Krankeit in einem mittel das
der Gott Ra fur sich selbst beiretet* ».

A partir de Pline, le suc d'*Acacia* va occuper pendant longtemps les auteurs de matière médicale, les voyageurs, etc.

On lit dans la relation de l'Egypte, d'Abd-Allatif, Médecin
Arabe de Bagdad (2) : « l'Egypte fournit l'*akakia* اقاقيا قيبا, qui est
le suc que l'on exprime des feuilles et des fruits de l'arbre
kardh قرظ : on en retire le suc, soit en les pilant, soit en les
pressant, et on le met dans de larges vases qu'on laisse exposés au soleil jusqu'a ce qu'il s'épaississe ; ensuite on en fait
des pastilles. C'est là l'*akakia* pur et de choix. Quant à l'*akakia*
commun, que l'on exporte en divers pays, voici de quelle
manière on le prépare : on prend le *kardh*, on le broie à la
meule, puis on le pétrit avec de l'eau de gomme, et on le réduit
en pastilles sur lesquelles on imprime un cachet, après quoi
on les fait sécher. L'arbre dont on tire le *kardh*, est le *sant*,
سنط, qu'on nomme aussi *Epine d'Egypte* : Ce sont les feuilles de
cet arbre qui portent véritablement le nom de *kardh*. Le suc du

---

(1) *Commentaires de Pline*, *Lib.* XXV. *Cap.* LXVII, note 151, p. 197. Ed.
PANCKOUK.
(2) *Traduct. de* SYLVESTRE DE SACY. *Liv.* I, *Chap.* II, p. 33, 1810.

kardh, dont on fait l'*akakia*, se nomme *rob de kard*. Les femmes en Egypte boient ce suc et l'eau dans laquelle on l'a fait macérer s'emploie pour le flux de ventre.

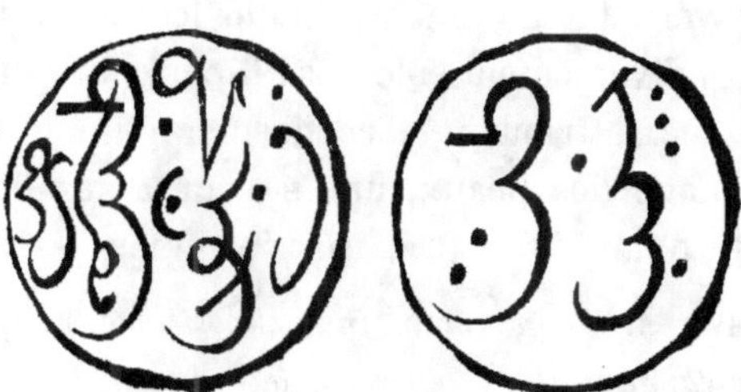

Fig. 284   Fig. 285

Pastilles du suc d'Acacia *(Akakia,*, d'après un anonyme Arabe *(fac similé!*

« Quant on exprime l'*akakia* du *kardh* avant qu'il soit parfaitement mûr, il est beaucoup plus styptique et d'une qualité plus astringente ; mais quand on le tire du *kardh* qui a atteint toute sa maturité, il resserre le ventre : on le reconnaît à ce qu'il est d'un noir foncé et luisant.

« Quand les Chameaux ont mangé le légume du *kardh*, leur bouche, leur poil et même leur fiente deviennent rouges, on les prendrait volontiers pour des tas de *Safranon* عصف *(Carthamus tinctorius* Lin). Cette nourriture les engraisse. »

Sylvestre de Sacy, le savant traducteur et commentateur d'Abd-Allatif, a traité, au sujet de l'*arbre du kardh*, des questions de linguistique d'un vif intérêt ; nous n'avons pas à le suivre sur ce terrain, mais nous devons déclarer que ses commentaires botaniques n'étaient pas acceptables, même en 1810.

Les renseignements fournis par Prosper Alpin (1), sur l'emploi médical de l'*Acacia* en Egypte, ses remarques sur les gommes méritent d'être cités.

Comparant la gomme Arabique avec les gommes d'Egypte,

____

(1) *De Medecina Ægyptiorum.* p. 141. Ed. *ultima*, 1685.

il les considère comme identiques ; et déclare que le type blanc vermiculé de Dioscoride : « Τὸ δὲ κόμμι τῆς ἀκάνθης διαφέρει τὸ σκωληκοειδὲς, ὑελίζον, διαυγὲς. ἄξυλον, εἶται τὸ λευκόν », ne constitue pas la véritable gomme Arabique, les *Acacia* fournissent des gommes diversement colorées ; il parle du suc d'*Acacia*, liquide et sec, attribuant à ce dernier d'un usage courant dans le tannage des peaux, une saveur assez douce et très astringente, quand il est préparé récemment :

« *Per* Sang *Arabi gummam in compositione recipiunt, quam nostri Arabicam appellant, ex arboribus Acatiæ in Arabia petrea nascentibus collectam. Magnam quidem huius gummi copiam eas arbores in Ægypto gignere te scire certo scio : ex quo illos planè errare cognoscitur, qui communem gumman ex Ægypto adduectam veram esse Arabicam negant, sed illam tantum Arabicam fatentur, falso a Dioscoride perdocti, quæ vermicularis cernitur atque alba ; quod sane falsissimum est quando omnia gummata, non tantum alba, lucida, vermicularia, sed etiam gummis nostratibus colore, et figura proxima, ex inde asportata vere Arabica sint, atque ex spinæ Ægyptiæ, vel Acatiæ arboribus colligantur.*

« *Per* Rob *cachiæ, succum ab immaturis siliquis illiusce arboris expressum intelligunt, eoque in hac compositione utuntur.*

« *Ibi enim liquidus, mollis, acatiæ succus, reperitur, atque siccus et durus ; sicci vero maior est usus apud coriaros, pro tingendis coriis, siccus optimus et recens, nigro colore subrubescente, atque sapore sub dulci atque adstringenti observatus.* »

Prosper Alpin, passant aux applications médicales de l'*Acacia*, cite les fruits jeunes, les feuilles, les fleurs, comme ordonnés en décoctions dans les flux sanguins, les hémorrhagies utérines, les diarrhées et les fièvres bilieuses etc. :

« *Plerique ad diarrhæam, ac dysenteriam corpore prius probe purgato clysteres adhibent, ex decocto siliquarum immaturarum foliorum atque florum Acatiæ, in quo aliqui quoque duos vel tres, ovorum assatorum vitellos dissoluunt, vel eosdem in oleo rosaceo,*

vel myrrhino dissolutos, cum decocto prædicto miscent. Verum quo-
modocumque clyster ex Acatiæ siliquis recentibus immaturis, vel
foliis, vel floribus paretur, semper quas cumque sanguinis vel alio-
rum humorum non naturales fluxiones cito ac valenter sistit. In
vteri profluviis firmandis nihil ibi mulieres habent prœstantius, quo
vtantur. Ioannes Mancinus nobilis Florentinus Cayri olim mer-
canturam feliciter exercens, a febri continua, putrida cum diarrhœa
biliosa, assidua, contabescere inciperat, ex qua cum clystere ex
Acatiæ decocto parato bis tantum vsus esset, sanatus est.

« *Cum quidem alui deiectio longuo tempore copiosa ac crebra per-*
scuerasset, cumque fere ad exitium duxisset, febre minime (quan-
quam satis mitis esset) neglecta, probe illius corpore purgato, haud
leuata alui diarrhœa, multis frustra tentatis remediis, consului, vt
clystere ex decocto immaturarum Acatiæ siliquarum, foliorum ac
florum recentiam parato veretur ; ex quo bis adhibito, sic illius
aluus cohibeta, atque adstricta fuit, vt nedum flatus posthac per
anum exire potuerint. Qui quidem nocte sequenti intus retenti, in
dextroque hypochondrio collecti, septum transversum valde compri-
mentes, hominem fere suffocarunt. »

Cette observation démontrerait que l'administration d'une
décoction de fruits, de feuilles et de fleurs d'*Acacia* n'est pas
toujours sans danger.

Prosper Alpin, dans son *Livre sur les Plantes d'Egypte* (1),
entre dans des détails encore plus complets et plus précis ; sa
description du *Sant* Egyptien fournit en premier lieu des
preuves confirmatives de nos précédentes objections aux opinions d'Ebers :

« *Acacia, quam Sant Ægyptii appellant, in Ægypti locis a mare*
remotis nascitur ; huiusque arbores copiosissimæ in montibus
Synai proveniunt » ; l'*Acacia Nilotica* n'est donc pas uniquement propre au Sénégal et à l'Egypte (2).

<hr>

(1) *De Plantis Ægypti, Liber.* 6. Veneliis MDXCII, p. 4 et *seq.*
(2) *Voir supra :* p. 148.

« *Flores paruos, subflauos, rotundos,* paruos lanæ floccos imi-
tantes, Platani fructibus forma plane similes, *his tamen longe
minores, et nihil aliud flos huiusce arboris videtur,* quam mollis
lanugo paruum rotundumque globulum effermans, *non ingrati
est odoris* ». Quelle description répond mieux que celle-ci à la
qualification : *grains chevelus,* donnée aux inflorescences
d'*Acacia* ? (1)

A l'exposé des usages médicaux de l'*Acacia*, Prosper Alpin
mentionne bon nombre d'affections dont il n'est pas question
dans son *Traité de la Médecine des Egyptiens* :

« *Ægyptii Acatiæ arboris utuntur succo ex siliquis immaturis
expresso, vel etiam ex floribus, foliis, vel ex fructibus etiam. Succi
huius usus apud eos frequentissimus est ad oculos roborandos, atque
ad inflammationibus, quæ ibi sunt frequentissimæ, tuandos : ad
oris, auriumque omnia vlcera. Nec non ad labiorum fissuras, ad
dentes collabentes roborandos, atque firmandos.*

« *Succo in puluerem redacto, post ablutionem ex decocto eiusdem
succi, vel foliorum, vel florum parato, factam, vtuntur supra gin-
giuas asperso, ac eo dentibus confricatis. Sanguinem spuentibus
dragman singulo mane aliquo liquore dissolutam, potandam offe-
runt, miras que ad quamcumque sanguinis fluxionem firmandam
semper vires habuisse apud eos cognitum est. Ego, sepissime hoc solo
auxilio multas mulieres ab immodico vteri profluuio pene mortuas
revixisse, atque sanatas fuisse certo scio. In iis quidem, quæ has
immodicas patiuntur vacuationes, clysteribus ex acatiæ foliorum,
florumque decocto paratis, in uterum iniectis vtuntur. Atque etiam
succo puluerizato, prædicto cum decocto dissoluto, atque immisso.*

« *In alui fluxionibus, eodem mode tum clysteres frequintant, tum
per os succum feliciter exhibent. Ad anum, vterum que foras procidentes succo dissoluto cum foliorum, florum quem decocto, nihil
habent præstantius, ac frequentius, quo vtantur.*

« *Ad eos, qui ex quacumque causa articulos debiles habent, fomen-*

(1) *Voir supra :* p. 455.

*tum, ex iisdem omnibus paratum pro præsentaneo auxilio habent,
neque immerito, cum Acatia præualidissima adstragendi, vi præ-
dita sit.*

« *Omnes eius fomento vtuntur, ad defendendos articulos ab humorum decursu, atque non minus in iisdem tumefactis ; atque inflam-
matis, præsertim in principio dum humores adhuc in cursu existunt.
Hincque usus ad podagricos dolores frequentissimus est, maximam
que uim habet Acatia, ut a podagricis incursibus homines præseruet.*

« *Non desunt, qui ad ea mala non modo foris fomenti, uel balnei
modo acatiæ utuntur, uerum etiam succi modicum per os sumere
ante fluxionis tempus per aliquot dies consuescunt, ut ipsæ internæ
uiæ angustiores factæ minus cursui humorum pareant. Aliqui etiam
ex succo acatiæ, atque aceto, linimentum parant, ad liniendos articulos debilitatos, quo sane mirifice roborant ac firmant.*

« *Multos novi recenter a podagra tentatos, vsu assiduo acatiæ
plane conualisse ; qui singulis diebus per horam ad minus pedes in
decoctum acatiæ calidum detinebant ; eoque fomentabantur, pedes-
que abstersos, linamento ex succo acatiæ, opobalsamo, aceto que
parato etiam inungebant.*

« *Ad* pudendorum, *aliarum que debilium partium* ulcera diffi-
*cilia, succi aqua pluries loti poluerizati usus est illis familiarissimus,
decocto etiam utuntur, ad exsiccandas* pustulas omnes, præsertim que Gallicas, *sed decoctum parant etiam cum* modico ligni
Guiaici ».

Ces *ulcera pudendorum,* ces *pustulas Gallicas,* cette association de décoctions d'*Acacia et de bois de Gaïac,* nous semblent
plaider fortement en faveur du traitement de la blennorrhagie
par le suc d'*Acacia,* dont nous avons supposé la probabilité,
peut-être même de la syphilis, malgré l'opinion contraire de
Fée (1).

Enfin Prosper Alpin termine :

« *In pueris etiam ad acores in capite orientes, et decocto, et*

____

(1) *Voir supra : p.* 169.

puluere utuntur, hicque acatiœ est usus apud eam gentem nunc fre-
quentatus ».

Il est à remarquer que dans ce passage, l'auteur signale tout particulièrement l'emploi de l'*Acacia* dans le traitement de la goutte et des douleurs rhumatismales.

En suivant par ordre chronologique les nombreux auteurs anciens que nous avons consultés, on remarque l'entière similitude des renseignements par eux fournis sur l'*Acacia ;* tous le recommandent dans les mêmes maladies, tous en somme se copient et reproduisent les premières données de Dioscoride.

Comme exemple, il suffit de citer le passage suivant de Robert Dodoens (2), pris au hasard parmi bien d'autres :

« *L'Acacia et principalement le ius,* dit-il, *duquel ont vsé les Anciens est sec au tiers degré et froid au premier.*

« *On l'induit vtilement sur feu volage et sur phlegmons et vlcères chalereux, pareillement sur pustules chaudes de la bouche.*

« *C'est aussi une très bonne médecine pour les yeux, guérissant les inflammations et enflures d'iceux, et quand ilz sont prominens, induicte dessus.*

« *L'Acacia noircit les cheveux de la Teste, si on les lave de l'eaue dans laquelle elle a trempé.*

« *Les feuilles et tendrons d'Acacia raffermissent et renforcent les membres qui ont ésté desnoüés, si on les baigne et estuve de la décoction d'iceulx.*

« *Le ius arreste flux de ventre et les menstrues trop abondans, et faict retourner en son lieu la matrice tombée ou relachée, beu en vin rouge.* »

Les auteurs chez lesquels il est question du suc d'*Acacia* ne manquent jamais de le comparer ou de l'assimiler au suc

____

(2) *Hist. des Plantes,* Trad. Clusius, *Liv.* VI, *Chap.* XXII. P. 480. — 1557.

des fruits du *Prunus Spinosa*, autrefois connu sous le nom d'*Acacia Nostras, Acacia Germanica*, etc.

Pour plusieurs raisons, soit à cause de la difficulté de se procurer du véritable suc d'*Acacia*, soit dans le but de le sophistiquer sciemment, le suc de *Prunus* a été vanté outre mesure et ordonné au lieu et place du prunier.

L'introduction dans nos anciennes officines de cette substance serait due aux Allemands ; ni l'une ni l'autre du reste ne sont plus en usage aujourd'hui.

Quoi qu'il en soit, le véritable suc d'*Acacia* est resté, pendant assez longtemps, imparfaitement connu.

On lit dans un vieux recueil de 1539, intitulé le *Iardin de Santé* (1) :

« *L'acatia est nom Grec et Latin : mais en langue Arabicque il est nommé altarti : pour ce qon na pas en ces pays et quartier de la dite* acatie *on le faict de ius de* prunelles sauluages *et est faicte en ceste masniere. On cueille les* prunelles sauluages *auant quelles soyent meures et en extraict on le ius et puis on le seiche au soleil. Le ius ainsi seiche est appelle acatia, on le peult guarder ung an entier.*

« *Avicenne au second liure au chapitre de* acatia *dit que c'est le ius de* altarti. Altarti *est nom arabicque comme deuant est dict. Mais (dict-il) pour ce que nous nauons par ce* altarti *nous le foison de ius de* prunelles sauluages. *Selon aulcuns* acatia *est le ius de* prunelles *non meures lesquelles sont appellees en latin* acriuce, *mais cela est faulx : car ainsi a dit Serapion au liure des aggregations. Acatia est faicte du fruict dung arbre spineux dont procede gomme arabicque lequel est appelle* Aingrailem ».

A la suite de ce passage, l'auteur rappelle ce que Dioscoride et Galien ont écrit sur l'*Acacia* et les maladies dans lesquelles il était employé.

---

(1) Le *Iardin de Santé, translaté du Latin en Francoys* — feuillet B. (Incurable de 1539).

Vers la fin du XVI° siècle, le suc d'*Acacia* commença à être importé chez nous, on en trouve d'assez nombreuses descriptions, toutes cependant ne concordent pas, sans doute à cause de la façon dont ce suc était préparé et de la qualité des échantillons soumis à l'examen.

A l'époque où Charas écrivait son *traité sur la Theriaque* (1), l'*Acacia* était déjà assez répandu dans les officines, aussi a-t-il pu donner, à son sujet, quelques renseignements intéressants.

Il y expose, de la façon suivante, l'origine, le mode d'importation, et la nature de la drogue :

« *Diu olim in Gallia succo veræ Acaciæ carendum fuit, quamobrem plurimi in eam venere opinionem, fictitium illum esse, et ens ut aiunt, rationis; succedaneus necessario fuit succus Prunorum agrestium, ad extracti solidi consistentiam coctus, utpote miræ adstrictionis participes, et ab arbore spinosa, non secus ac ea quæ Acaciam profert genitus : at vero hodierna die sollicitudo hæc nos non detinet, nec angit, quandoquidun cura Materialistarum Massilensium, vel aliorum quibus commercium cum Ægyptiis semper intercedit, ac illis qui præcipuas orientis urbes incolunt in confinio maris Mediterranei, non difficili negotio, etiamsi pretio non vili, verum succum Acaciæ comparare nobis licet, ad nos delatum conclusum exiguis, iisque tenuibus vesicis, in orben conglobatis, unaque ponderis quatuor unciarum aliquando sex, quinimo et octo.*

« *Per expressionem siliquarum elicitur succus, postmodum exsiccandus, in cunctos mundi cardines deferendus.*

« *Scribunt præteria quo plus maturescit fructus eo magis nigrum ad parere illius succum ; id quod rationi consonum est ; Ex mea vero sententia fructus, e quo succus qui ad nos defertur eductus est, proculdubio collectus est ante perfectam maturitatum, quandoquidem nigrum colorem non exhibet, sed rubrum eumque non ineleganten, substantiæ solidæ et compactæ, mediocriter gravis, nihilominus non difficulter fragilis, si globuli illi ad nos delati malleo concussi fue-*

---

(1) M. CHARAS, *Operum.* TOM. III. *Theriacæ comp. ingred.*, p. 88. 1684.

rint ; inferiori, parte se exhibentes puros, nitidos et lucidos : Sapor illius leviter linguam vellicat, admodum stypticus, sed gratus.

« Si quæ Acacia cunctis hisce notis insignita occurrat, admittenda illa et adprobanda : a cujus probitate plus minusve recedere censenda est quæ pauciores aut plures notus obtinet. »

Charas donne ensuite la manière de purifier et de préparer le suc venant d'Egypte :

« Ad ritam istius Acaciæ dispensationem, primo a vesica obvolvente illa liberanda est, quæ si admodum ad purpureum colorum accedat, elegans sit, pura, splendida, grumos nullos interius post effracturam exhibens, citra alium adparatum in dispensationem veniat ; alias scindenda erit, aut in minutas particulas confrigenda, ac in aliqua limpida dissolvenda, excepta vase fictili optime vitreato, subdito modico igne : Peracta dissolutio calens per chartam emporeticam transmittenda, humidum superfluum igne lento absumendo, liquorum deinde transcolatum ad extracti utcunque solidi consistentiam coquendo, sicuti de Hypocystide præmonuimus ».

Plus tard, le Marchand Epicier et Droguiste Pomet, dans son *histoire des Drogues* (1), décrit, comme il suit, le suc d'*Acacia* :

« L'Acacia vera, dit-il, est un suc épaissi, suivant quelques auteurs, du fruit des arbres qui portent la gomme Arabique ; mais comme je n'en suis pas certain, je me contenterai de dire que l'Acacia vera, que nous vendons, est un suc épaissi et réduit en consistance solide, qui nous vient du Levant en boules rondes de différentes grosseurs, enveloppées de vessies fort minces, tant pour empêcher qu'il ne coule, que pour en faciliter le

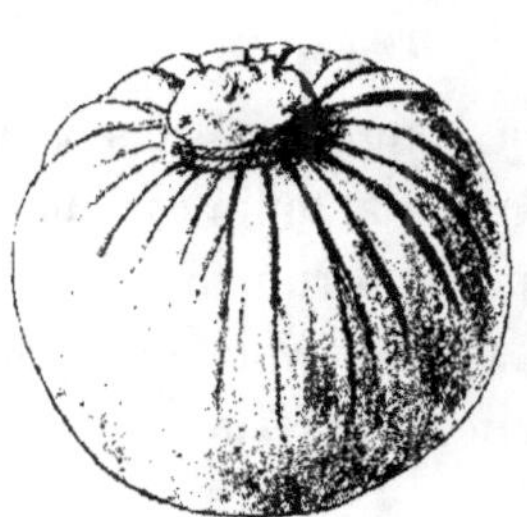

Fig. 286

Boule de suc d'Acacia enveloppé d'une vessie.

---

(1) *Hist. génér. des Drogues, Livr. VIII, Chap. VII.* p. 301, *gd-inf°.* 1694.

transport. On doit choisir l'Acacia vera cuite en bonne
consistance, d'une couleur tannée, c'est-à-dire d'un brun
tant soit peu rougeâtre, ce qui ne se rapporte guère à ce
quoi quelques autheurs nouveaux en ont escrit, qui disent
tous d'un commun accord, comme l'ayant pris les uns des
autres, qu'il faut pour être de bonne qualité, qu'il soit d'un
rouge assez beau, quoique un peu haut en couleur.

« C'est pourquoi je dirai que ceux qui en auront besoin
préféreront celle qu'étant de cette couleur. C'est une marque
qu'elle a été bien cuite.

« La seconde, c'est que ce suc a été tiré des fruits lorsqu'ils
étaient meures. Le suc doit être aussi uni, luisant, d'un goût
astringent et tant soit peu désagréable.

« L'Acacia vera a si peu d'usages que si ce n'était la thériaque où elle entre, le débit que l'on en ferait ne mériterait pas
la peine d'en parler. Ceux qui en ont besoin pour cette grande
composition, l'employent quelquefois telle que nous la vendons, après en avoir osté la peau qui l'enveloppe, et d'autres
avec des moules en font des figures, ce qui ne sert qu'à embellir
le sujet et non pas pour lui donner aucune qualité. »

Franchissant une longue suite d'années, on peut citer Merat
et De Lens (1), qui décrirent ainsi la drogue :

« Le suc d'*Acacia* est d'un brun rougeâtre, sans odeur, à
saveur styptique, formé principalement de tanin et d'un acide
libre ; souvent falsifié avec le suc de Prunelles ou *Acacia
Nostras;* arrive de la Haute Egypte, par la voie de Marseille,
sous forme de boules de 4 ou 8 onces renfermées dans des
vessies. »

Enfin Guibourt (2) étudie le suc d'*Acacia* d'une façon un
peu plus scientifique :

(1) *Dict. univ. Mat. Méd.*, t. I, p. 11. 1829.
(2) *Hist. des Drogues simples*, t. III, p. 370, 4ᵉ Ed. 1850.

« Le vrai suc d'*Acacia*, écrit-il, est extrait des fruits de l'*Acacia Vera*, cueillis avant leur maturité. On les pile dans un mortier de pierre, et on en exprime le suc, que l'on fait ensuite épaissir au soleil. Lorsque ce suc a acquis une consistance convenable, on en forme des boules du poids de 125 à 250 grammes, et on l'enferme dans des morceaux de vessie, où il achève de se dessécher.

« Le suc d'*Acacia*, d'après les caractères que lui donnent les auteurs, et qui sont exacts, car on les retrouve dans un échantillon qui a été rapporté d'Égypte par Boudet oncle, est solide, d'une couleur brune, tirant sur celle du foie, d'une saveur acide, styptique, un peu douceâtre et mucilagineuse. J'y ajoute ceux-ci : traité par l'eau froide, il s'y dissout assez promptement, mais donne une dissolution imparfaite, trouble, ayant la couleur et l'apparence d'une décoction de Quinquina gris. La liqueur filtrée est rouge, rougit très fortement le tournesol, forme un précipité bleu noir très abondant par le sulfate de fer, forme avec la gélatine un précipité tenace et élastique, précipite fortement l'émétique et l'oxalate d'ammoniaque, précipite également par l'alcool et les carbonates alcalins. La portion du suc, insoluble dans l'eau, se dissout dans l'alcool, auquel elle communique une couleur très foncée, une saveur très astringente, non amère, et la propriété de précipiter en bleu foncé le sulfate de fer. Ces essais indiquent dans le suc d'acacia un acide libre d'une forte acidité, une espèce de tanin analogue à celui de la Noix de galle, et un sel calcaire très abondant.

« Le vrai suc d'*Acacia* est très rare dans le commerce, ou pour mieux dire depuis fort longtemps il ne s'y trouve plus.

« On donne à sa place une autre matière nommée *Acacia Nostras*, extraite en Allemagne des fruits non mûrs du *Prunus spinosa*. On exprime le suc de ces fruits et on lui donne la forme du vrai suc d'*Acacia*.

« Suivant Lewis, il est plus dur, plus pesant, plus brun, plus âcre que ce dernier, presque également soluble dans l'eau et l'alcool. Voici le caractère de celui que je possède : il est entièrement sec et dur, d'un brun rouge, d'une saveur de pruneaux. Il est peu soluble dans l'eau, et laisse, après avoir été traité par ce liquide bouillant, une matière abondante qui a l'apparence de l'albumine coagulée ; il est insoluble dans l'alcool. Cette substance doit être, avec d'autant plus de raison, rejetée par les Pharmaciens, qu'il leur est très facile de préparer aujourd'hui le véritable suc d'*Acacia* avec les fruits de *Bablah* (1), que l'on trouve abondamment dans le commerce. »

Ces affirmations de Guibourt donnent lieu à quelques objections : Si, en effet, pour être de bonne qualité, le suc d'*Acacia* devait être tiré des fruits frais et non encore parvenus à leur maturité, il est douteux qu'avec les gousses sèches et mûres, du commerce, on parviendrait à obtenir une drogue de quelque valeur ;

D'autre part, ayant examiné des échantillons de véritable suc d'*Acacia*, provenant de la collection même de Guibourt, échantillons déposés au Droguier de l'École Supérieure de Pharmacie de Paris, où ils nous ont été gracieusement communiqués, nous avons constaté qu'ils diffèrent sensiblement de ceux dont on vient de lire la description.

Ces échantillons types consistent en petits pains ronds, plus ou moins réguliers, à surface inférieure plane, la supérieure convexe, lisses, brillants, durs, d'un noir intense exté-

---

(1) Sous les noms Indiens de *Bablah* ou *Bablahs*, on désigne dans le commerce Européen les fruits de divers *Acacia*. Baillon (*Dict. Encycl. Sc. Méd.* t. VIII, p. 2) les divise en trois sortes : « Les *Bablah* de l'*Inde*, dont nous n'avons pas à nous occuper, les *Bablah* d'*Egypte* (*Acacia Nilotica*), très riches en tanin, employés de toute antiquité à la mise en œuvre des peaux ; et les *Bablah* du *Sénégal* (*Acacia Seyal*) bien moins employés dans l'industrie ».

Il y a là une erreur, les *Bablah* du *Sénégal* ne proviennent pas de l'*Acacia Seyal*, mais bien de l'*Acacia Adansoni*, dont la richesse en tanin est de beaucoup supérieure à celle de tous les autres *Acacia* Africains.

rieurement, d'un brun rougeâtre à l'intérieur, de cassure conchoïdale ; ils mesurent en moyenne 58 millimètres en tous
sens, sur une épaisseur de 25 millimètres, prise au centre de
la masse.

Les deux échantillons du droguier n'ont pas dû être contenus dans des vessies, leur forme est sans doute la conséquence de la grande malléabilité du produit au moment où
il a été mis à sécher.

Les produits des *Acacia*, qui ne font plus depuis longtemps
partie de notre thérapeutique, sont encore aujourd'hui employés en Afrique.

En Sénégambie, les gousses et les feuilles de l'*Acacia Adansoni* sont utilisées par les Nè-
gres contre les affections scor-
butiques et les ophtalmies ; ils
les mâchent ou se lotionnent
la bouche et les yeux avec une
infusion à froid. Cette infusion
sert aussi à guérir la dysenterie (1).

L'écorce de l'*Acacia Nebneb*
est employée en infusion, également contre la dysenterie ;
les fruits servent au tannage,
mais ils sont moins astringents que ceux de la forme précédente (2).

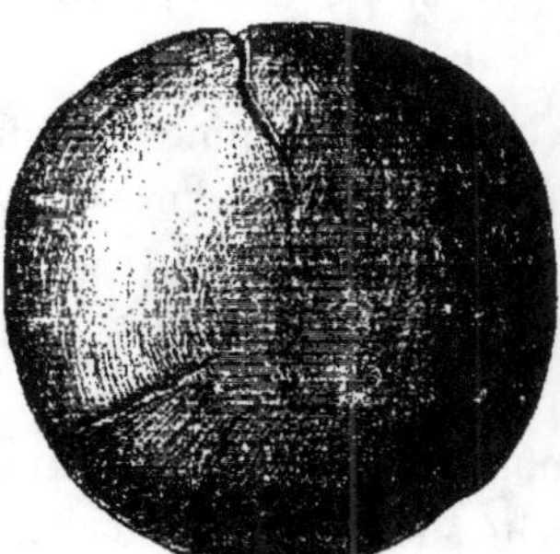

Fig. 287 (vue de face)

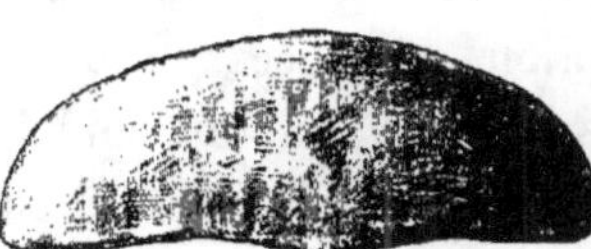

Fig. 288 (vue de profil)
Pain de suc d'Acacia, type de Guibourt.

---

(1) *Flor. Seneg. tent.*, p. 250.

(2) *Flor. Seneg. tent*, p. 250. — « Ces fruits, dit Perrottet *(Loc. cit.)*, sont
éminemment propres au tannage et à la teinture des cuirs. Les Maures et les
Nègres les préfèrent à ceux du *Nebneb*. A cet effet, ils coupent les branches
afin d'en cueillir plus facilement les gousses vertes (les gousses desséchées n'ont
plus de valeur). Pour tanner les peaux de Chevres et de Moutons, les Maures
et les Nègres mettent celles-ci tremper dans une infusion à froid de gousses
réduites en pâte grossière, à laquelle ils ajoutent, tantôt de la chaux, tantôt de
la cendre de *Salsola* ».

A l'heure actuelle, la gomme est le seul produit des *Acacia* employé dans la médecine Européenne, et encore son usage est passablement limité.

Notre affectionné confrère le Dr Hahn a résumé complètement, en quelques lignes (1), ce qui concerne le rôle thérapeutique de ce produit.

« La gomme Arabique, dit-il, est employée comme émollient dans diverses irritations ou inflammations de la gorge, du tube digestif, des voies respiratoires, de l'appareil urinaire, etc.

» En sa qualité de substance colloïde, la gomme, introduite dans le tube digestif, gêne les phénomènes de l'exosmose et dès lors sa présence dans l'eau en quantité un peu notable a pour effet de prévenir ou d'atténuer l'entèrrorrhée qui se produit d'habitude par l'action des boissons aqueuses. Son action à ce point de vue est semblable à celle de l'albumine, c'est ce qui constitue sa supériorité sur la plupart des autres tisanes.

« La gomme, en formant un enduit sur la muqueuse gastro-intestinale, s'oppose à l'absorption, c'est ce qui explique l'emploi de son mucilage comme antidote dans les empoisonnements ; elle a en outre l'avantage d'agir comme adoucissant sur les surfaces irritées par les poisons âcres.

On lit dans le Dictionnaire de Dujardin-Beaumetz (2) : « L'action sédative que procurent les boissons gommées, dans les inflamations de l'arbre respiratoire et des voies urinaires, s'explique par *l'influence de voisinage* exercé sur les appareils respiratoire ou urinaire, par la solution émolliente introduite dans le tube digestif.

« A l'extérieur, la gomme Arabique est employée parfois comme agent adhésif ; on l'applique également comme enduit

____

(1) *Dict. Encycl. Sc. Med.*, Éd. Dechambre, 4e sér., t. IX, p. 655.
(2) *Loc. cit.*, t. II, p. 836.

protecteur sur les excoriations, les brûlures ; enfin on s'en sert pour arrêter le sang à la suite des piqûres de Sangsues.

« En Allemagne, la *gomme Arabique saturnine* est très usitée comme topique. On l'obtient en mêlant de l'acétate de plomb à une solution de gomme.

« Elle sert encore d'excipient et de correctif d'un certain nombre de médicaments. »

En terminant ce chapitre, il y aurait intérêt, ce nous semble, à s'arrêter un instant, afin de demander à la vieille thérapeutique des *Acacia* quelques enseignements profitables ; mais les considérations auxquelles nous serions entrainé, nous conduiraient trop loin, nous devons momentanément nous restreindre ; nous aurons du reste, avant peu, l'occasion de parler de la thérapeutique des anciens, dont on rit à l'heure actuelle, à tort selon nous, dans bien des cas.

Pour l'instant, nous nous bornerons à émettre cette idée, pour beaucoup sans doute subversive, à savoir : que l'on a peut-être trop négligé de demander aux *Acacia*, comme à leurs succedanés les *Prunées* (*sucs, gommes*, etc.) ce qu'ils donnaient généreusement à nos antiques prédécesseurs.

Nous y reviendrons, répétons-le, car il est temps de chercher à réagir contre une thérapeutique *fin de Siècle*, suivant une expression couramment acceptée, qui, de jour en jour, tend, non sans succès, à remplacer la Science par le charlatanisme.

Pharmacologie et Posologie. — En parcourant les recueils de l'Histoire des *Simples*, comme les vieilles Pharmacopées, on est surpris de voir l'usage du suc d'*Acacia* disparaitre peu à peu au fur et à mesure que l'on se rapproche de notre époque.

Déjà en 1694, comme l'écrivait Pomet, ce produit n'était presque plus employé, si ce n'est pour la confection de la thériaque, puis vint une sorte de recrudescence, mais alors il fut rem-

placé par le suc de Prunelles (*Acacia Nostras*), exemple entre
mille, des fluctuations auxquelles sont soumis bon nombre de
médicaments, hier souverains dans une foule d'affections,
aujourd'hui rejetés comme inutiles, demain reprenant leur
ancienne vogue, tout cela subordonné au caprice de tel ou tel,
avide d'une auréole éphémère au détriment du bien public.

Si le suc d'*Acacia* a fait une courte apparition dans les
formules médicinales, d'autres parties de l'arbre ont eu une
plus longue durée, aussi : souvent les fleurs et les graines,
quelquefois l'écorce et les racines, toujours la gomme y sont
régulièrement mentionnées.

Sans revenir sur les applications notées dans les Papyrus
médicinaux, dans Dioscoride, etc., dont il a été longuement
parlé précédemment, nous réunissons par époques plusieurs
formules choisies ça et là, à dessein, et à diverses sources.

Hippocrate (1), que nous ne devons pas oublier, employait
les fruits de l'Epine d'Égypte (*Acacia*), en fumigations dans
certaines formes de l'hystérie :

FUMIGATIONS POUR LES CAS OU LA MATRICE PÈSE SUR LES AINES

.... « Η βολβίτον, ἤ κεράτων ξύσματα βοος καὶ ἄσφαλτου,
ἤ ἀκανθης αιγυπτίης καρπου καὶ κέδρου πρίσματα, καὶ μυρσίνης φύλλα
ξηρά, μύρῳ μαλθακῷ ταῦτα δεύσας υποθυμιη, ἀρώματα δὲ συχνὰ ἐς
τὸ μύρον ἐμβάλλειν ».

*.... Ou bouse de Vache, ou raclures de cornes de Bœuf, etc. asphalte, ou
fruit de l'Épine d'Égypte et sciure de Cédros, et feuilles sèches de Myrte ;
pétrir tout cela avec du parfum mou, et employer en fumigations ; jeter
beaucoup d'aromates dans le parfum.*

Prosper Alpin (2) donne la formule d'une thériaque préparée chaque année par les Égyptiens pour le Roi des Turcs, où
le suc d'*Acacia* et sa gomme entrent comme ingrédients :

(1) *Des Maladies des Femmes, Liv.* II. t. VIII., p. 390. Ed. LITTRÉ.
(2) *De Medic. Ægypt. Lib.* IV, p. 135.

Theriacæ compositio, quam Tharachfaruc appellant

Aux 60 drogues tirées des règnes animal, végétal et minéral, **dont** *l'énumération est inutile, on trouve associés :*

« Sang Arabi, id est, *gummi Arabici*, dra. 72. — Rohob Chachia, id est *succi Acatiæ*, dra. 72. »

Parmi les nombreuses recettes, données par Lobel (1), dans un important ouvrage, nous relevons celles qui nous intéressent plus particulièrement :

Triasandalon ex descriptione Nicolai

Santati rubri, albi, citrini, ana. drach. 3. — Ros. rub., Violarum, Sacchari Candi, succi Glycyrrhizæ, semina Portulacæ, ana. drach., 2. — *Gummi Arabici*, Tragacantho leniter assatorum, Seminis Melonem, Cucumeris cucur ; Citruli mundatorum et minutim insisorum, Sem. Intybi seu Scariolæ, Berberis, ana. drach. 2. s. — Spicæ Celticæ, scrup. s. loco caphuræ.

Hæc compositio debet conservari in vase terreo vitreato.

Diapenidion Nicol. Alexandrini

Pinearum, Amygd. mundatarum, Sem. Papaueris albi, ana. drach. 20 — Cinnamomi, Caryophillorum, Zingiberis. Succi Glycyrrhizæ. — *Gummi Arabici*, Tragacant, Amyli, Quatuor Sem. frig. mundatorum, ana. drach. 10. — Camph. drach. 1.

Trochisci e Carabe sine Succino

Carabæ, aureos 6. — Cornu Cerui usti, Corrali adusti, Tragacanthi, *Suc Acatiæ*, Hypocystidos, Balaustiorum, Mastic, Laccæ lotæ, Papav. nigri assi leviter, ana. aureos 2. — Thuris, Croci :

Opii ana. aureum vnum. s. cum muccagine Psillii extracta cum aqua Ros. *fiant trochisci.*

Sief e Plumbo. Mesue

Plumbi usti et loti, Œris usti, antimonis, Tutiæ lotæ, *Gummi Arabici*, Tragacanthæ, ana. drach. 8. — Opii Drach. s. — Aquæ pluviatilis *q. s.* — *fiat Sief.*

---

(1) *Hist. Plant.* cum Rondoletti *Pharmaceuticam officinam animadversiones,* 1605. Pet. inf. — Passim.

EMPLASTRUM E MASTICHE A IOUBERTO

Mastiches Lib. s, Thuris, Ladani, ana. unc. 5. — Foliorum Lentisci, Myrti, Myrtillorum, ana. unc. 4. — Sumach, Berberis, Hypocistidos, *Suc. Acatiæ*, Rosarum, Santali rubri, ana. unc. 2. — Etc., etc.

Dans le traité de *Morbis Muliebribus* de Hiéron Mercurialis (1), nous relevons la formule suivante :

CONTRA FLUXUM MENSTRUORUM IMMODICO

Diacyd. simpl. 6 gros. — Lapidis Hæmatit. Boli Armeni. ana. 3 drach. s. — Pulueris utriusque Consolidæ, 3 drach. — *Acatiæ*, Spodii, ana. 2 scrup. — Succi Plantag. 1 onc. s. — *Pulucrisentur puluerisanda, fiat mixtura, cujus poterit capere drachmas duas vel tres, mane stomacho ieiuno. Similiter convenit in hoc casu Linimentum pectini et umbilico.*

Le même au traité de *Morbis cutaneis* (2) indique :

CONTRA CANITIEM

Myrobolanorum nigrorum, 1 gros. — Passularum nigrarum, 2 gros. — Vini nigri adstringentis, 2 lib. — Bulliant in duplici vase lento igne ad consumptionem duarum tertiarum, deinde adde : succi corticum Nucum viridium 5 lib. — Sumach, *Acatiæ*, ana. 1 onc. — Gariophyllorum solidorum 1 gros. s. — Musci 1 scrup. — *Parantur iterum ad ignem, et sine ebullitione detineantur per medium diem.*

Enfin, dans un traité général, antérieur de quelques années aux deux précédents (3), le même Mercurialis recommande :

CONTRA PUPILLÆ DILATATIONEM

Gummi Arabicæ, Tuthiæ, Sang. drac. Tragac. ana. once *fs.* — Boli Armeni. 1 onc. — Sem. Lini, sem. Cydoni ; Croci, ana. 2 drach. — Succi cort. Granat. 3 onc. — Aqua Rosac. 1 lib. — *Macerentur omnia in cinere tepido per noctem, deinde bulliant media hora, post diligens, fiat colatura, hac utamini mane et vesperi guttas oculis instillando.*

CONTRA EXITUM SANGUINIS AB ORE

Ol. Mastich., Ol. Aneth., ana. 1 onc. — Pulv. Coralli rubr., *Pulv. Acaciæ*, Hypocistidis, Boli Armenæ, ana. 2 drach. — Vini adstringentis parum,

---

(1) *Tractatus varii de re Medica*, 1623. *Loc. cit.*, p. 111.
(2) MERCURIALIS, *Loc. cit.*, p. 25.
(3) *Medicina practica*, 1617. — *Postr. Ed. Passim.*

M. et cum curæ medico, *f. unguentum, quo obducenda sunt hypochondria, et presertim regio ventriculi.*

ECLEGMA. CONTRA EXITUM SANGUINIS, ID

Sacch. Ros. antiqu. 4 onc. *fs.* — Elect. de Sorbis, 4 onc. *fs.* — *Pulvis Acaciæ,* Polygoni ana.; 4 scrup., M. cum syr. Mirrhino, *f. elect.*

CONTRA DYSENTERIAM

..... Deinde : Succi Plantag. 3 onc., — Boli Armeni, *Succ. Acaciæ,* Trochisc. de Carabæ ana. 4 drach. — Vitelli ovis, M. *fiat clyster. Et in dysenteria semper admiscendum vitellum ovi, ut acrimonia aliorum medicamentarum, quæ valde exsiccant, obtundatur.*

Mercurialis n'oublie pas les *gommes Nostras,* celles de Prunier et de Cerisier entrent dans les recettes suivantes :

CONTRA RENUM OBSTRUCTIONE

Cicadarum Abietis pedibus et alis ustarum. Semen Saxifragæ, Petrosel. Ossium Cerasorum, Mespilorum, ana. 3 drach. — Sanguinis Hircini 3 drach. — Piperis, Galangæ, Cinamom. 4 drach. *Gummi Prunorum,* 4 drach. *fs.* — Mellis *q. s.* fiat elect. *s. a.* — *Usus est tantum mane, ad quantitatem 2 drach.*

Fiunt etiam pulueris qui capiuntur cummixti modo lacti modo succo Sem. Melonum, cujus pulueris forma est :

Canthar. præpar. gr. X. — Cicadarum præpar. gr. 7. — Cineris Leporis. — Troglodyt. ana. 4 scrup. — Caryoph., Piperis albi, Sem. Saxifrag. ana. scrup. *f. s.* — *Gummi cerasorum,* 4 drach. — Cum succo Saxifrag. *f. trochisci, qui usu requirente terantur in puluerem subtiliter, dosis eius pulueris erit ad quantitatem,* 4 scrup. vel. 2 scrup. *misce cum succo Semin. Melonum 2 onc. et potentur ieiuno corpore.*

Crollius [1], donne une très curieuse recette d'un *Odoriférent,* propre pour : l'apoplexie, l'épilepsie, la colique, la suffocation de matrice, pour le temps de peste, et pour rendre les hommes plus prompts et habiles à l'amour :

ODORIFÉRENT DE PARACELSE, MODIFIÉ

« *Je ne te conseille pas de suivre Paracelse, car tu y perdrois ton temps et ta peine aussi bien que moy ; or donc pour le bien faire, suy cette composition et prens :*

[1] *Royale Chymie.* 1634. Trad. MARCEL DE BOULÉNE, p. 331.

Macis, Girofle, Cannelle triée, ana. 2 drach. — Ambre gris 1 drach. —
Musch 1/2 drach. — Ciuettes 2 drach. — *Gomme Arabique*, 1 drach. —
Gomme Tragacanth seichée en vne fournaise 2 drach.

*Broye bien ces deux dernières gommes, avec le Musch, et après mesle-le
avec la Ciuette ; et sur cette mixtion iette d'eau Naffre très bonne, ou d'eau
de Damas à ta discrétion, pourueu qu'elle soit préparée avec les specifiques
odoriferens, et eau de Rose, dans laquelle auparauant tu auras meslé et mis
en digestion l'espace de huict jours un peu de Carbon de Paracelse, ou de
Ciuette occidentale. Cette eau estant coulée sur le tamis de soye doit être
iettée sur la mixtion des susdites gommes, auec le Musch et la Ciuette,
l'agitant autant qu'il est nécessaire pour l'incorporation de la masse, laquelle
tu mettras après en forme d'une Pomme, ou d'un cueur ou d'vn escusson,
la laissant endurcir dans un verre sans digestion ».*

Crollius, dans son livre de la *Signature des médicaments*, ne
manque pas de recommander la gomme de Cerisier (1).

« Pour les tumeurs et loupes, dit-il, *lesquelles croissent au corps
humain, il se faut servir de la gomme des Cerisiers, l'ayant dissoute auec
bon uinaigre, puis l'appliquer dessus les dites loupes. »*

Nous allons trouver maintenant, non seulement la gomme
d'*Acacia*, mais aussi ses fleurs et l'écorce de ses racines, dans
les recettes de Mynsicht, énumérées au *Thesaurus et armen-
tarium medico chymicum* de ce Médecin (2).

PILULÆ IN PROFLUVIIS INTESTINORUM

Laudani opiat. q. s. — Mag. *Gummi Arabici*, Corn. Cervi usti et præp.
ana. 4 drach. — Misc. et cum Ol. Salviæ *fiant pilulæ paruæ in aurandæ,
pro una dosi.*

IN MENSTRUORUM NIMIA EVACUATIONE

Ligni Branlii, M. 1. — *Gummi Arabici,* 3 drach. — Coq. in diplomato
cum Vini albi *q. s.*

TROCHISCI OPHTHALMICI

Cærusæ lotæ, 1 onc. — Corn. Cervi *s* igne calc. — Sarcocollæ nutrit.,
Tutiæ præp. ana. 1 onc. — *Gummi Arabici,* Tragacanth. alb. Amyli,
ana. 2 drach. — Matris perlarum præp. Nihili albi, Olibani, ana. 1 drach.

(1) *Loc. cit.,* p. 85.
(2) *Loc. cit* 1641.

— Opii Spagyrice præp. Camphoræ, ana. 1 drach. — *Misce et cum albumine ouorum, f. trochisci oculares, pro collyriis variis, cum aqua appropriatis parandis.*

SYRUPUS PANTAGOGUS

..... *Iterum infunde sequentia :* Fol. Senæ elect. 3 onc. — Passularum min. 2 onc. — Cremo tartari 1 onc. — Herb. Capill. Veneris, Veronica, Fumariæ, ana. onc. f.s. — Sem. Fœnicul., anisi ana 2 drach. — *Flores Acaciæ,* Persicorum, Violarûm, Rosarum, Epithymi, ana. 1 drach. — *Stent in infusione per noctem ; postea denuo coquantur, exprimantur, colentur, et tandem cum sacchari albi Q. S. fiat iustæ consistantiæ syrupus...*

AQUA LITHONTRIPTICA

Nucl. Cæras. Persicor. ana. 10 onc. — Amygd. amar. 5 onc. — *Flores Acaciæ,* Sambuci, ana. 3 onc. — Rad. Pimpinellæ, Anonidis, Verbenæ, Eryngii, Malvæ min. ana. 1 onc. Ras. ligni Fraxini, Oss. Mespilorum, Sang. Hircini præp.... Lap. Percar. pisc. Oc. Cancri, ana. 6 drach. .... *Omnia incisa et confusa infundantur in Vini Malvatici 16 lib. Et digerantur, sæpe mouendo per 1-4 dies ; postea, B. M. distillentur.*

DECOCTUM CONTRA UTERI HEMORRHAGIAM

Rad. Cichorei, 1 drach. — Tormentilla, Caryophyllat. Glycirrhisæ, — Plantaginis, ana. onc. *fs.* — *Gummi Arabici,* ras. corn. Cervis, bacc. Sambuci exsic. Coriand. præp. ana. 3 drach.... *fiat decoctio in aq.* Millefolii et vini alb. ana. *sq.* ad 24 onc. *et in colatura clara dissolue syr.* de Suc, Cydonior. 4 onc. *Misc.*

DECOCTUM SANGUINEM MUNDIFICANS

Cort. Myrob. Citrin. 1 onc.— Flor. Violarum exsis. 1 drach. — Prunorum Nᵒ XIX. Sebesten, Iuiubar. ana. Nᵒ VIII. Fiat decoctio in aqua *Florum Acaciæ,* ad remanentiam, 3 onc. — in qua dissolue. Scammoni potab. nost. 1 scrup. — Ol. Cinamonii, Anisi, ana. 1 gut. Misce et *f.* hausten pro vna vice. — *Bilem utramque, nec non pituitam et alios humores purgat, propterea sanguinem mondificat, et febrientium ventrem laxat.*

GARGARISMUS DE ACACIA

Acaciæ succ. opt. et rec. onc. *fs.* Nuc. Cuprossi, Balaustiar. Malicorii, ana. 2 drach. — Herb. Maioranæ, Hyssopi, Salviæ, ana. 1 drach. *fs.* Rad. Icros. Flor. Aluminis ana 1 drach. — Glandium, Rosar. rubr. ana. drach. *fs.* — *Bulliant in Vini rubri et aq. fol. Quercin. ana. sq. ad tertiæ partis consumptionem.*

BALNEUM STYPTICUM CONTRA UTERI HEMORRHAGIAM

Aluminis crudi lib. II. — Rad. Plantaginis, Tormentillæ, Acori aquat.
Bistortæ, ana. 4 onc. — *Cortex radicum Acaciæ*, Granatorum, Gallarum
Turcic. ana. 4 onc. — Flor. Rosar. rub. Balaustior. ana. 2 onc. — Herb.
Sanguisorbæ, Bursæ past. Salviæ min. Millefolii, 1 onc. — *Coquantur
beneficio ferri, seu chalybis igniti, in s. q. aquæ pro Balneo, ut est artis.*

PESSUS CONTRA UTERI HEMORRHAGIAM

Farin. volat. molend. onc. *fs.* — Rad. Tormentillæ, Bistortæ, ana.
2 drach. — Ciner. Ranarum, Croci Martis, Gallarum turc. Sang. Drac.
Boli Armen. Corn. Cervi usti, ana. 1 drach. — *Succus Acaciæ*, Hypocisthi
dis, Rosar. rub. Balaust. Olibani, Mastichis, ana. drac. *fs.* — *Misce et
cum succo Plantaginis et album ouorum, f. l. a. Pessi, qui in mulieris
pudendum inserantur.*

SUPPOSITORIA CONTRA VENTRIS FLUXUS

Hypocisthidis, 1 onc. — Gallar. Turc. *Succus Acaciæ*, ana. onc. *fs.* —
Cort. Granat. 3 drach. — Rad. Altheæ, Glycirrhiz. ana. 1 drach. —
Corn. Cervi usti, Croc. Mart. Sang. Dac. ana. Drach. *f. s.* — *Misce et
cum album ouorum et suc. Plantaginis f. l. a. suppositoria.*

ENEMA VENTREM LENIENS IN COLICA

Rad. Symphyti, Altheæ, ana. 1 drac. Herb. Malv. min. Vidar. Meliloti,
ana. onc. *f. s.* — *Flores Acaciæ*, Lilior. alb. ana. 2 drach. — *Coq. et
misce pro Enemate.*

Nous extrayons de la *Pharmacopée Royale Galenique et Chimique* de Charas (1), les formules où il est question des produits de l'*Acacia*.

POUDRE DES TROIS SANTAUX

Santal citrin, blanc et rouge, Sem. de Violettes, Fl. de Roses roug.
sans onglet, ana. 1/2 once. Rhapontic, Raclure d'Ivoire, suc de Reglisse
ana 2 gros. — *Gomme d'Acacia*, de Tragacanth, Sem. d'Endive, de Pourpier, de Melon, mondées, ana 1 gros. — F. *une poudre du tout, s. a. de
la trituration.*

POUDRE DE DIATRAGACANTH RAFRAICHISSANT

Gomme Tragacanth, 2 onces. — *Gomme Arabique de la meilleure,* 1 gros.

____

(1) *Loc. cit.* PASSIM, t. I, Nelle Ed. 1693.

— Reglisse, Amidon ana. 1/2 once.— Sem. de Pavot bl., 3 gros, 4 grandes Semen. froides mondées, ana. 1 gros. — *Faire une poudre S. A.*

Theriaque d'Andromaque père

Cette Theriaque est presque uniquement composée de substances tirées du règne végétal, le véritable *suc d'Acacia* et la *gomme Arabique* y entrent à la dose de 2 onces. — Les autres ingrédients sont au nombre de 61.

Mithridat de Damocrates

Parmi les 53 produits qui composent cette drogue, le *suc d'Acacia* et la *gomme Arabique* y entrent également à la dose l'un de 6 gros, l'autre de 10 gros.

Electuaire Micleta

...... Spo le d'Ivoire, Bilaustes, Sumach, Mastich, *Gomme Arabique*, ana. 2 gros 1/2. — *Mettez le tout en poudre à incorporer avec trois fois autant de* Sirop de Myrthilles *pour composer l'électuaire.*

Trochisques de Vipères

Prenez telle quantité que vous voudrez de corps, de foyes, de cœurs de Vipères desséchées en plein air, à couvert des rayons du Soleil, réduisez-les en poudre très fine, que vous mettrez dans la Malvoisie, *où vous aurez dissout un peu de* Gomme Arabique *pulvérisée, et battez tout ensemble avec le pilon de bois dans le mortier de marbre pour en faire une masse, dont vous formerez des trochisques que vous ferez sécher à l'ombre et oindrez de Baume du Pérou ; gardant pour le besoin.*

Scardonius (1), recommandait la gomme Arabique dans certaines maladies des femmes :

Contra uteri hæmorrhagia

Quator post prandium horas dentur pilulæ ex Radic. Bistortæ, Tormentillæ ana. 1 drach. cum Sirupo de Rosis siccis paratæ. *Dum pulmentis miscetur mastiche,* Gummi Arabicum et **Tragacanthum.**

Injectiones e Succo Plantaginis, Sedi, Portulacæ, Caudæ Ecquinæ, Flor. Hyperici, *aut pessaria ex iisdem succis et* Cornu Cervi usto, farina amyli Tritici, Gum. Arabico, Tragacantho, Terra sigillata, *vel similibus lineis pannis subactis, intrudantur.*

---

(1) *Aphorismi de cognosc. et curand.* **Morbis** ; de **Morb. Mulierum,** 1758. Passim.

Opiata in fluore albo et prolapsu uteri

Pulv. et Chel. Cancror. 1 drach. — Coral præp. Trochis. de Terr.
Lemn. ana. 1 onc. — *Gummi Arabici* 1 drach. cum Syrup. Rosar. *q. s.* —
Opiata, quæ detur ad Nucis magnitudinem superbibendo aquam foliorum
Quercus.

Le *Codex medicamentarius* de la Faculté de Médecine de
Paris, publié en 1758 sous le décanat de J.-B. Boyer, donne
le suc d'*Acacia*, comme ingrédient dans la Theriaque, le
Mithridate et les Trochisques de Karabé, on y rencontre également quelques formules où la gomme Arabique entre pour
une certaine part :

Pulvis Diatragacanthi frigidi

Gummi Arabici, 5 drach. — Tragacanthi albissimi 1 unc. — Amyli 2
drach. — Glycyrrhizæ rasæ, Sem. Papav. alb., quator frigidorum, majo-
rum mundatorum, ana. 1 drach. Sacchari 1 unc. et sem. — *Fiat pulvis*
ex tempore parandus.

Rotuli bechici, vel confectio de Rebecha.

Sacchari albiss. tenuis. pulver. 3 libr. — Iridis Florentinæ pulv. —
Gummi Arabici, pulv. ana. 1/2 unc. — Glycyrrizæ pulv. 1 unc 1/2. —
Omnia pulver. et accurate commista subigantur cum mucagine parata ex
gummi tragac. 1/2 unc. — Aquæ Naphæ, Q. S. — Fiat massa, exqua
formentur bacilli exsiccandi, et usui reponendi.

Trochisci albi Rhasis

Plumbi albi supra porphyr. lævig. 10 drach. — Sarcocollæ electæ
3 drach. — Amyli selectiss. 2 drach. *Gummi Arabici*, Tragacanthi, ana.
1 drach. — Caphutæ 1/2 drach. *Seorsim trita, aqua Rosarum excipiantur*
omnia, et formentur Trochisci. Utendi tempore miscebitur Opium si Medico
videbitur.

Vers 1818, le suc d'*Acacia* était encore employé ; Peyrilhe,
Professeur à l'Ecole de Médecine de Paris (1), après avoir
répété ce que ses prédécesseurs avaient dit sur la fabrication
de ce suc, l'ordonne dans les hemoptisies, les pertes utérines,
les chutes de la matrice et du rectum, à la dose de 3 drachmes
à 1 scrupule, dans 2 livres d'eau.

(1) *Tableau d'un Cours d'Hist. Nat. Méd.* p. 396.

Il préconise également la gomme Arabique à la dose de 1 once à un drachme, contre les ophtalmies, le scorbut, les suites de maladies vénériennes, la gale, les dartres, et les inflammations des voies urinaires.

Les formulaires de 1820, 1830, etc., ne parlent plus que de la gomme Arabique. Richard fils (1), entre autres donne les préparations suivantes :

EMULSION ASTRINGENTE DE CADET

Baume de Copahu, Sirop de Tolu, ana. 1 once. — Eau de Roses rouges 6 onces. — *Gomme Arabique* 1 once. — Esprit de nitre dulcifié 1 once. *M. S. A. — Contre les gonorrhées anciennes, à prendre moitié en se couchant, moitié le lendemain matin.*

JULEP PECTORAL

Infusion pectorale 4 onces. — *Gomme Arabique*, 1 drachme. — Sirop de Guimauve 1 once. — M. à prendre en trois fois.

POTION AVEC LE SUBLIMÉ CORROSIF

Eau distillée 4 onces. — Sublimé corrosif 5 grains. — *Gomme Arabique* en poudre 1 drachme. — Sp. de Guimauve 1 once. — *Dissoudre le sublimé dans un mortier de verre au moyen d'un peu d'eau et de sel ammoniaque, ajouter successivement la gomme Arabique, le reste de l'eau et le sirop. — A prendre 1 cuillerée le matin dans une tasse de lait.*

PILULES MERCURIELLES DE CULLERIER

Muriate de mercure sur oxydé, 18 grains. — *Gomme Arabique* en poudre 1 once. — Eau distillée *q. s.* — *F. S. A. des pilules de 3 grains, à prendre 2 le matin et 2 le soir.*

Ces citations marquent suffisamment la marche suivie dans le temps, par les produits empruntés aux *Acacia* ; elles montrent que leur emploi a peu varié à travers les époques, et qu'il s'est maintenu au moins partiellement jusqu'à nous.

Il était nécessaire de mettre en lumière ce fait important dans l'histoire de ce groupe de végétaux.

Plusieurs probablement nous blâmeront d'avoir complai-

(1) *Formulaire de poche*, 1821.

samment accumulé des formules la plupart surannées, tout au plus bonnes, pour la plupart, à rappeler les temps où l'empyrisme régnait en maître.

Nous les avons cependant réunies intentionnellement, non seulement pour compléter l'histoire des *Acacia* et de leurs produits, mais aussi pour dire, preuves en main, que l'empyrisme n'est pas mort, car ses plus ardents détracteurs, soit inconsciemment, soit de toute autre manière, le pratiquent encore aujourd'hui !

En effet, si on ouvre la dernière édition du *Codex*, si on cherche dans le *Formulaire pratique* de Dujardin-Beaumetz, ouvrages justement considérés comme les guides les plus autorisés de la thérapeutique actuelle, on y trouve entre autres mélanges hétérogènes : le *Diascordium* et la *Thériaque !*

Le Diascordium réédition du *Mitridat* de Damocratos, la Thériaque, de composition presque identique à celles de Prosper Alpin, d'Andromaque ou de Charas.

Elle est faite il est vrai de 55 substances, au lieu de 61 ou 65, elle ne contient plus des muscles, des foies, des cœurs de Vipères, mais on y voit 68 grammes de Mie de pain desséchée, fraterniser avec 10 grammes de Castoreum ; 20 grammes de Terre sigillée s'abriter sous 60 grammes de graines de Navet ; 10 grammes de Bitume de Judée se baigner dans 250 gr. de vin de Grenache ; 20 grammes de Sulfate de fer desséché s'unir à 60 grammes de pétales de Roses rouges ; 30 grammes de sommités de Marube blanc, 20 grammes de Millepertuis, 20 grammes de petite Centaurée se croiser avec 10 grammes de racines d'Asarum, 60 grammes d'Iris de Florence, 60 gr. de Poivre noir ; 60 grammes d'Agaric blanc, 30 grammes de feuilles de Laurier, 60 grammes d'écorce de Citrons poursuivre 40 grammes de Cachou, 30 grammes de Galbanum, 60 grammes de squames de Scille sèches; et brochant sur le tout 120 grammes d'Opium officinal s'appuyer sur 60 grammes de suc de Réglisse et 30 grammes de fruits de Persil, tandis que 50 grammes de Térébenthine de Chio distillent leurs parfums et que 3,500 grammes de Miel distribuent généreusement leur saveur sucrée !

Tout cela pour arriver à ce résultat étonnant : combattre les gastralgies et les entérites (1), en donnant à l'intérieur de 2 à 4 grammes du mélange, sachant que ces 4 grammes contiennent 5 centigrammes d'Opium brut, représentant 25 centigrammes d'extrait d'Opium.

Oui, sans doute, « en un temps où les réactions chimiques étaient à peu près inconnues, il devait sembler naturel qu'un remède contenant une soixantaine de substances plus ou moins propres chacune à guérir une ou plusieurs maladies, dût s'appliquer à toutes, la nature choisissant celle qui convenait chaque fois » (2) ; la thériaque, à ce moment, pouvait avoir sa raison d'être, aussi était-elle administrée dans une foule de cas ; mais aujourd'hui, associer l'opium à 54 substances, d'une efficacité plus que douteuse dans les entérites et les gastralgies, quand il est si facile de l'ordonner sous sa forme la plus simple, nous semble, tranchons le mot, d'un empyrisme du dernier grotesque.

Il faut en dire autant du Diascordium, où l'opium, seul médicament que le médecin a en vue, se noie au milieu de 16 drogues.

Il faudrait en dire autant de bien d'autres compositions, mais ces deux exemples suffisent pour affirmer l'empyrisme des thérapeutistes de 1899.

Des divers produits des *Acacia*, la gomme seule, a-t-il été dit, a survécu ; voyons quel est en ce moment son rôle, en reproduisant quelques formules du *Codex*, et de diverses publications récentes où il en est question :

<hr>

(1) DUJARDIN-BEAUMETZ. *Form. prat.* p. 351.
(2) Le *Moniteur Thérapeutique*, 26ᵉ année, nº 6. 5 *juin* 1899, p. 141.

Décoction blanche de Sydenham ou Apozème blanc

Phosphate tricalcique....................	10 grammes.
Mie de pain de froment................	20 —
Gomme Arabique pulvérisée..............	10 —
Sucre blanc...........................	60 —
Eau de fleurs d'Oranger................	10 —
Eau distillée.........................	Q. S.

Mucilage de gomme

Poudre de gomme Arabique...........	
Eau distillée froide.................	ãã 100 grammes.

Pate de Gomme, dite de Guimauve

Gomme du Sénégal blanche...............	1000 grammes.
Sucre blanc........................	1000 —
Eau distillée........................	1000 —
Eau de fleurs d'Oranger................	100 —
Blancs d'œufs........................	n° 12.

Pilules arsenicales dites Asiatiques

Acide arsenieux porphyrisé..............	$0^{gr}05$
Poivre noir en poudre...................	0 50
Gomme Arabique en poudre..............	0 10
Eau distillée........	Q. S.

Pilules ferrugineuses de Blaud

Sulfate ferreux pulvérisé................	30 grammes.
Carbonate de potasse pur, desséché........	30 —
Gomme Arabique en poudre...........	5 —
Sirop simple........................	30 —
Eau distillée........................	15 —

Looch huileux

Huile d'amandes douces................	15 grammes.
Gomme Arabique en poudre..............	15 —
Sirop de gomme.......................	30 —
Eau de fleurs d'Oranger................	15 —
Eau distillée........................	100 —

Julep gommeux

Gomme Arabique en poudre...............	10 grammes.
Sirop simple...........................	30 —
Eau de fleurs d'Oranger.................	10 —
Eau distillée..........................	100 —

Sirop de Gomme

Gomme Arabique lavée...................	1000 grammes.
Sucre blanc concassé...................	6700 —
Eau distillée	4300 —

Tablettes de Gomme

Gomme Arabique en poudre.	100 grammes.
Sucre pulvérisé........................	900 —
Eau distillée	75 —

Poudre des voyageurs

Poudre de Gomme Arabique.......... — Sucre de lait.............	} aã 60 grammes.
— Réglisse.................	20 —
— Guimauve............... — Nitrate de potasse........	} aã 10 —

Tisane rafraîchissante en poudre

Gomme Arabique...................	1500 grammes.
Sucre de lait..................... Sucre............................	} aã 1000 —
Extrait sec de Chiendent............	250 —

La gomme Arabique peut faire partie d'un très grand nombre d'autres formules, mais il ne faut pas oublier qu'elle est incompatible avec plusieurs substances, parmi lesquelles il est bon de citer : l'alcool, l'éther, le borax, le perchlorure de fer et les différents sels de ce métal, l'acétate et les autres sels de plomb, les extraits de Quinquina, de Bistorte, etc., etc.

A toutes ces formules, nous en ajoutons une dernière, qui, malgré son âge, pourrait être expérimentée sans grand inconvénient, et peut-être avec quelque succès.

« On prépare, lit-on dans le *Bulletin général de Thérapeutique* (1), avec les graines d'*Acacia*, un excellent collyre pour fortifier les paupières et les yeux des individus sujets à des ophtalmies chroniques. Il suffit de se laver plusieurs fois les yeux, dans la journée, avec ce collyre et de placer sur eux, pendant la nuit, des compresses imbibées de ce médicament, dont voici la formule :

Semences d'Acacia............·............	1/2 gros.
Eau de Roses....	6 onces.

« Triturez les semences dans un mortier de marbre, ajoutez peu à peu de l'eau, continuez de mêler pendant quelques minutes et filtrez.

Cette préparation réussit souvent quand toutes les autres ont échoué. »

Pour ne rien négliger en ce qui concerne les *Acacia*, nous dirons avec Baillon (2) qu'en général les formes gommifères ont un bois estimé, habituellement dur et coloré ; l'*Acacia Nebneb*, teinté en rouge clair, serait sinon le *Bois de Diababul* type, des ébénistes, tout au moins une essence très voisine et que l'Afrique pourrait fournir en quantités.

Le *Diababul* type, d'après Guibourt (3), provient de l'*Acacia Indica,* très voisin, on le sait, du précédent. L'un et l'autre, du reste, ont un bois identique ; ce bois est dur et pesant ; récemment coupé, il est d'un rouge clair ; cette couleur se fonce à l'air et se change en brun rougeâtre. Il est inodore ; mais quand on le râpe, il exhale une odeur aromatique, ayant une certaine analogie avec la Cannelle. Très riche en matière colorante, il pourrait être utile à la teinture. Susceptible d'un beau poli, il peut être employé pour l'ébénisterie fine.

---

(1) *Loc. cit.*, t. VII. p. 62. 1834.
(2) *Hist. Plant.* t. II, p. 60.
(3) *Loc. cit.* t. III. p. 326.

L'*Acacia horrida* est estimé pour les constructions ; c'est un excellent combustible ; son bois est en outre employé au Cap, en fumigations, contre les crampes, l'épilepsie, etc.

Beaucoup d'autres *Acacia* rentrent dans ces deux catégories.

En terminant cette longue et difficile monographie, nous croyons pouvoir dire que, jusqu'à présent, rien d'aussi complet, n'avait été publié sur les *Acacia* et leurs produits. Néanmoins, nous ne la considérons pas (nous ne saurions trop le répéter) comme irréprochable, elle contient certainement des lacunes, d'autres viendront sans doute les combler.

Quoiqu'il en soit, nous espérons que notre œuvre sera profitable, parce que nous l'avons faite pour être utile à nos semblables et à la science, ces deux personnifications, unies dans ce mot sublime, récemment invoqué dans une noble cause : « *Pro Patria semper !*

Acacia Catechu, Wild.

Synonymie. — Acacia Catechu, Wild. *sp.* IV. 1079 ; Benth. *Hook. Journ.* 1842. 570 ; Oliver, *Fl. Trop. Afr.* II. 314 ; Acacia campylacantha, Hochst. in A Rich. *Fl. Abyss.* I. 242 ; Acacia erythrantha Steud., in A. Rich. *Fl. Abyss.* I. 242 ; Acacia polyacantha, Wild. *Sp.* IV. 1079 ; Acacia Wallichiana, D.C. *Prod.* II. 458 ; Mimosa catechu, Roxb. *Pl. Iud.* II. 563. Mimosa suma, Roxb. *Pl. Iud.* II. 563 ; Acacia hecatophilla, Steud. *in* A. Rich. *Fl. Abyss.* I. 242 ; Oliver, *Fl. Trop. Afr.* II. 344.

Noms Indigènes. — *M'Wombweh* en Unyamuesi.

Habitat. — *Gallabat, Madi, Sennaar, Zambèze.*

Distribution géographique. — Commun dans toute la région Indienne. — *Hindoustan, Malabar, Delhi, Bengale, Bombay ;* observé à l'Ile Maurice, à la *Jamaïque,* etc.

AVIS

La monographie des *Acacia gummifères Africains*
et des *Gommes* n'ayant pu être scindée à cause
même de son importance, le présent fascicule
consacré à cette monographie a dû comprendre, par
exception, 19 feuilles au lieu de 12, comme ceux qui
l'ont précédé.

En conséquence et pour revenir à l'ordre jusqu'ici
étabi, le 3ᵉ fascicule qui doit paraître prochainement
ne contiendra exceptionnellement aussi que 5 feuilles.

Les fascicules 4 et 5 complétant le Tome II, seront
comme par le passé de 12 feuilles chacun.